U0908223

实用心内超声心动图及其在心律失常中的应用

Practical Intracardiac Echocardiography in Electrophysiology

编　著　Jian-Fang Ren
Francis E.Marchlinski
David J.Callans
David Schwartzman
主　译　齐　欣　郭继鸿

天津科技翻译出版公司

著作权合同登记号:图字 02-2006-91

图书在版编目(CIP)数据

实用心内超声心动图及其在心律失常中的应用/(美)任建方(Ren,J.)等编著;齐欣等译.—天津:天津科技翻译出版公司,2010.3

书名原文:Practical Intracardiac Echocardiography in Electrophysiology

ISBN 978-7-5433-2432-9

Ⅰ.实… Ⅱ.①任… ②齐… Ⅲ.心律失常-超声心动图-诊断 Ⅳ.R541.704

中国版本图书馆CIP数据核字(2010)第032417号

授权单位: Blackwell Publishing Ltd.
出　　版: 天津科技翻译出版公司
出 版 人: 蔡 颢
地　　址: 天津市南开区白堤路 244 号
邮政编码: 300192
电　　话: 022-87894896
传　　真: 022-87893482
网　　址: www.tsttpc.com
印　　刷: 山东临沂新华印刷集团有限公司
发　　行: 全国新华书店
版本记录: 787×1092　16 开本　15.5 印张　150 千字　配图 101 幅
2010 年 3 月第 1 版　2010 年 3 月第 1 次印刷
定价:158.00 元

译者名单

主　译　齐　欣　北京医院
　　　　郭继鸿　北京大学人民医院

译　者　(按姓氏笔画排序)
　　　　王　龙　北京大学人民医院
　　　　王　欣　中国医师报
　　　　李　康　北京医院
　　　　李　晶　北京医院
　　　　钟　优　北京医院

中译本序一

心血管疾病诊断治疗技术日新月异。超声心动图学作为心脏内科最基本的无创性检查方法，是近年来发展最快的影像学技术之一。它不仅应用于日常的心脏结构和功能的检查，而且逐渐深入到临床的各个领域，特别是随着心内电生理技术的进展，采用导管射频消融技术治疗心律失常成为越来越重要的治疗方法，而射频消融技术日益要求精确显示心脏的解剖结构。心内超声心动图学就是适应介入医学的发展而出现的新技术。心内超声心动图可以精确显示心脏和邻近脏器的结构，进行介入性治疗的监测和心腔内结构的显示，观察心脏血流动力学的变化。这本《实用心内超声心动图及其在心律失常中的应用》，详细介绍了目前应用不多的心内超声心动图在射频治疗心律失常中的应用，包括心内超声心动图的基本概念、超声显像设备、超声导管、仪器调节、右心房置管技术、心内超声心动图的显像技术，以及心内超声心动图在心律失常治疗中的应用和手术过程中可能出现的并发症及其识别方法。

该书图文并茂，深入浅出，即使是非超声心动图专业的医师，亦能在心律失常的消融治疗中通过心内超声心动图显像获益。相信这部书的出版发行定能为临床电生理学家和超声心动图领域的专业人员提供有较大实用性的参考。

2009年10月1日

中译本序二

心内超声心动图(ICE)是适应介入医学的发展出现的新技术,随着心脏射频消融技术领域中新概念不断地出现和发展,目前的学术观点对和很多心律失常的发生与维持有关的特殊解剖结构和位点的作用更为重视。这一新的认识已转变为有效的、以解剖学为基础的消融策略。因此,以解剖学为基础的显像技术变得更为重要,介入性心脏电生理学迫切需要在手术治疗过程中能直接显示心脏的解剖结构。心内超声心动图正是恰逢其时,满足了这一需要。心内超声心动图通过血管途径入路,可以精确地显示心脏、大血管和邻近的非心脏结构,评价心脏功能,密切监测并发症。本书阐述了如何在心脏电生理手术中优化心内超声心动图图像,描述了这一新兴技术在心律失常诊断治疗中的应用。本书包括有500多幅图片,可以作为临床工作的实用图谱。通过阅读本书,即使不是超声心动图领域的专业人员,也可以较容易和有乐趣地获得心内超声心动图在心律失常手术中应用的相关知识。

本书分为12章。第一章描述心内超声心动图的基本概念。第二章主要介绍超声显像设备、超声导管、仪器调节及右心导管技术,同时介绍了有关图像优化的方法、多普勒技术,以及如何识别出ICE图像的超声伪影。第三章主要介绍ICE显像技术,重点介绍探头的放置和如何显示特殊的心脏结构,特别是与心律失常相关的心脏结构。第四章介绍常见的心脏解剖和功能异常。接下来的6章涵盖了目前ICE在临床中的应用,包括:引导和监测经间隔穿刺术(第五章),标测/消融不适当窦性/房性心动过速、心房颤动、室性心动过速及预激综合征(第六至第十章)。ICE显像最重要的应用之一在于能及时有效地识别手术过程中出现的并发症,避免危及生命。第十一章在各章介绍并发症的基础上详细描述了这些并发症。第十二章介绍了ICE在动物中的试验应用。

本书的译者均为临床一线的心脏科医生,他们中有经验丰富、学富五车的著名专家,也有朝气蓬勃、积极向上的年轻医生,正是他们的辛勤工作,使我们能够尽早阅读到本书。本书是反映这一领域最新进展的专著,相信本书的出版发行定能为广大心脏电生理医师、心脏超声医师提供有益的参考。

何青

2009年10月1日

前 言

介入性心脏电生理学的发展大大刺激和促进了心内超声心动图(ICE)的巨大进步。介入性心脏电生理学迫切需要在导管操纵及消融手术治疗过程中能直接显示心脏的解剖结构。低频(12.5~9MHz)机械超声导管及近来出现的带有彩色多普勒显像的电子相控阵超声诊断导管满足了这些需要：通过血管途径精确显示心脏和邻近的非心脏结构，评价心脏功能及密切监测并发症。《实用心内超声心动图及其在心律失常中的应用》一书试图为电生理学家和超声心动图学家提供这样一个信息：ICE在电生理检查和治疗过程中具有非常重要的作用和意义。书中提供了有关心脏电生理检查ICE最佳显像技术的指南。此外，本书还描述了在电生理诊疗术中新的和目前应用还不多的ICE显像技术及临床应用。本书还可作为实用图谱使用，书中包括有500多幅图片，其中大部分为彩色图片。读者不必是超声心动图领域的专业人员，也能从电生理检查中应用心内显像而获益。

本书共分为12章。第一章描述心内超声心动图的基本概念。第二章介绍超声显像设备、超声导管、仪器调节和右心置管技术，同时介绍了有关显像优化的方法、多普勒技术，以及如何识别ICE图像的超声伪像。第三章介绍ICE显像技术，重点介绍探头的优化放置和如何显示特殊的心脏结构，特别是与心律失常相关的心脏结构。第四章介绍常见心脏解剖和功能异常。接下来的6章涵盖了目前ICE在临床中的应用，包括：引导和监测经间隔穿刺(第五章)，标测和消融不适当窦性/房性心动过速、心房颤动、室性心动过速及预激综合征(第六至十章)。ICE显像最重要的应用之一在于能及时有效地识别手术过程中出现的并发症，避免危及生命。第十一章在各章介绍并发症的基础上详述了这些并发症的监测和早期诊断。第十二章介绍了ICE在动物猪的实验应用。

本书是各位作者共同努力而完成的，全体作者的辛勤工作才使本书能够出版发行，我向他们表示最诚挚的谢意。我非常荣幸能够和Francis E. Marchlinski，David J. Callans及David Schwartzman一同工作，正是和他们合作迎来了事业的成功。非常感谢Acuson Siemens Medical Solutions USA，Inc.公司的技术，特别是他们给我提供了参与AcuNav教学培训课程的机会。在教学过程中，我有幸结识了这么多热情的超声界和电生理界的同仁，他们迫切希望学习这种新技术和显像应用，进一步了解他们的需求，促使我致力于这种令人兴奋的新领域。同时，本书的出版发行也离不开Blackwell出版公司全体人员的大量辛勤工作。最后，借此机会再一次向这几年与我一起不知疲倦工作的Pennsylvania大学卫生中心的同事表示最诚挚的谢意。

Jian-Fang Ren
(任建方)

目 录

1 第一章

心内超声心动图:基本概念

概　述

心内超声心动图(ICE),亦称为心内超声导管显像，可以从心腔或大血管内显示心脏的结构。基于导管技术的ICE随着设备的进步有了很大的发展：从单晶体探头和M型探头[1,2]的简单设备,发展至目前的伴有脉冲波/连续波多普勒以及彩色血流的、具有更高分辨力的二维显像技术，能更好地评价血管和心腔内结构。

发展简史

在过去的15年中,随着探头逐渐变小以及微电子技术和压电晶体技术的发展,ICE成为评价心脏结构和功能的有价值的工具。ICE在不透光的血液中有优秀的空间和时间分辨率,因而优于其他任何技术[3-7]。在20世纪70年代末和80年代初期,实时M型超声心动图用于心腔内显像的实验[8,9]。20世纪90年代，在动物模型中使用改良的低频（5或7MHz）经食道探头作为超声导管进行心腔内显像的研究，但是因为探头体积较大（24~30Fr),并没有在临床中应用[5,6,10,11]。1990年,一种高频(20MHz)血管内超声导管用于心腔内显像[12],但是由于其较弱的组织穿透性,不适宜作为心脏结构的显像。这种很有发展前景的技术的主要障碍之一就是ICE低频导管的体积较大。直到20世纪90年代初期,12.5 MHz　(6Fr,mechanical system,Boston Scientific Co.,Watertown,MA)和10MHz(10Fr,mechanical system, Cardiovascular Imaging System,Sunnyvale,CA)超声导管的出现,这种技术才应用于临床。由于其容易显示心脏的精细解剖结构和功能，低频超声导管探头便迅速在临床应用起来[13-15]。对ICE在诊断心脏结构和功能、指导射频消融治疗以及指导房间隔穿刺术上的临床有效性和安全性都有详尽的描述[13-20]。随着超声频率的进一步降低，采用9MHz超声导管(9Fr, Boston Scientific,Co.,Watertown,MA）与采用12.5MHz和10MHz导管相比,ICE能获取更深部的结构显像,加强了其显像能力[21,22],但是对于成年人或扩大的心脏,ICE仍不能从右心房或右心室满意地获得左心结构的显像。最近，一种新型的5.5~10MHz、10Fr且具有脉冲波/连续波多普勒以及彩色血流的电子相控阵超声导管已经开发出来(AcuNav,Siemens Medical Solutions USA, Inc., Mountain View, CA)。这种超声导管可以显示左心的结构,可以定位标测/消融导管，还可以评价肺静脉血流[23-25]。这种超声导管有柔软、易弯曲的头部,在介入性心脏电生理检查中,具有更高分辨力和更深穿透性，可以从右心房观察左心的情况[24,26-27]。

ICE在电生理中的应用

在过去的20年中，介入心脏电生理手术几乎都是在X线透视的指导下完成的。虽然这种二维的剪影式显像提供了心脏解剖的大体情况，但是如果要将心腔内导管定位于某一特定部位，还需要丰富的经验。尽管如此，随着介入电生理手术越来越复杂，要求精确显示出心内解剖结构和介入导管的情况，所以经食道超声心动图已作为X线透视的主要补充，用于显示心内结构，以指导射频消融和房间隔穿刺术等介入手术[28-32]，并用于评价/监测穿刺导管装置的放置[33,34]。尽管如此，还是有一些不利因素限制了经食道超声心动图在介入诊治手术中的常规应用，包括：经食道超声心动图探头的长时间放置，需要对患者进行深度镇静和(或)全身麻醉[30,35]；迷走神经刺激的危险可能成为一种严重的并发症；以及为了显示心脏的某一特殊结构经食道显像平面定位受限问题[10]。新型基于导管的机械环形显像的ICE(9MHz,9Fr)，已经证实其在指导房间隔穿刺时具有较好的安全性和有效性[22]。在对右心进行依赖解剖结构的消融术中，如在窦房结消融术中[36]，这种新型的ICE可以实时引导和监测导管的位置，监测电极与组织的结合程度和稳定性，以及评估靶点损伤的情况。电子相控阵ICE与经食道超声心动图相比，可以提供相似的、较精细的心脏解剖和功能显像，特别是左心的显像，但其不受到在有限食道腔里操作的限制。机械环行显像导管具有固定的超声频率和刚性探头头部，而电子相控阵ICE导管具有可变的超声频率(5.5~10MHz)和可弯曲的探头头部，可提供更精细和更深部的显像，甚至可用于心脏扩大患者[24]。它还可以应用多普勒和彩色血流显像，评价心房、心室及大血管的血流动力学状态。这种新技术的另一个好处是，显像导管在整个手术过程中可以安全地始终放置于患者的右心中，且患者耐受良好[24]。ICE在电生理诊疗手术中的作用在临床中已得到了进一步的验证，它不仅可以引导房间隔穿刺和辅助导管在右心的放置，而且可以指导左心标测/消融导管的放置，例如指引导管放置在肺静脉口或主动脉瓣尖[37-39]。在肺静脉消融术中，它可以快速测量肺静脉血流速度并识别出有血流动力学意义的狭窄[25]。它有助于及时发现术中出现的并发症，如左心房血栓形成[40]和心包积液，以便及时做出处理，避免出现严重的后果[24]。最近，ICE在左心房后壁邻近食道位置行射频导管消融术中，曾通过实时评价消融病灶进展情况，防止了食道的损伤[41,42]。此外，正确应用这些强有力的影像工具还可以减少医务人员和患者的射线暴露时间，这也是ICE引导手术的另一个优点[16,20,22]。

展　望

ICE预示着一个以导管为基础的心内超声显像技术新时代的来临。可以预计在不久的将来，随着多平面计算机重建三维成像技术的出现将会有进一步发展[43,44]，可以提供更快速而有效的诊断、引导和监测。目前还没有与使用超声导管直接相关的并发症的报道，随着ICE的进一步改进完善和小型化，将会扩大其临床应用，在诊断和治疗性介入电生理手术特别是在针对心室心内膜和(或)心外膜的室性心律失常的射频消融术中，将更加方便有用。

参考文献

1 Cieszynski T. Intracardiac method for the investigation of structure of the heart with the aid of ultrasonics. *Arch Immun Ter Dosw* 1960; **8**: 551–553.

2 Kossof G. Diagnostic applications of ultrasound in cardiology. *Australas Radiol* 1996; **10**: 101–106.

3 Seward JB, Khandheria BK, Oh JK, *et al.* Transesophageal echocardiography: technique, anatomic correlations, implementation, and clinical applications. *Mayo Clin Proc* 1988; **63**: 649–680.

4 Bom N, ten Hoff H, Lancee CT, Gussenhoven WJ, Bosch JG. Early and recent intraluminal ultrasound devices. *Int J Card Imaging* 1989; **4**: 79–88.

5 Schwartz SL, Pandian NG, Kusay BS, *et al.* Real-time intracardiac two-dimensional echocardiography: an experimental study of in vivo feasibility, imaging planes, and echocardiographic anatomy. *Echocardiography* 1990; **7**: 443–456.

6 Seward JB, Khandheria BK, McGregor CGA, Locke TJ, Tajik AJ. Transvascular and intracardiac two-dimensional echocardiography. *Echocardiography* 1990; **7**: 457–464.

7 Seward JB, Packer DL, Chan RC, Curley M, Tajik AJ. Ultrasound cardioscopy: embarking on a new journey. *Mayo Clin Proc* 1996; **71**: 629–635.

8 Conetta DA, Christie LG, Pepine CJ, Nichols WW, Conti CR. Intracardiac M-mode echocardiography for continuous left ventricular monitoring: methods and potential application. *Cathet Cardiovasc Diagn* 1979; **5**: 135–143.

9 Glassman E, Kronzon I. Transvenous intracardiac echocardiography. *Am J Cardiol* 1981; **47**; 1255–1259.

10 Valdes-Cruz LM, Sideris E, Sahn DJ, *et al.* Transvascular intracardiac applications of a miniaturized phase-array ultrasonic endoscope: initial experience with intracardiac imaging in piglets. *Circulation* 1991; **83**: 1023–1027.

11 Ren JF, Schwartzman D, Michele JJ, *et al.* Lower frequency (5 MHz) intracardiac echocardiography in a large swine model: imaging views and research applications. *Ultrasound in Med & Biol* 1997; **23**: 871–877.

12 Weintraub AR, Schwartz SL, Smith J, Hsu TL, Pandian NG. Intracardiac two-dimensional echocardiography in patients with pericardial effusion and cardiac temponade. *J Am Soc Echocardiogr* 1991; **4**: 571–576.

13 Pandian NG, Kumar R, Katz SE, *et al.* Real-time intracardiac two-dimensional echocardiography: enhanced depth-of-field with a low frequency (12.5 MHz) ultrasound catheter. *Echocardiography* 1991; **8**: 407–422.

14 Schwartz SL, Gillam LD, Weintraub AR, *et al.* Intracardiac echocardiography in humans using a small sized (6 French), low frequency (12.5 MHz) ultrasound catheter: methods, imaging planes, and clinical experience. *J Am Coll Cardiol* 1993; **21**: 189–198.

15 Schwartz SL, Pandian NG, Hsu T-L, Weintraub A, Cao Q-L. Intracardiac echocardiographic imaging of cardiac abnormalities, ischemic myocardial dysfunction, and myocardial perfusion: studies with a 10 MHz ultrasound catheter. *J Am Soc Echocardiogr* 1993; **6**: 345–355.

16 Chu E, Kalman JM, Kwasman MA, *et al.* Intracardiac echocardiography during radiofrequency catheter ablation of cardiac arrhythmias in humans. *J Am Coll Cardiol* 1994; **24**: 1351–1357.

17 Mitchel JF, Gillam LD, Sanzobrino BW, Hirst JA, McKay RG. Intracardiac ultrasound imaging during transseptal catheterization. *Chest* 1995; **108**: 104–108.

18 Hung J-S, Fu M, Yeh K-H, Wu C-J, Wong P. Usefulness of intracardiac echocardiography in complex transseptal catheterization during percutaneous transvenous mitral commissurotomy. *Mayo Clin Proc* 1996; **71**: 134–140.

19 Ren JF, Schwartzman D, Lighty GW, *et al.* Multiplane transesophageal and intracardiac echocardiography in large swine: imaging technique, normal values and research applications. *Echocardiography* 1997; **14**: 135–147.

20 Kalman JM, Olgin JE, Karch MR, Lesh MD. Use of intracardiac echocardiography in interventional electrophysiology. *PACE* 1997; **20**[Pt.1]: 2248–2262.

21 Ren JF, Schwartzman D, Callans D, Marchlinski FE, Gottlieb CD, Chaudhry FA. Imaging technique and clinical utility for electrophysiologic procedures of lower frequency (9 MHz) intracardiac echocardiography. *Am J Cardiol* 1998; **82**: 1557–1560.

22 Ren JF, Schwartzman D, Callans DJ, Brode SE, Gottlieb CD, Marchlinski FE. Intracardiac echocardiography (9 MHz) in humans: methods, imaging views and clinical utility. *Ultrasound in Med & Biol* 1999; **25**: 1077–1086.

23 Packer DL, Stevens CL, Curley MG, *et al.* Intracardiac phased-array imaging: methods and initial clinical experience with high resolution, under blood visualization – initial experience with intracardiac phased-array ultrasound. *J Am Coll Cardiol* 2002; **39**: 509–516.

24 Ren JF, Marchlinski FE, Callans DJ, Herrmann HC. Clinical use of AcuNav diagnostic Ultrasound catheter imaging during left heart radiofrequency ablation and transcatheter closure procedures. *J Am Soc Echocardiogr* 2002; **15**: 1301–1308.

25 Ren JF, Marchlinski FE, Callans DJ, Zado ES. Intracardiac Doppler echocardiographic quantification of pulmonary

vein flow velocity: an effective technique for monitoring pulmonary vein ostia narrowing during focal atrial fibrillation ablation. *J Cardiovasc Electrophysiol* 2002; **13**: 1076–1081.

26 Cooper JM, Epstein LM. Use of intracardiac echocardiography to guide ablation of atrial fibrillation. *Circulation* 2001; **104**: 3010–3013.

27 Marrouche NF, Martin DO, Wazni O, *et al.* Phased-array intracardiac echocardiography monitoring during pulmonary vein isolation in patients with atrial fibrillation: impact on outcome and complications. *Circulation* 2003; **107**: 2710–2716.

28 Goldman AP, Irwin JM, Glover MU, Mick W. Transesophageal echocardiography to improve positioning of radiofrequency ablation catheters in left-sided Wolff–Parkinson–White syndrome. *Pacing Clin Electrophysiol* 1991; **14**: 1245–1250.

29 Lai WW, al-Khatib Y, Klitzner TS, *et al.* Biplanar transesophageal echocardiographic direction of radiofrequency catheter ablation in children and adolescents with the Wolff–Parkinson–White syndrome. *Am J Cardiol* 1993; **71**: 872–874.

30 Saxon LA, Stevenson WG, Fonarow GC, *et al.* Transesophageal echocardiography during radiofrequency catheter ablation of ventricular tachycardia. *Am J Cardiol* 1993; **72**: 658–661.

31 Drant SE, Klitzner TS, Shannon KM, Wetzel GT, Williams RG. Guidance of radiofrequency catheter ablation by transesophageal echocardiography in children with palliated single ventricle. *Am J Cardiol* 1995; **76**: 1311–1312.

32 Tucker KJ, Curtis AB, Murphy J, *et al.* Transesophageal echocardiographic guidance of transseptal left heart catheterization during radiofrequency ablation of left-sided accessory pathways in humans. *Pacing Clin Electrophysiol* 1996; **19**: 1702–1703.

33 Ge S, Shiota T, Rice MJ, Hellenbrand WM, Sahn DJ. Images in cardiovascular medicine: transesophageal ultrasound imaging during stent implantation to relieve superior vena cava to intra-atrial baffle obstruction after mustard repair of transposition of the great arteries. *Circulation* 1995; **91**: 2679–2680.

34 Fenske W, Pfeiffer D, Babic U, Luderitz B. Images in cardiovascular medicine: multiplane transesophageal imaging during transcatheter closure of an atrial septal defect. *Circulation* 1997; **96**: 1702–1703.

35 Jaarsma W, Visseer CA, Suttorp MJ, Haagen FDH, Ernst SMPG. Transesophageal echocardiography during percutaneous balloon mitral valvuloplasty. *J Am Soc Echocardiogr* 1990; **3**: 384–391.

36 Ren JF, Marchlinski FE, Callans DJ, Zado ES. Echocardiographic lesion characteristics associated with successful ablation of inappropriate sinus tachycardia. *J Cardiovasc Electrophysiol* 2001; **12**: 814–818.

37 Lamberti F, Calo L, Pandozi C, *et al.* Radiofrequency catheter ablation of idiopathic left ventricular outflow tract tachycardia: utility of intracardiac echocardiography. *J Cardiovasc Electrophysiol* 2001; **12**: 529–535.

38 Marchlinski FE, Lin D, Dixit S, *et al.* Ventricular tachycardia from the aortic cusps: localization and ablation. In: Raviele A, ed. *Cardiac Arrhythmias.* Springer-Verlag Italia, Milan, 2003: 357–370.

39 Callans DJ, Ren J-F. Ablation of ventricular tachycardia: can the current results be improved using intracardiac echocardiography? In: Raviele A, ed. *Cardiac Arrhythmias.* Springer-Verlag Italia, Milan, 2003: 451–462.

40 Ren JF, Marchlinski FE, Callans DJ. Left atrial thrombus associated with ablation for atrial fibrillation: identification with intracardiac echocardiography. *J Am Coll Cardiol* 2004; **43**: 1861–1867.

41 Ren JF, Marchlinski FE, Callans DJ. Esophageal imaging characteristics and structural measurement during left atrial ablation for atrial fibrillation: an intracardiac echocardiographic study (abstr). *J Am Coll Cardiol* 2005; **45**: 114A.

42 Ren JF, Callans DJ, Marchlinski FE, Nayak H, Lin D, Gerstenfeld EP. Avoiding esophageal injury with power titrating during left atrial ablation for atrial fibrillation: an intracardiac echocardiographic study (abstr). *J Am Coll Cardiol* 2005; 45: 114A.

43 Okumura Y, Watanabe I, Yamada T, *et al.* Comparison of coronary sinus morphology in patients with and without atrioventricular nodal reentrant tachycardia by intracardiac echocardiography. *J Cardiovasc Electrophysiol* 2004; **15**: 269–273.

44 Ren JF, Marchlinski FE. Intracardiac ultrasound catheter imaging for electrophysiologic substrate of AV nodal reentrant tachycardia: anatomic versus electrophysiologic evidence (editorial comment). *J Cardiovasc Electrophysiol* 2004; **15**: 274–275.

Jian-Fang Ren , MD , & Francis E.Marchlinski , MD

（齐欣 译）

2 第二章

超声显像设备和右心导管技术

显像设备和超声导管技术

目前有两种类型的实时超声导管显像系统。

电子相控阵超声导管(AcuNav)扇形显像系统

ICE 显像可以使用 Sequoia 超声系统(Acuson Corporation,Siemens Medical Solutions USA,Inc.)(图 2.1)并通过应用 AcuNav 诊断超声导管(图 2.2)来实现。此导管为 10Fr,头部带有 64 晶体前向界面矢量的相控阵探头,沿着长轴方向扫描。提供二维 90°扇形切面(图 2.3)和 M 型(图 2.4)显像技术,组织穿透深度达 16cm。这种导管可用各种不同的超声频率(5.5,7.5,8.5 和 10MHz)显像,并具有四方向灵活转动的头部(160 度前后或左右偏转),以及彩色血流(图 2.5)和脉冲/连续波多普勒显像功能(图 2.6)。根据我们使用这套系统的经验,本章将对这套系统进行详细描述。

机械超声导管环形显像系统

ICE 显像也可以应用 Hewlett-Packard Sonas 血管内显像系统完成,MHZ 导管超声探头来实现。(EP Tech-nologies™,Boston Scientific Co.,San Jose,California,USA)。此

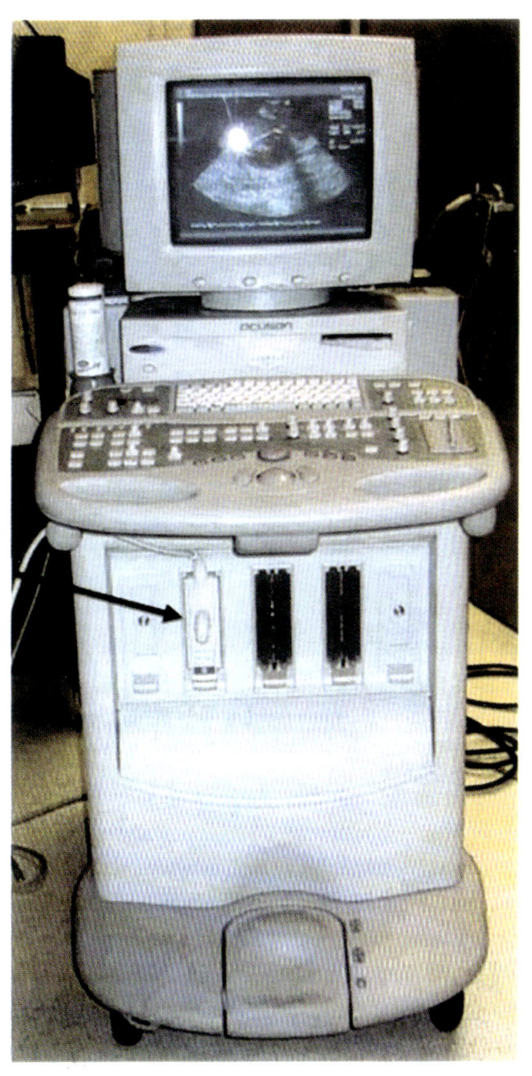

图2.1 Acuson(Sequoia)超声心动图仪,主要控制键盘在显示屏下方。此系统通过Swiftlink导管连接插口(箭头)与AcuNav诊断超声导管相连。

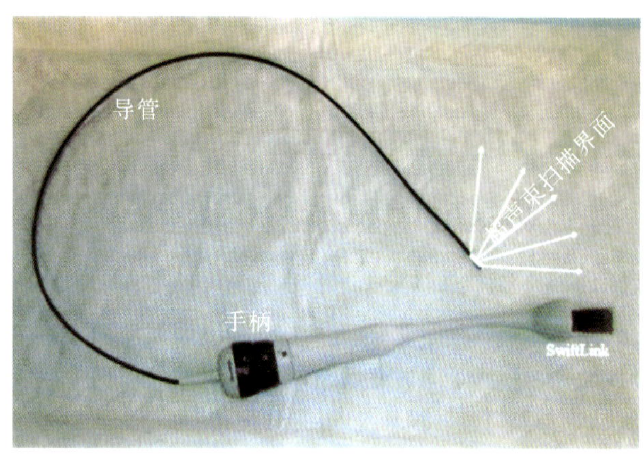

图2.2 AcuNav诊断超声导管：可控弯曲的头部(超声束扫描界面)，SwiftLink基座，手控制钮，包括探头前后和左右偏转方向控制及转向定位的阻力控制。

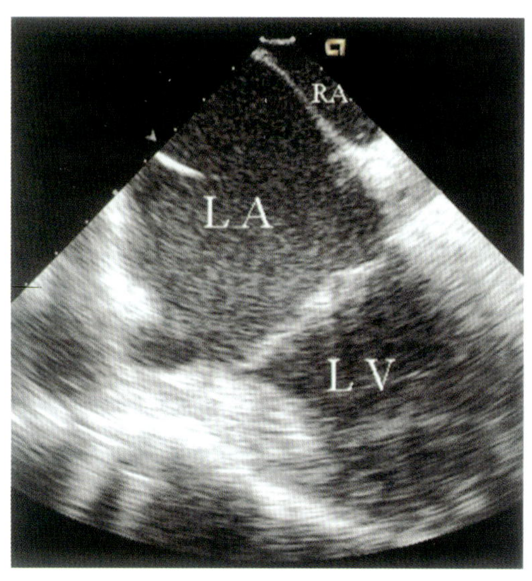

图2.3 ICE图像。探头置于高位右心房(RA)的房间隔一侧显示成90°扇形二维切面，显示左心房(LA)和左心室(LV)。

探头装在一根 9Fr(110cm 长)的聚乙烯导管壳内，并有一个小的超声晶体镶嵌在导管顶部，可由 600 转/分的外置马达驱动。超声束由单晶体聚焦元件以 10°前倾角顶端界面发射(图 2.7)。以导管探头为中心旋转产生环形实时显像图(图 2.8)。帧频达到 30 帧/秒时，图像的径向深度可以达到大约 6~8cm。最佳轴向分辨力为 0.2~0.3mm。这种导管超声技术已应用于引导房间隔穿刺术，而且在某些电生理手术(如室上性心动过速的射频消融术)中特别有价值。这种技术的主要局限性在于没有多普勒功能和导管头不能偏转弯曲(详见第三章)。

与基础诊断超声物理原理相关的技术控制

显像控制

有几种钮可调节 ICE 显像的质量，特别是 AcuNav 超声导管的显像质量。这些控制钮可以改变探头的频率、显像的深度以及时间–增益补偿(深度补偿)[1]，这对于特定靶目标心脏结构的二维显像非常重要。然而，这些控制钮的错误使用会明显降低显像的质量。因此，透彻了解它们的功能非常重要。首先，必须根据显像目标深度选择一个合适的超声频率。超声束的频率是轴向分辨力的重要决定因素之一，轴向分辨力代表沿着轴向超声束传播方向区分不同结构的能力。增加超声频率可以提高轴向显像质量。但是组织穿透性会降低，因此减少显像深度。AcuNav 导管应用 7.5MHz 可以满足大多数心脏结构的显像。图2.9 显示超声频率是如何影响显像质量和深度

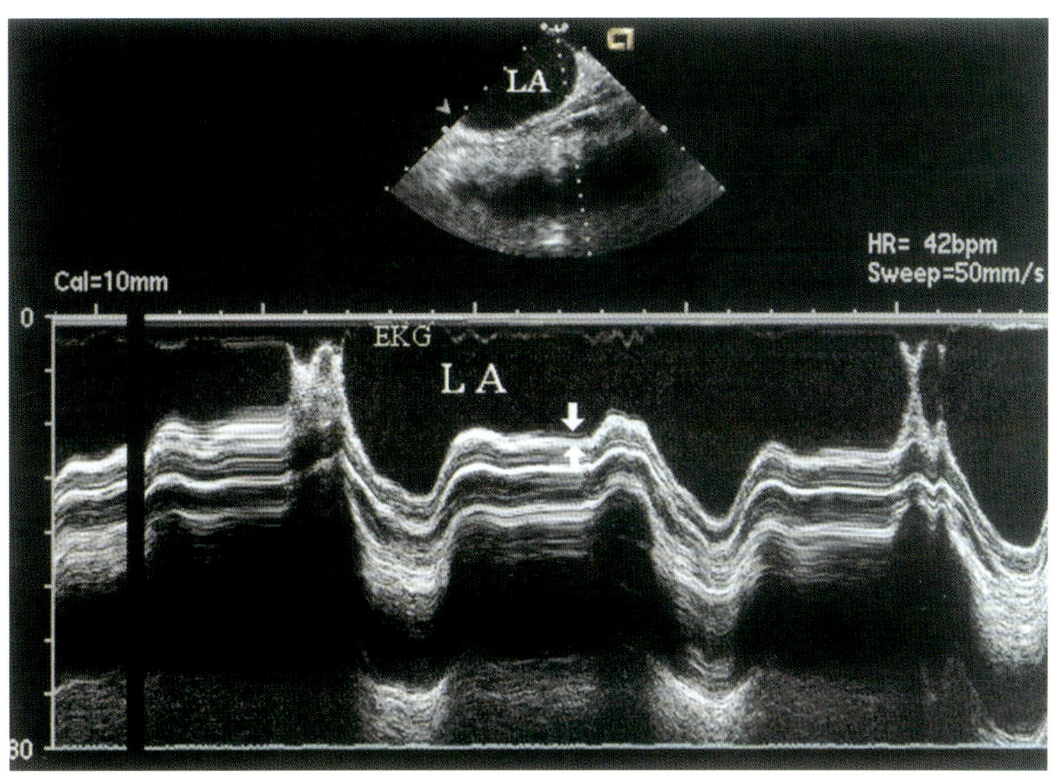

图2.4 M型ICE图像。探头置于右心房，显示左心房(LA)壁的厚度(箭头之间，舒张期为2.5mm)和心动周期中的运动。

的。基于此原理，对于近场(深度浅)结构的显像可以选择较高频率(例如 8.5 或 10MHz)，而远场结构(深度大)的显像则选择较低频率(5.5MHz)。超声束的宽度或探测用超声脉冲宽度是侧向分辨力的重要决定因素之一，侧向分辨力代表沿着垂直于超声束轴向传播方向区分不同结构的能力。使用最小的增益或使超声束聚焦可以增强侧向分辨力[2]。

Acuson 显像系统有一系列控制杆，可以进行不同深度的补偿控制，用以改变贯穿整个深度的相对增益(图 2.10，箭头)。深度补偿控制有时使人困惑，对于临床电生理学家来说常难于掌控。如果明白了使用这种控制可以补偿超声声束通过心脏结构时的衰减，就比较容易理解如何来使用这种控制了。例如，当 ICE 探头放置在主动脉根部或增厚的右心房间隔时，应该增加增益以便优化近场结构（如主动脉瓣或右肺静脉口)的显像。但是在行经胸超声心动图检查时，常调节增益来抑制近场的回声而增强远场的回声。此外，当使用深度-增益补偿或其他调节装置进行机械环形 ICE 显像时，则必须露出导管顶部的超声探头，特别是在使用长鞘时。否则，紧密包裹的鞘管将会严重衰减显像。最后，可以通过调节图像旋转按钮来控制环形显像的方位。

多普勒显像的调节

AcuNav 超声导管显像系统中，脉冲或

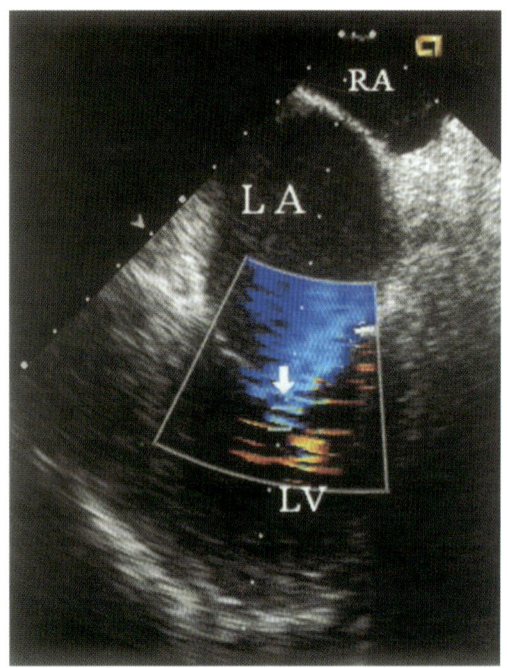

图2.5 ICE多普勒彩色血流显像。探头位于右心房(RA),显示左心室(LV)流入道,血流(蓝色,箭头)从左心房(LA)进入左心室。

连续波多普勒及彩色血流多普勒显像有几种专用的调节钮。多普勒频谱和彩色血流显像可用于评价血流情况和血流动力学。从多普勒超声心动图上获得的信息包括血流是否存在以及其方向、速度和流动特性(层流或湍流)。在识别血流紊乱和流速变化方面,多普勒有不可超越的优势,特别是在静脉结构和跨瓣膜行射频导管消融术时。

从移动目标反射的超声频率与超声探头发射的超声频率是不同的。这种效应称为多普勒频移。例如,当目标朝向探头运动时从移动目标反射的超声频率(f_r)高于发射频率(f_t),而当目标背离探头运动时移动目标反射的超声频率(f_r)低于发射频率(f_t)。多普勒频移(f_d)为(从探头)发射频率和(从移动目标,如血液细胞)反射频率的差值。多普勒方程是表示移动目标的速度(v)和多普勒频移(f_d)之间关系的数学表达式,如下所示[2]:

$$f_d = f_r - f_t$$

$$f_d = 2f_t \cdot v \cdot \cos\theta / c$$

$$v = f_d \cdot c / 2\,f_r(\cos\theta)$$

式中,c 是声音的速度,θ 是超声束路径与目标移动方向之间的夹角。

正如多普勒方程式所示,由于声音在被测介质(血液或心脏组织)中的传播速度理应是恒定的,而且发射频率是已知的,所以速度是多普勒频移和角度的函数。上述方程表明,多普勒频移和速度的关系是该角余弦值的函数。如果根据多普勒频移计算速度,角度就变得非常重要。例如,如果角度≤20°,血流速度的低估百分数为≤6%[3],可以忽略不计。但是,随着角度增大时,低估血流速度的最大低估值会增大(图2.11)。当角度达到90°时,cosθ 为 0,检测不到多普勒速度。因此,当超声束平行于(假设角度为0°,则 cosθ 为 1)移动目标(血流)时,可以获得最精确的多普勒速度(图2.11)。应用脉冲多普勒时,需要用跟踪球钮将取样容积定位于目标位置,尽量保持超声束与目标血流平行,以便精确地测量特定深度和部位的血流速度。应用脉冲多普勒测定的最大血流速度受脉冲重复频率(PRF)和探头频率的限制(最大速度=PRF·$c/4\,f_t\cos\theta$)[4],后者取决于最大测量深度。当血流速度超过最大测量速度(多普勒频移的 Nyquist 极限=PRF/2)时,产生混叠,高于此极限的速度重叠在对侧坐标的最大值上,从而不能测出实际的最大值。但是,通过降低发射频率(f_t)或增加角度 θ 可以减小混叠。还可以通过减小取样深度来增加测得的最大速度,或通过调整频谱基线的位置,消除混叠,增加某方向上速度的偏移。高脉冲重复频率(HPRF)超声可以在更

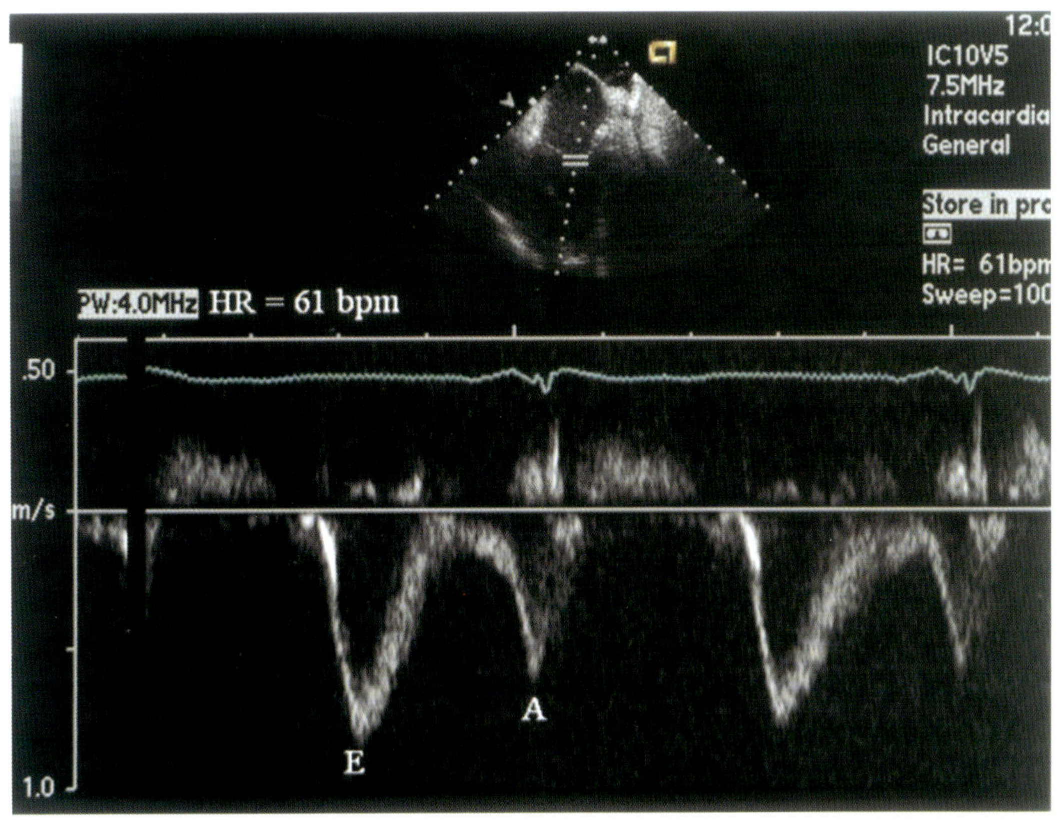

图2.6 脉冲波多普勒频谱记录。取样容积放在二尖瓣口，方向平行于二尖瓣血流(见图2.5)，可见特征性的二尖瓣流速，包括舒张早期血流充盈(E峰)流速和舒张晚期(A峰)心房收缩引起的流速。

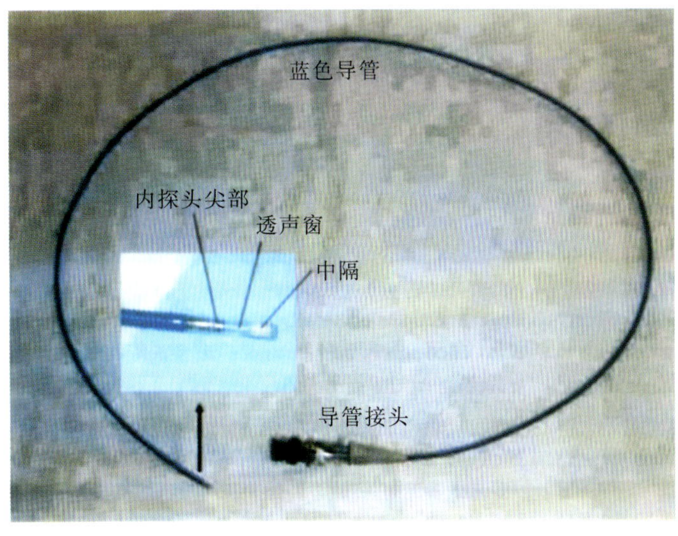

图2.7 机械超声蓝色导管，内部装有一个可旋转的导管轴，远侧顶端为超声探头，近端为接头(连接于马达驱动装置)。在使用显像导管之前，先用26号穿刺针头从远端导管尖部插入，小心地恰好穿过白色的原封中隔，避免触碰内部探头顶部，通过针头向管腔内注入无菌水(约5ml)，充盈整个导管管腔，直至导管另一端不断流出没有气泡的水柱。如果管顶端透声窗部分持续可见气泡，需取出穿刺针头，在距导管尖部30~50cm处握住导管，快速旋转导管，使水柱前移，将顶端残留气泡驱除。

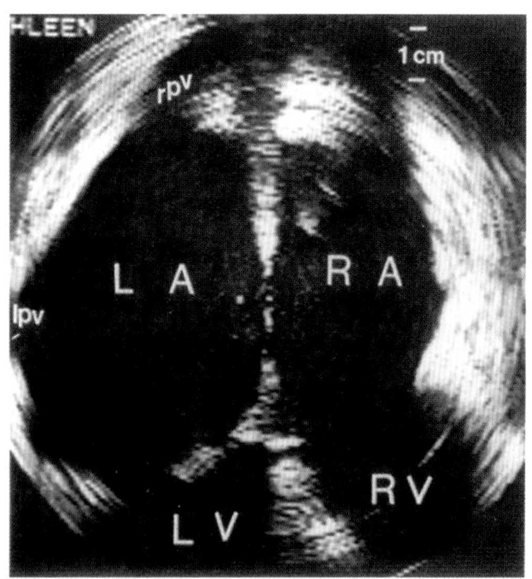

图2.8 机械环形ICE显像。探头放在右心房(RA)房间隔的卵圆窝处,显示出四腔心脏,包括左心房(LA)、左上肺静脉(lpv)、右肺静脉(rpv)、RA以及截去顶端的左心室(LV)和右心室(RV)。

深的部位更有效地检测血流速度和定位血流，并且可以检测比脉冲波多普勒更快的多普勒速度(Sequoia512 系统中,按住 scale 键直到进入 HPRF 模式)。连续波多普勒超声不能定位检测某一特定深度的血流。但是，它可以测量被超声束截断的所有部位的血流。连续波多普勒更适合测量高速血流,例如射流束。

彩色血流多普勒显像是一种脉冲多普勒显像,以精细的速度信息来换取空间信息的增加。这时将把速度数据转换为彩色频谱，在实时下将其加到二维图像上。超声系统的彩色血流增益的设置决定了这项技术的敏感性。最佳增益设置可以这样获得;首先逐渐增加增益,直到感兴趣区域血流周围刚刚出现干扰为止,然后稍微降低一点增益直到干扰消失。感兴趣区域的彩色血流面积可以从一个较宽的扇形调节为不到几厘米大小。在如此小的面积下,彩色多普勒的敏感性和实时性接近于频谱多普勒。因此,减小感兴趣区域的大小可以提高彩色血流多普勒显像的敏感性。改变感兴趣区域大小的能力结合预处理控制可以优化下列三个参数中的一个:线密度(影响彩色的空间分辨率),每条线的取样数量或包位数 (影响衍生彩色的精确性)，以及帧频 (影响显示的实时性能)[5]。所以,较丰富的血流速度信息可以与精确的解剖和功能性实时超声显像同时显示出来。

伪像

旁瓣

旁瓣伪像就是探头发射的主像附近有一个与其部分重叠的不十分清楚的副像。这种现象的产生是由于各个探头晶体发出的超声光束反射回来时与主超声光束偏离了一个小角度。当使用相控阵探头时,这种伪像经常发生。在一个比较大的、超声束相对较少的空间,例如扩大的左心房,旁瓣就可能发生在左心房(图 2.12)。从一个较强的反射平面反射的回声会增加这种伪像的危险[2]。轻度旁瓣伪像只增加系统的总体噪声水平,因此会减小动态范围。可以通过如下方法消除或减轻旁瓣：轻度改变探头角度,加大舍弃值,或者降低增益。

混响

当声波垂直射到界面时，声束会在探头与界面之间来回反射，回声延续出现而且与主声束有一定时间延迟，因此便会形成混响。多次反射和再反射可以产生多个假平面,使图像失真。混响伪像可以存在于心脏内或心脏外(图 2.13)。心脏内混响伪像没有明确的起源[6],因此特别麻烦[2]。通

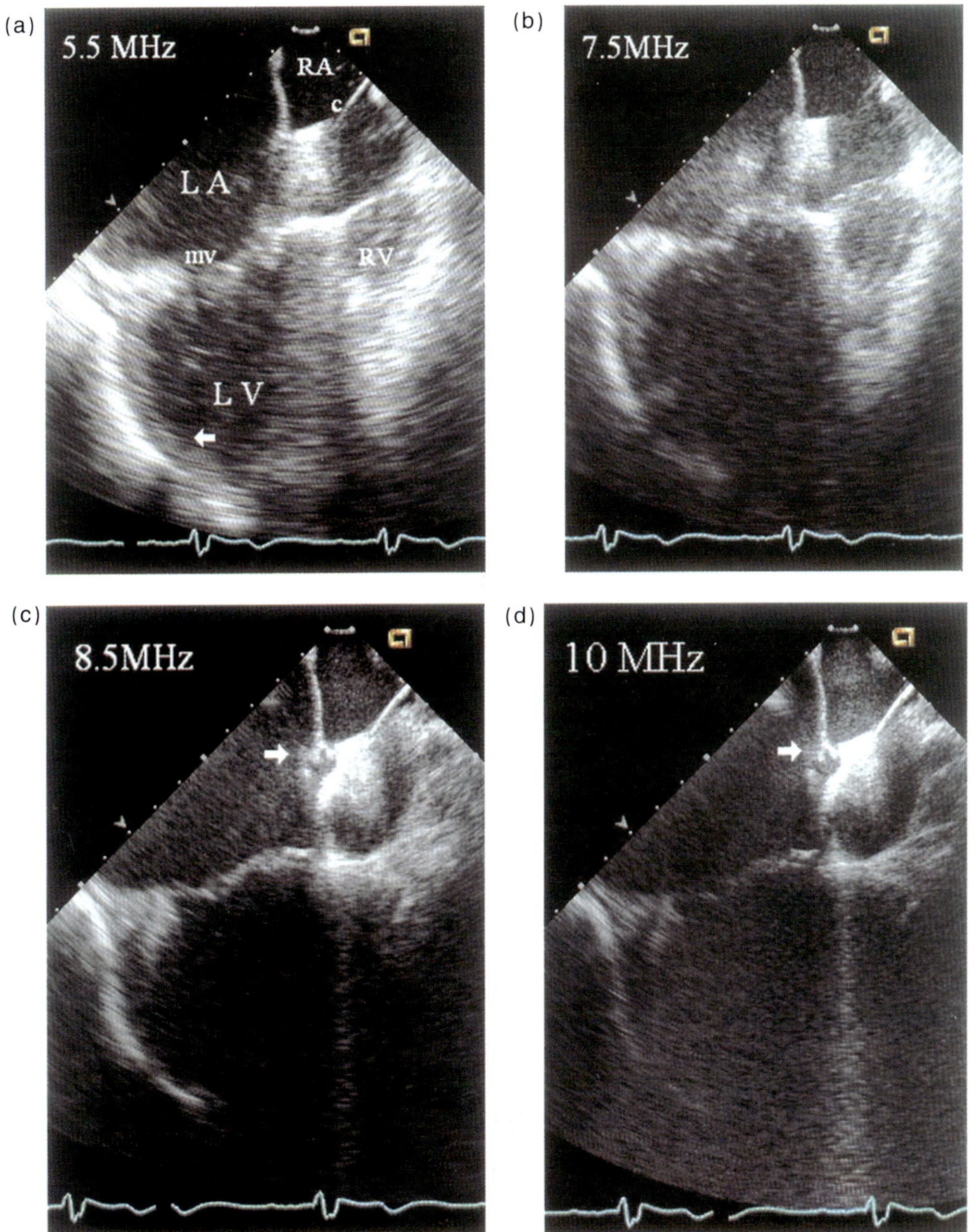

图2.9　不同超声频率的系列ICE四腔心图像。探头位于右心房(RA),显示出超声频率对图像质量和深度的影响。(a)5.5MHz,图像深度可达左室心尖部(最深16cm),整个心脏结构,包括左心房(LA)、二尖瓣(mv)、右心室(RV)和左心室(LV)邻近心尖部的室壁(箭头)的图像质量均比较好;(b)7.5MHz,图像深度可达除左心室心尖部以外的几乎所有心脏结构,图像分辨率较好;(c)8.5MHz,图像深度进一步减少,近中场的二尖瓣和房间隔(箭头)的下部图像分辨率提高;而远场的LV和RV壁不能显示;(d)10MHz,图像深度进一步减少,近场图像达到最高的分辨率(房间隔的下部,箭头)。c:冠状窦导管。

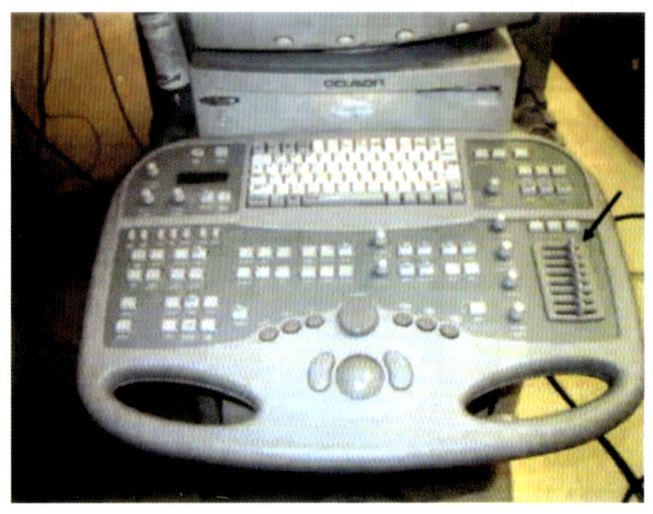

图2.10　控制面板上的按键按功能分区，方便采集图像和多普勒操作。深度补偿按钮（箭头）可在显像范围内任何深度进行增益调节。各控制件的标准位置均有显示。

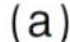
(a)

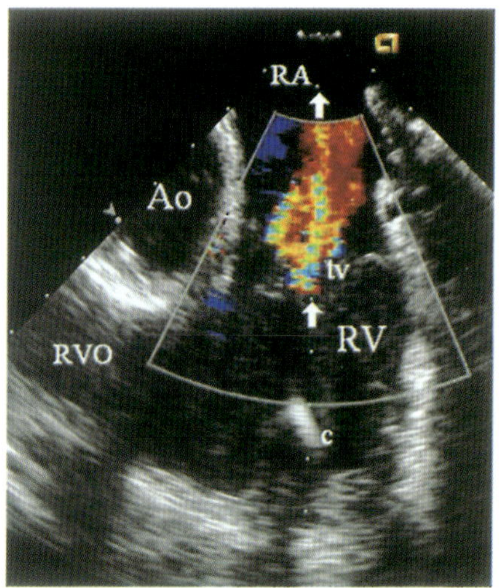

(b)

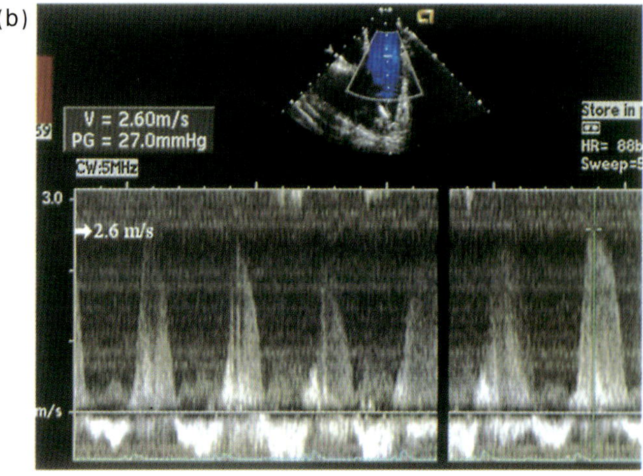

图2.11　ICE多普勒彩色血流显像和连续波频谱显像。(a) 探头位于右心房(RA)，超声取样声束平行于三尖瓣反流束（箭头，红色，收缩期血流回流到右心房）；(b) 最大血流速度2.6m/s，没有被低估；(c) 取样声束的角度θ为25°；(d) 记录到的最大血流速度为2.2m/s，显然被低估。Ao：主动脉根部；c：导管；RV和RVO：右心室和右心室流出道；tv：三尖瓣。

(c)

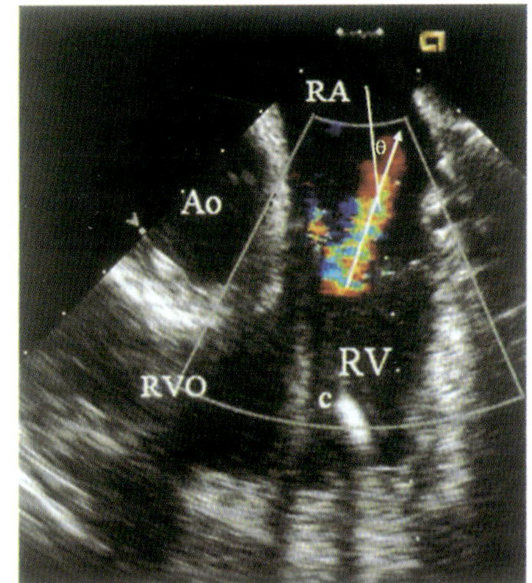

(d)

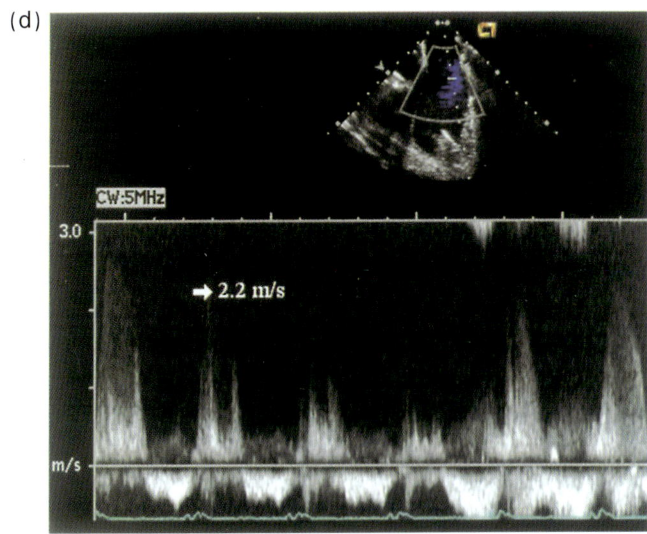

图2.11　(续)

过重新调整探头的角度、深度或频率，可以识别、减轻或消除混响伪像。

声影

声影伪像可以由高密度结构（例如钙质、人工瓣膜、中心静脉导管或起搏导线）引起。超声束遇到这些结构表面时，几乎100%会被反射，因此妨碍了其后方结构的显示。此类伪像很容易识别(图 2.14)，但当试图显示这些强回声表面以远的解剖结构时会比较困难。当超声束探查某些解剖结构较尖锐的边缘时可能会发生另一种类似的伪像，这时即使该组织是低密度的，也可以表现为强的反射边缘(图 2.15)。移动探头和改变接收声波的角度，使声波远离该反射表面，便可以避免声影的出现。

右心导管

AcuNav 诊断超声显像导管，以及机械

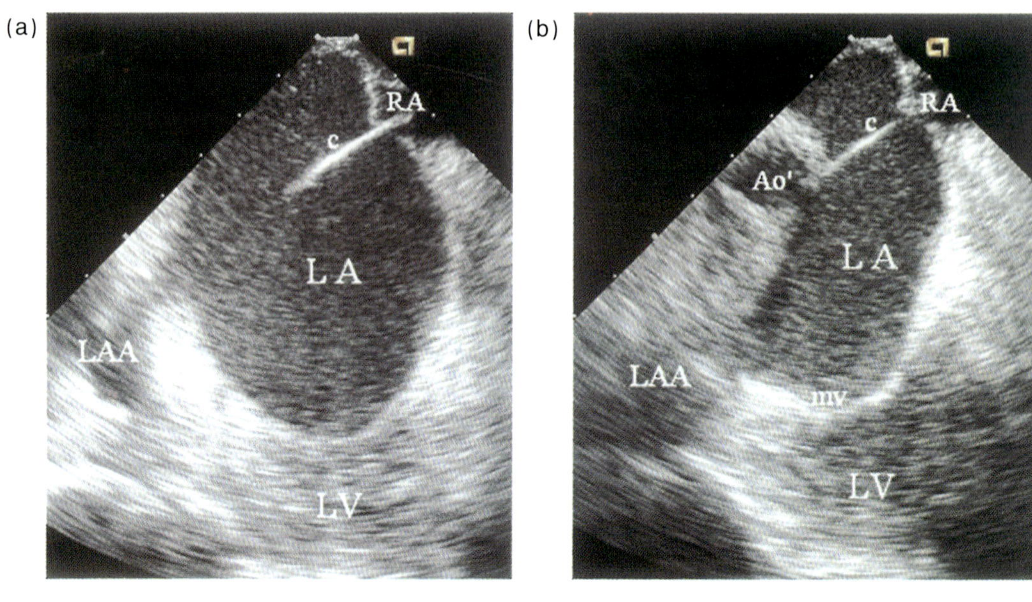

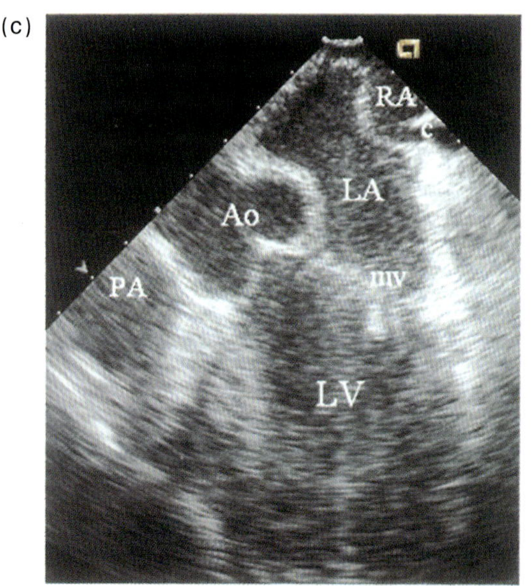

图2.12 ICE图像,探头位于右心房(RA)。图中显示:(a)扩大的左心房;(b)在一个心动周期中从左心房(LA)看到的起源于主动脉根部(Ao′)的旁瓣伪像;(c)轻度逆时针旋转探头,显示出靠近左心房的主动脉根部(Ao)。c:导管;LAA:左心耳;LV:左心室;mv:二尖瓣;PA:肺动脉。

环形显像导管,是专为用在心脏右侧设计的。几乎所有的ICE显像操作均通过经皮左股静脉穿刺[7,8]。通过触摸腹股沟韧带区的股动脉搏动,于腹股沟韧带下方1~2cm、股动脉搏动内侧局部麻醉直径为3~4cm的区域。在股静脉上切开约0.5cm长的小切口用于引入显像导管,此后从皮肤切口对准股静脉用一直的止血器构成一个小通道。通过皮肤

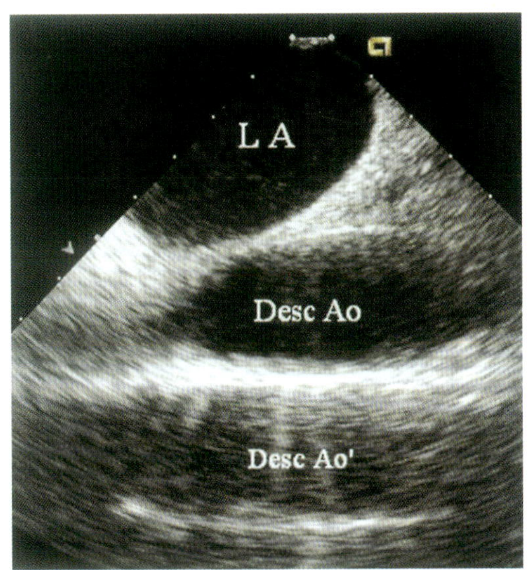

图2.13 ICE图像，探头位于右心房(RA)。显示左心房(LA)的一部分和降主动脉(Desc Ao)。在降主动脉后壁缘的下方，可见起源于降主动脉壁的混响伪像(Desc Ao′)。

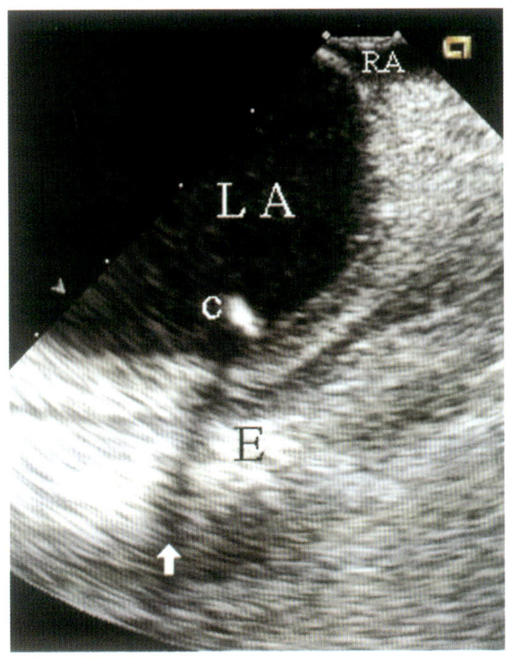

图2.14 ICE图像，探头位于右心房(RA)，消融导管电极(c)附着于左心房(LA)后壁，显示其后有声影伪像(箭头)。E：食道。

(a)

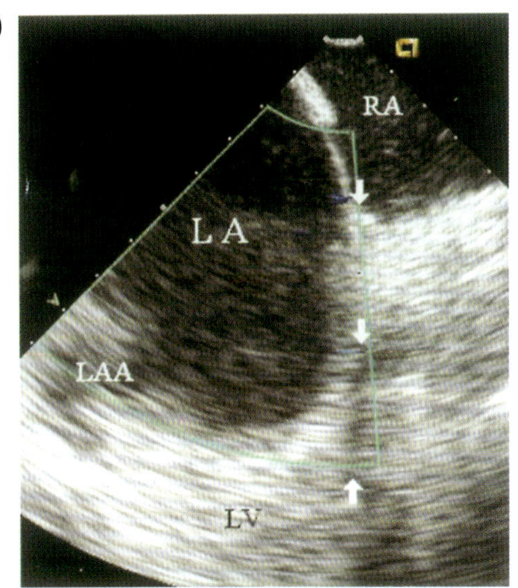

(b)

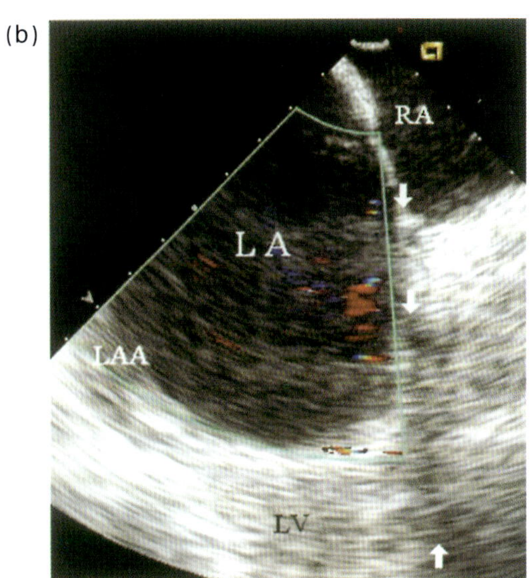

图2.15 左心房(LA)和左心室(LV)的ICE图像，探头位于右心房(RA)。显示：(a和b)在心脏结构锐缘(两个向下箭头之间)后可见一处线形无回声的声影伪像(向上箭头)。不要把此类伪像误诊为心包积液，因为这种无回声区在心动周期中会随着超声束的变化而改变位置。LAA：左心耳。

切口沿30°~45°角将一根18号薄壁Seldingger针穿入股静脉。以注射器加负压缓慢回撤穿刺针。抽出血液后，把导丝送入静脉腔。

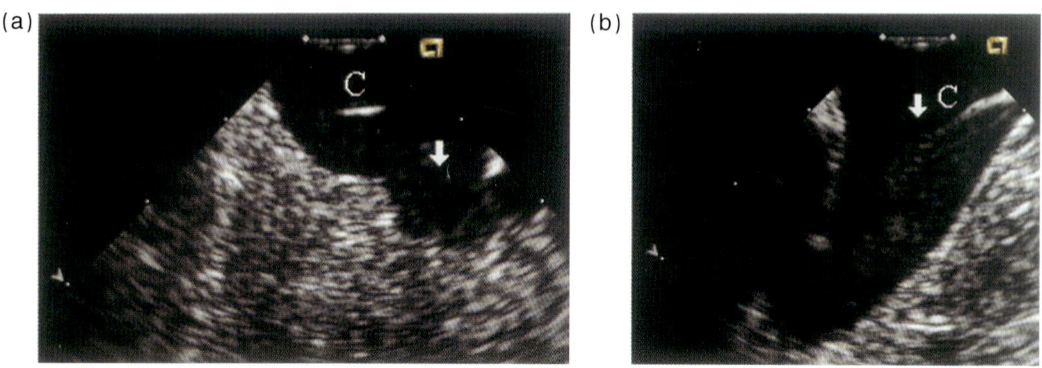

图2.16 ICE图像,显示:(a)推送ICE导管到静脉分支时遇到阻力;(b)通过后撤导管并使导管头部前屈让导管进入较大的静脉分支(箭头)。这种方法也适用于另外一根导管(C)经股静脉右心导管术时改变方向。

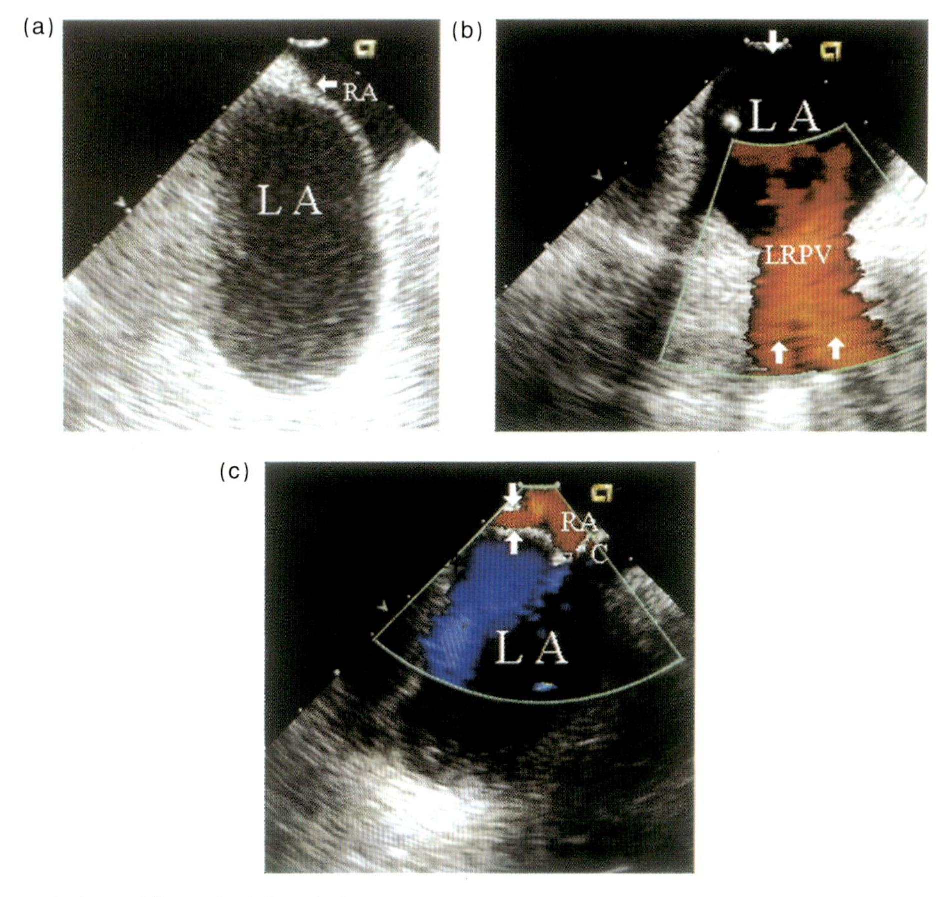

图2.17 系列ICE图像:(a)探头位于高位右心房(RA),显示卵圆窝的上部没有任何回声缺失(箭头),表明卵圆孔没有"未闭";(b)随着显像导管通过卵圆窝的上部进入左心房(LA)(向下箭头),可见右下肺静脉(LRPV)的两束红色血流束(向上箭头)进入左心房;(c)随着显像导管撤出房间隔,头部后弯并在右心房内向高处进一步推送,可见一红色血流束(新出现的左向右分流),此血流起源于房间隔高处的"未闭"卵圆孔(箭头之间)。C:导管。

撤除针头后导丝便固定到位。通过导丝送入10~11Fr 探头鞘管,然后回撤导丝[7,8]。通过探头鞘管将显像导管送入股静脉。在X线或超声波引导下,使导管进入右心房、上腔静脉或右心室。然后便可以开始预定的诊断和(或)治疗。

假如在送入显像导管的过程中遇到阻力,绝对不要强力推入导管。导管尖部可能误入小的血管分支(例如腰部的分支),这时可以在影像引导下后撤导管,直到进入大的血管腔(或血管的分叉)(图 2.16)。可以使导管尖部通过轻度前屈调整方向继续推进。当导管在房间隔上缘时,从右心房进入上腔静脉也常常遇到阻力,特别是在房间隔脂肪瘤样肥厚的患者。这时可以回撤导管,将导管轻度向后弯曲再向前推送。

这种导管遇到阻力继续推送导管的后果是引起医源性卵圆孔未闭(图 2.17)。

手术结束后,拔除导管和鞘管,穿刺部位人工加压止血,通常 5 分钟后可以止血,肝素化的患者加压止血的时间要延长。术后患者需卧床,且穿刺肢体制动 6~12 小时。

如果在可能出现严重并发症的情况下,例如败血症、严重凝血障碍、Ⅳ级心绞痛、心力衰竭、右心血栓、深静脉血栓或有临床意义的周围血管病,右心导管术常为禁忌证。由于慢性血管闭塞或其他原因而使股静脉无法穿刺,通常也为禁忌证。本章所述的导管不适用于冠脉血管、动脉系统或胎儿。

参考文献

1 Pye SD, Wild SR, McDicken WN. Adaptive time gain compensation for ultrasonic imaging. *Ultrasound in Med & Biol* 1992; **18**: 205–212.

2 Feigenbaum H. *Echocardiography*, 5th edn. Lea & Febiger, Philadelphia, 1994: 19–47.

3 Hatle L, Angelsen B. *Doppler Ultrasound in Cardiology*, Lea & Febiger, Philadelphia, 1985: 104–108.

4 Sehgal CM. Principles of ultrasonic imaging and Doppler ultrasound. In: St. John Sutton MG, Oldershaw PJ, Kotler MN, eds. *Textbook of Echocardiography and Doppler in Adults and Children*, 2nd edn. Blackwell Science, Inc., Cambridge, 1996: 26–27.

5 Durell M, Mandel L. Instrumentation for Doppler echocardiography. In: Nanda NC, ed. *Doppler Echocardiography*, 2nd edn. Lea & Febiger, Philadelphia, 1993: 51–53.

6 Yeh EL. Reverberations in echocardiograms. *J Clin Ultrasound* 1977; **5**: 84–86.

7 Hills LD, Lange RA, Cigarroa RG. Cardiac Catheterization. In: Kloner RA, ed. *The Guide to Cardiology*, 2nd edn. Le Jacq Communications, New York, 1990: 113–114.

8 Baim DS. Percutaneous approach, including transseptal and apical puncture. In: Baim DS, Grossman W, eds. *Grossman's Cardiac Catheterization, Angiography, and Intervention*, 6th edn. Lippincott Williams & Wilkins, Philadelphia, 2000: 69–80.

Jian-Fang Ren, MD, & Jeffrey P.Weiss, MD

(齐欣 译)

3 第三章

超声显像技术和心脏结构

扇形电子相控阵超声导管心内超声心动图显像

图像方向和探头控制

了解扇形超声导管探头换能器和待显像解剖结构之间的关系对于正确操纵导管有非常重要的意义。ICE二维90°扇形扫描显示横断面解剖图像，方向为从显像导管探头的头部到管体(见图2.2)。左右(L/R)方向指示标表示导管的管体一侧。例如，当左右方向标置于操作者右侧时（图3.1a)，导管从下腔静脉进入右心房，图像的左右表示头尾轴，图像的上下表示后前轴，但仅在导管的探头朝前时这种关系才成立。改变左右方向标，将方向标置于左侧时(图3.1b)，图像左右翻转但上下关系不变。一般情况下，左右方向标放在操作者的右侧[1]，显示的解剖图像和既往的ICE图像一致[2]。

运用上述关系，操作者只要将导管前进或后撤，或者将探头头部向四个方向弯曲(前后或左右)或将导管旋转就可以改变图像的方向，以便在图像引导下达到和显示目标结构。例如，在使用显像导管时让探头尖正好位于右心房内下腔静脉之上，则可以显示右心室的流入道和流出道(图3.1a)。如果要显示更前上方的结构，例如肺动脉，导管探头应向上推进(图3.1c)。同样，向后偏转导管尖可加大探头和房间隔之间的距离，因而在经间隔导管插入术中能更有效地监测和指引沿房间隔右心房侧穿刺导管(图3.2a和b)。图3.3a–f示出如何应用导管旋转来显示心脏结构，图3.4a和b示出如何通过头部弯曲将导管推进到右心室内。

探头位置和正常心脏显像位

右心房位

探头置于右心房内下腔静脉口的正上方，朝向左前方，可以显示右心房室(图3.1)。向前侧方(逆时针)旋转探头，可以显示右心耳。继续向前推送导管探头至右心房和上腔静脉的交界处时可以识别上界嵴(图3.5)。当导管探头置于卵圆窝和房间隔附近，指向左前方时，可显示左心室流出道(图3.6)和左心耳及不完整的左心室(图3.7)。顺时针旋转并轻度调整探头水平，可显示左心室流入道(二尖瓣)和心尖部(图3.8)。继续顺时针旋转探头可以显示左肺上下静脉（图3.9a和b)。当探头推进至上腔静脉–右心房连接处并向后旋转(顺时针)，可显示右肺上下静脉(或中间共用静脉)(图3.10)。当探头向右轻度弯曲时，可以显示右肺上中静脉及其近端的内腔(图3.11a–c)。当显示出肺静脉口时，可以采用第二章中描述的多普勒技术分别在肺静脉口处取样并测定其

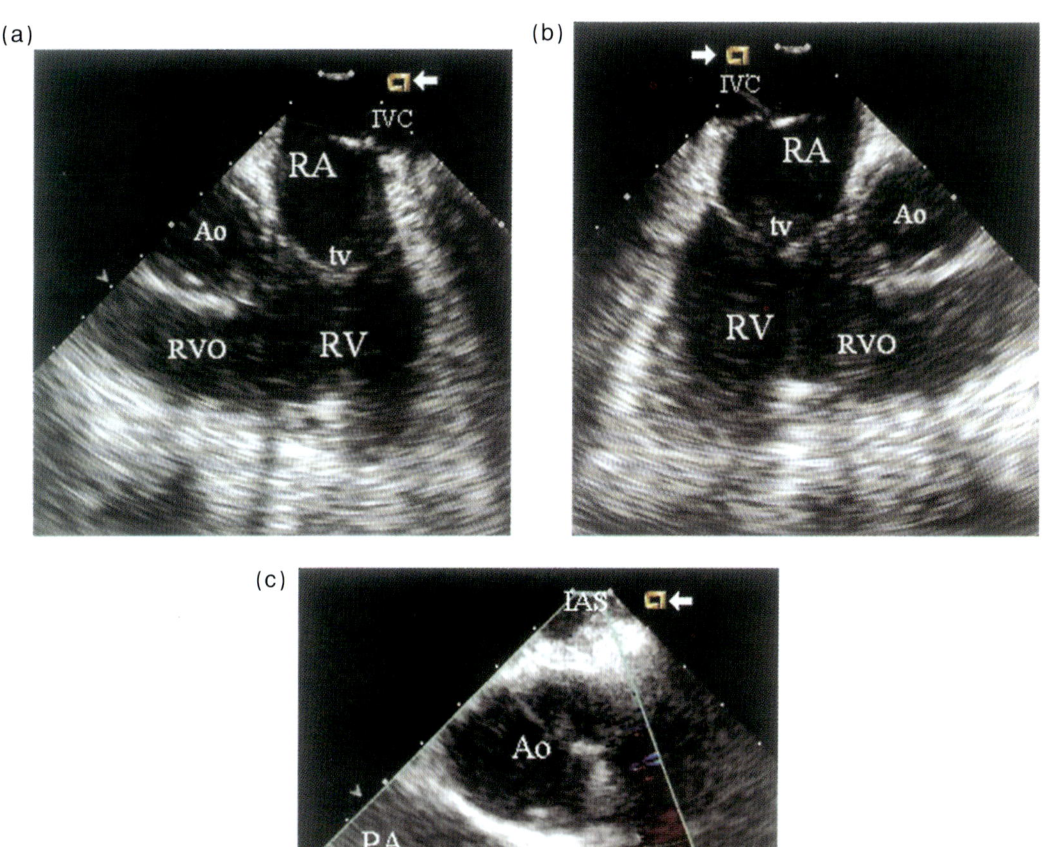

图3.1 ICE图像，探头朝前，通过下腔静脉(IVC)口位于右心房(RA)。可见：(a)图像左右方向标识(箭头)位于右侧，表示显像导管探头的管体侧。此幅图像中解剖结构的方向为：图像的左侧显示上部结构，右侧显示下部结构。从后到前的结构图像上显示为从上部到底部。主动脉根部(Ao)和右心室(RV)流出道(RVO)位于图像的左侧，接近图像底部的结构属于前上部，而IVC位于图像的右侧和上部(也就是下后部结构)；(b)同样方位的图像，此时图像左右方向标识(箭头)改为左侧，图像左右翻转，因此左右侧结构也颠倒，但是上下关系不变；(c)探头向上向前推进，在右心房内朝向房间隔(IAS)，此时显示出肺动脉瓣(pv)和肺动脉(PA)。tv：三尖瓣。

出孔流速(图3.12a和b)[3]。当探头置于右房中部并适当向右弯曲时，可以在前方见到主动脉根部和主动脉瓣的短轴像(图3.13)。

三尖瓣环和右心室位

当探头尖部向前弯曲并同时向前推进，

(a)

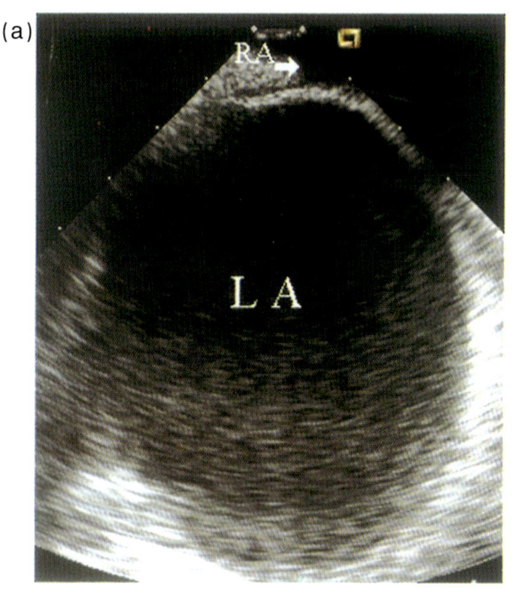

(b)

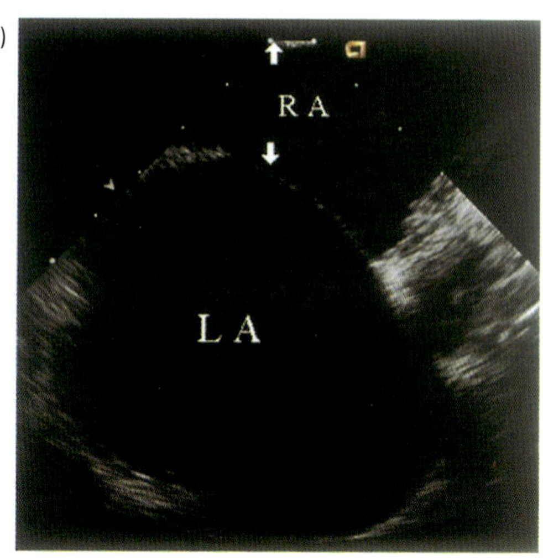

图3.2 ICE图像，探头位于右心房(RA)。显示：(a)探头和房间隔(箭头)之间的有限空间；(b)当显像导管后撤并向后弯曲时，探头和房间隔之间的右心房侧空间加大(箭头)，因而可以在经房间隔穿刺导管术中，更有效地指导和监测沿房间隔穿入右心房导管。LA：左心房。

朝向三尖瓣环或跨过三尖瓣环时，可以从右心房将导管送入右心室。这样就可以显示左心室的短轴位(图3.14)或长轴位图像(图3.15)。

机械环形超声导管ICE显像

图像方向和探头调控

环形ICE显像是在将超声导管探头放在右心和左心房的四个特定位置之一上进行的。和扇形电子相控阵显像导管一样，这种装置通常也是经股静脉入路进入右心房的(第二章)。采用这种技术时产生的圆形图像的首选方向是将右侧结构显示在操作者的右侧[2,4]。头部和后部结构一般显示在图像的顶部，而下部和前部的结构一般显示在图像的底部。当探头经过上腔静脉进入右心房时，图像的方向发生改变，将把心脏右侧结构显示在操作者的左侧。目前，使用这种技术的导管是不能弯曲的。因此，改变图像的方向或位置只能通过导管的前进或后撤来完成。导管尖部不能弯曲的缺陷可以通过使用事先弯曲成15°、30°、60°或120°的预成形鞘来克服。例如，一个15°弯曲的鞘可用来引导房间隔穿刺，而一个120°弯曲的鞘可以用来显示三尖瓣环或峡部。然而，使用这种鞘可能不很方便，特别是需要使用多种角度鞘(因此需要换鞘)的时候。

探头位置和正常心脏显像位

右心房位

探头位于下腔静脉和右心房的交界处(图3.16)，然后进入右心房的下部(图3.17)和中部(图3.18)，可以在不同的水平显示下腔

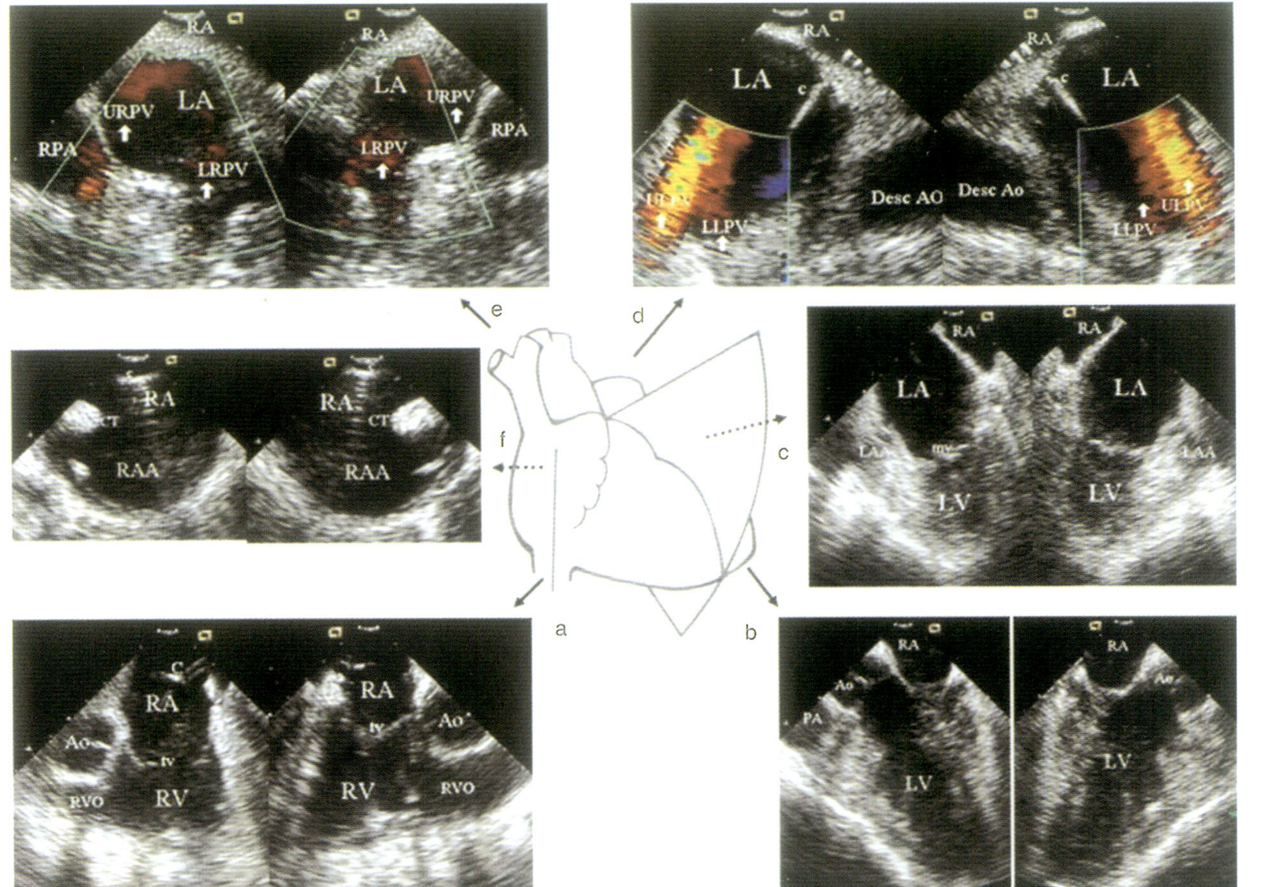

图3.3 ICE系列图像，探头位于中位或高位右心房(RA)，显示出探头顺时针旋转时体层图像的系列变化。每个图都按左右两个方向显示：(a)纵轴断面观，探头向前朝向右心室(RV)流入道和流出道(RVO)；(b)顺时针旋转朝向左心室(LV)流出道；(c)左心室流入道；(d)左下肺静脉(LLPV)和左上肺静脉(ULPV)口彩色血流显像；(e)右心室前部另一侧的右下肺静脉(LRPV)和右上肺静脉(URPV)及彩色血流显像；(f)右心耳(RAA)。Ao：主动脉根部；c：导管；CT：界嵴；DescAo：降主动脉；LA和LAA：左心房和左心耳；RPA：右肺动脉。

(a)

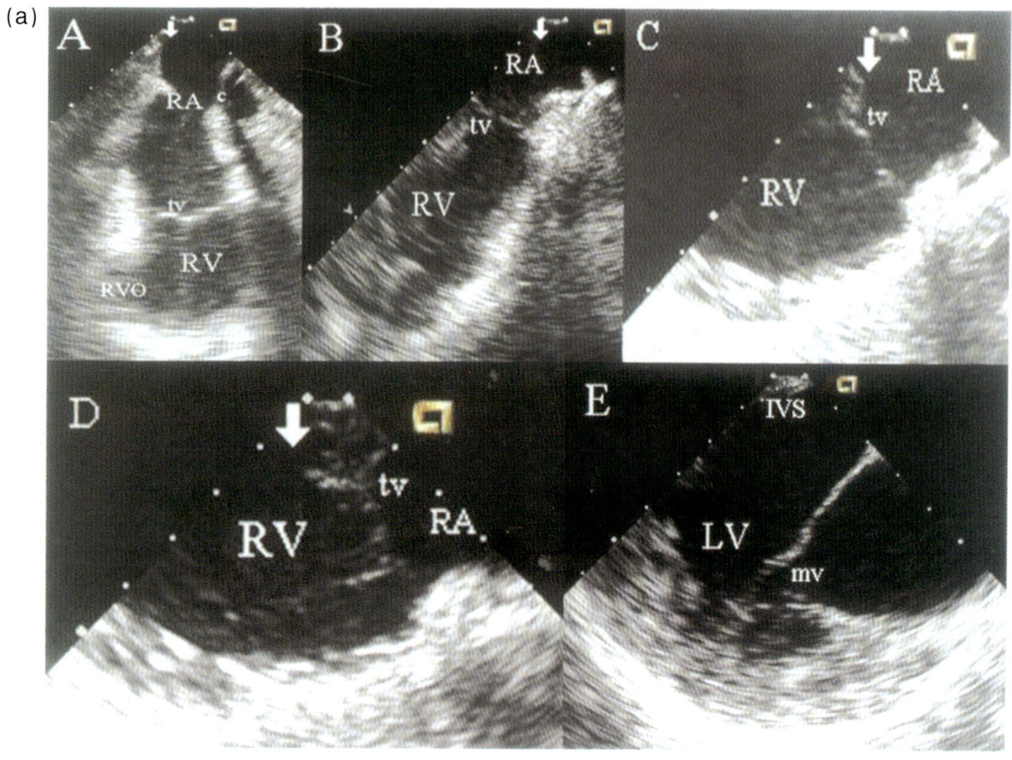

图3.4 (a)ICE系列图像,显示显像导管探头的尖部(箭头)在图像引导下通过三尖瓣(tv)口从右心房(RA)进入右心室(RV)。在图A,显像导管的尖部(箭头)需要后撤,因为在导管尖部的前方没有足够的空间。然后显像导管向前推进,尖部轻度前屈进入右心室(图B至D)。在右心室中适度旋转探头,可以显示截短的左心室(LV)的长轴像(图E)。c:导管;IVS:室间隔;mv:二尖瓣;RVO:右心室流出道。(b)ICE系列图像,方向标识左右翻转,显示显像导管探头的尖部(箭头)向前弯曲,在图像引导下通过三尖瓣(tv)口从右心房(RA)进入右心室(RV)(图A–D)。探头在右心室内适度旋转,可以显示截短的左心室(LV)的长轴像(图E)。pm:乳头肌;RVO:右心室流出道。

静脉瓣和界嵴。当探头放在卵圆孔的边缘或放在其前上方时,可以显示左心房、左肺静脉口和主动脉根部(图3.19)。当调整探头接近房室交界的内侧面时,可显示部分被截去的五腔心动图(图3.20)。

上腔静脉位

当探头从下腔静脉和右心房的交界处(图3.21)进入上腔静脉(图3.22)时,可见升主动脉、肺动脉分叉,偶尔可见右肺静脉。探头继续向头侧推进,可见奇静脉口(图3.23)。

右心室及其流出道位

当探头通过三尖瓣口进入右心室(图3.24),并进一步推进到右心室流出道(图3.25)时,可显示左右心室和肺动脉。

房间隔边缘或左心房位

9MHz机械环形显像超声导管在对心房纤颤行肺静脉口消融中因为穿透深度有限,而使左心房显像受到限制。将探头放在房间隔边缘(图3.26)或直接随着经间隔导管进入肺静脉(见第8章),有利于显示肺静

(b)
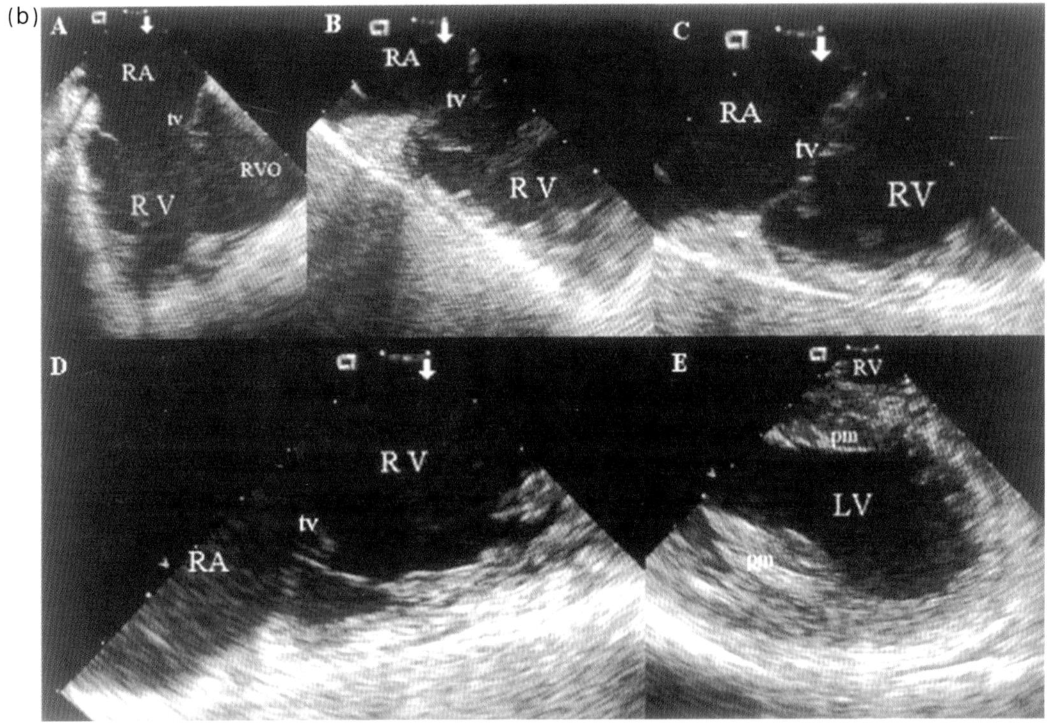

图3.4 （续）

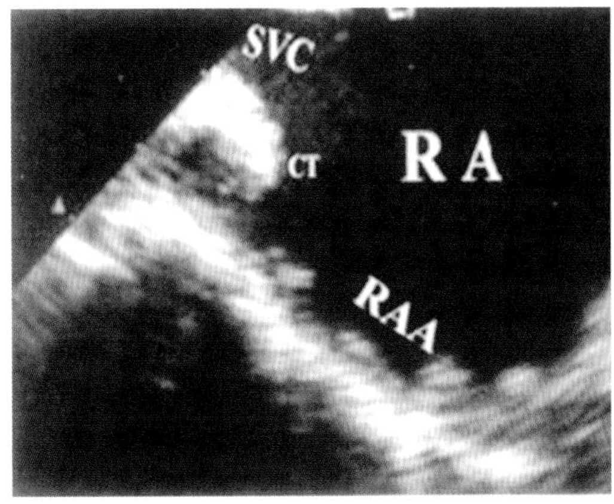

图3.5 ICE图像,探头位于右心房(RA)和上腔静脉(SVC)的交界处。显示出上界嵴(CT)和右心耳(RAA)。经过允许复制此图[1]。

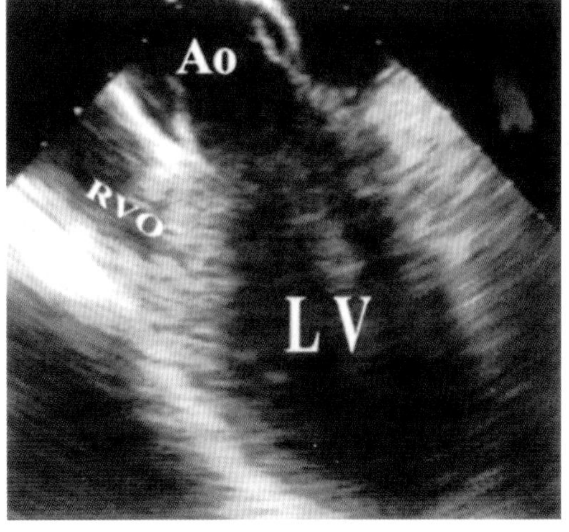

图3.6 ICE图像,探头位于右心房。显示出左心室(LV)及其流出道。Ao:主动脉;RVO:右心室流出道。经过允许复制此图[1]。

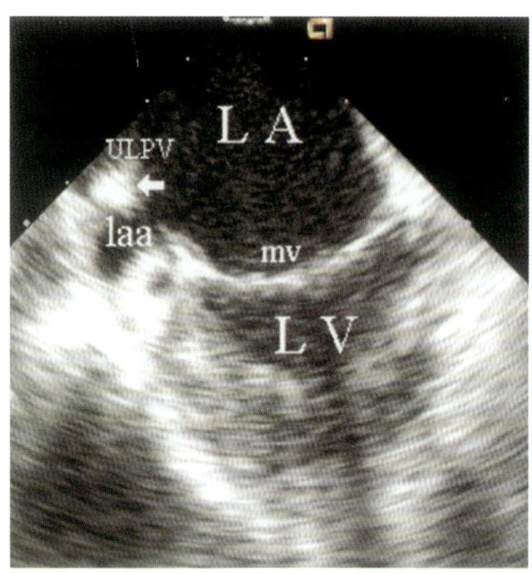

图3.7 ICE图像，探头位于右心房靠近卵圆窝处。显示出左心室(LV)流入道和左心耳(laa)。左心耳和左上肺静脉口(ULPV)之间的Marshall韧带(箭头)显示为团块样回声。Mv：二尖瓣。经过允许复制此图[1]。

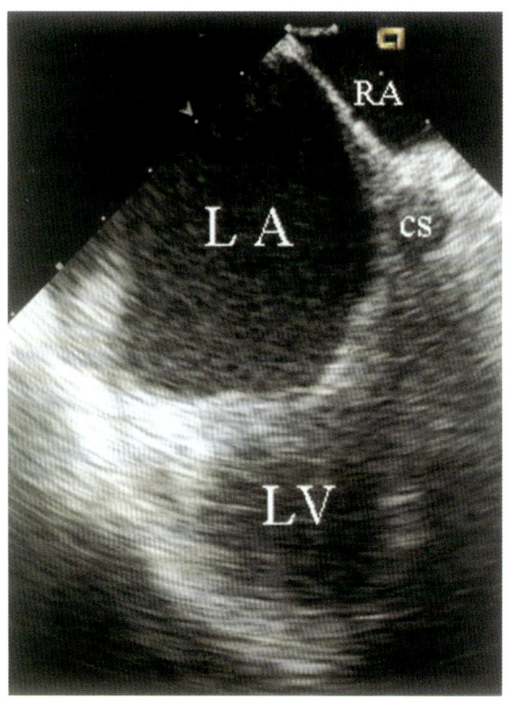

图3.8 ICE图像，探头位于右心房(RA)。显示出左心室(LV)流入道和二尖瓣。CS：冠状窦；LA：左心房。

(a)

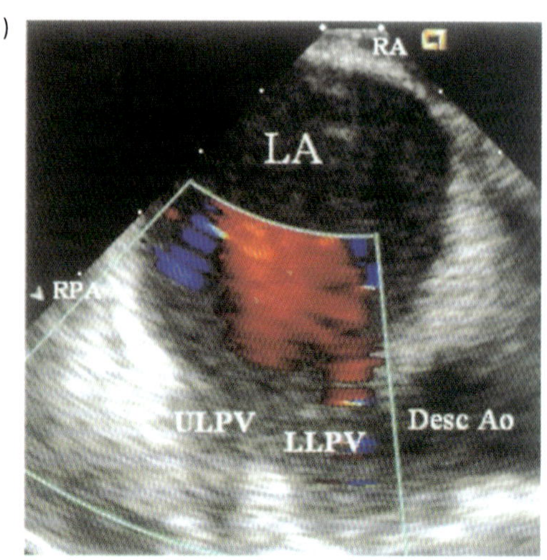

(b)

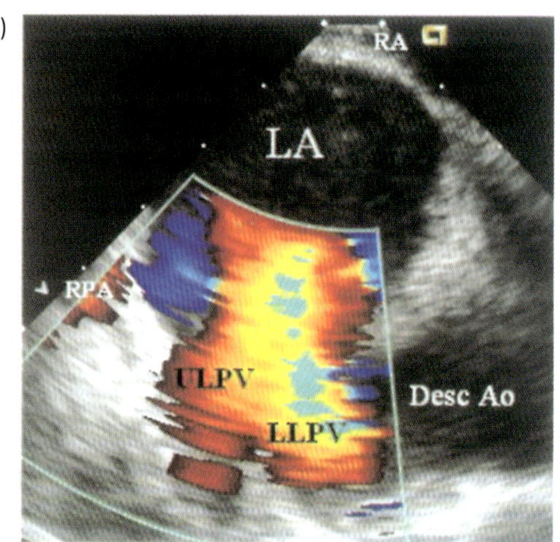

图3.9 (a,b)ICE图像，显示左肺上静脉(ULPV)和左肺下静脉(LLPV)的开口及彩色血流(图A)。开口处血流(红色)显示血流直接从开口流向左心房(LA)(图B)。DescAo：降主动脉；RA：右心房；RPA：右肺动脉。

脉口，特别是左肺静脉口。图3.27详细显示了肺静脉开口和肺静脉壁的结构。

心腔内解剖标记

在介入电生理过程中有很多重要的心腔内结构可以作为解剖标记。心脏重要解剖

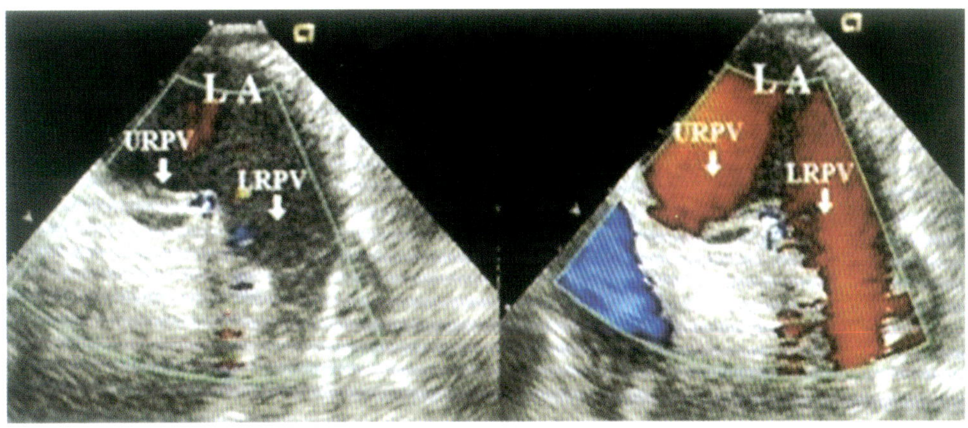

图3.10　ICE图像，显示出右肺上静脉(URPV)和右肺下静脉(LRPV)的开口(箭头)。彩色血流显示右肺下静脉与其上部的分支共用开口。LA：左心房。经过允许复制此图[3]。

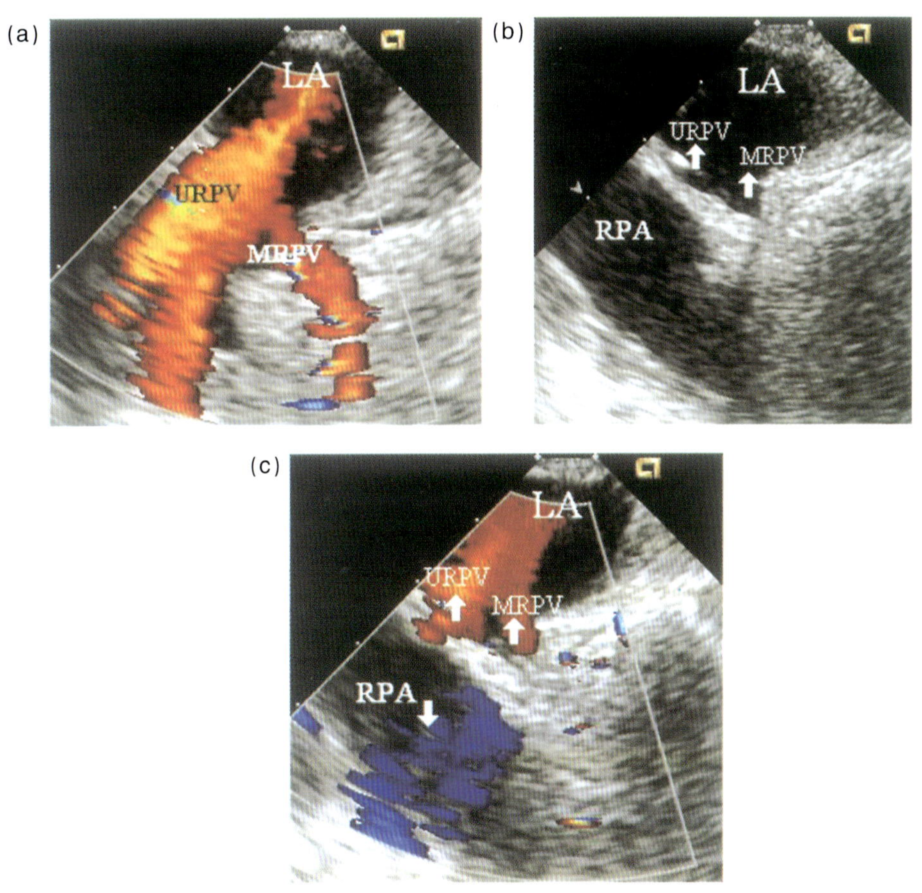

图3.11　ICE彩色多普勒血流显像，探头位于右心房和上腔静脉交界处。显示：(a)右肺上静脉(URPV)和右肺中静脉(MRPV)，红色血流进入左心房(LA)；(b)在一个心动周期中，可以闪现右肺动脉(RPA)；(c)血流离开探头(蓝色)。

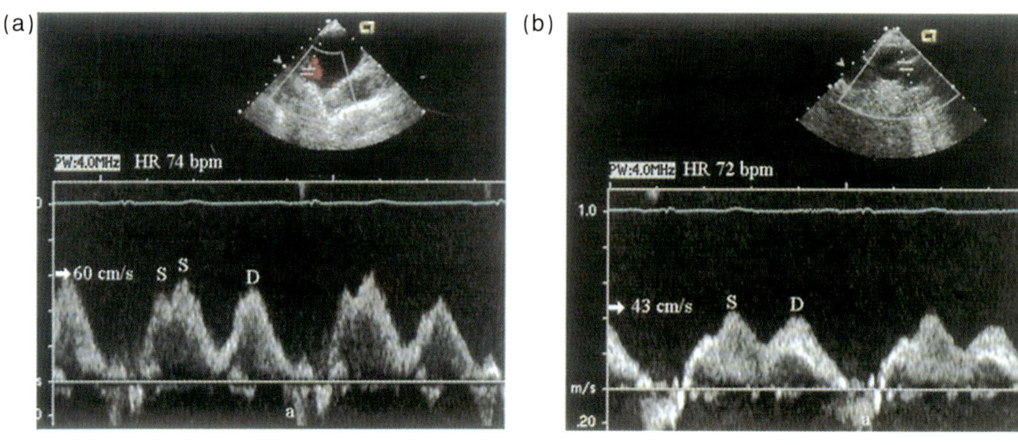

图3.12 ICE多普勒频谱:取样容积位于:(a)左上;(b)右下肺静脉口,显示收缩期双峰(S)和最大峰值流速,以及舒张早期(D)和晚期逆向波(a)。

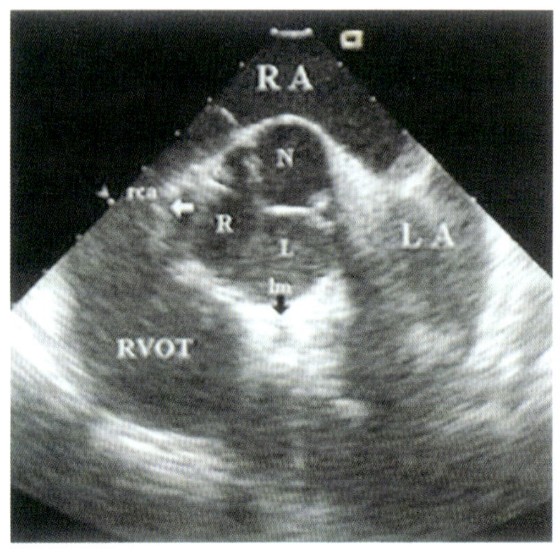

图3.13 主动脉根部短轴观,探头位于右心房(RA),尖部向右弯曲,显示舒张期主动脉瓣的三个瓣;无冠瓣(N)在最后。无冠瓣离房间隔较近,在三个瓣中,离后部的探头最近。右冠瓣(R)朝前,包含右冠窦口(rca,白箭头)。左冠瓣(L)可以通过左主干冠脉开口(lm,黑箭头)识别。c:导管;LA:左心房;RVOT:右心室流出道。

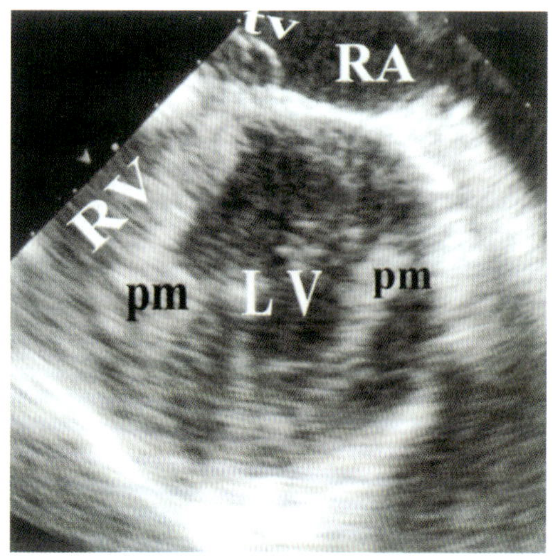

图3.14 ICE图像,探头位于右心房(RA)三尖瓣(tv)正上方,显示短轴左心室(LV)及其乳头肌(pm)。RV:右心室。经过允许复制此图[1]。

结构(包括正常变异)的显像技术描述如下。

右心房

欧氏瓣

下腔静脉口的前壁与欧氏瓣相延续[5]。欧氏瓣在行ICE检查时经常见到,当ICE探头刚好置于下腔静脉口或其上方的右心房时,可见欧氏瓣表现为下腔静脉和右心房交界处的线样回声(图3.16和图3.28)。

冠状静脉窦及其开口

冠状静脉窦走行于后房室沟,朝向间

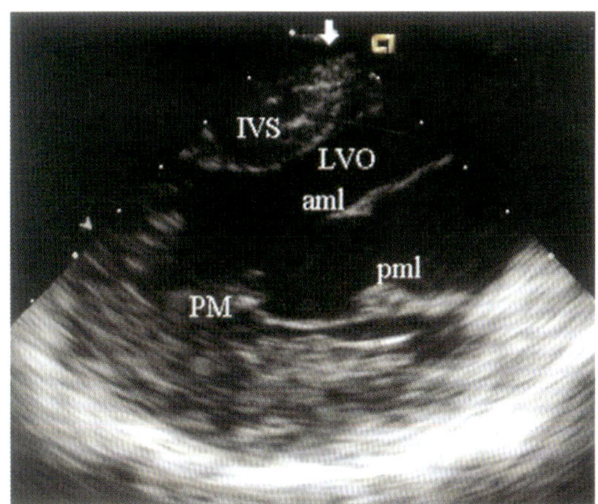

图3.15 ICE图像，探头位于右心房-室交界处（箭头），显示左心室流入道和流出道（LVO）。可见被截短的乳头肌（PM）长轴像。aml和pml：二尖瓣前叶和二尖瓣后叶；IVS：室间隔。

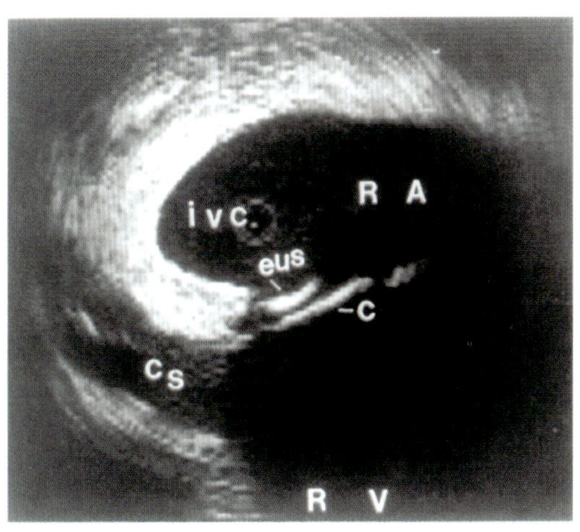

图3.16 机械环形ICE显像；探头位于下腔静脉（ivc）和右心房（RA）交界处，显示欧氏瓣（eus），ivc和冠状窦（CS）。c：导管；RV：右心室。经过允许复制此图[4]。

隔面，开口于右心房接近下腔静脉处，恰在欧氏瓣中部的前方。其开口有冠状窦瓣保护（图3.29）。利用AcuNav显像导管从三尖瓣口沿着顺时针方向旋转并朝着房室间隔交界处和左心房后屈探头可以从右心房看见冠状

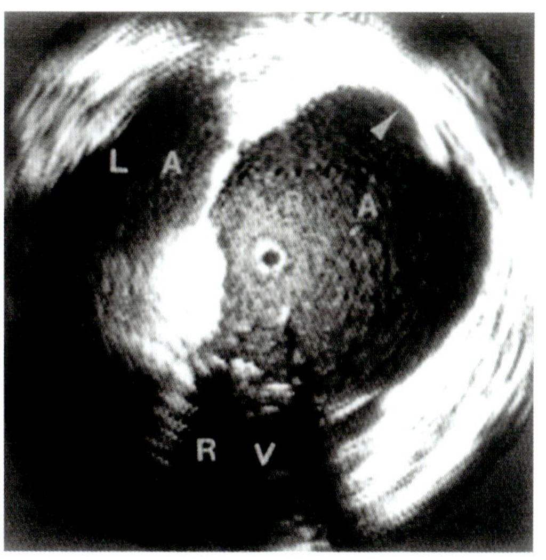

图3.17 机械环形ICE显像；探头位于低位右心房（RA），显示位于右心房和左心房（LA）之间的房间隔（卵圆窝），侧界嵴（三角箭头）和三尖瓣。RV：右心室。经过允许复制此图[4]。

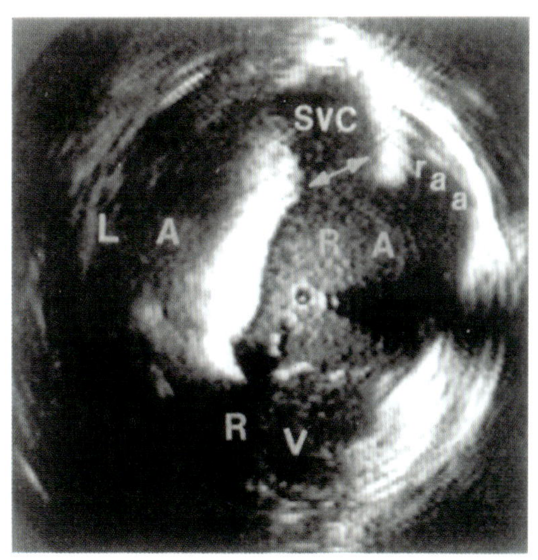

图3.18 机械环形ICE显像；探头位于右心房（RA），显示位于上腔静脉（SVC）和右心耳（raa）交界处的界嵴上部（外侧和中界嵴）（双向箭头）。LA：左心房；RV：右心室。经过允许复制此图[4]。

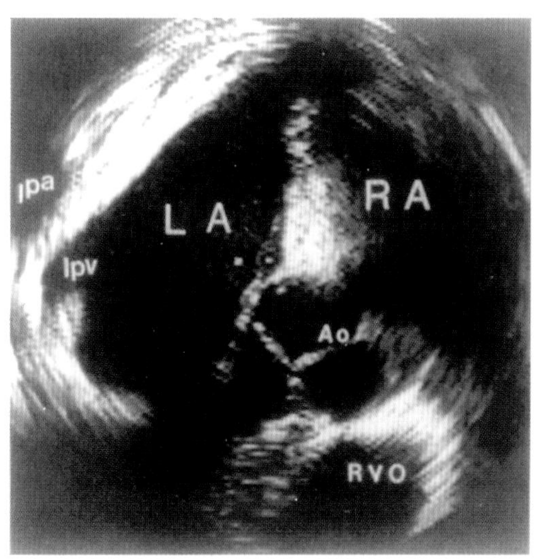

图3.19 机械环形ICE显像；探头位于房间隔缘的前上部分，显示左心房（LA）及左肺静脉开口(lpv)、主动脉根部(Ao)和主动脉瓣。lpa：左肺动脉；RA：右心房；RVO：右室流出道。经过允许复制此图[4]。

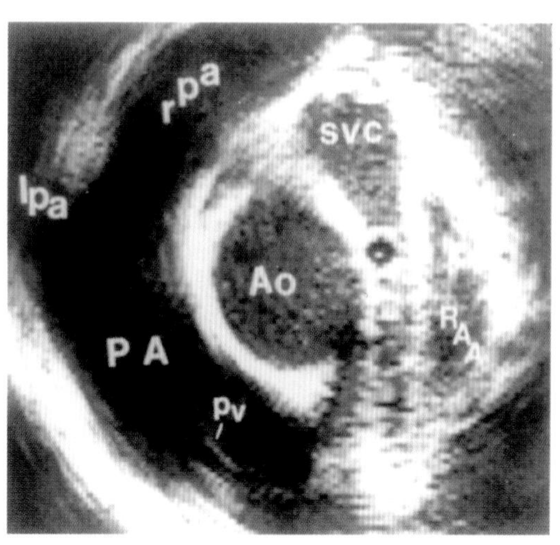

图3.21 机械放射状ICE显像；探头位于上腔静脉(SVC)和右心耳(RAA)交界处，显示升主动脉(Ao)、肺动脉(PA)及其分叉、右肺动脉(rpa)和左肺动脉(lpa)。pv：肺动脉瓣。经过允许复制此图[4]。

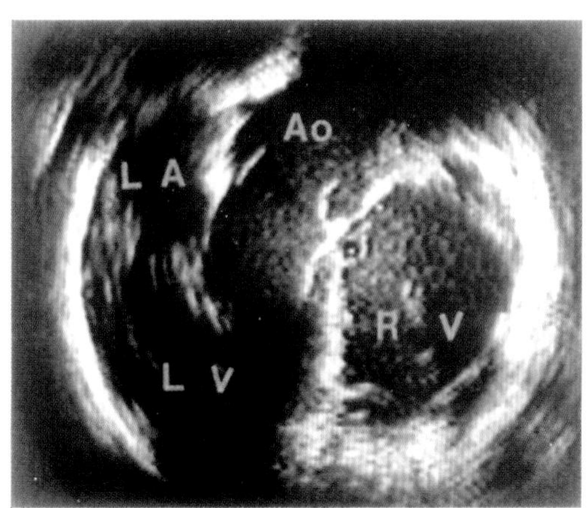

图3.20 机械环形ICE显像；探头位于右心十字交叉，显示主动脉根部(Ao)及右冠瓣和无冠瓣、左心房(LA)和左心室(LV)、二尖瓣、右心室(RV)及截短的右心房。经过允许复制此图[4]。

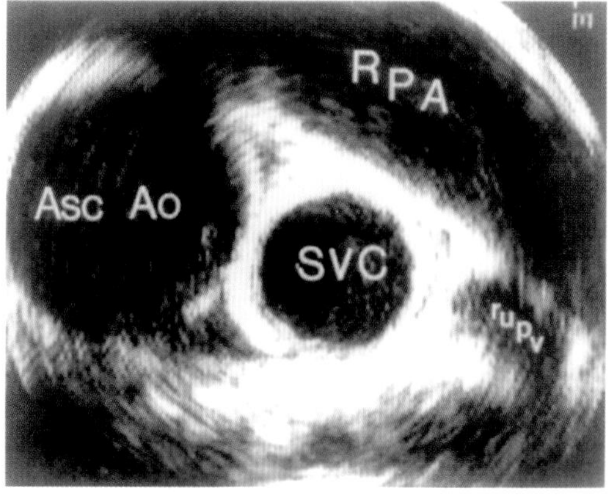

图3.22 机械环形ICE显像；探头位于上腔静脉(SVC)，显示升主动脉(AscAo)、右肺动脉(RPA)和右上肺静脉(rupv)。经过允许复制此图[4]。

静脉窦及其窦口的长短轴(图3.30a和b)。

右心耳

右心耳位于升主动脉的前方，内衬有容易显示的梳状肌。利用AcuNav显像导管从三尖瓣口沿着逆时针方向旋转可以见到此结构(图3.31)。梳状肌可以突出于右心耳内，显示为团块状(图3.32)[6]。

界嵴

界嵴是分隔右心房窦部和体部之间的肌性隆起。界嵴向上突出，纵行于上腔静脉，在下腔静脉右侧逐渐消失[5]。上外侧界嵴是此结构最大的部分，可以在上腔静脉和右心耳交界水平见到。窦房结就位于此处[7]。在窦房结射频消融术中，使用AcuNav（图3.5）或机械环形显像导管（图3.18），导管位于右心房或上腔静脉与右心房的交界处，均可见到上外侧界嵴。

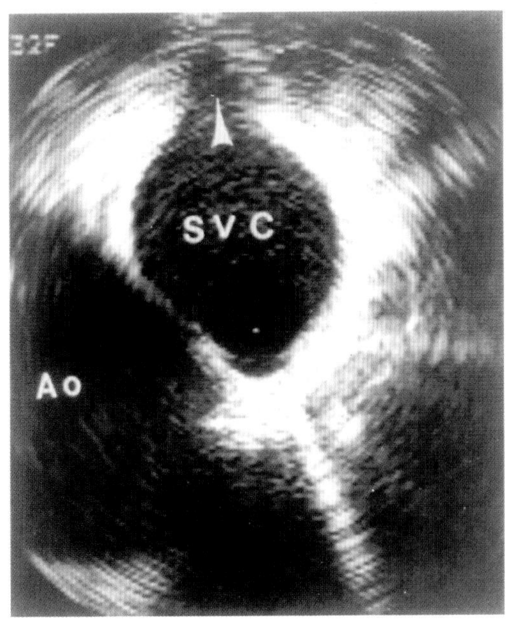

图3.23　机械环形ICE显像；探头位于上腔静脉（SVC）奇静脉水平，显示奇静脉开口（三角箭头）和升主动脉（Ao）。经过允许复制此图[4]。

房间隔

房间隔构成右心房的后内侧壁。房间隔即图形的中部为卵圆窝，很薄，呈线样，很容易识别。房间隔的其余部分为肌性成分。卵圆窝缘是卵圆窝周边的肌性隆起。AcuNav显像导管放置在右心房中下部朝向房间隔和左心房时可以显示卵圆窝和卵圆窝缘（图3.33）。机械环形ICE探头可以从右心房显示房间隔、卵圆窝及卵圆窝缘（图3.17）。

峡区

"后"或下峡区包括后部的欧氏瓣或嵴与前部的三尖瓣接合处之间的区域。隔或

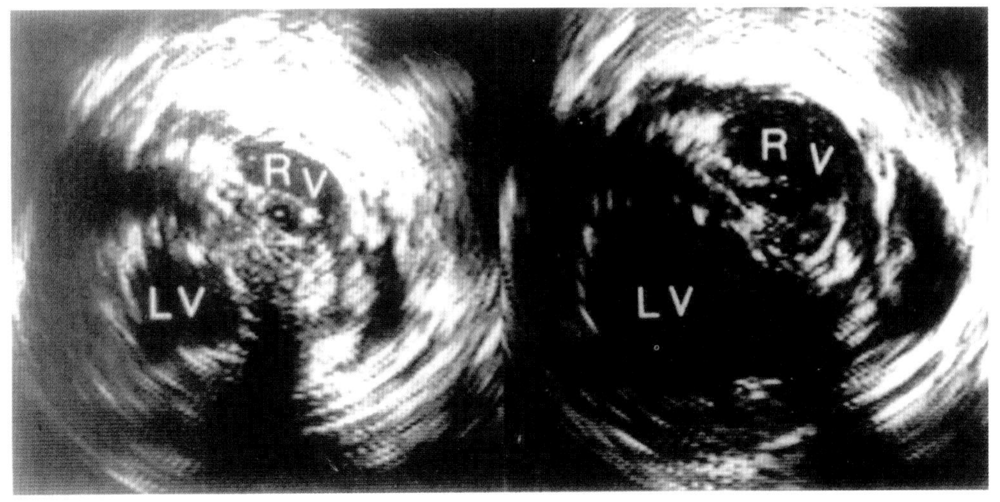

图3.24　机械环形ICE显像；探头位于右心室（RV），显示左心室（LV）短轴观和右心室短轴观（新月形）。收缩期末（左图）和舒张期末（右图）可以评价左心室和右心室的腔径及室壁增厚。经过允许复制此图[4]。

"上"峡区包括冠状静脉窦的边缘和三尖瓣隔瓣接合处之间光滑的三尖瓣前庭[8,9]。应用AcuNav显像导管，探头置于中或下右心房稍微朝向室间隔和三尖瓣隔瓣附着的下方，可以显示"中"(下)峡区(图3.34a)和隔部峡区(图3.34b)。显示隔部峡区时导管尖部可能需要稍微朝前弯曲。峡部在下腔静脉口和三尖瓣接合处之间有一较厚的肌壁。欧氏瓣下方的区域目前认为是潜在的缓慢传导区，与心房扑动有关，因此是治疗心房扑动射频消融术的常用靶点[10,11]。

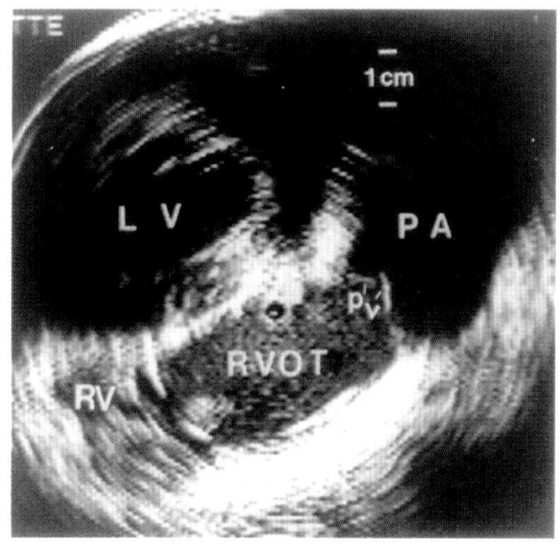

图3.25 机械环形ICE显像；探头位于右心室流出道(RVOT)，显示肺动脉(PA)和肺动脉瓣(pv)。LV：左心室；RV：右心室。经过允许复制此图[2]。

右心室

三尖瓣和三尖瓣环

三尖瓣位于右心房和右心室之间的纤维肌性环中。它是右心室腔的后下流入部分，由三个不同大小的瓣叶及瓣下结构(前瓣、后瓣和隔瓣)组成，包括与乳头肌相连的腱索。前瓣叶(漏斗状瓣叶)最大，漏斗状部分至下侧右心室壁与前瓣环相连。后瓣叶通常最小，以间隔下侧壁与后瓣环相连。隔瓣叶(中瓣叶)在前后瓣叶间的室间隔部分与隔部瓣环相连。三尖瓣环间隔附着处低于二尖瓣环

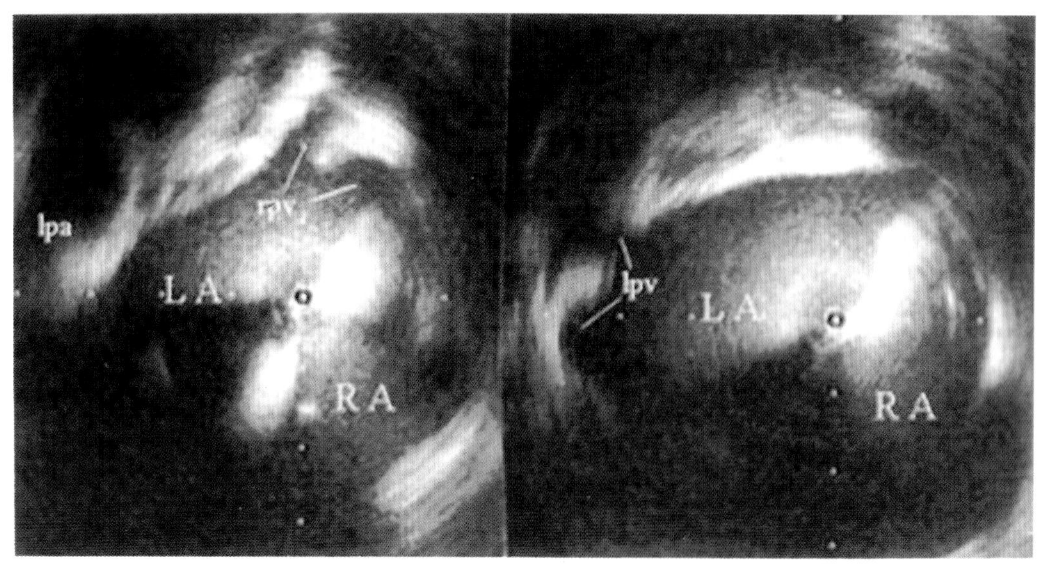

图3.26 机械环形ICE显像；探头位于房间隔缘，显示右肺静脉(rpv)(左图)和左肺静脉(lpv)。LA：左心房；lpa：左肺动脉；RA：右心房。

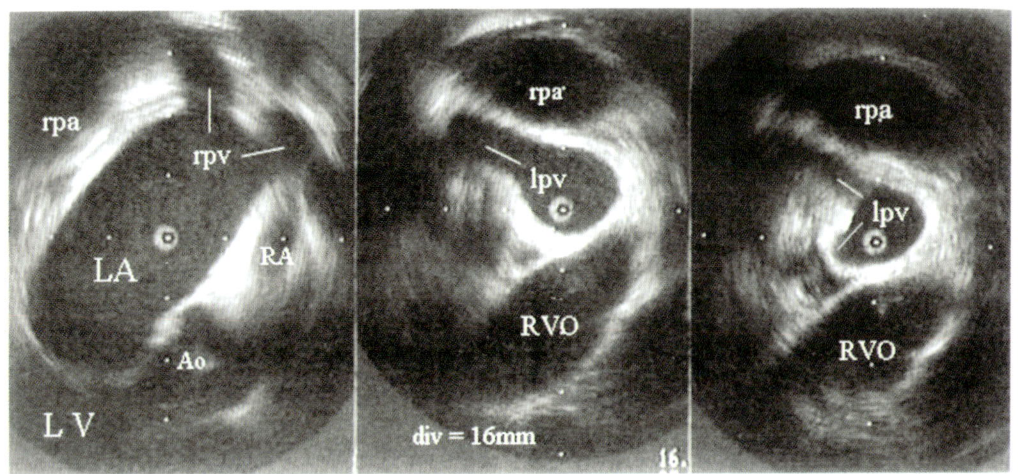

图3.27　机械环形ICE显像,探头通过穿房间隔鞘位于左心房(LA)(左图)以及接近左肺静脉(lpv)口处(中图和右图),显示右肺静脉(rpv)和lpv及其开口和回声较强的壁结构。Ao:主动脉根部;LV:左心室;RA:右心房;rpa:右肺动脉;RVO:右心室流出道。

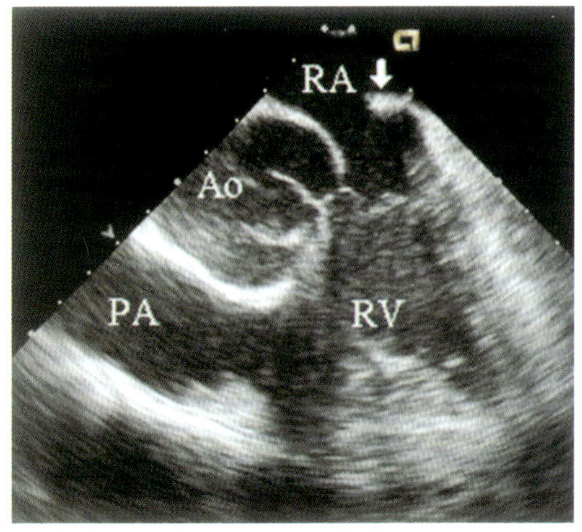

图3.28　ICE显像;探头位于右心房(RA),显示突出的欧氏瓣(箭头)、右心室(RV)流入和流出道。Ao:主动脉根部;PA:肺动脉。

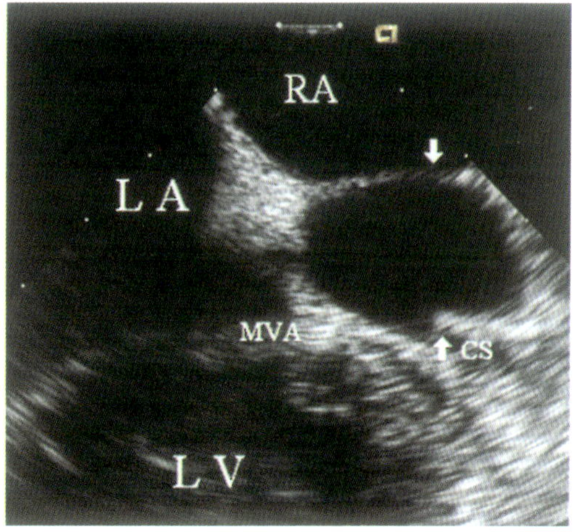

图3.29　ICE显像;探头位于右心房(RA),显示保护冠状静脉窦(CS)口的冠状窦瓣(向上箭头)和变异的欧氏瓣(向下箭头),此瓣从下腔静脉口连接于低位房间隔。LA:左心房;LV:左心室;MVA:二尖瓣环。

[12]。应用AcuNav显像导管,探头置于中或下右心房朝向前下方可以显示右心室流入道和三尖瓣(图3.35)。即使探头尖部不屈曲,三尖瓣反流束也常常朝向探头,因此可以采用连续波多普勒较精确的估测右心室的收缩压。对室上速患者进行房室旁路射频消融时,ICE显示瓣环的不同部分可以提供射频消融术需要显示的解剖标识。

乳头肌和节制束

有多组乳头肌通过腱索连接于三尖瓣

(a)

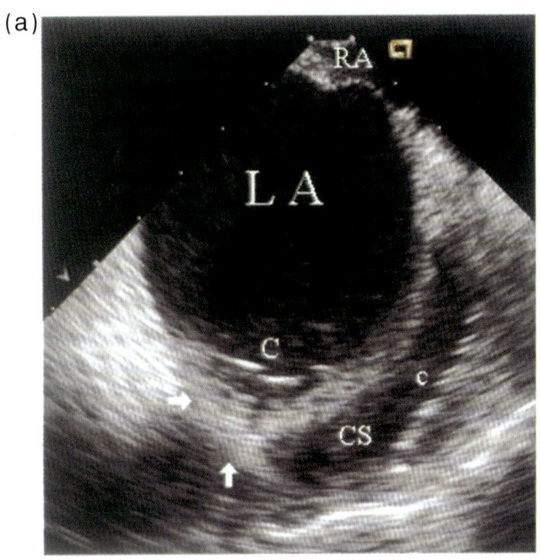

(b)

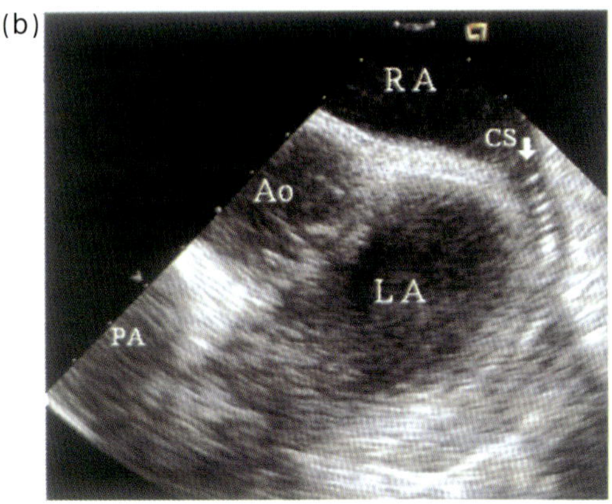

图3.30 (a)ICE显像;探头位于高位右心房(RA),显示冠状静脉窦(CS)的长轴观,其内有冠状静脉窦导管(c)。一根Lasso导管(C)放在左心房(LA)内的共同左肺静脉口。左房斜静脉和Marshall韧带位于远端冠状静脉窦和左上肺静脉口之间(箭头)。(b)ICE显像;探头位于低位右心房(RA)尖部向左弯曲,显示冠状静脉窦(CS)的长轴像,一冠状静脉窦导管位于其中(箭头)。Ao:主动脉根部;LA:左心房;PA:肺动脉。

叶的游离缘。在这些乳头肌中,前组乳头肌因起源于节制束和右心室壁前间隔而较易于分辨。后乳头肌和圆锥乳头肌分别起源于右心室的后壁和间隔。后乳头肌通常为多头乳头肌。除上述乳头肌外,常常还有很多小的乳头肌。应用AcuNav显像导管,探

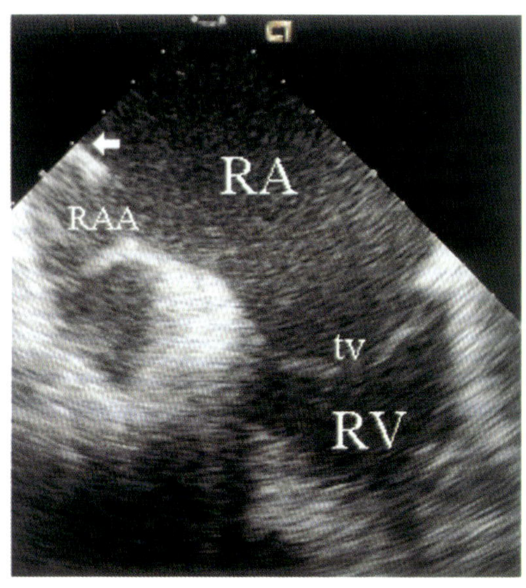

图3.31 ICE显像;探头位于右心房(RA)和上腔静脉交界处,尖部向后弯曲,显示右心耳(RAA)及其梳状肌、上界嵴(箭头)和右心室(RV)。tv:三尖瓣。

头置于房室交界心房处(图3.36),或用机械环形ICE,探头置于右心室(图3.37a)或右心室流出道(图3.37b),可以显示这些乳头肌和节制束。

右心室流出道和肺动脉瓣

右心室流出道是右心室的前上流出部分,肺动脉起源于此。应用AcuNav显像导管,探头置于右心房,朝向前上方,从右心室流入道至右心室流出道方向扫描(图3.38a和b),可以显示漏斗部(右心室流出道)和肺动脉瓣。应用机械环形ICE,探头置于右心室流出道,同样可以显示上述结构(图3.37c)。

肺动脉和右肺动脉

肺动脉从右心室的上部发出,向上向后走行分为左右肺动脉。应用AcuNav显像导管,探头置于右心房,从肺动脉瓣向上扫描

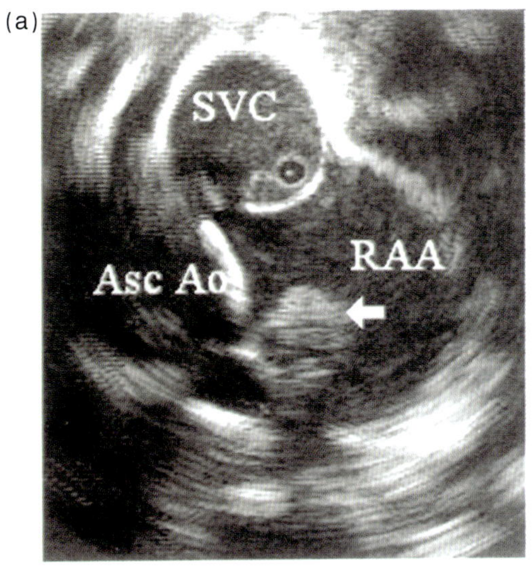

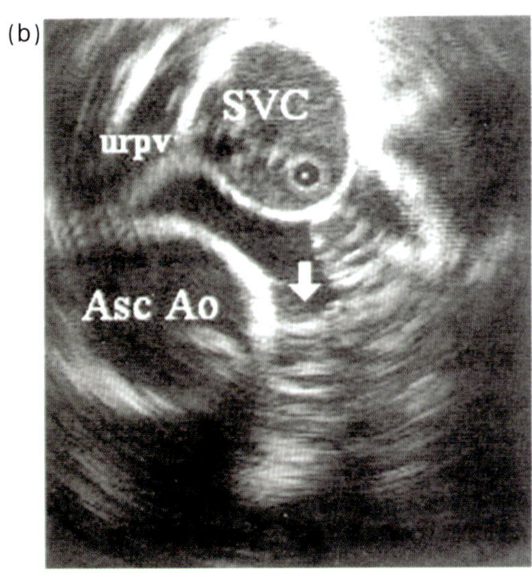

图3.32　右心耳(RAA)的机械环形ICE显像，探头位于上腔静脉(SVC)。显示：(a)一占位病变(箭头)；(b)显示右心耳内梳状肌(箭头)部分短轴观。图像的半径=60mm。AscAo：升主动脉；urpv：右上肺静脉。

(图3.38b)，可以显示主肺动脉和右肺动脉。顺时针方向旋转探头并轻度向前弯曲可以进一步显示主肺动脉及其分叉（图3.38c）。此外，在探头向上推进，探头尖部轻度后屈时，可以显示与右肺上或中静脉伴行的右肺

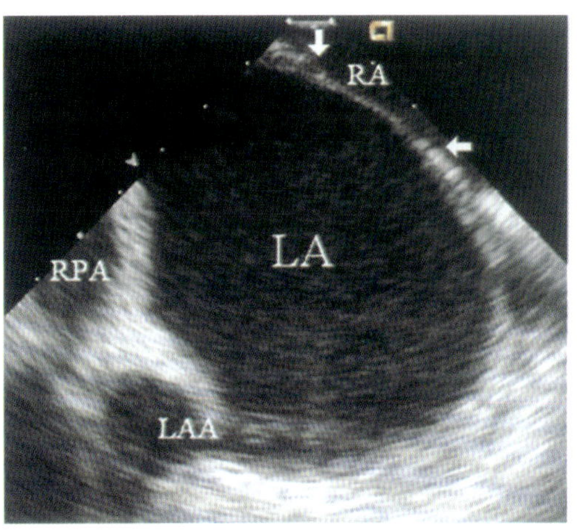

图3.33　ICE显像，探头位于右心房(RA)，显示房间隔。房间隔中部为卵圆窝，其边缘为其周围的肌性缘(箭头)。LA和LAA：左心房和左心耳；RPA：右肺动脉。

动脉长轴(图3.39)。应用机械环形ICE，探头置于上腔静脉和右心耳的交界处，可以显示主肺动脉及其分叉(图3.21)。

左心房

左右肺静脉及其开口

左心房主要包括一个内壁光滑的腔，其横径稍大于其上下径和前后径[5]。当左心房扩大时，左心房更趋向于球形。两条肺静脉从左侧进入左心房。偶尔它们共用一条肺静脉干。右侧，有两条，偶尔有三条肺静脉。应用AcuNav显像导管(图3.9a，b和图3.10)或机械环形ICE探头(图3.26)从右心房很容易显示所有这些肺静脉及其开口。ICE是在肺静脉口引导标测和消融导管极有价值的显像技术，而且在肺静脉口射频消融术中可监测静脉口的血流速度[3]。

左心耳

左心耳起源于左心房的左前上方。其腔

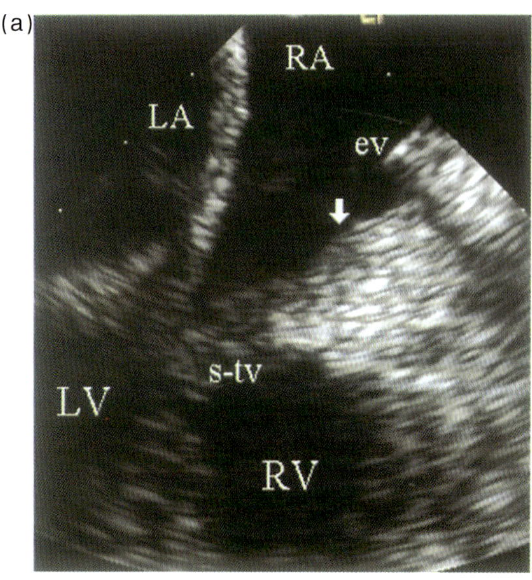

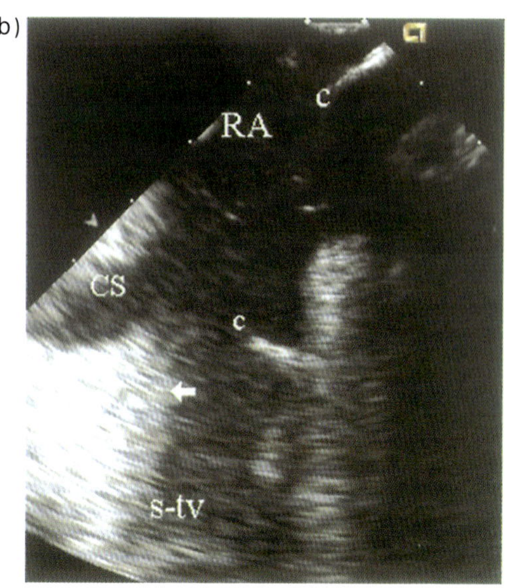

图3.34 (a)ICE显像;探头位于低位右心房(RA),显示出下腔静脉-三尖瓣(tv)峡区。探头朝下朝后时可见“中部”(下部)峡区。此区域(箭头)位于后部欧氏瓣(ev)和前部三尖瓣隔瓣叶(s-tv)附着处之间。(b)隔部峡区(箭头)的放大图。此区位于冠状静脉窦(CS)开口和三尖瓣隔瓣叶附着处之间。其前部接近三尖瓣隔瓣叶(s-tv)附着处,由心房壁的肌肉构成,回声增强。c:导管;LV和RV:左心室和右心室。

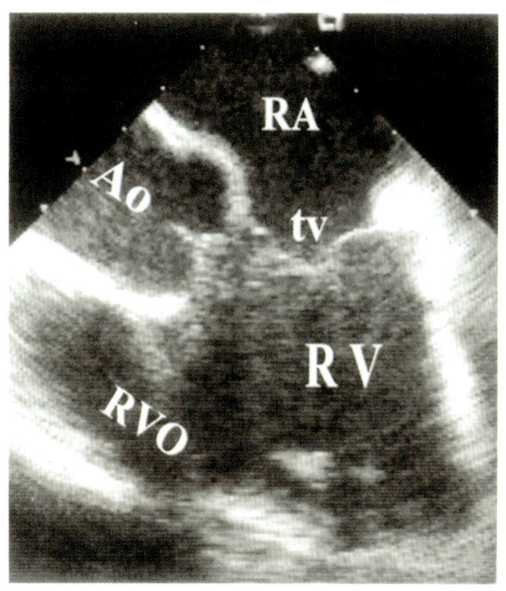

图3.35 ICE显像;探头位于中位右心房(RA),显示右心室(RV)流入道及三尖瓣(tv,前瓣叶和后瓣叶)。Ao:主动脉;RVO:右心室流出道。经过允许复制此图[1]。

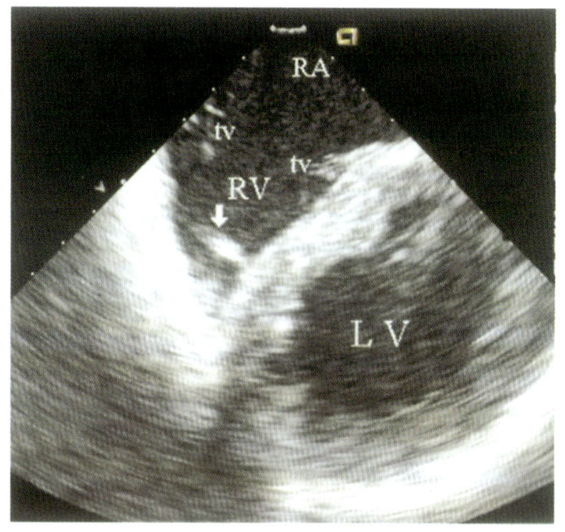

图3.36 ICE显像;探头位于右心房(RA)内接近房室交界处,显示出右心室(RV)前壁和间隔壁之间的节制束(箭头)。LV:左心室;tv:三尖瓣的前瓣叶或隔瓣叶。

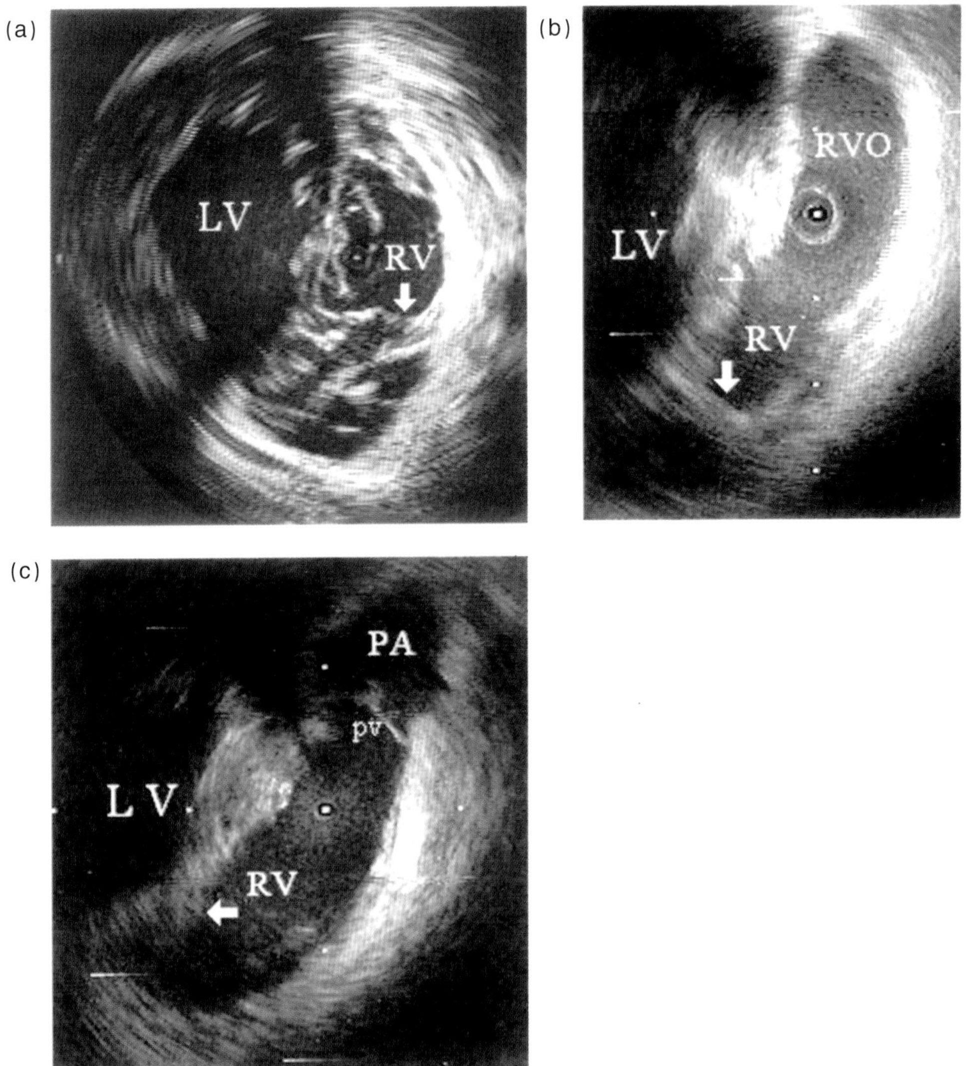

图3.37 机械环形ICE显像：(a)探头位于右心室(RV)，显示起自节制束的前乳头肌(箭头)以及右心室前间隔壁(半径=60mm)；(b)探头位于右心室流出道(RVO)，显示节制束(箭头)连接于前乳头肌(每个刻度=16mm)；(c)探头位于右心室流出道内向前推进，显示肺动脉瓣(pv)和肺动脉(PA)，以及间隔束起始处(箭头)(每个刻度=32mm)。LV：左心室。

内有许多小的梳状肌，内腔较窄。因左心耳壁薄，在此处进行有关操作时需非常小心，特别是在梳状肌之间，非常容易穿孔。应用AcuNav显像导管从右心房内观察（图3.7），监测左上肺静脉的导管操作特别重要，特别是左心耳扩大患者（见图11.4）或横位心患者，此处进行导管操作时更容易发生意外。

Marshall韧带

Marshall韧带是左上腔静脉向下走行

(a)

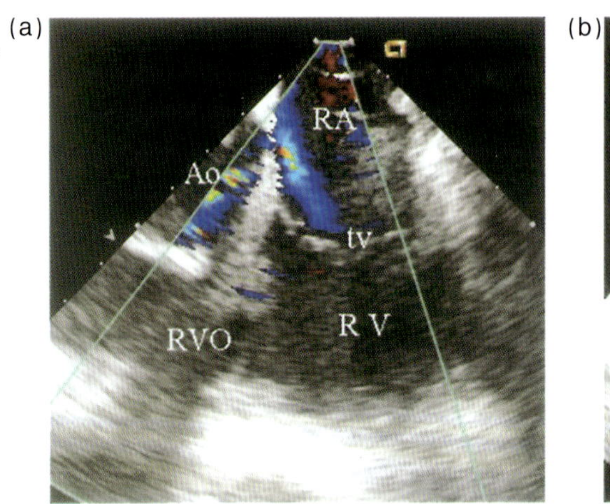

(b)

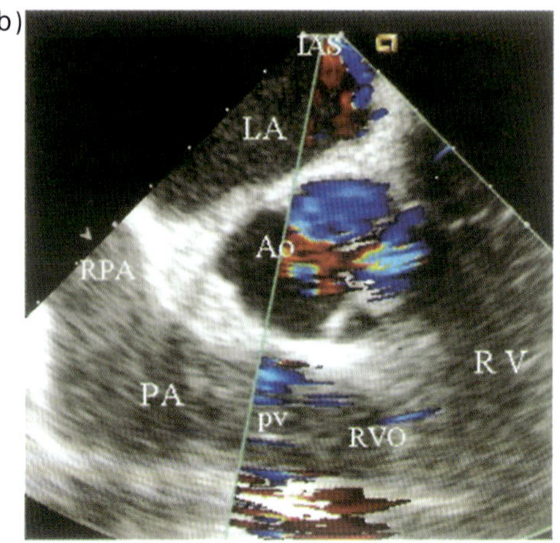

(c)

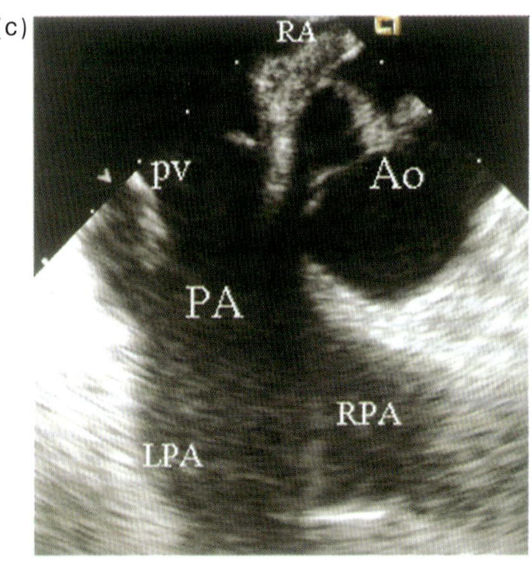

图3.38 ICE显像;探头位于右心房(RA):(a)显示右心室(RV)流入道和流出道(RVO),收缩末期右心房内为彩色血流;(b)探头向上向前推进至房间隔(IAS),显示出肺动脉瓣(pv)、肺动脉(PA)、右肺动脉(RPA)和主动脉根部(Ao),在收缩早期主动脉根部显示为彩色血流;(c)探头顺时针旋转并向前弯曲,显示肺动脉分叉处的左肺动脉(LPA)近端。LA:左心房;tv:三尖瓣。

到左心房斜静脉(Marshall静脉)的一个皱褶[5](图3.40)。在心脏胚胎发育10周时,左窦角的远端发育成左房斜静脉,而左窦角的近端部分和窦的横向部分发育成冠状窦[14]。从右心房应用AcuNav探头可在两个互相垂直的横断面显示Marshall韧带:短轴断面显示Marshall韧带在左上肺静脉口和左心耳之间(图3.14),纵轴断面显示Marshall韧带在远端冠状窦和左肺静脉开口前方邻近降主动脉左侧壁之间(图3.42)[15]。与邻近组织相比,它有独特的超声表现,因而很容易识别[15]。此结构包含有重要的神经肌肉束,其自主活动常是阵发性心房纤颤的起源,而且进行心房纤颤消融术时常在此处消融[16]。

(a)

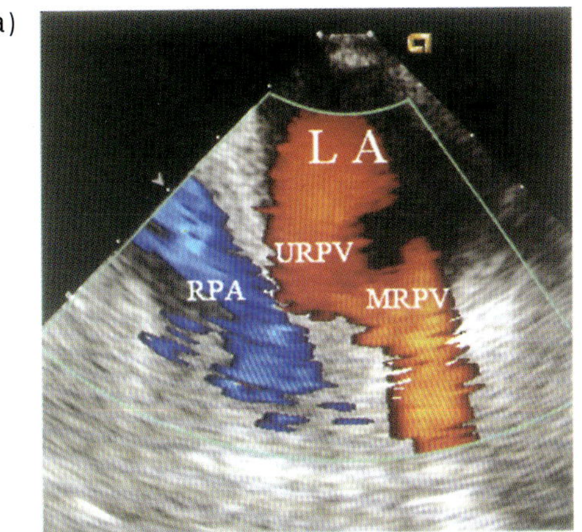

(b)

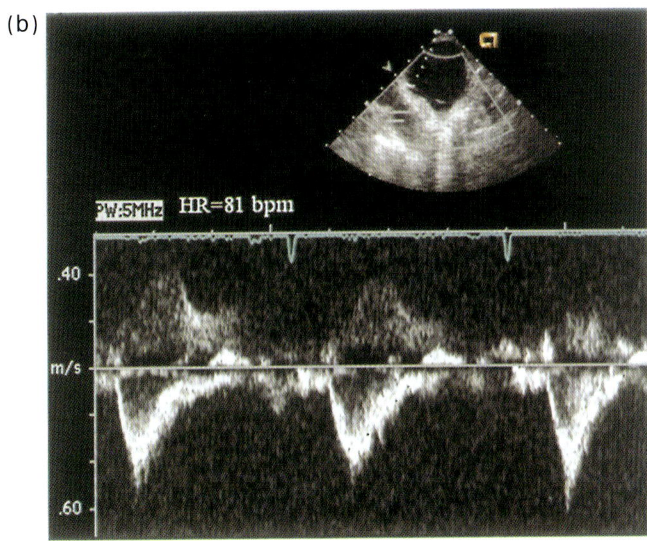

图3.39 ICE显像;探头位于高位右心房。显示:(a)右肺动脉(RPA),呈蓝色血流背离探头。此血管与右上肺静脉(URPV)和右中肺静脉(MRPV)伴行,后两者呈红色血流朝向探头,进入左心房(LA);(b)脉冲多普勒频谱记录收缩期右肺动脉的峰值流速。

左心室

左心室的形状像一个鸡蛋,其基底朝上朝后。朝下的二尖瓣和朝上的主动脉瓣在后壁处相互邻近。两瓣膜由纤维束相分隔,二尖瓣前叶以及主动脉无冠窦和左冠窦的相邻部分均起源于此纤维束[5]。

二尖瓣和二尖瓣环

二尖瓣位于左心房和左心室之间的纤维肌性环内。它属于左心室腔的后下流入道部分,由前瓣叶(隔瓣)和后瓣叶(侧瓣)组成,瓣叶基底部连接于二尖瓣环。瓣叶游离缘通过腱索连接于乳头肌。二尖瓣环由两个强壮的纤维三角构成,左右各一个。右纤维三角位于三尖瓣、主动脉瓣和二尖瓣之间,构成大部分心脏纤维系统。左纤维三角将二尖瓣前瓣以及主动脉瓣的左冠瓣和无冠瓣分隔开[5]。

乳头肌

两组强大的乳头肌分别起源于左心室前外侧和后内侧游离壁的中下三分之一水

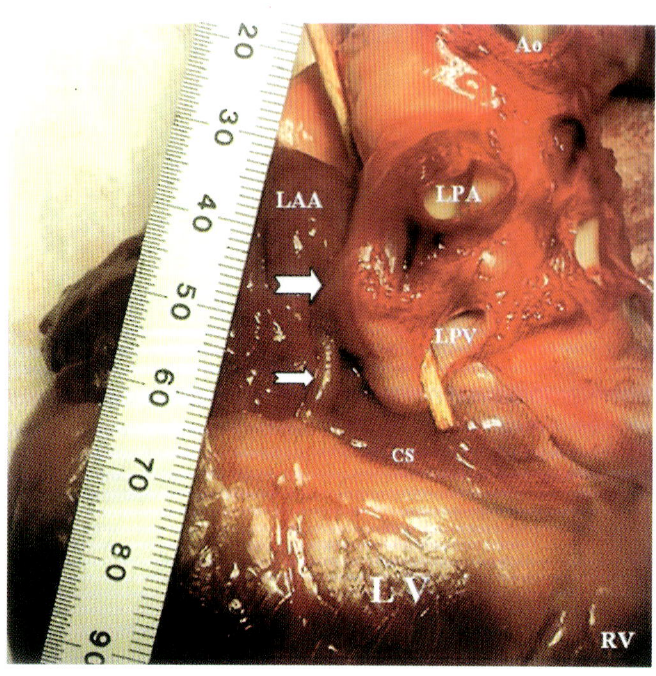

图3.40 心脏的大体解剖标本(猪),显示Marshall韧带(大箭头)位于左心房斜静脉(小箭头)和左肺动脉(LPA)之间。Ao:主动脉;CS:冠状窦;LAA:左心耳;LPV:左肺静脉;LV:左心室;RV:右心室。

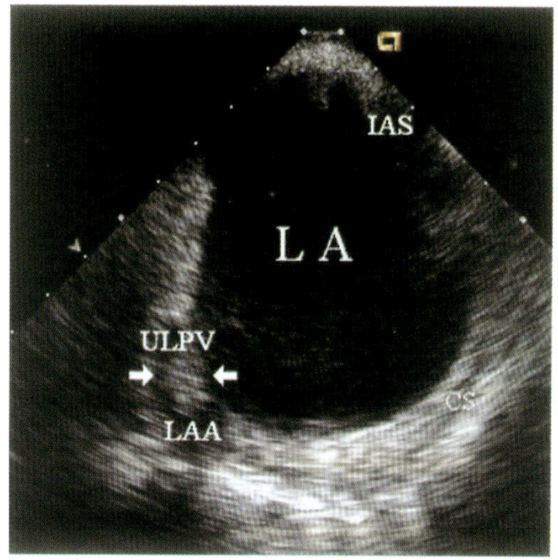

图3.41 ICE显像,探头位于高位右心房,显示Marshall韧带(箭头)短轴观,Marshall韧带位于左上肺静脉(ULPV)和左心房(LA)心耳(LAA)之间。CS:冠状窦;IAS:房间隔。

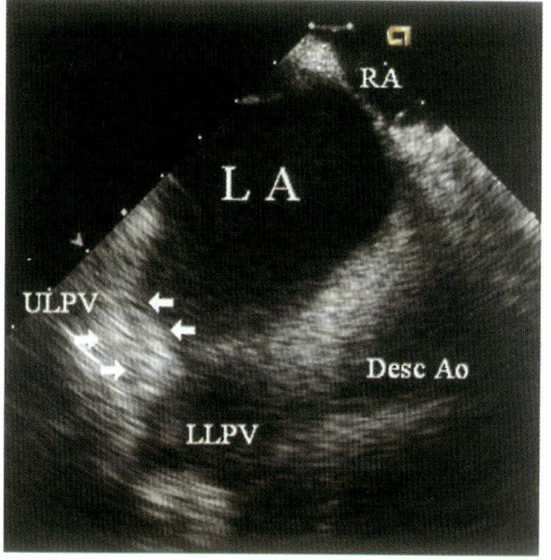

图3.42 ICE显像,探头位于高位右心房(RA),显示Marshall韧带(箭头)长轴观,Marshall韧带位于左上肺静脉(ULPV)和左下肺静脉(LLPV)开口及冠状窦远端之间,邻近降主动脉(DescAo)的左前壁。LA:左心房。

平和左心室后部。两组乳头肌分别通过腱索与二尖瓣瓣叶相连。侧壁偶尔可见第三组小的乳头肌(图3.43)。

(a)
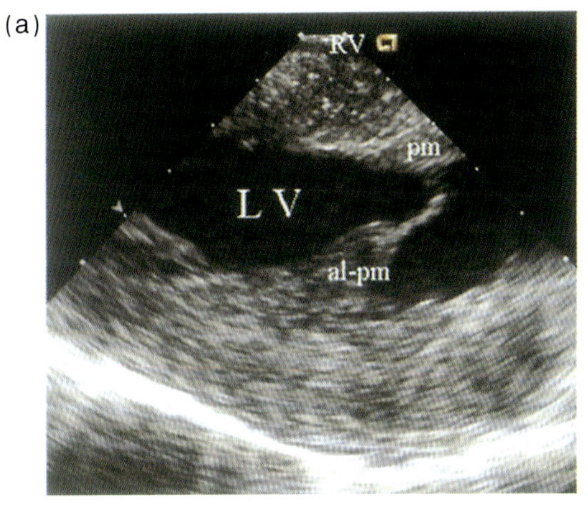

(b)
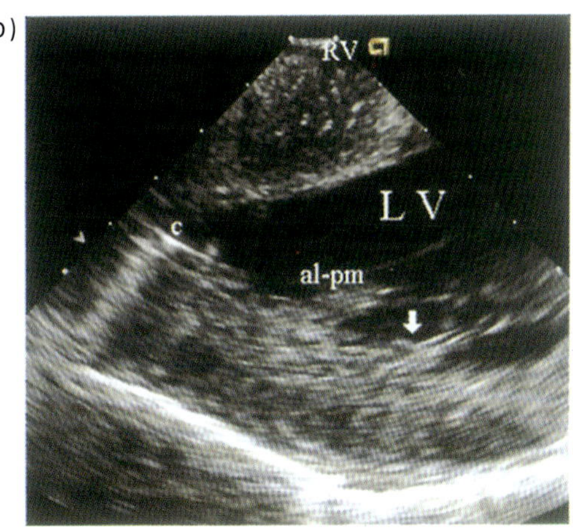

图3.43 ICE显像，探头位于右心室(RV)。显示：(a)前外侧乳头肌(al–pm)和后内侧(pm)乳头肌；(b)在肥厚左心室(LV)长轴观外侧可见第三个小乳头肌(箭头)。c：导管。

室间隔

室间隔的大部分为肌内，膜部除外。正常情况下室间隔凸向右心室内，因此在横向截面左心室几乎为圆形(图3.24)。室间隔肌部的厚度几乎与左心室游离壁相同，由两层组成，右心室侧较薄，左心室侧较厚。

应用AcuNav显像导管，探头位于右心房接近房室连接处，可显示二尖瓣、乳头肌和左心室壁(图3.14和3.15)，或从右心室亦可显示上述结构(图3.43)。进行左心室标测和消融术时，精确清晰的显示这些结构非常重要。

主动脉瓣和Valsalva窦

主动脉瓣起自左心室流出道，由三个半月瓣(左、右和无冠瓣)组成。与二尖瓣不同，主动脉瓣不是由独立的纤维环固定，而是主动脉壁膨胀成三个凹陷——Valsalva窦[5]固定，Valsalva窦的壁较主动脉的壁薄很多。因此，主动脉瓣的起始不是直的，而是呈扇形。应用AcuNav显像导管，探头位于右心房接近主动脉根部的后壁处，主动脉瓣短轴像可以很容易清晰显示主动脉瓣(图3.13)。ICE在主动脉瓣的标测和射频消融过程中可提供重要的解剖标志，在室速的治疗中有非常重要的作用，可以避免损伤冠状动脉开口[17]。

参考文献

1 Ren JF, Marchlinski FE, Callans DJ, Herrmann HC. Clinical use of AcuNav diagnostic ultrasound catheter imaging during left heart radiofrequency ablation and transcatheter closure procedures. *J Am Soc Echocardiogr* 2002; **15**: 1301–1308.

2 Ren JF, Schwartzman D, Callans D, Marchlinski FE, Gottlieb CD, Chaudhry FA. Imaging technique and clinical utility for electrophysiologic procedures of lower frequency (9 MHz) intracardiac echocardiography. *Am J Cardiol* 1998; **82**: 1557–1560.

3 Ren JF, Marchlinski FE, Callans DJ, Zado ES. Intracardiac Doppler echocardiographic quantification of pulmonary vein flow velocity: an effective technique for monitoring pulmonary vein ostia narrowing during focal atrial fibrillation ablation. *J Cardiovasc Electrophysiol* 2002; **13**: 1076–1081.

4 Ren JF, Schwartzman D, Callans DJ, Brode SE, Gottlieb CD, Marchlinski FE. Intracardiac echocardiography (9 MHz) in humans: methods, imaging views and clinical utility. *Ultrasound in Med & Biol* 1999; **25**: 1077–1086.

5 Netter FH, Yonkman FF. The CIBA Collection of Medical Illustrations, Volume 5. *A compilation of paintings on the normal and pathologic anatomy and physiology, embryology, and diseases of the heart.* Summit: CIBA, 1974: 8–12.
6 Ren JF, Schwartzman D, Chaudhry FA. Intracardiac echocardiographic imaging of right atrial appendage: mass vs. pectinate muscle. *J Interventional Cardiac Electrophysiol* 1998; **2**: 247–248.
7 Ren JF, Marchlinski FE, Callans DJ, Zado ES. Echocardiographic lesion characteristics associated with successful ablation of inappropriate sinus tachycardia. *J Cardiovasc Electrophysiol* 2001; **12**: 814–818.
8 Cabrera JA, Sanchez-Quintana D, Ho SY, Medina A, Anderson RH. The architecture of the atrial musculature between the orifice of the inferior caval vein and the tricuspid valve: the anatomy of the isthmus. *J Cardiovasc Electrophysiol* 1998; **9**: 1186–1195.
9 Cabrera JA, Sanchez-Quintana D, Ho SY, *et al.* Angiographic anatomy of the inferior right atrial isthmus in patients with and without history of common atrial flutter. *Circulation* 1999; **99**: 3017–3023.
10 Cosio FG, Arribas F, Barbero JM, Kallmeyer C, Goicolea A. Validation of double spike electrograms as markers of conduction delay or block in atrial flutter. *Am J Cardiol* 1998; **61**: 775–780.
11 Nakagawa H, Lazzara R, Khastgir T, *et al.* Role of the tricuspid annulus and Eustachian valve/ridge on atrial flutter: relevance to catheter ablation of the septal isthmus and a new technique for rapid identification of ablation success. *Circulation* 1996; **94**: 407–424.
12 Silver MD, Lam JHC, Ranganathan N, Wigle ED. Morphology of the human tricuspid valve. *Circulation* 1971; **43**: 333–348.
13 Ren JF, Schwartzman D, Callans DJ, Marchlinski FE, Zhang LP, Chaudhry FA. Intracardiac echocardiographic imaging in guiding and monitoring radiofrequency catheter ablation at the tricuspid annulus. *Echocardiography* 1998; **15**: 661–664.
14 Sadler TW. *Langman's Medical Embryology.* Lippincott Williams & Wilkins, Philadelphia, 2000: 217–220.
15 Ren JF, Lin D, Gerstenfeld EP, Lewkowiez L, Callans DJ. Ligament of Marshall tissue related to pulmonary vein ostial ablation: an intracardiac echocardiographic imaging study (abstr). *Circulation* 2003; **108**: IV-646.
16 Katritsis D, Ioannidis JPA, Anagnostopoulos CE, *et al.* Identification and catheter ablation of extracardiac and intracardiac components of ligament of Marshall tissue for treatment of paroxysmal atrial fibrillation. *J Cardiovasc Electrophysiol* 2001; **12**: 750–758.
17 Marchlinski FE, Lin D, Dixit S, *et al.* Ventricular tachycardia from the aortic cusps: localization and ablation. In: Raviele A, ed. *Cardiac Arrhythmias.* Springer-Verlag, Italia, Milan, 2003: 357–370.

Jian-Fang Ren, MD, & Jeffrey P. Weiss, MD

（齐欣 译）

4 第四章

心脏电生理诊疗术中常见的心脏解剖及功能异常

各种欧氏瓣和希阿里网

静脉窦的先天遗迹可以表现为在右心房内的有回声的残余组织，包括欧氏瓣和希阿里网。典型的欧氏瓣常见于下腔静脉和右心房的连接处（见第三章，图3.15和3.27）。希阿里网是静脉窦的右瓣未被完全吸收的结果，比较少见。希阿里网为纤维丝状，附着于欧氏瓣边缘和(或)冠状窦瓣和(或)界嵴[1-3]。希阿里网是薄的、有孔的网状膜样物质，ICE显像表现为右心房内随意运动的丝样物。此网状物常起源于下腔静脉和右心房的连接处，通过右心房向三尖瓣环延伸，并插入房间隔或右心房壁中(图4.1)。充分暴露和显示这些结构时，必须将探头置于右心房中部，顺时针旋转探头，先显示下腔静脉和右心房的连接处、三尖瓣环和房间隔，然后再显示右心房壁或界嵴(图4.2)。

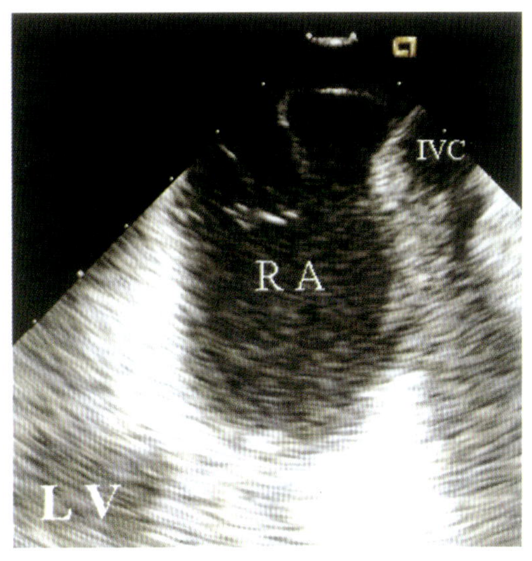

图4.1 ICE图像，探头置于右心房(RA)下腔静脉(IVC)入口上方，显示的希阿里网为一随意运动的丝样物，起源于右心房及下腔静脉交界处，穿过右心房插入房间隔内。LV：左心室。

房间隔的脂肪瘤样肥厚

房间隔的脂肪瘤样肥厚的特征是脂肪组织过度沉积于房间隔，造成房间隔的球状增厚(≥15mm)。

卵圆窝中部通常无脂肪沉积，因此房间隔呈特征性的“哑铃样”[4-7]。一些报道提出，心房起源的室上性心律失常和心电图显示的异常P波可能是房间隔脂肪沉积的结果，特别是在老年人(平均年龄70岁)或肥胖患者中[5-7]。经房间隔导管术前，利用ICE可以很容易发现房间隔不同程度的增厚或特征性的“哑铃”样表现(图4.3和图4.4)。这类患者经房间隔穿刺有一定的难度，而ICE显像可能有助于在卵圆窝部位进行穿刺。

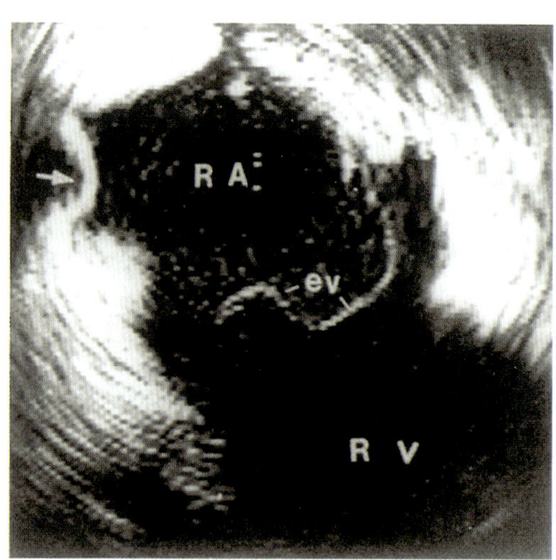

图4.2 机械环形ICE图像,探头置于右心房(RA),显示纤细的蕾丝样结构附着于外侧界嵴,称之为变异的欧氏瓣(ev)或希阿里网,同时显示房间隔瘤(箭头)在舒张期凸向右心房。RV:右心室。

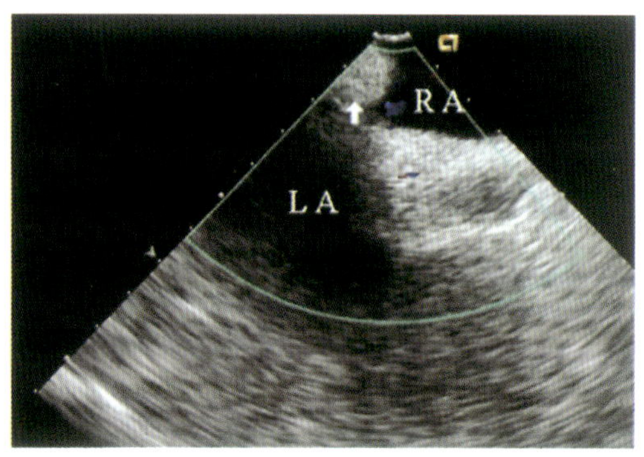

图4.3 ICE图像,探头置于右心房(RA),显示房间隔脂肪瘤样肥厚(IAS)(17mm,箭头)。LA:左心房。

房间隔膜部瘤

房间隔膜部瘤是指通常累及卵圆窝部位、薄而鼓起的房间隔组织的局部膨出。在心动周期内,这种冗长的瘤样间隔会在右心房和左心房之间来回膨入膨出(图4.5)。房间隔膜部瘤可以定量诊断,但要求距离

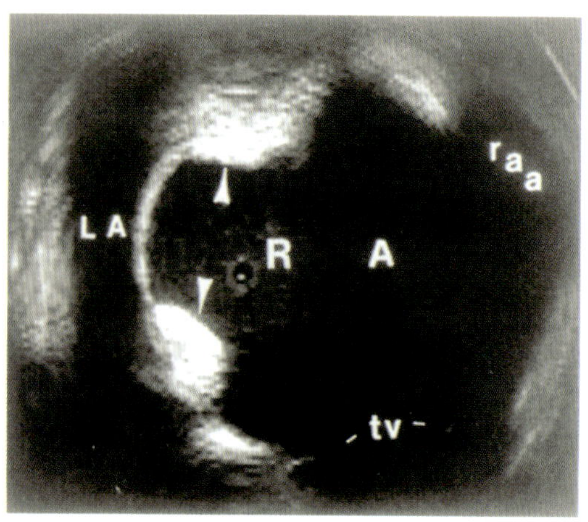

图4.4 机械环形ICE图像,探头置于右心房(RA),显示房间隔哑铃形脂肪瘤样肥厚(三角箭头)。LA:左心房;raa:右心耳;tv:三尖瓣。

房间隔平面的位移≥15mm[8]。房间隔膜部瘤并不少见,在很多病例中都是偶然发现。虽然通常认为房间隔膜部瘤是良性病变,但房间隔膜部瘤常伴有房间隔缺损、房性心律失常、房室瓣脱垂和栓塞事件[8-10]。

卵圆孔未闭

卵圆孔未闭是指卵圆窝和房间隔上部破裂或存在通道[11]。此通道可以是一条刚能检测到的裂隙,也可能很大,以至出现间断或持续的左向右分流,不过此分流没有血流动力学意义。应用ICE彩色多普勒血流显像,可以很容易观察到卵圆孔未闭(图4.6a和b),并且孔径的大小随呼吸周期的变化而变化。这种缺陷的大小和右向左分流的程度均可随吸气时右心房血流量增多而增多,特别是Valsalva动作时。卵圆孔未闭的意义及是否将缺血性事件归因于矛盾性栓塞目前还有争议[12]。发生不明原因脑缺血和栓塞事件的患者有较高的卵圆孔未闭发

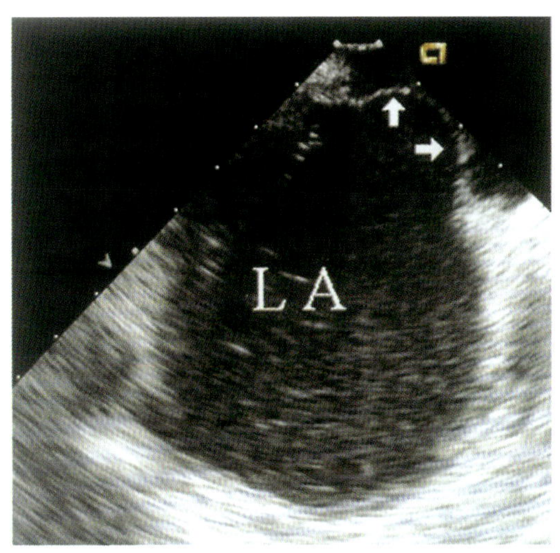

图4.5 ICE图像，探头置于右心房，显示房间隔(IAS)膜部瘤凸向右心房(箭头)。LA：左心房。

生率[13]。尽管如此，脑缺血患者与无不明原因的脑缺血对照组相比，卵圆孔未闭的发生率没有差异[14]。随着经皮穿刺导管介入技术的最新进展，许多学者对可能有矛盾栓塞事件或其高危患者实行解剖缺陷封闭的做法提出异议[15-17]。

房间隔缺损

传统上，房间隔缺损分为四型：继发孔型，静脉窦型，冠状静脉窦型及原发孔型。这四型中，只有继发孔型是房间隔真正的缺损，因为房间隔是分隔左右心房腔的部位，是卵圆窝及其周边的部分[18]。它也是最常见的房间隔缺损发生部位，缺损发生于房间隔的中部，周边有“T”形征(图4.7)。ICE彩色多普勒血流显像可以显示穿过房间隔的分流及其分流动力学特点(图4.8)。其他三型房间隔缺损在电生理检查中很少见。当上腔静脉或下腔静脉在解剖上与两个心房相连时，可以发生静脉窦型房间隔缺损。更加少见的冠状静脉窦型房间隔缺损是冠状静脉窦顶部与左心房解剖上相连接。原发孔型房间隔缺损在房室间隔处心房相连通，亦即房间隔最下部组织缺损(在房室瓣的隔叶水平)。因此，原发孔型房间隔缺损可以单独发生(部分房室通道)或与室间隔缺损同时发生 (完全型房室通道或心内膜垫缺损)[19]。虽然这些异常在电生理检查中不容易诊断，但ICE确实提供了详尽的解剖信息和彩色多普勒血流图像，能更好地明确静脉窦型(图4.9)、冠状静脉窦型(图4.10)或原发孔型房间隔缺损(图4.11)。

室间隔缺损

室间隔分为膜部室间隔和肌部室间隔两部分。室间隔缺损很少局限于膜部室间隔部分，常延伸至肌部(流入道、小梁部或流出道)(膜周部)[19]。膜周部缺损是最常见的室间隔缺损(图4.12)。室间隔缺损可以是大的或小的，或是复杂心血管畸形(如法洛四联征)的一部分。这些缺损和畸形通常不会被偶然诊断出来，但在电生理检查中可见于外科修补术后的患者。

Ebstein畸形

Ebstein畸形的特征是由于三尖瓣叶的异常附着使三尖瓣下移到右心室内[20,21]。目前新的心脏超声技术较心血管造影术更容易发现三尖瓣的病理解剖改变(图4.13a和b)[22]。临床表现和预后与右心室房化程度、三尖瓣反流程度、是否存在明显心律失常以及是否并存其他先天性心脏病有关[22,23]。

左心室肥厚

左心室肥厚常见于合并有心律失常、房

(a)

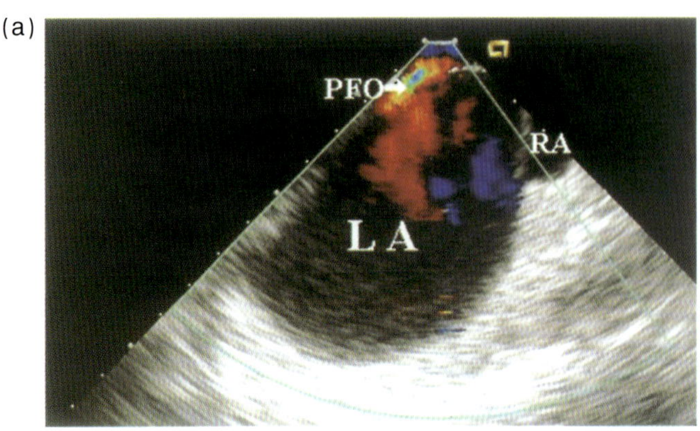

(b)

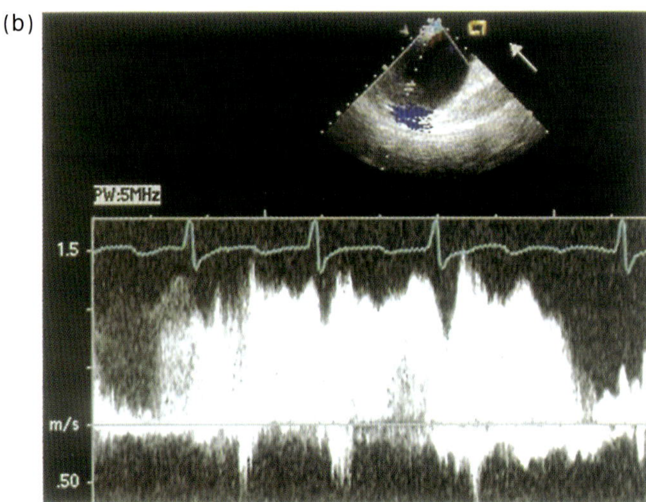

图4.6 (a)ICE图像，探头置于右心房(RA)，显示房间隔膜部瘤凸向右心房，卵圆孔未闭(PFO)显示为彩色血流像，红色湍流沿由左向右方向通过卵圆孔上缘(箭头)。(b)高脉冲重复频率脉冲多普勒超声心动图，取样容积置于PFO的右心房侧。基线以上的血流表示经过PFO的左向右分流。湍流持续整个心动周期，最高流速约达1.5m/s。

性高血压病或主动脉瓣钙化的老年患者(图4.14a)。左心室肥厚(图4.14b)在ICE显像时可以仅显示为室壁增厚(舒张期>11mm)。左心室肥厚的更精确评价方法是用双平面面积长度容积测定公式来计算左室质量(容积$v=8A_1 \times A_2/3\pi L$，A_1和A_2分别表示两个正交视图上心室的面积，L表示左心室长径)。左室质量由下式计算：(心外膜容积-心腔容积)×1.05，1.05为心肌的比重[24]。

瓣膜反流

心脏功能性和器质性瓣膜反流可以由ICE脉冲波、连续波和彩色多普勒显像进行定性和定量评价。

三尖瓣反流

三尖瓣反流的程度主要由彩色血流显像上反流束的大小来评定。连续波多普勒记录三尖瓣反流，利用反流束峰值速度，根据简化的伯努利方程($P_1-P_2=4V^2$)，可计算右心房与右心室间的收缩压差[25-27]。在没有肺动脉瓣狭窄的情况下，肺动脉收缩压可用上述右心房与右心室间的收缩压差加上右心房收缩压的经验值10~14mmHg来估测(图4.15)。

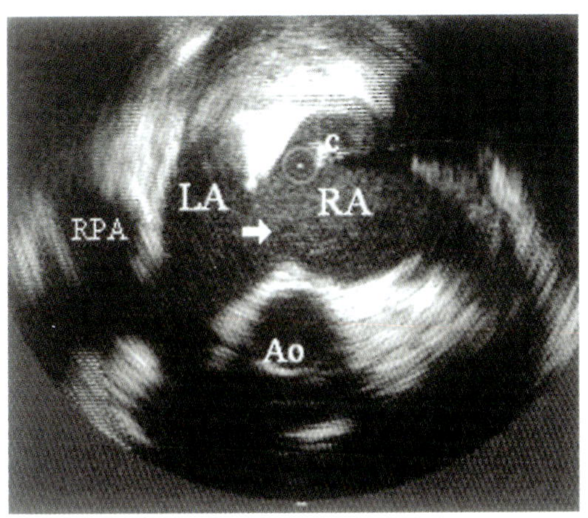

图4.7 机械环形ICE图像，探头置于右心房(RA)邻近房间隔处，显示继发孔型房间隔缺损(箭头)，直径16mm。缺损处上缘可见T形征(增厚)。Ao：主动脉；C：导管；LA：左心房；RPA：右肺动脉。

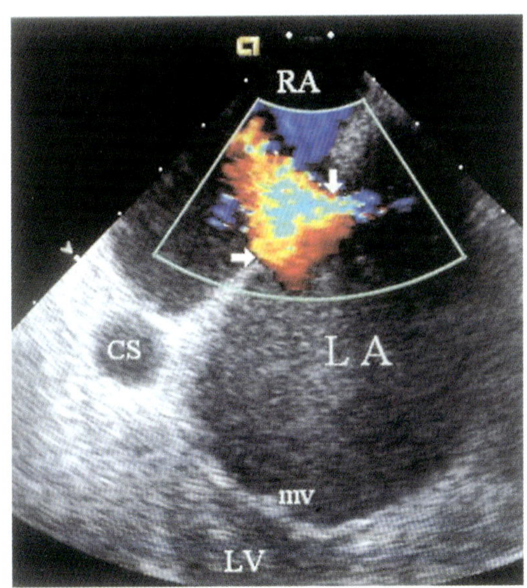

图4.8 ICE图像，探头置于高位右心房(RA)，彩色血流显像显示继发孔型房间隔缺损(直径17mm)，以及左向右分流(红色马赛克样)。CS：冠状静脉窦；LA：左心房；LV：左心室；mv：二尖瓣。

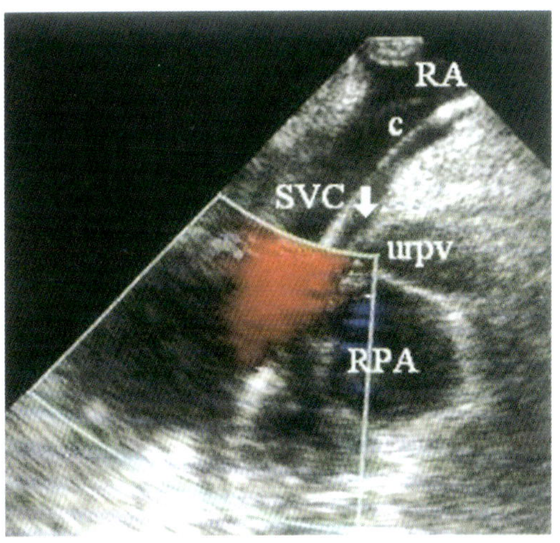

图4.9 ICE图像，探头置于右心房(RA)和上腔静脉(SVC)连接处，尖部轻度向前弯曲。显示高位房间隔在右心房(箭头)和上腔静脉连接处的解剖局部，SVC的彩色血流像流向右心房(红色)。如果右上肺静脉(urpv)异常引流进入此区域，异常血流交通的彩色血流显像可检测到静脉窦缺损。c：导管；RPA：右肺动脉。

二尖瓣反流

ICE可以与经食道超声心动图一样精确的诊断二尖瓣反流[28]。应用ICE图像，可以半定量评价二尖瓣假体引起的二尖瓣反流，而不受人工瓣声影的影响。对于显示左心房的全貌，ICE较经食道超声心动图有更大的优势(图4.16a和b)，因为食道内操纵探头的空间有限，而且食道距离心脏很近，很难显示左心房的全貌。ICE可以测量最大反流束面积与左心房面积之比，因而能半定量评价二尖瓣反流的程度(图4.17a，b和c)[29]。可以测量左心房排空容积，从而可定量评价非风湿性二尖瓣反流的程度[30]。ICE对于确定二尖瓣反流的病因非常有帮助(心内膜炎、连枷二尖瓣或瓣膜腱索断裂)，并可以明确电生理检查过程中出现的相关并发症(例如瓣膜穿孔、心脏内瘘)。

主动脉瓣关闭不全

主动脉瓣关闭不全的程度可以用ICE

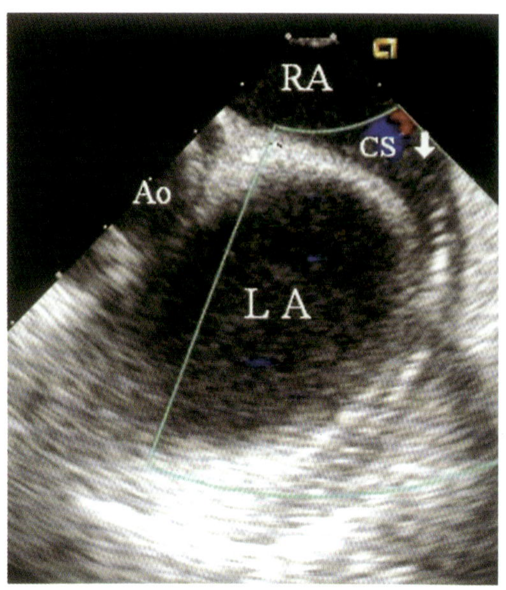

图4.10 ICE图像,探头置于低位右心房(RA),尖部轻度左弯。显示出冠状静脉窦(CS)的长轴,冠状静脉窦导管从其开口(箭头)延伸至管腔,彩色血流显像显示冠状静脉窦口的血流流向右心房(红色)。如果经冠状静脉窦顶部缺损形成血流异常交通,彩色血流显像通过显示冠状静脉窦和左心房之间的异常血流交通提示冠状静脉窦缺损。Ao:主动脉。

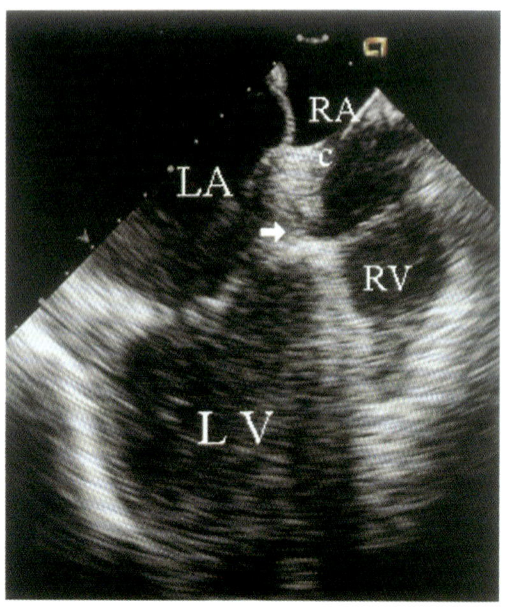

图4.11 ICE图像,探头置于高位右心房(RA),心脏四腔观同时显示十字交叉部位(箭头)。如果房间隔的最下部有缺损,存在左右心房之间的异常交通,彩色血流显像显示在房间隔的最下端出现组织缺失和异常分流,提示原发孔型房间隔缺损。如果同时存在二尖瓣裂,可以看到二尖瓣反流。C:导管;LA和LV:左心房和左心室。

多普勒彩色血流显像通过描记左心室舒张期反流束的长度进行半定量评价[31]。轻度(1+)主动脉反流定义为舒张期反流束达到主动脉瓣下方;中度(2+)主动脉瓣反流定义为舒张期反流束达到左室流出道(图4.18a和b);中重度(3+)主动脉瓣反流(图4.14b)为舒张期反流束达到乳头肌,重度(4+)主动脉瓣反流为舒张期反流束达到左心室心尖部。仪器和生理(不直接与主动脉瓣的反流程度有关)因素,如探头频率、增益设置、脉冲重复频率、主动脉舒张压、左心室的顺应性、舒张期的持续时间以及左心室舒张末期压等,可能影响彩色血流束的空间显示程度[32,33]。在评价主动脉瓣反流程度时需要考虑这些因素的影响。

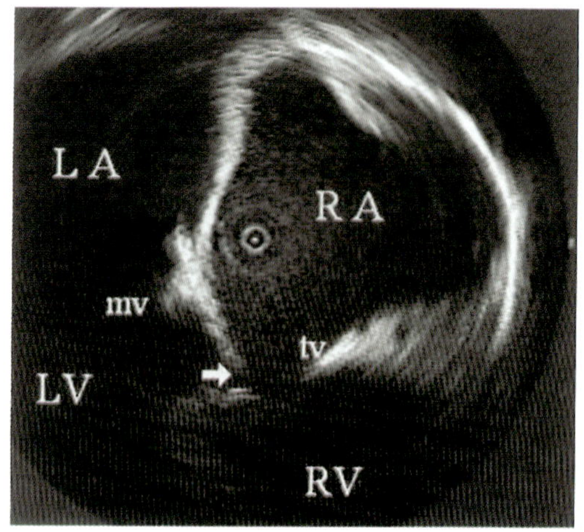

图4.12 机械环形ICE图像,探头置于右心房(RA)十字交叉附近,显示三尖瓣环解剖和三尖瓣(tv)瓣叶附着点向心尖部移位。同时显示膜周部室间隔缺损(箭头,直径6mm)。LA和LV:左心房和左心室;mv:二尖瓣;RV:右心室。

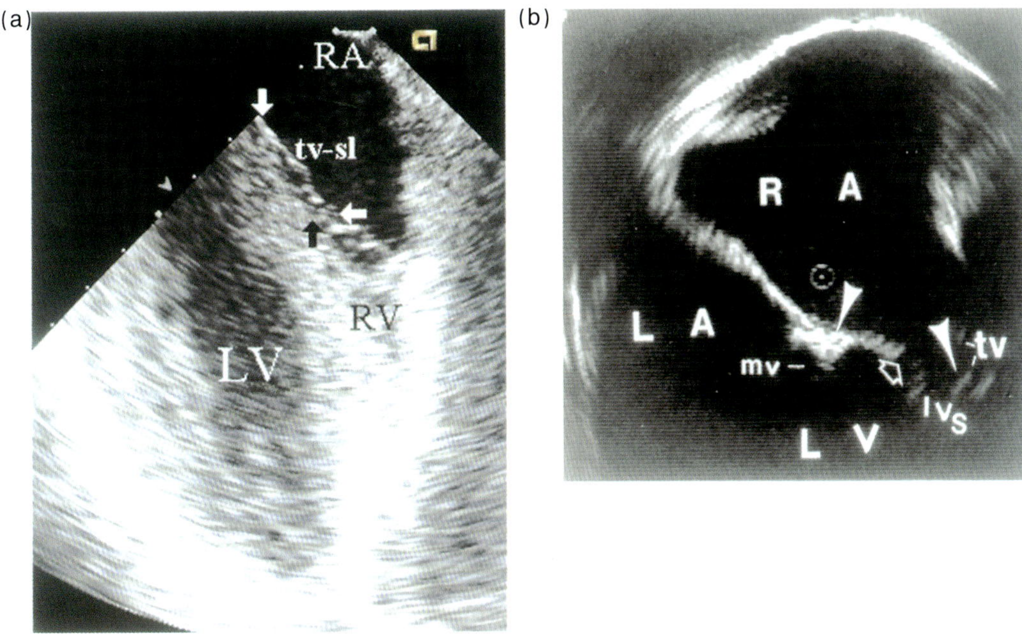

图4.13　(a)Ebstein畸形的ICE图像，探头置于右心房(RA)，显示三尖瓣环解剖和三尖瓣瓣叶(tv-sl)附着点有系带联结于间隔(向上箭头)并向心尖部异常移位(两个白色箭头之间)。(b)机械环形ICE图像，探头置于右心房(RA)十字交叉附近，显示三尖瓣环解剖和三尖瓣瓣叶(tv，两个三角箭头=3.9cm)附着点向心尖部异常移位。同时显示膜周部室间隔缺损(箭头)(直径6mm)。界嵴显示为从右心房后壁(11点钟位)延伸出的隆起缘。IVS：室间隔；LA：左心房；LV：左心室；RV：右心室。

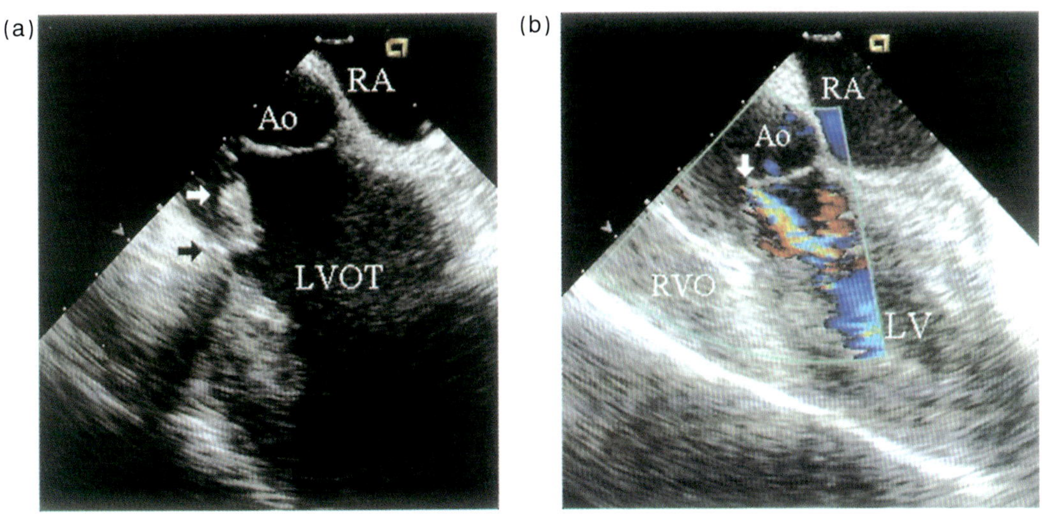

图4.14　ICE图像，探头置于低位右心房(RA)前部靠近主动脉根部(Ao)。显示：(a)钙化/增厚的主动脉瓣尖(白色箭头)和瓣环(黑色箭头)，伴远端声影；(b)彩色血流显像显示主动脉瓣反流(箭头)流向心尖部(蓝色马赛克样)，提示中重度主动脉瓣反流，同时显示舒张期左心室(LV)壁增厚(14mm)。LVOT：左心室流出道；RVO：右心室流出道。

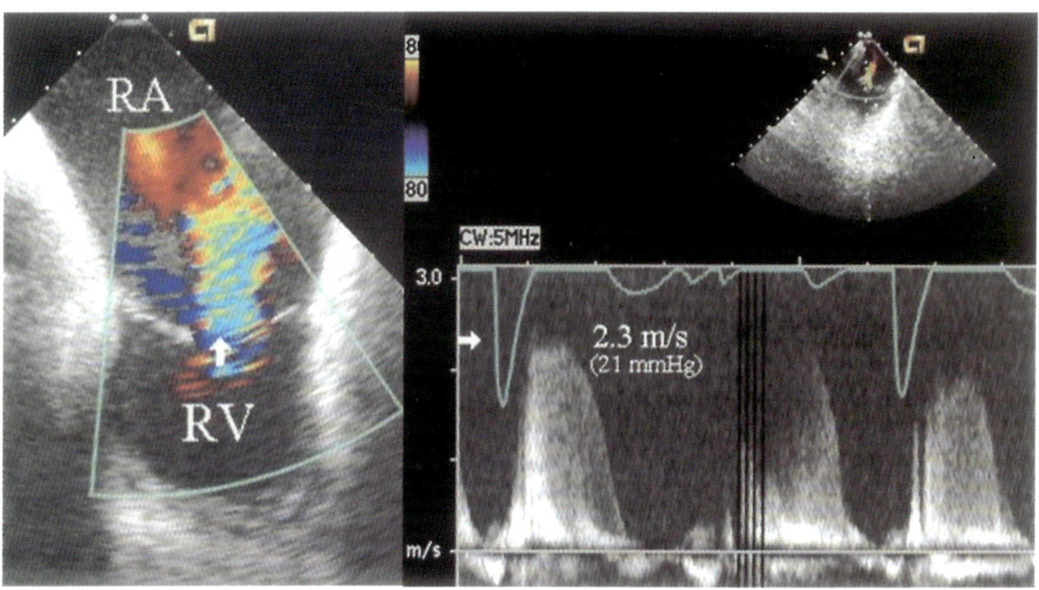

图4.15 ICE图像，探头置于右心房(RA)，显示右心室(RV)流入道及收缩期三尖瓣反流彩色血流束(红色马赛克样)(左图)，连续波多普勒频谱记录的峰值反流速度为2.3m/s(RV和RA之间估测的收缩期压力差为21mmHg)(右图)。加上右心房收缩压10mmHg，肺动脉收缩压估测为31mmHg。

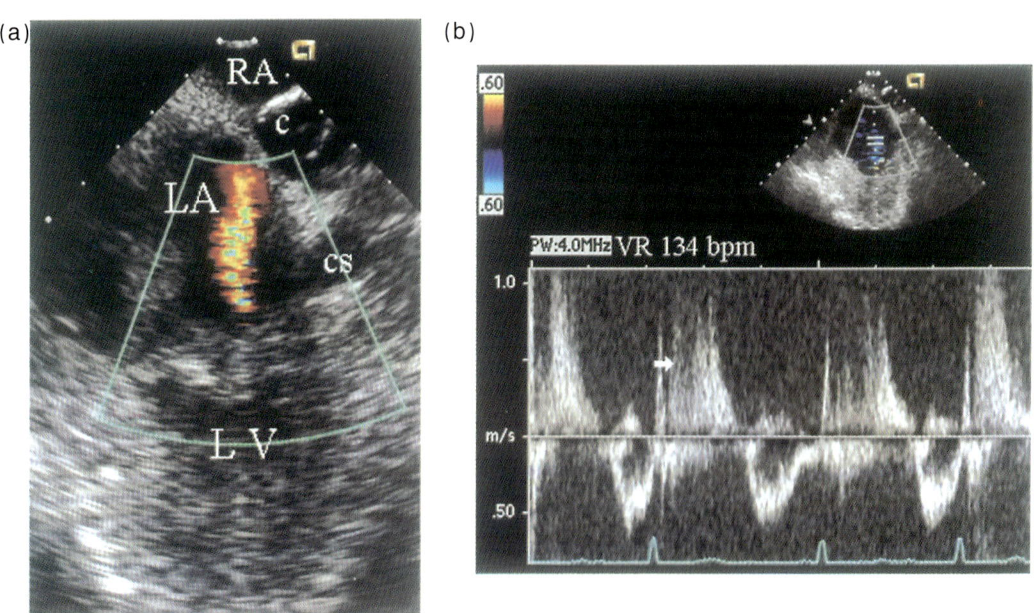

图4.16 ICE图像，探头置于高位右心房(RA)。显示：(a)收缩期整个左心房区和最大二尖瓣反流束彩色血流显像；(b)在心房纤颤期间容积置于二尖瓣口左心房侧时记录的二尖瓣反流(箭头)的脉冲波多普勒频谱。c：导管；CS：冠状静脉窦；LV：左心室；VR：心室率。

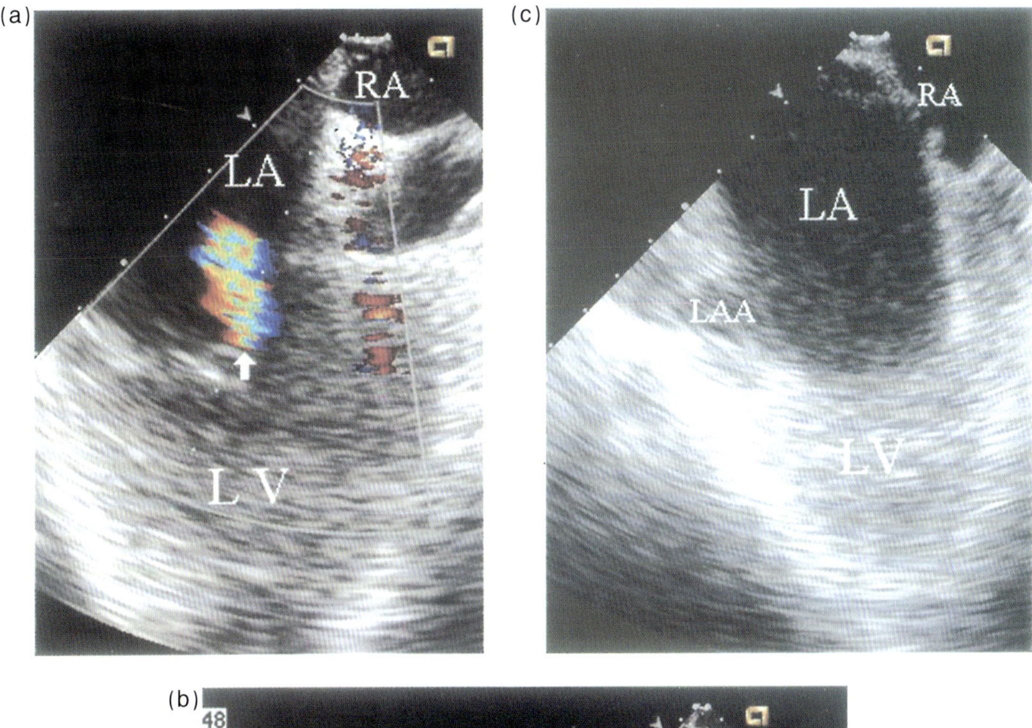

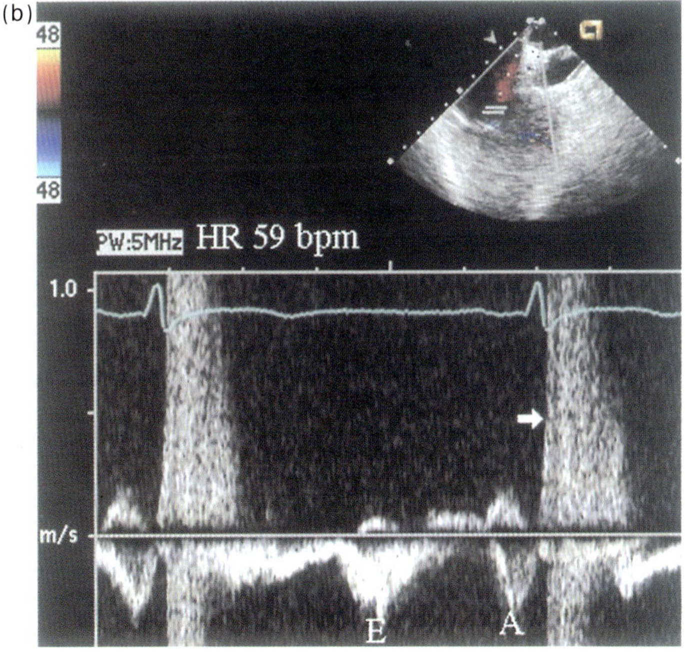

图4.17 ICE图像，探头置于右心房(RA)。显示：(a)收缩期二尖瓣反流束(箭头，红色马赛克样)彩色血流显像；(b)取样容积置于二尖瓣口左心房(LA)侧记录的二尖瓣反流(箭头)的脉冲波多普勒频谱；(c)探头置于高位右心房，显示出整个左心房区，可以计算出彩色反流束面积与整个左心房面积的比值。LAA：左心耳；LV：左心室。

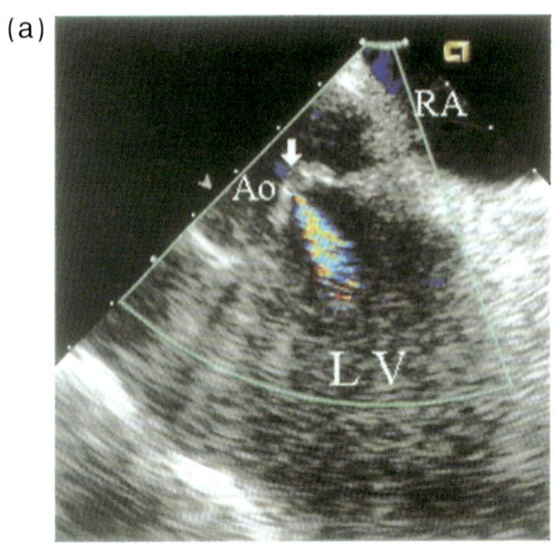

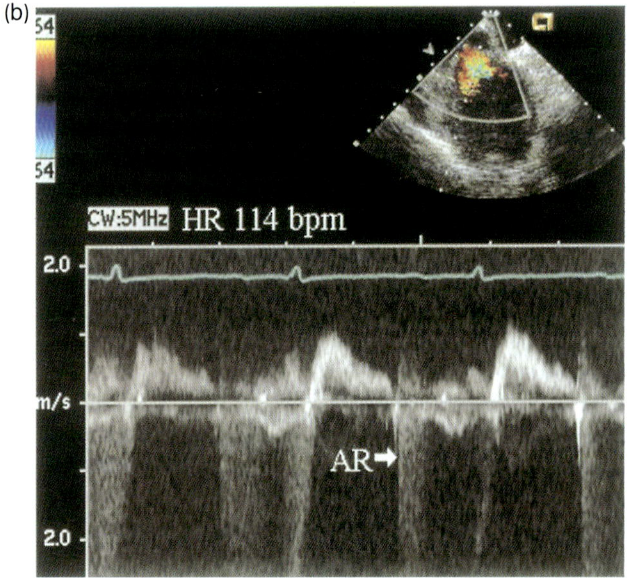

图4.18 ICE图像,探头置于右心房(RA)。显示:(a)主动脉瓣反流(AR)的彩色血流显像,舒张期血流流向左心室(LV)流出道(箭头,蓝色马赛克样);(b)取样束置于左心室流出道时记录的主动脉瓣反流的连续波多普勒频谱。

肺动脉瓣反流

应用ICE彩色多普勒血流显像可以半定量评价肺动脉瓣反流的严重程度。清楚显示出肺动脉瓣图像后，肺动脉瓣反流程度可以通过描记右心室的反流湍流束进行评价(图4.19)。中重度肺动脉瓣反流常是肺动脉高压的表现。在肺动脉高压时,肺动脉和右心室之间的压力阶差在舒张期仍然很高[31]。反流信号的强度随着呼吸而变化。根据简化的伯努利方程，应用舒张末期峰值流速可以计算肺动脉舒张末期压力。

但是,如果右心室顺应性欠佳,右心房收缩时进入右心室的血液量可能会明显增加右心室的压力，因此会减小导致肺动脉瓣反流的舒张期压差。

心房和心室扩张

瓣膜反流、房室间隔缺损、心律失常引起的心肌病和其他心脏疾病所导致的心房和心室扩张,均可用ICE图像精确地进行评

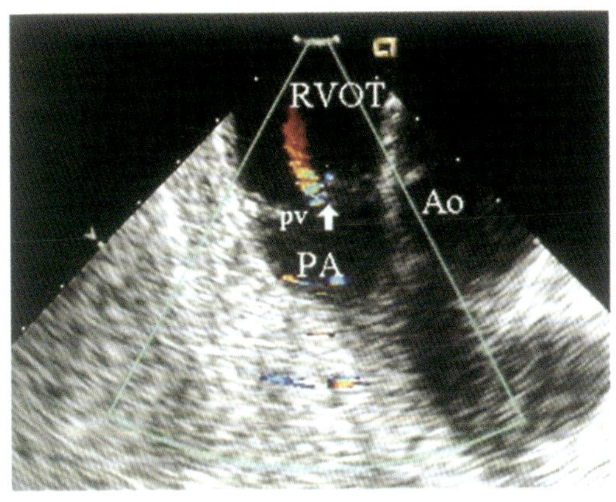

图4.19 ICE图像,探头置于右心室,显示右心室流出道(RVOT)和肺动脉(PA),彩色血流显像显示舒张期通过肺动脉瓣(pv)的轻度肺动脉反流束(红色)。Ao:主动脉。

价。容量超负荷不仅可改变左心室大小,还可以改变左心室形态。正常成年人的最大短轴径,左心房(收缩末期)为4.1±0.7cm,左心室(舒张末期)为4.7±0.4cm,右心房(收缩末期)为3.7±0.4cm,右心室(舒张末期)为3.1±0.4cm[34]。心房心室扩张时,左心房、左心室或右心房不再是椭圆形而趋向球形,而右心室也不再是三角形而趋向椭圆形(图4.20)。

左心室整体收缩功能减弱

左心室整体收缩功能通常用射血分数(EF)来表示。EF表示左心室收缩期射出的血量占左心室舒张期容量的百分数。用ICE测定的左心室容量计算EF的方法如下:左心室EF=舒张末期容积-收缩末期容积/舒张末期容积=每搏量/舒张末期容积。左心室收缩末期和舒张末期的容积(图4.21a和b)可以用单平面椭圆面积-长度公式计算得出的数字化面积测量值来确定:$v=8A^2/3\pi L$,A表示面积,L表示长度;或者使用双平面面积-长度公式:$v=8A_1\times A_2/3\pi L$,A_1和

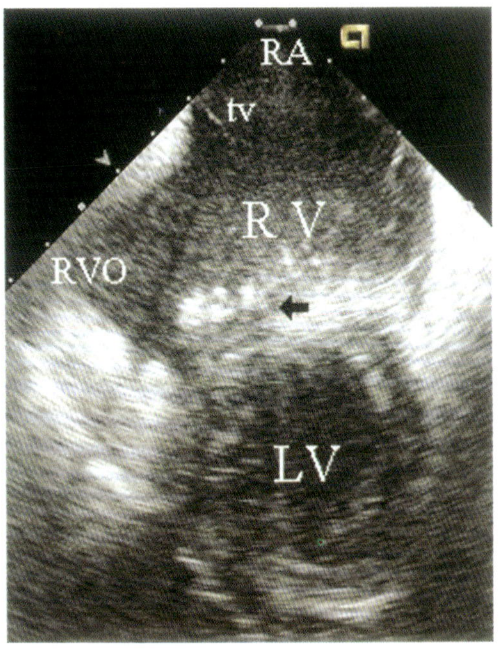

图4.20 ICE图像,探头置于右心房(RA):与左心室的大小相比,右心房和右心室(RV)扩张。因为右心室扩张,右心室失去三角形的形状(箭头)。tv:三尖瓣;RVO:右心室流出道。

A_2分别表示两个正交视图上左心室面积,L表示共用长轴长度[35,36]。EF<0.51表明左心室功能不正常[37]。

左心室节段性室壁运动异常

ICE探头置于右心房或房室瓣环附近时,ICE可以提供左心室不同部位的断层图像;将探头进一步推进至右心室内(图4.22a和b)可获得更清晰的左心室图像。最简单而常用的方法是实时定性分析室壁的运动,并明确哪个节段运动异常[38]。评价室壁局部运动比较系统的方法是将左室壁划分为8或16个节段,分别与冠状动脉的分布节段相对应[39-41]。长轴观包括前壁、间隔壁、后侧壁或下壁,可分为基底段(二尖瓣水

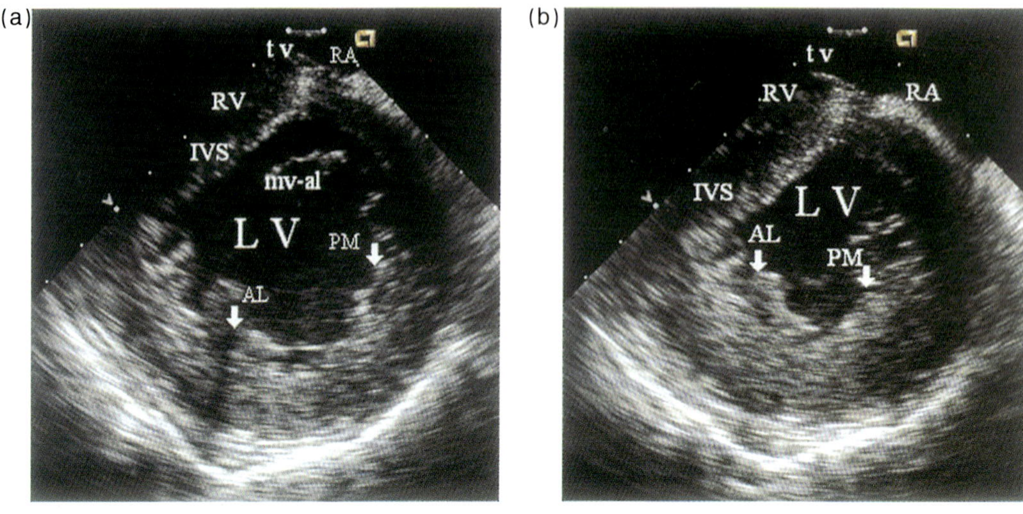

图4.21 ICE图像，探头置于右心房室交界处室间隔附近。显示：(a)舒张末期左心室(LV)短轴观；(b)收缩末期左心室短轴观。依据数字化区域边界以及收缩期和舒张期左心室面积测量值，可以计算出左心室容量和射血分数。AL和PM：前外侧和后内侧乳头肌；IVS：室间隔；mv-al：二尖瓣前叶；RA和RV：右心房和右心室；tv：三尖瓣。

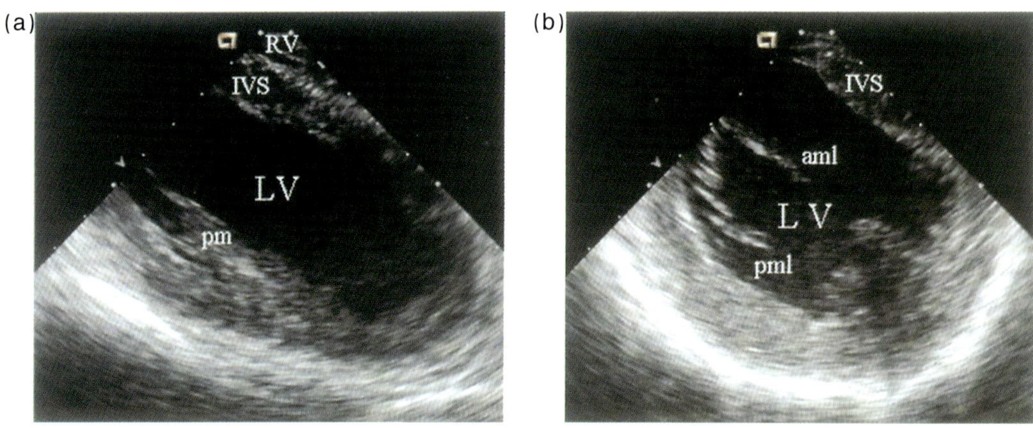

图4.22 ICE图像，探头置于右心室(RV)内三尖瓣口附近。显示：(a)左心室长轴观可见室间隔(IVS)和左心室(LV)壁，以评估左心室壁的节段功能；(b)左心室短轴观。aml和pml：二尖瓣的前叶和后叶；pm：乳头肌。

平)、中段(乳头肌水平)和心尖段。前壁及室间隔由冠状动脉左前降支供血，后侧壁由左回旋支供血，下壁由右冠状动脉供血。单纯心尖部运动异常提示冠状动脉疾病但不能定位诊断某支冠状动脉病变[39,40]。可通过左心室心内膜节段运动和室壁增厚程度来评价左心室节段性室壁运动异常。室壁增厚率(由缩短分数表示，缩短分数=收缩末期室壁厚度–舒张末期室壁厚度/收缩末期室壁厚度）对血流量减少和心肌灌注减少更敏感。与心内膜运动不同，室壁厚度的测量较少受心脏收缩期与收缩相关的平移运动的影响，因为在心脏收缩过程中，心脏旋转并向前和向下运动[40,42]。

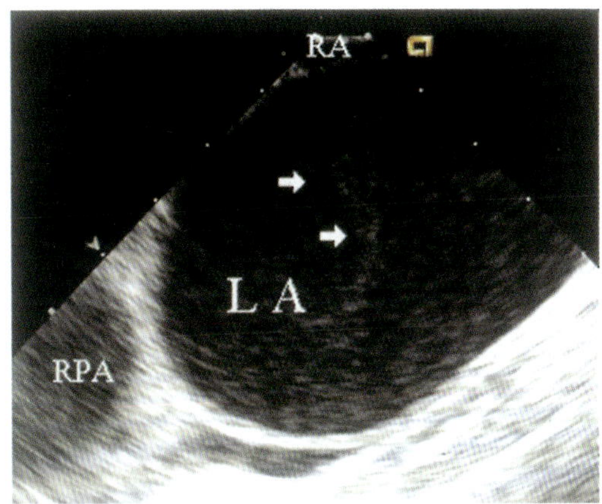

图4.23 ICE图像,探头置于右心房(RA),显示左心房(LA)呈现超声心动图自发性显影,表现为缓慢回旋的非均一性无定形回声影(箭头)。RPA:右肺动脉。

超声心动图自发性显影

超声心动图自发性显影是指左心房内出现缓慢回旋的非均一性无定形回声影(图4.23),ICE显像在探头频率为7.5MHz时可以清楚显示。通过调节增益设置可以与背景噪声或斑点影相区别。左心房自发性显影目前认为是左心房血栓形成的主要预测因素[43-45],并可以预测未来栓塞和死亡事件[46]。血液学研究显示,左心房自发性显影是血液高凝状态的特征之一。左心房自发性显影是红细胞聚集的一种表现,它是由红细胞和血浆蛋白质(如纤维蛋白原)在低剪切力下相互作用引起的[47,48]。这种相互作用不需要血小板的参与[46]。超声显像检测左心房自发性显影是基于红细胞聚集而不是单个红细胞引起的反向散射幅度增加。为减少左心房血栓的形成,心房纤颤和左心房自发性显影的患者在接受经房间隔穿刺和左心房射频消融术的过程中需进行强化抗凝治疗[49]。高强度(全剂量)静脉肝素抗凝可以抑制血浆凝血酶原片段1+2的水平[50],此物质通过一种独特机制可消除自发性显影。

参考文献

1 Netter FH, Yonkman FF. The CIBA collection of medical illustrations, Volume 5. *A Compilation of Paintings on the Normal and Pathologic Anatomy and Physiology, Embryology, and Diseases of the Heart.* Summit: CIBA, 1974: 8.

2 Werner JA, Chietlin MD, Cross BW, Speck SM, Ivey TD. Echocardiographic appearance of the Chiari network: differentiation from right heart pathology. *Circulation* 1981; **63**: 1104–1109.

3 Koenig PR. Abnormalities of the atria and atrial septum. In: St John Sutton M, Oldershaw P, Kotler MN, eds. *Textbook of Echocardiography and Doppler in Adults and Children*, 2nd edn. Blackwell Science, Inc., Cambridge, 1996: 765.

4 Prior JT. Lipomatous hypertrophy of cardiac interatrial septum: a lesion resembling hibernoma, lipoblastomatosis and infiltrating lipoma. *Arch Pathol* 1964; **78**: 11–15.

5 Fyke FE III, Tajik AJ, Edwards WD, Seward JB. Diagnosis of lipomatous hypertrophy of atrial septum by two-dimensional echocardiography. *J Am Coll Cardiol* 1983; **1**: 1352–1357.

6 Shirani J, Roberts WC. Clinical, electrographic and morphologic features of massive fatty deposits (lipomatous hypertrophy) in the atrial septum. *J Am Coll Cardiol* 1993; **22**: 226–238.

7 Ghods M, Lighty JGW, Ren JF, Constantinescu D, Garden JL, Elia EM. Lipomatous hypertrophy of the atrial septum. *Video J Echocardiogr* 1994; **4**: 21–26.

8 Hanley PC, Tajik AJ, Hynes JK, *et al.* Diagnosis and classification of atrial septal aneurysm by two-dimensional echocardiography: report of 80 consecutive cases. *J Am Coll Cardiol* 1985; **6**: 1370–1382.

9 Belkin RN, Waugh RA, Kisslo. Interatrial shunting in atrial septal aneurysm. *Am J Cardiol* 1986; **57**: 310–312.

10 Pearson AC, Nagelhout D, Castello R, Gomez CR, Labovitz AJ. Atrial septal aneurysm and stroke: a transesophageal echocardiographic study. *J Am Coll Cardiol* 1991; **18**: 1223–1229.

11 Click RL, Epinosa RE, Khandheria BK. Source of embolism: utility of transesophageal echocardiography, chapter 15. In: Freeman WK, Seward JB, Khandheria BK, Tajik AJ, eds. *Transesophageal Echocardiography.* Little, Brown and Co., Boston, 1994: 478–488.

12 Falk RH. PFO or UFO? The role of a patent foramen ovale in cryptogenic stroke (editorial). *Am Heart J* 1991; **121**:

1264–1266.

13 de Belder MA, Tourikis L, Leech G, Camm AJ. Risk of patent foramen ovale for thromboembolic events in all age group. *Am J Cardiol* 1992; **69**: 1316–1320.

14 Siostrzonek P, Lang W, Zangeneh M, *et al.* Significance of left-side heart disease for the detection of patent foramen ovale by transesophageal echocardiography. *J Am Coll Cardiol* 1992; **19**: 1192–1196.

15 Bridges ND, Hellenbrand W, Latson L, Filiano J, Newburger JW, Lock JE. Transcatheter closure of patent foramen ovale after presumed paradoxical embolism. *Circulation* 1992; **86**: 1902–1908.

16 Hijazi ZM, Wang Z, Cao Q, Koenig P, Waight D, Lang R. Transcatheter closure of atrial septal defects and patent foramen ovale under intracardiac echocardiographic guidance: feasibility and comparison with transesophageal echocardiography. *Catheter Cardovasc Interv* 2001; **52**: 194–199.

17 Ren JF, Marchlinski FE, Callans DJ, Herrmann HC. Clinical use of AcuNav diagnostic ultrasound catheter imaging during left heart radio frequency ablation and transcatheter closure procedures. *J Am Soc Echocardiogr* 2002; **15**: 1301–1308.

18 Anderson R, Ho SY. Echocardiographic diagnosis and description of congenital heart disease: anatomic principles and philosophy. In: St John Sutton M, Oldershaw P, Kotler MN, eds. *Textbook of Echocardiography and Doppler in Adults and Children*, 2nd edn. Blackwell Science, Inc., Cambridge, 1996: 716–717.

19 Ryan T. Congenital heart disease, chapter 7. In: Feigenbaum H, ed. *Echocardiography*, 5th edn. Lea & Febiger, Philadelphia, 1994: 374–399.

20 Shiina A, Seward JB, Edwards WD, Hagler DJ, Tajik AJ. Two-dimensional echocardiographic spectrum of Ebstein's anomaly: detailed anatomic assessment. *J Am Coll Cardiol* 1984; **3**: 356–370.

21 Celermajer DS, Bull C, Till JA, *et al.* Ebstein's anomaly: presentation and outcome from fetus to adult. *J Am Coll Cardiol* 1994; **23**: 170–176.

22 Ren JF, Schwartzman D, Marchlinski FE, Brode SE, Lighty GW, Chaudhry FA. Intracardiac ultrasound catheter imaging in Ebstein's anomaly. *J Cardiovasc Diagnosis and Procedures* 1997; **14**: 173–176.

23 Kocheril AG, Rosenfeld LE. Radiofrequency ablation of an accessory pathway in a patient with corrected Ebstein's anomaly. *PACE* 1994; **17**: 986–900.

24 Ren JF, Hakki A-H, Kotler MN, Iskandrian AS. Exercise systolic blood pressure: a powerful determination of increased left ventricular mass in patients with hypertension. *J Am Coll Cardiol* 1985; **5**: 1224–1231.

25 Yock PB, Popp RL. Noninvasive estimation of right ventricular systolic pressure by Doppler ultrasound in patients with tricuspid regurgitation. *Circulation* 1984; **70**: 657–662.

26 Currie PJ, Seward JB, Chan KL, *et al.* Continuous wave Doppler determination of right ventricular pressure: a simultaneous Doppler catheterization study in 127 patients. *J Am Coll Cardiol* 1985; **6**: 750–756.

27 Chan KL, Currie PJ, Seward JB, Hagler DJ, Mair DD, Tajik AJ. Comparison of three Doppler ultrasound methods in the prediction of pulmonary artery pressure. *J Am Coll Cardiol* 1987; **9**: 549–554.

28 Maniet AR, DeGuise M, St John Sutton MG. Mitral and tricuspid valve disease. In: St John Sutton M, Oldershaw P, Kotler MN, eds. *Textbook of Echocardiography and Doppler in Adults and Children*, 2nd edn. Blackwell Science, Inc., Cambridge, 1996: 168–169.

29 Cooper JW, Nanda NC, Philpot EF, Fan P. Evaluation of valvular regurgitation by color Doppler. *J Am Soc Echocardiogr* 1989; **2**: 56–66.

30 Ren JF, Kotler MN, DePace NL, *et al.* Two-dimensional echocardiographic determination of left atrial emptying volume: a noninvasive index in quantifying the degree of nonrheumatic mitral regurgitation. *J Am Coll Cardiol* 1983; **2**: 729–736.

31 Wiegers SE, St John Sutton MG. Acquired aortic and pulmonary valve disease. In: St John Sutton M, Oldershaw P, Kotler MN, eds. *Textbook of Echocardiography and Doppler in Adults and Children*, 2nd edn. Blackwell Science, Inc., Cambridge, 1996: 245, 261.

32 Perry GJ, Helmcke F, Nanda NC, Byard C, Soto B. Evaluation of aortic insufficiency by Doppler color flow mapping. *J Am Coll Cardiol* 1987; **9**: 952–959.

33 Olson LJ, Freeman WK, Enriquez-Sarano M, Tajik AJ. Transesophageal echocardiographic evaluation of native valvular heart disease. In: Freeman WK, Seward JB, Khandheria BK, Tajik AJ, eds. *Transesophageal echocardiography*, Little, Brown and Co., Boston, 1994: 226.

34 Weyman A. Normal cross-sectional echocardiographic measurements in adults. In: Weyman A, ed. *Cross-Sectional Echocardiography*, Lea & Febiger, Philadelphia, 1982: 497–508.

35 Kennedy JW, Trennolme SE, Kasser IS. Left ventricular volume and mass from single-plane cineangiography. A comparison of anterior/posterior and right anterior oblique methods. *Am Heart J* 1970; **80**: 343–352.

36 Ren JF, Kotler MN, DePace NL, *et al.* Comparison of left ventricular ejection fraction and volumes by two-dimensional echocardiography, radionuclide angiography and cineangiography. *J Cardiovasc Ultrasonogr* 1983; **2**: 213–222.

37 Kennedy JW, Baxley WA, Figley MM, Dodge HT,

Blackman JR. Quantitative angiocardiography: the normal left ventricle in man. *Circulation* 1966; **34**: 272–278.

38 Feigenbaum H. *Echocardiography*, 5th edn. Lea & Febiger, Philadelphia, 1994: 147–151.

39 Edwards WD, Tajik AJ, Seward JB. Standardized nomenclature and anatomic basis for regional tomographic analysis of the heart. *Mayo Clin Proc* 1981; **56**: 479–497.

40 Ren JF, Kotler MN, Hakki A-H, Panidis IP, Mintz GS, Ross J. Quantitation of regional left ventricular function by two-dimensional echocardiography in normals and patients with coronary srtery disease. *Am Heart J* 1985; **110**: 552–560.

41 Schiller NB, Shah PM, Crawford M, *et al.* Recommendations for quantitation of the left ventricle by two-dimensional echocardiography. *J Am Soc Echocardiogr* 1989; **2**: 358–367.

42 McDonald JG. The shape and movements of the human left ventricle during systole. *Am J Cardiol* 1970; **26**: 221–230.

43 Fatkin D, Kelly RP, Feneley MP. Relations between left atrial appendage blood flow velocity, spontaneous echocardiographic contrast and thromboembolic risk *in vivo*. *J Am Coll Cardiol* 1994; **23**: 961–969.

44 Leung DY, Black IW, Cranney GB, Hopkins AP, Walsh WF. Prognostic implications of left atrial spontaneous echo contrast in nonvalvular atrial fibrillation. *J Am Coll Cardiol* 1994; **24**: 755–762.

45 Ren JF, Marchlinski FE, Callans DJ. Left atrial thrombus associated with ablation for atrial fibrillation: identification with intracardiac echocardiography. *J Am Coll Cardiol* 2004; **43**: 1861–1867.

46 Black IW. Spontaneous echo contrast: where there's smoke there's fire. *Echocardiography* 2000; **17**: 373–382.

47 Merino A, Hauptman P, Badimon L, *et al.* Echocardiographic "smoke" is produced by an interaction of erythrocytes and plasma proteins modulated by shear forces. *J Am Coll Cardiol* 1992; **20**: 1161–1168.

48 Rastegar R, Harnick DJ, Weidemenn P, *et al.* Spontaneous echo contrast videodensity is flow-related and is dependent on the relative concentrations of fibrinogen and red blood cells. *J Am Coll Cardiol* 2003; **41**: 603–610.

49 Ren JF, Marchlinski FE, Callans DJ, *et al.* Increased intensity of anticoagulation may reduce risk of thrombus during atrial fibrillation ablation procedure in patients with spontaneous echo contrast. *J Cardiovasc Electrophysiol* 2005; **16**: 474–477.

50 Amelsberg A, Zurborn KH, Gartner U, Kiehne KH, Preusse AK, Bruhn HD. Influence of heparin treatment on biochemical markers of an activation of the coagulation system. *Thromb Res* 1992; **66**: 121–131.

Jian-Fang Ren , MD , & David J.Callans , MD

(齐欣 译)

5 第五章

心内超声显像在经间隔穿刺术中的应用

经间隔穿刺术是由Ross[1]和Cope[2]于1959年最先提出的，后来由Brockenbrough和Braunwald[3]以及Mullins[4]进一步完善，用于测量左心房和左心室的压力。在引入经外周动脉逆行入路进入左心室以及用Swan-Ganz导管测量肺动脉楔压技术以后，经间隔穿刺测量左心压力的方法已经很少应用。但是随着经皮二尖瓣成形术[5]和左心导管消融术治疗心律失常[6,7]的广泛开展，经间隔穿刺术重新成为一种临床常用的术式。在由于严重的外周动脉疾病、主动脉狭窄或某种类型的人工机械瓣（例如Bjork-Shiley或St Jude瓣）使经外周动脉逆行进入左心失败时[8]，经间隔穿刺术也可作为一种备用方案。由于穿刺时可能伤及房间隔的周围组织引起致命的并发症，经间隔穿刺术技术要求高，需要操作者有丰富的经验且格外小心[9-12]。传统上，经间隔穿刺术需要X线透视引导，此时并不能直接显示心脏的解剖结构，因此导管完全靠其在心影轮廓内的位置来引导定位。二维经胸超声心动图和经食道超声心动图通过显示导管和房间隔的相对位置可以指导经间隔穿刺术[13-17]。但是，经胸超声心动图通过胸廓显示心内关键结构时以及采用经食道超声心动图时会遇到一些困难而且需要深度镇静和(或)全身麻醉，因此妨碍了其在经间隔穿刺术和有创性电生理检查中进行显示和监视的常规应用。心腔内超声心动图(ICE)在电生理检查中的作用已经被充分肯定[18-20]。临床上接受这种置于右心房中、小直径、低频超声导管的主要原因之一是，可以提供高质量的心脏影像监测并在整个手术过程中能留置原位，而且患者耐受性良好。通过适当调整ICE导管，可以迅速建立房间隔的局部解剖图像。优良的房间隔图像可以显示主动脉根部及其左前上方的左心耳、左下方肺静脉口以及其左下后方的二尖瓣环。通过直接ICE图像可以安全地完成经房间隔穿刺术[20-24]。

引导/监视经房间隔穿刺术的最佳房间隔(卵圆窝)短轴切面

最佳的ICE图像可以显示左心房侧房间隔的后部空间，并清晰识别邻近的结构。AcuNav探头放在右心房靠近房间隔处，并使导管顺时针旋转以获得最佳显示，可提供卵圆窝的短轴图像(图5.1a)。图像应经过主动脉根部(图5.1b)然后再通过左心耳开口进行显示(图5.1c)。进一步顺时针旋转超出理想位置后可以显示左肺静脉口(图5.1d)。理想的短轴图像不能包括主动脉根部，否则穿刺时会太靠前，使穿刺不安全。当左心房扩大时，如果左心房侧房间隔后留有适宜的空间，短轴图像可以同时显

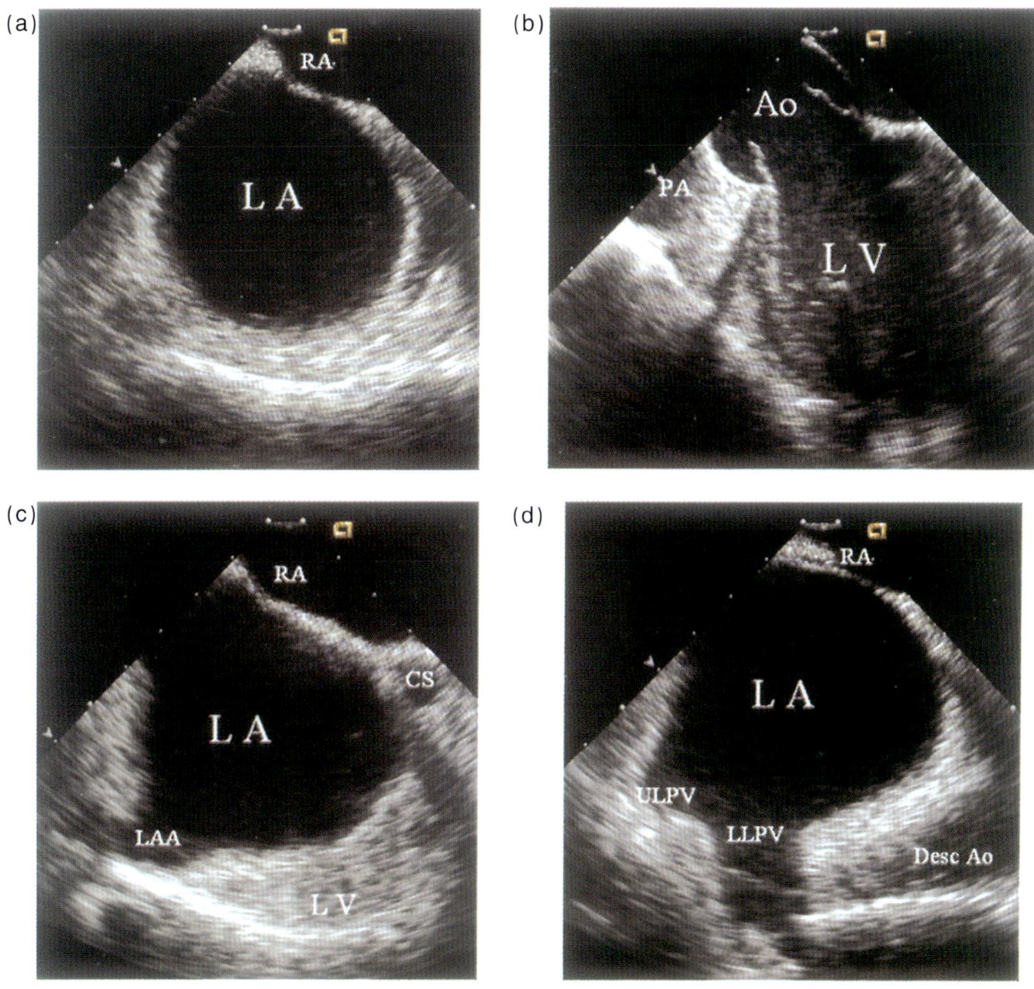

图5.1　ICE图像，探头位于高位右心房(RA)内卵圆窝的上缘附近。显示：(a)指导经间隔穿刺的最佳房间隔(卵圆窝)图像。注意此图像左心房侧房间隔后留的空间最大。顺时针旋转探头可获得最佳图像；(b)经过左心室流出道的图像，可见主动脉根部(Ao)；(c)在左心耳(LAA)孔口水平显示左心房；(d)进一步顺时针旋转探头至理想位置可显示左上肺静脉(ULPV)和左下肺静脉(LLPV)的开口，从此切面逆时针旋转可以重新获得理想图像。CS：冠状静脉窦；DescAo：降主动脉；PA：肺动脉。

示左心耳。机械环形ICE图像也可以提供满意的卵圆窝图像，为从左室流入道和右室流入道(图5.2a)或主动脉根部(图5.2b)进行经房间隔穿刺术提供指导。

经未闭卵圆孔或房间隔缺损导管直接经间隔穿刺术

应用彩色多普勒血流显像，在经间隔穿刺术前，可以检测到卵圆孔未闭的存在(图5.3a)。然后可以引导标测或消融导管通

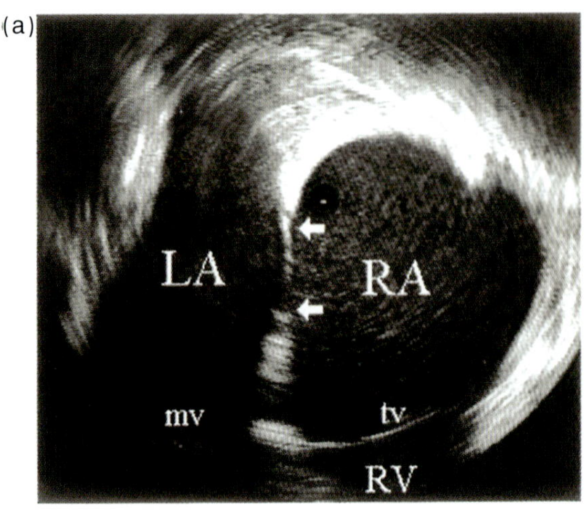

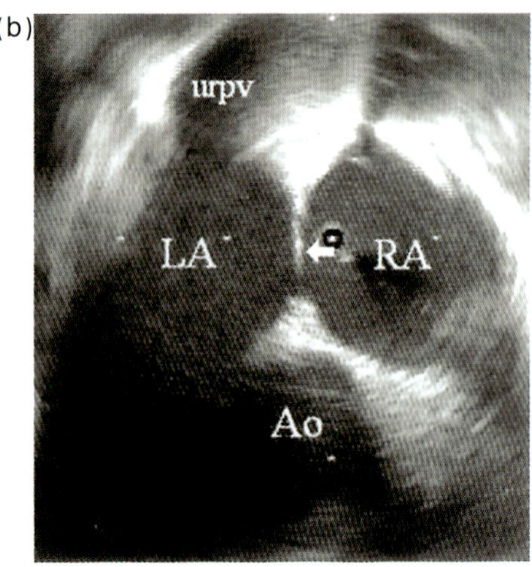

图5.2 机械环形ICE图像：(a)探头位于高位右心房(RA)的房间隔附近，显示卵圆窝及其上下边缘(箭头)以及左右心室流入道；(b)探头放在中位右心房房间隔附近，显示卵圆窝(箭头)，在最佳位置便于进行房间隔穿刺。Ao：主动脉根部；LA：左心房；MV：二尖瓣；tv：三尖瓣；urpv：右上肺静脉。

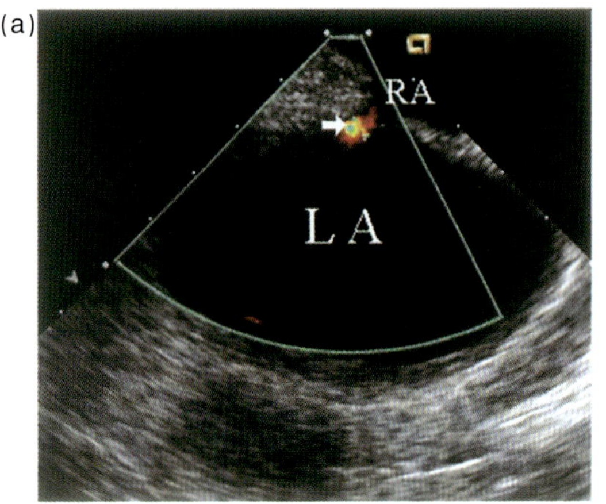

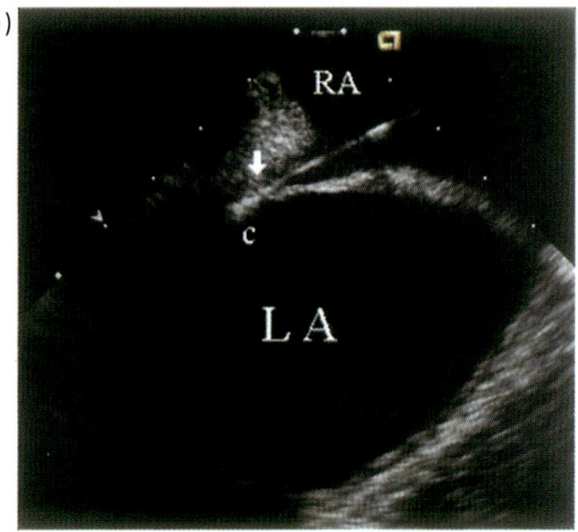

图5.3 ICE图像，探头置于右心房(RA)。显示：(a)卵圆孔未闭伴左向右分流(红色血流，箭头)；(b)在探头尖部轻度向后倾斜扩大显像区之后，指引导管(c)通过未闭卵圆孔(箭头)进入左心房。

过未闭的卵圆孔进入左心房(图5.3b)。据文献报道，大约10%的患者在用涤纶编织导管进行右心导管检查的过程中，可以"不慎"经未闭的卵圆孔进入左心房[8]。然而，当导管通过未闭卵圆孔时，导管通过房间隔的部位常在卵圆窝的前上方。因此，放置这样一个靠前的标测或消融导管进入右肺静脉或更靠上的左肺静脉开口常常有一定的困难。这时可以考虑应用经细针穿刺的房间隔穿刺术，直接穿刺卵圆窝的中部。

相反，在有二孔型房间隔缺损的患者中(图5.4a)，ICE彩色多普勒血流显像可以精确显示缺损的位置、大小和分流方向(图5.4b和c)。这种缺损常累及卵圆窝的中部。标测或消融导管可以容易地通过缺损进入左心房(图5.4d)，进行左心房或肺静脉口的消融。

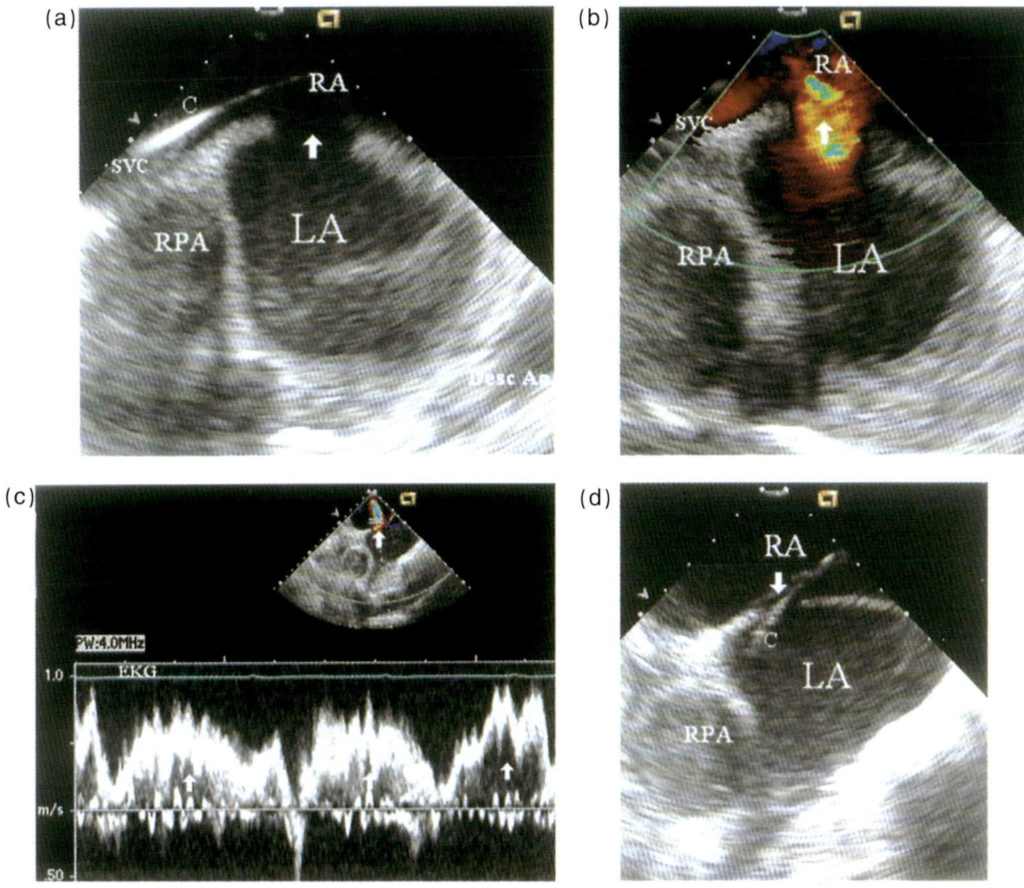

图5.4　ICE彩色多普勒血流图像，探头位于高位右心房(RA)。显示：(a)继发孔房间隔缺损(箭头，直径=2.3cm)；(b)彩色血流(红色，箭头)进入右心房；(c)脉冲波多普勒频谱显示在收缩期和舒张期左心房(LA)向右心房的分流；(d)消融导管(c)通过缺损(箭头)进入左心房。c：导管；DescAo：降主动脉；RPA：右肺动脉；SVC：上腔静脉。

经间隔穿刺术的最佳部位、最佳切面及左心房内鞘管位置的确定

经间隔穿刺术通常联合应用Brockenbrough穿刺针/探针和Mullins鞘/扩张器[4](或Brockenbrough导管)。穿刺之前，穿刺针和探针需置于长管鞘的扩张管内，使针尖刚好在扩张管里。当穿刺针、鞘管及扩张管系到达上腔静脉内并记录下通过针的压力时，旋转穿刺针使其朝向房间隔(从下方看在4点钟方位)并缓慢后撤直到在ICE图像上可以看到针尖。不断调整穿刺针、鞘管及扩张管系，直到针尖抵住卵圆窝。到达卵圆窝中部，即房间隔穿刺的最佳部位后，缓缓推进穿刺针、鞘管及扩张管，根据卵圆窝部位的形态变化判断针尖/扩张管的位置(图5.5a)。推送穿刺针使其超过扩张管尖，以便穿刺房间隔。在穿刺过程中，正确穿刺的方向和深度可由ICE图像上针尖接触房间隔的程度判断(图5.5b)，当房间隔的弧度消失时，说明穿刺针已经突破房间隔。扩张

(a)
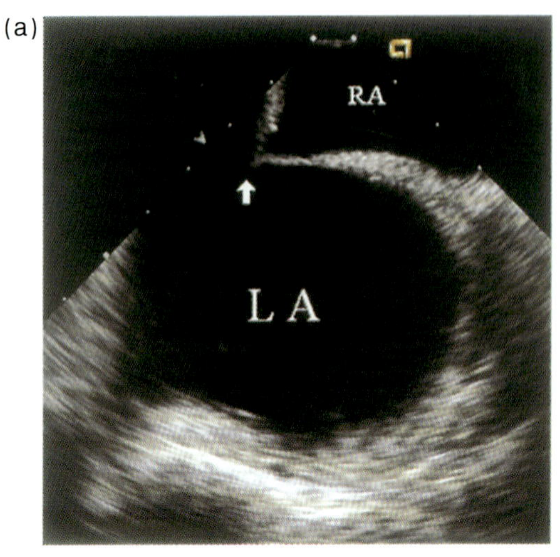

(b)
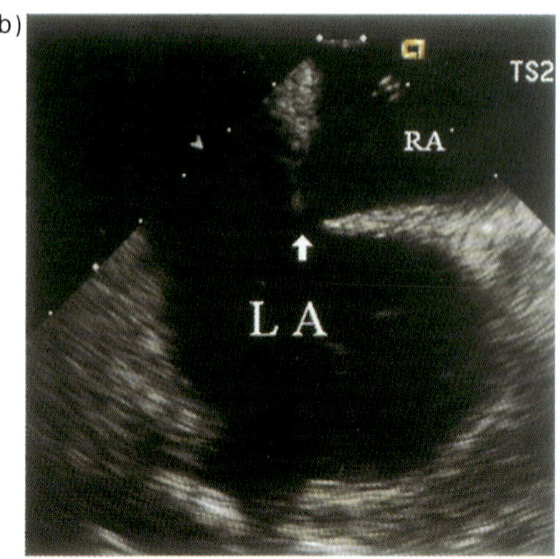

(c)
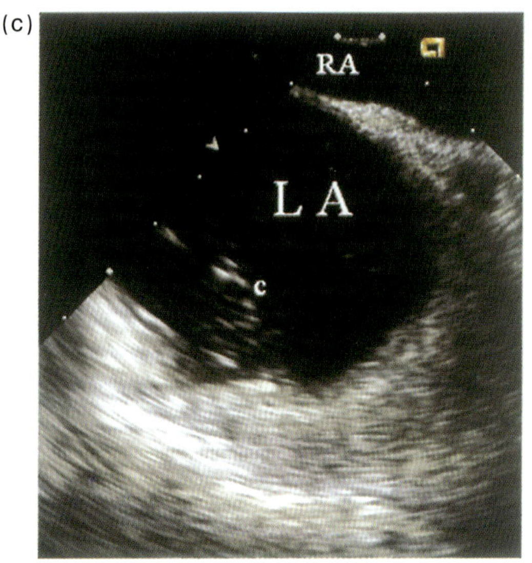

图5.5 ICE图像，探头置于右心房(RA)。显示：(a)房间隔穿刺针针尖在卵圆窝处(箭头)抵住房间隔，针尖最初的位置在卵圆窝的顶端；(b)向下轻拉针尖，在卵圆窝的中部(箭头)可以获得穿刺针尖的合适位置及方向；(c)通过鞘管末端(c)注入盐水时左心房(LA)内显示有气泡，证明房间隔穿刺鞘管位于左心房。

管和鞘管随后进入左心房时，可能会再次观察到一过性房间隔“弧度”。成功进入左心房的标志是观察到左心房的压力波形。撤除穿刺针和扩张管，通过鞘管注入生理盐水，如果在左心房内观察到微气泡，说明鞘管在左心房内(图5.5c)。

机械环形ICE图像也可指导经间隔穿刺术。房间隔卵圆窝的精确解剖定位，穿刺针针尖抵达卵圆窝时卵圆窝的弧度和穿刺成功的表现均可显示(图5.6a)。可识别和避免穿刺位置过高（图5.6b）和过低（图5.6c)。需要指出的是，9MHz ICE超声探头的显像深度有限，不能显示扩张后左心房的远端结构。

在ICE的引导下并对针尖或鞘管运动进行监视，可以有效避免误伤邻近组织，如

(a)
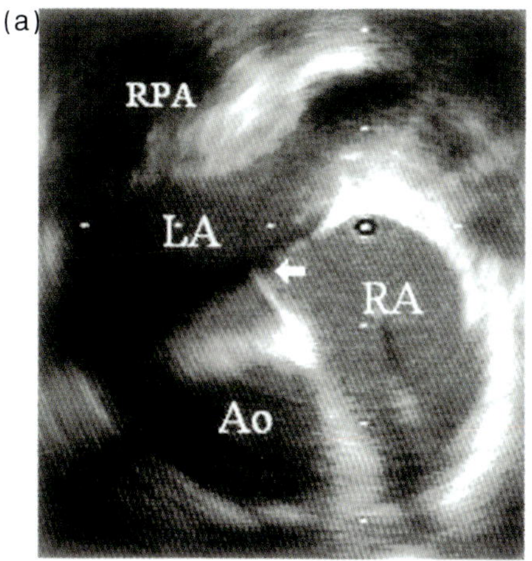

(b)
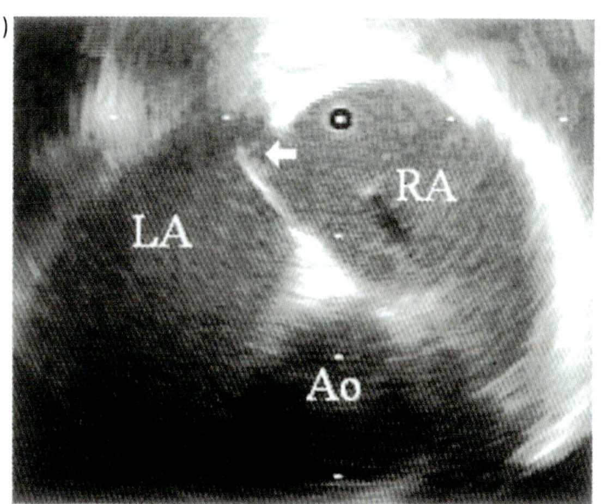

(c)
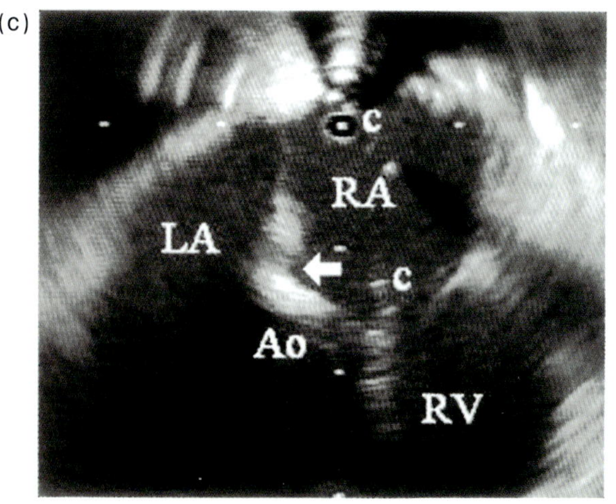

图5.6 机械环形ICE图像，探头置于右心房(RA)。显示：(a)房间隔穿刺针恰好抵住(箭头)房间隔中部的卵圆窝处；(b)显示穿刺基准位置太高(箭头)；(c)穿刺在房间隔处位置太低(箭头)。标尺每格=16mm。Ao：主动脉根部；c：导管；LA：左心房；RPA：右肺动脉；RV：右心室。

主动脉根部、左心耳、肺静脉、冠状静脉窦、二尖瓣及瓣环或心房壁。在适宜位置进行房间隔穿刺术可以在电生理检查中使左心不同区域的标测和消融得到最理想的操控。

通过首次房间隔穿刺部位引导导管从右心房再次进入左心房

在手术中，标测消融导管从左心房误回右心房的事件并不少见。应用ICE彩色血流多普勒显像，可以很容易发现首次经间隔穿刺后的残余缺损处(图5.7a)。从右心房再把导管穿回到左心房可视为明智的选择。ICE可以显示导管的尖部，当导管置于房间隔的右房侧时可以显示房间隔的弧度(图5.7b)或远端强的扇形声影伪像(图5.7c)。在ICE彩色多普勒血流显像引导下，在首次房间隔穿刺部位再次经残余房间隔缺损送入导管有非常高的成功率(图5.7d)，而且不必再次用穿刺针穿刺。

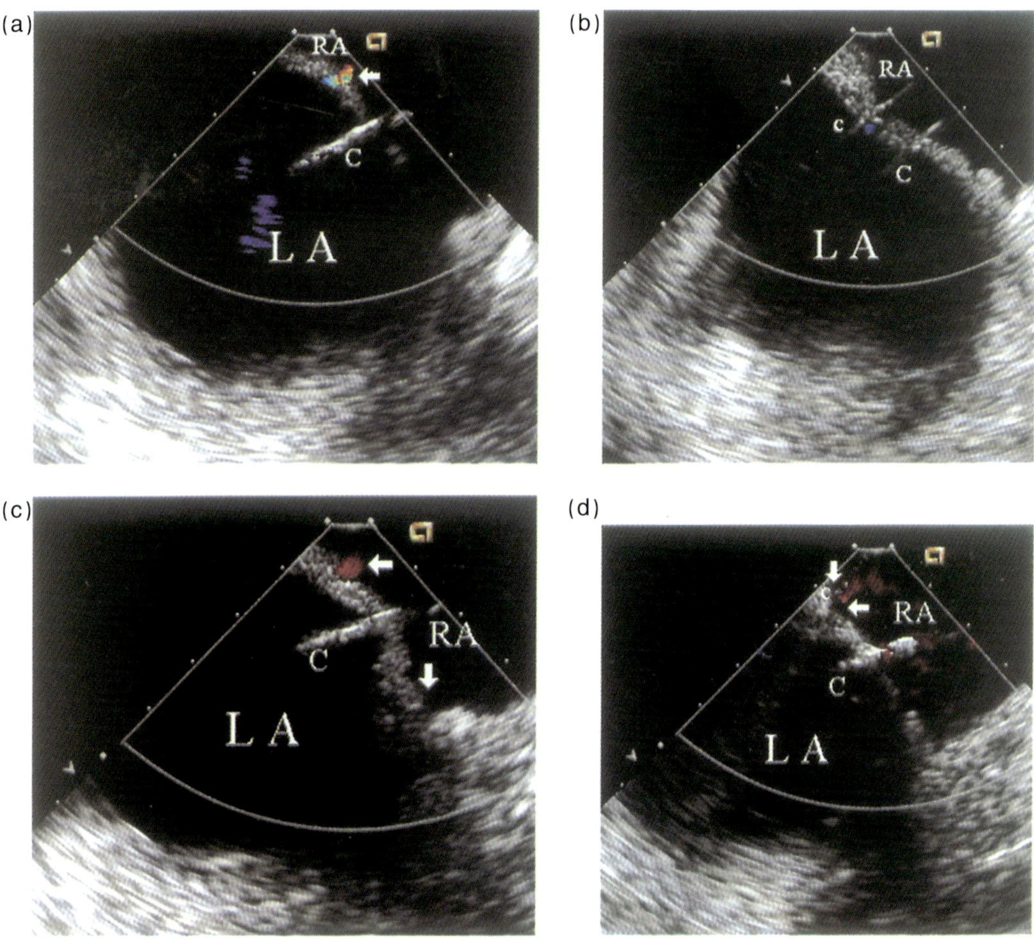

图5.7 ICE彩色多普勒血流图像，探头置于右心房(RA)。显示：(a)残余房间隔缺损(2.5mm)，在消融导管由左心房(LA)误回右心房后出现左向右少量分流(红色马赛克样，水平箭头)；(b)在ICE彩色血流显像指导下，消融导管"c"重新通过残余房间隔缺损进入左心房；(c)导管尖部抵住的方向(垂直箭头)在低位房间隔水平；(d)抵住房间隔的部位(c，垂直箭头)，在右房侧残余房间隔缺损(水平箭头)的正上方，出现强的扇形声影假像。c：多极标测导管。

房间隔穿刺术需格外小心的一些心房异常

二尖瓣狭窄和(或)长时间心房纤颤所致的左房非常大，使房间隔穿刺术有一定的困难，而且存在心脏穿孔的危险。因为这些患者的房间隔明显凸向右侧，因此靠近房间隔中部穿刺很困难[22,25]。ICE显像可以识别卵圆窝的准确位置(图5.8a)，并可毫无困难地引导房间隔穿刺(图5.8b)。

当存在房间隔膜部瘤，特别是具有正常大小的左心房时，房间隔穿刺需要特别细心。ICE显像可以发现房间隔膜部瘤凸向右心房(图5.9a)、左心房或随着心动周期中心房压力的变化在左右心房间来回摆动。房间隔穿刺术可以在膜部瘤所在的卵圆窝内进行。在穿刺过程中，可以发现膜部瘤深

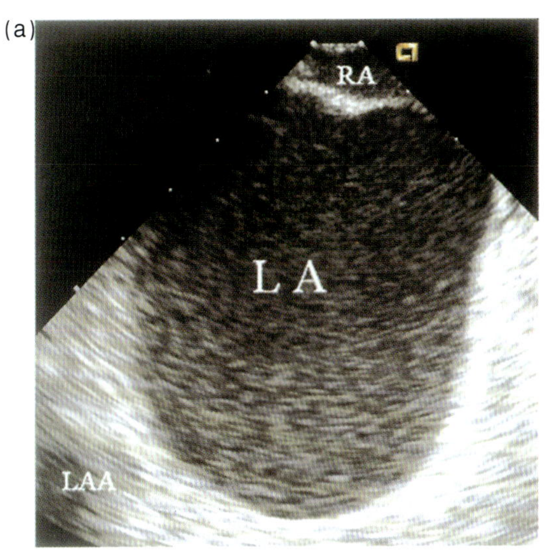

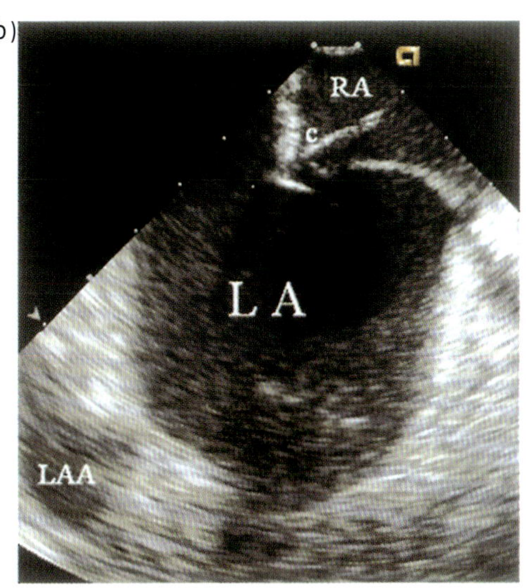

图5.8 ICE图像,探头置于高位右心房(RA)。显示:(a)在明显扩大的左心房(LA)(直径=6.5cm)内的房间隔;(b)在ICE引导下房间隔穿刺针c位于房间隔的最佳穿刺部位。LAA:左心耳。

度嵌入和凸出,而且穿刺房间隔有一定的困难(图5.9b)。凸出的房间隔后方空间有限,因此穿刺时有误伤邻近结构的危险。这时非常有必要应用ICE监测穿刺针的走向,以避免在完成穿刺时,伤及左心房和邻近的组织(主动脉根部、左心房壁和左心耳或肺静脉)(图5.9c)。房间隔膜部瘤很薄,为避免反复送入导管使穿刺部位过度扩张(残余房间隔缺损),可考虑将穿刺点定位在膜部瘤周边的尾侧和外侧[26,27]。在ICE的引导下,这样的直接穿刺术可以安全地进行[22]。

在患有心律失常的老年患者中,常见房间隔脂肪瘤样肥厚。在房间隔肥厚部位穿刺非常困难。ICE显像容易识别待穿刺卵圆窝较薄的部位(图5.10),以便避开肥厚的房间隔(图5.11a和b)。

房间隔缺损修复后房间隔内留置有补片或封堵器的患者(图5.12a和b),ICE可以显示补片或封堵器的精确位置,安全地引导房间隔穿刺术(图5.12c)。经房间隔穿刺术向左心房内置入导管/鞘管以避开补片或封堵器(图12.5d)。

一般说来,由先天性心脏病导致的其他心脏解剖异常、右心房显著扩大、胸廓或脊椎明显畸形、不能躺平、左心房肿物以及持续抗凝治疗,均使X线透视引导下进行的房间隔穿刺异常危险[8]。但在实时ICE引导和监控下,可以准确显示穿刺针和导管与卵圆窝及其邻近结构的关系,因而即使有这些病变亦可使房间隔穿刺术迅速而安全地进行。

房间隔穿刺术后残余房间隔缺损

在左心房内行心房纤颤射频消融术时,目前常规使用双重房间隔穿刺管。在射频消融术成功后从左心房撤出消融导管之后,立即会出现房间隔缺损伴心房间分流。ICE彩色多普勒血流显像可以检测出流经房间隔缺损的残余血流(图5.13)并可以测量出双重穿刺导管(有两个8Fr Mullins鞘)引起的房间隔缺损的大小(图5.14)。在一

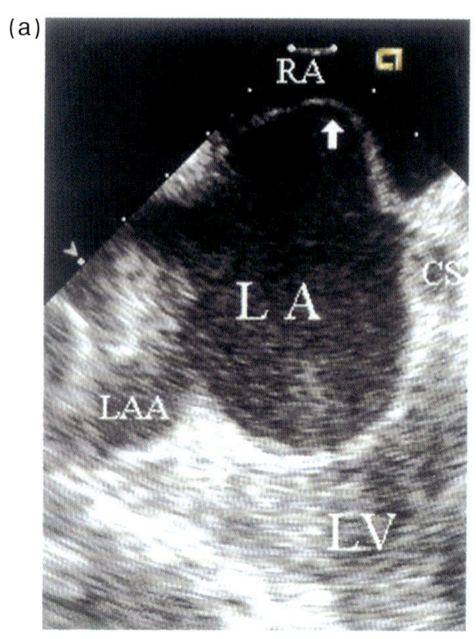

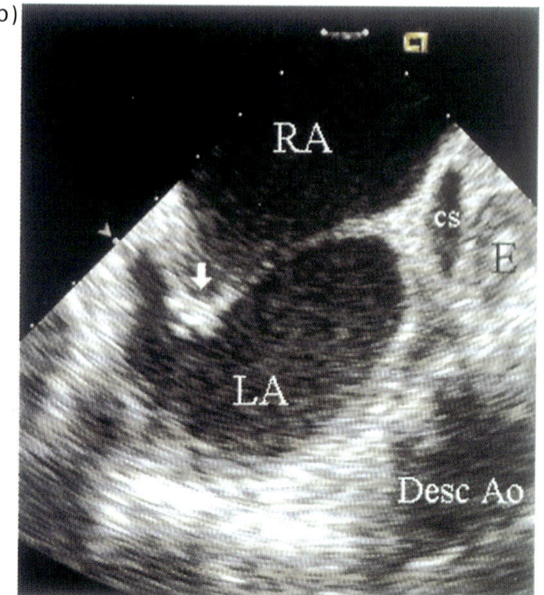

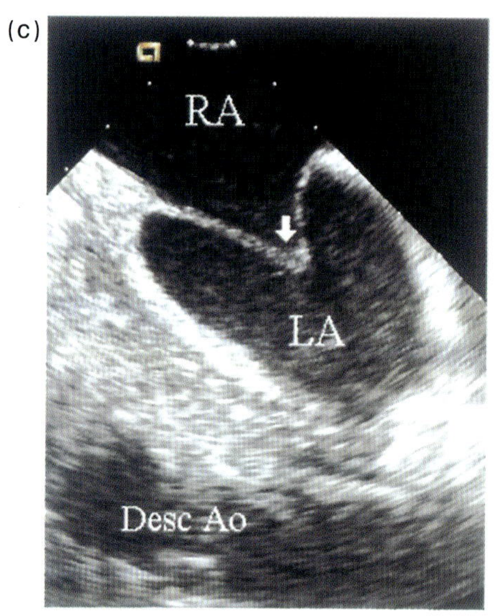

图5.9 ICE图像,探头置于右心房(RA),探头尖端向后偏斜。显示:(a)左心房(LA)和左心室(LV),患者的房间隔膜部瘤向右心房侧凸出(箭头,幅度=2cm)。(b)房间隔穿刺时针尖抵住房间隔(箭头),左心房侧房间隔被顶起的后方有少量空间。(c)向后移动针尖(箭头)使其朝向左心房,房间隔被顶起的后方出现较大空间(图像的L/R标识改变了)。ICE对房间隔膜部瘤患者进行安全的房间隔穿刺有很大帮助。CS:冠状静脉窦,DescAo:降主动脉;E:食道;LAA:左心耳;LV:左心室。

组53例患者的报道中显示,在左心房消融术行双重房间隔穿刺的患者中,85%的患者发现有残余房间隔缺损伴房间隔分流[28]。伴左向右分流的房间隔缺损的大小为2.0±0.7mm(范围是1.0~4.4mm),与双重房间隔穿刺导管的直径相当[28]。98%的房

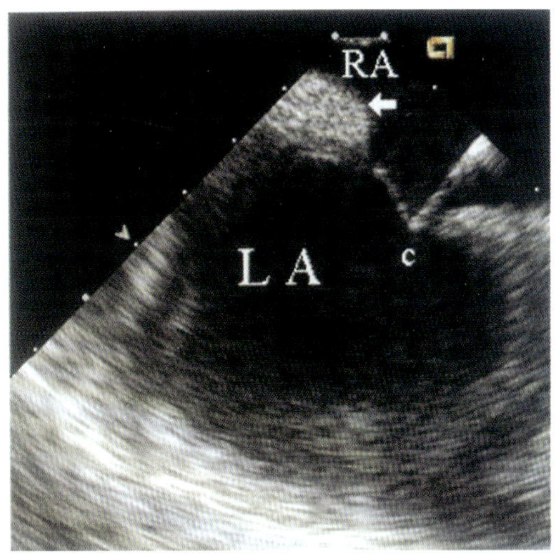

图5.10 ICE图像，探头置于高位右心房（RA），显示房间隔脂肪瘤样肥厚（箭头，厚度=13mm），房间隔穿刺针（c）抵住卵圆窝。LA：左心房。

间隔缺损直径小于4mm，似乎没有临床意义。

有学者深入研究了此类残余房间隔缺损的特点及治疗方法[29]。这项研究采用ICE显像，对33例患者在行心房纤颤初次消融术（手术时间225±94min）及再次射频消融术后立即评价其残余房间隔缺损的程度、时程和转归。房间隔穿刺术（左心房消融术）后房间隔缺损大小的急性期变化（图5.15a和b）列于表5.1。在撤回房间隔穿刺导管后6~30分钟内房间隔缺损的大小没有明显变化。在随访（3天~13个月）中发现，房间隔穿刺术后残余房间隔缺损似乎有减小的趋势（全部小于4mm），典型的可以在6个月后完全消失[29]。

可能的并发症

对于有经验的操作者来说，房间隔穿刺术的并发症非常少见。只有在操作者操作不熟练或患者为高危患者时，并发症较多见且严重。与房间隔穿刺相关的并发症包括“针尖样”穿孔（<3%）、心包填塞（<1%）、死亡（<0.5%）[8,12,25,30]。一般认为（但未被证实），ICE显像引导通过实时显示主动脉根部、冠状动脉窦及其他重要的解剖结构，应该可以减少严重并发症（例如主动脉壁的“针尖样”穿孔，图5.16）。

(a)

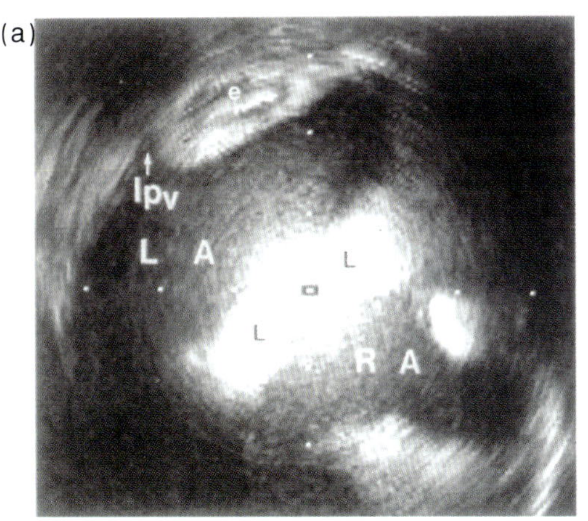

(b)

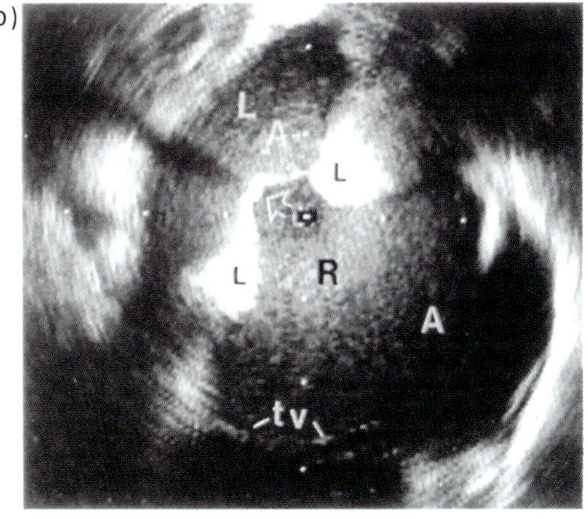

图5.11 机械环形ICE图像，探头置于右心房（RA）内房间隔的卵圆窝上。显示：(a)房间隔脂肪瘤样肥厚（L，厚度=15mm）；(b)房间隔穿刺针抵住卵圆窝（箭头）。标尺=16mm；e:食道；LA:左心房；lpv：左上肺静脉；tv：三尖瓣。

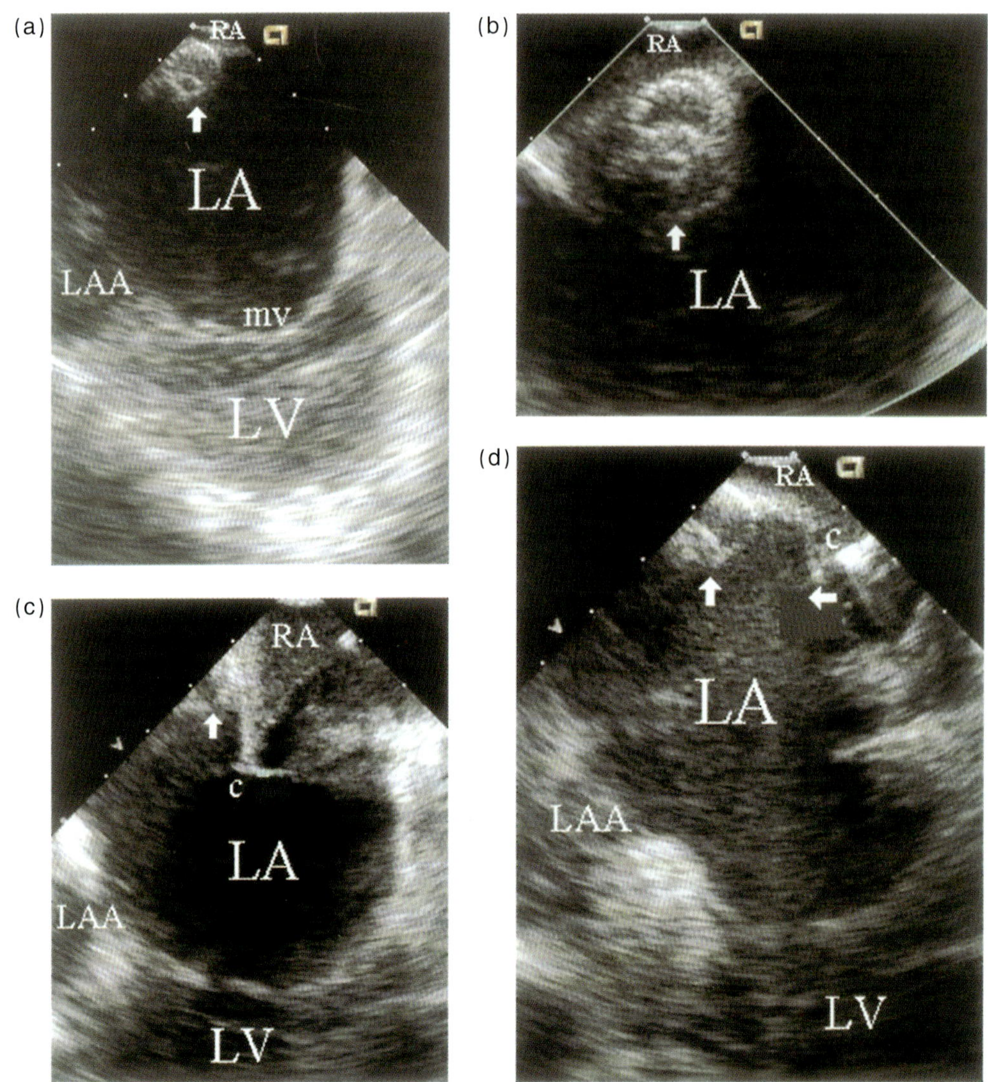

图5.12 ICE图像,探头置于高位右心房(RA),显示对经皮导管修补继发孔房间隔缺损后的患者进行房间隔穿刺:(a)留置有Amplatzer封堵器(向上箭头);(b)Amplatzer封堵器在房间隔处(向上箭头);(c)在房间隔穿刺时穿刺针(c)在距离Amplatzer封堵器(向上箭头)较远处刺向左心房;(d)房间隔穿刺导管/鞘(c)置于房间隔适当的位置(向左箭头),通过房间隔进入左心房,避免损伤封堵器(向上箭头)。LAA:左心耳;LV左心室;mv:二尖瓣。

表5.1 左心房射频消融术紧接房间隔穿刺(TC)后房间隔缺损(ASD)范围的急性期变化

	TC后	2分钟	4分钟	6分钟	10分钟	15~30分钟
ASD(mm)	3.5±12*	2.9±0.6**	2.9±0.5**	2.6±0.5	2.6±0.6	2.5±0.5
范围(mm)	2.2~4.7	2.1~3.9	2.2~3.9	1.9~3.4	1.6~3.6	1.6~3.6

*$p<0.05$:与所有相比;**$p<0.05$:与15~30分钟相比。

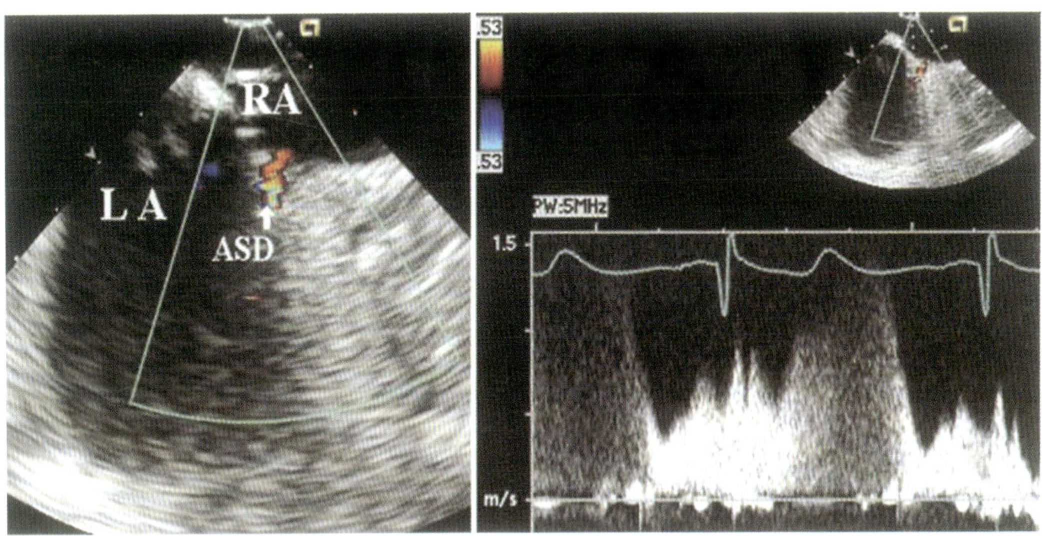

图5.13　ICE图像，探头置于右心房(RA)，显示残余房间隔缺损(ASD)，左侧为彩色多普勒血流显像，右侧为脉冲波多普勒频谱，均显示在收缩期及舒张期左向右分流。LA：左心房。

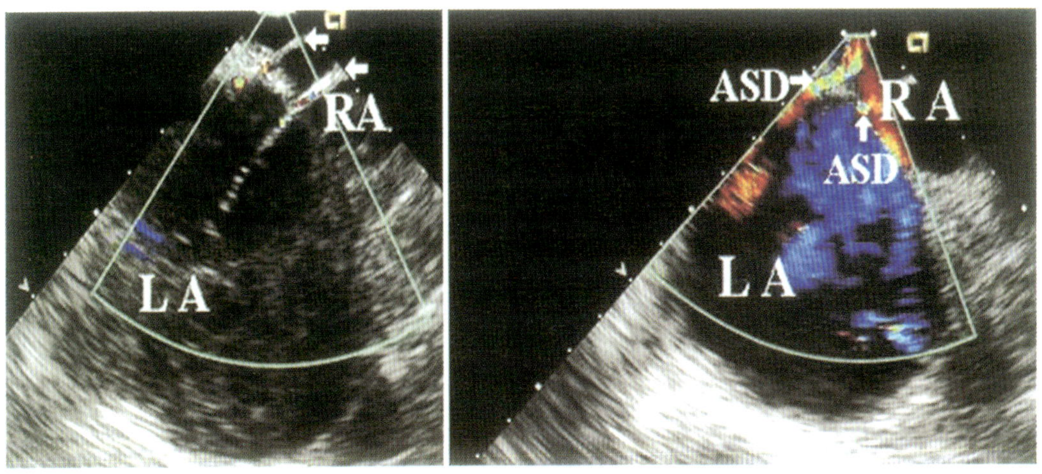

图5.14　ICE图像，探头置于右心房(RA)，左侧显示双重房间隔穿刺(箭头)在射频(RF)消融前通过房间隔进入左心房(LA)；右侧显示射频消融术后，导管从左心房撤出后的残余房间隔缺损(ASD)，彩色多普勒血流显像可见血流通过房间隔(箭头)。

ICE显像还可以早期发现并有助于正确治疗某些并发症，如心包积液、二尖瓣损伤以及右心房和左心房血栓形成。当穿刺后，ICE显像即刻发现轻度或轻中度心包积液时(图5.17a和b)，仔细监测积液量的变化(心包腔无回声区)并逆转抗凝状态可以防止心包填塞的发生。在房间隔穿刺过程中，若鞘管或导管穿过房间隔进入左心室可能会损伤二尖瓣。ICE彩色血流多普勒显像可以发现导管或鞘管进入左心室（图

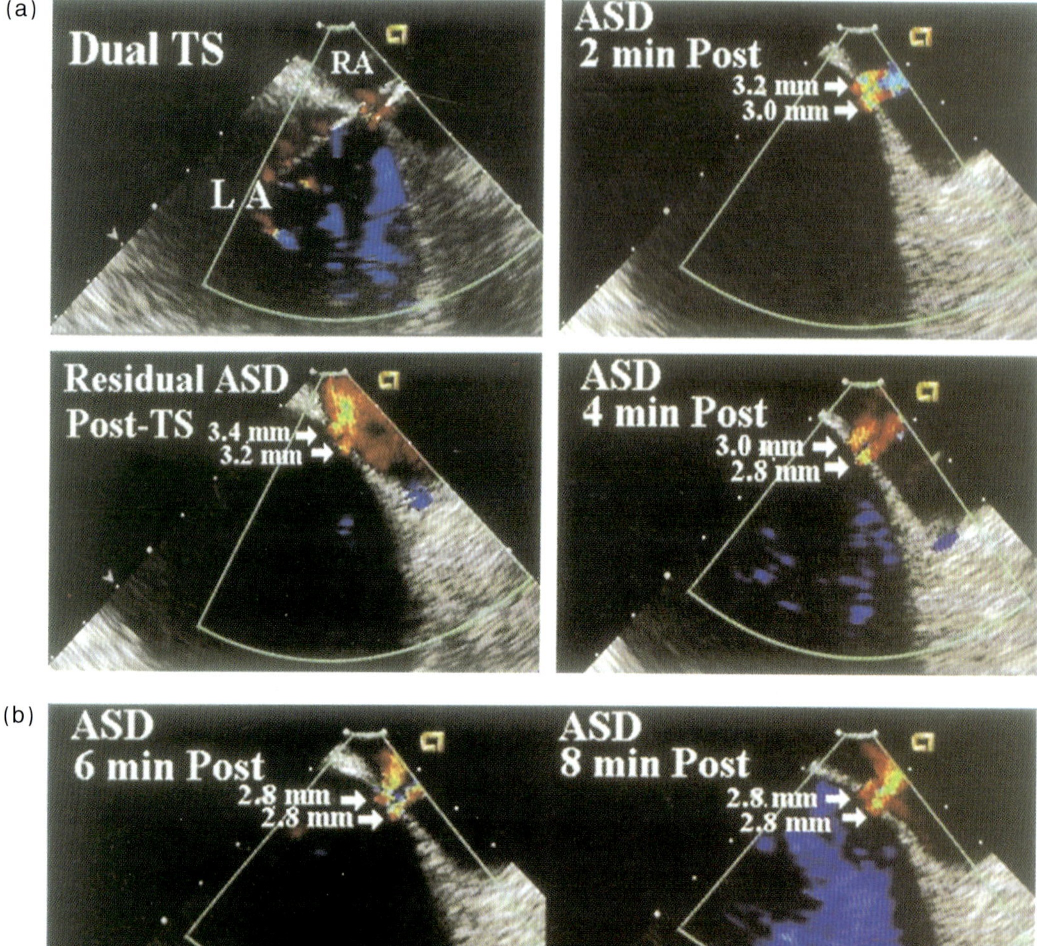

图5.15 ICE图像，探头置于右心房(RA)。显示:(a)双重房间隔穿刺导管经过房间隔进入左心房(LA)(左上图);房间隔穿刺(TS)后立刻出现的残余房间隔缺损(ASD)(左下图);房间隔穿刺后2分钟残余ASD的急性变化(右上图);房间隔穿刺后4分钟残余ASD的急性变化(右下图);(b)房间隔穿刺后6分钟残余ASD的变化(左图);房间隔穿刺后8分钟残余ASD的变化(右图)。已经证实在此短时间内ASD会持续存在。

5.18a),并可以发现二尖瓣反流量的变化(图5.18b)。ICE彩色血流多普勒显像有助于确定导管或鞘管撤出左心室后是否发生了二尖瓣损伤(图5.18c)。ICE可以很容易发现右心房或左心房内的血栓。有一组136例患者的报道显示，在房间隔穿刺和(或)心脏消融术中使用长的鞘管时，ICE机械环形(9MHz)显像发现的右心房血栓发生率很高(32%)[31]。右心房血栓常为单个、线状并可活动，体积较小[最大为(22±8)mm×(2.2±0.5)mm]，通常会附着于长鞘管上(图5.19a和b)，偶有附着于房间隔穿刺点上(图5.20a-c)。这一组病例中没有患者出现有临床意义的术中和(或)手术后血栓栓塞并发症。ICE在发现左心房血栓形成方面更有意义，因为左心房血栓形成的临床后果较右心房更严重。据

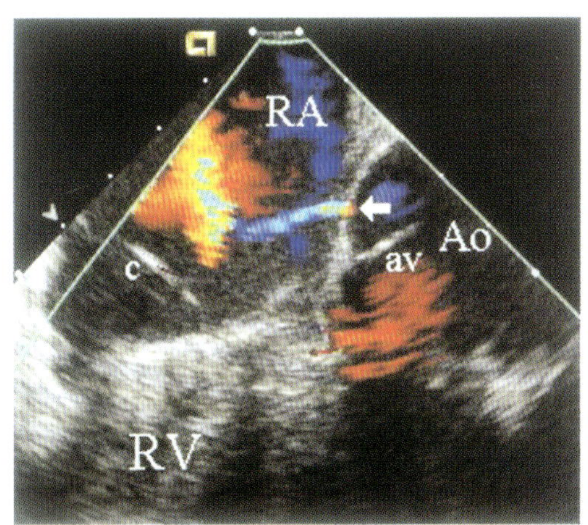

图5.16　ICE彩色多普勒血流显像，探头置于中前位右心房(RA)的主动脉根部附近。图中显示一小股血流(箭头，直径=2.7mm)在收缩期从主动脉根部(Ao)进入右心房，此血流由房间隔穿刺失误引起。Av：主动脉瓣；c：导管；RV：右心室(由AcuNav peer培训教程提供)。

报道，对心房纤颤行双重房间隔穿刺及多极Lasso导管引导的左心房消融术所伴发的左心房血栓发生率可高达10.3%[32]。尤其需要指出的是，左心房血栓形成可以发生在穿刺针/导管/鞘管进入左心房后的早期(图5.21a)。左心房血栓的特点是单个的，通常较小[大小为(13±11)mm×(2±1)mm]，呈线状，可活动，与导管或鞘管紧密结合在一起。在ICE显像监视下，小心回撤导管或鞘，血栓可以与导管或鞘作为一个整体一起从左心房经过房间隔(图5.21b)撤回右心房(图5.21c)[32]。有心房纤颤和在房间隔穿刺前发现左心房内有自发显影的患者，加强抗凝治疗使全血活化凝固时间>300s，可以减少房间隔穿刺及左心房射频消融过程中左心房血栓形成的可能性[33]。目前在房间隔穿刺前常规使用静脉肝素抗凝，以避免早期血栓形成，并在手术过程中使全血活化凝固时间保持在325~375s。ICE显像为防止血栓栓塞事件的强化抗凝治疗方面提供了很大的便利。

(a)

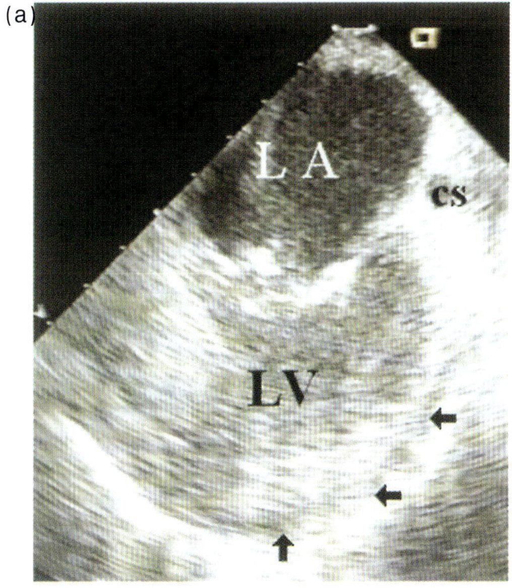

(b)

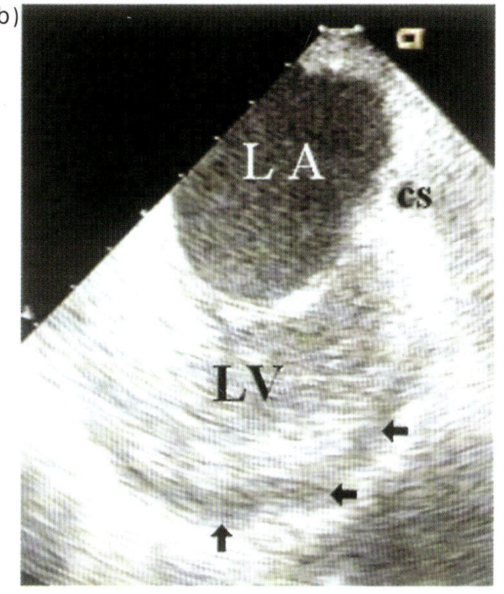

图5.17　ICE图像，探头置于高位右心房(RA)。显示：(a)在舒张末期左心室(LV)心尖部及后壁周围出现无回声区(箭头)(无回声区为2~6mm)；(b)在收缩末期无回声区(4~9mm)，与轻中度心包积液的表现一致。CS：冠状静脉窦；LA：左心房。

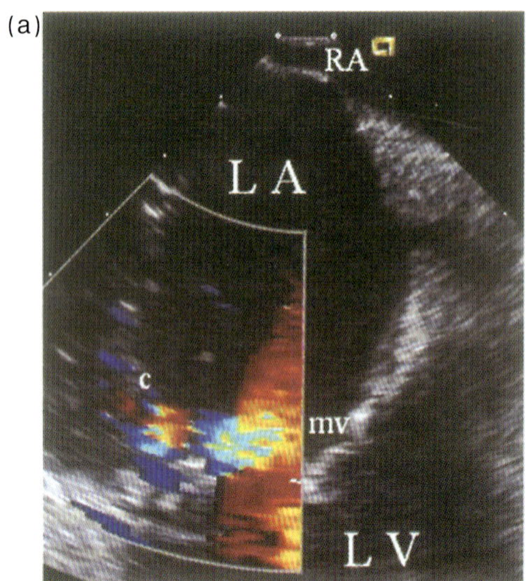

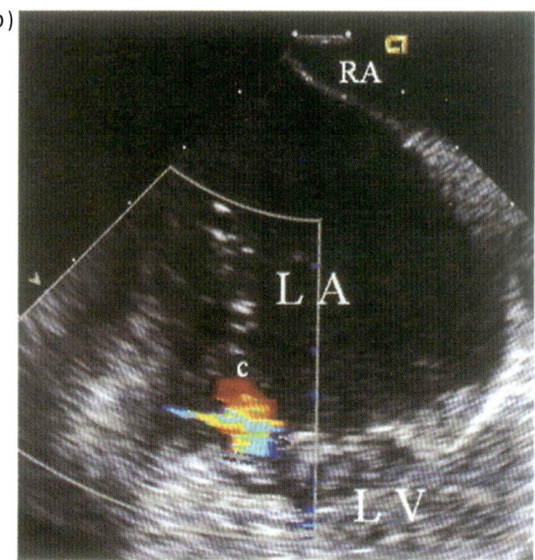

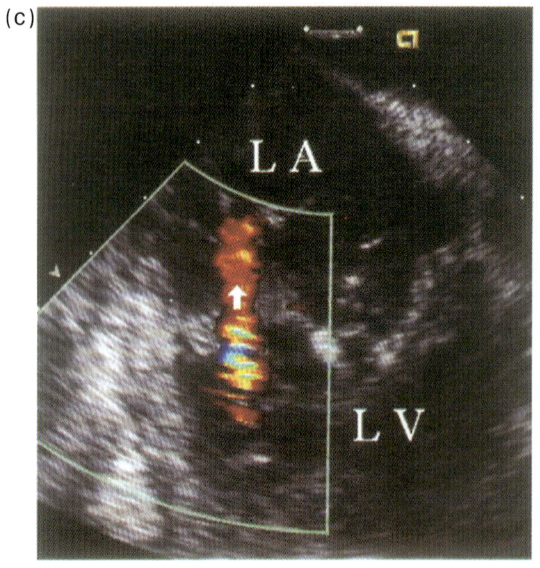

图5.18 ICE彩色多普勒血流图像,探头置于右心房(RA)。显示:(a)房间隔穿刺鞘(c)通过二尖瓣(mv)进入左心室,在穿刺鞘就位后立刻出现两股反流——从鞘所在位置的反流(红色马赛克样)和瓣口处的反流(红色);(b)在收缩期鞘(c)通过二尖瓣时持续显现二尖瓣反流(红色马赛克样);(c)从左心室回撤穿刺鞘管后,收缩期内持续存在二尖瓣反流(红色马赛克样,箭头),提示二尖瓣结构受到损伤。

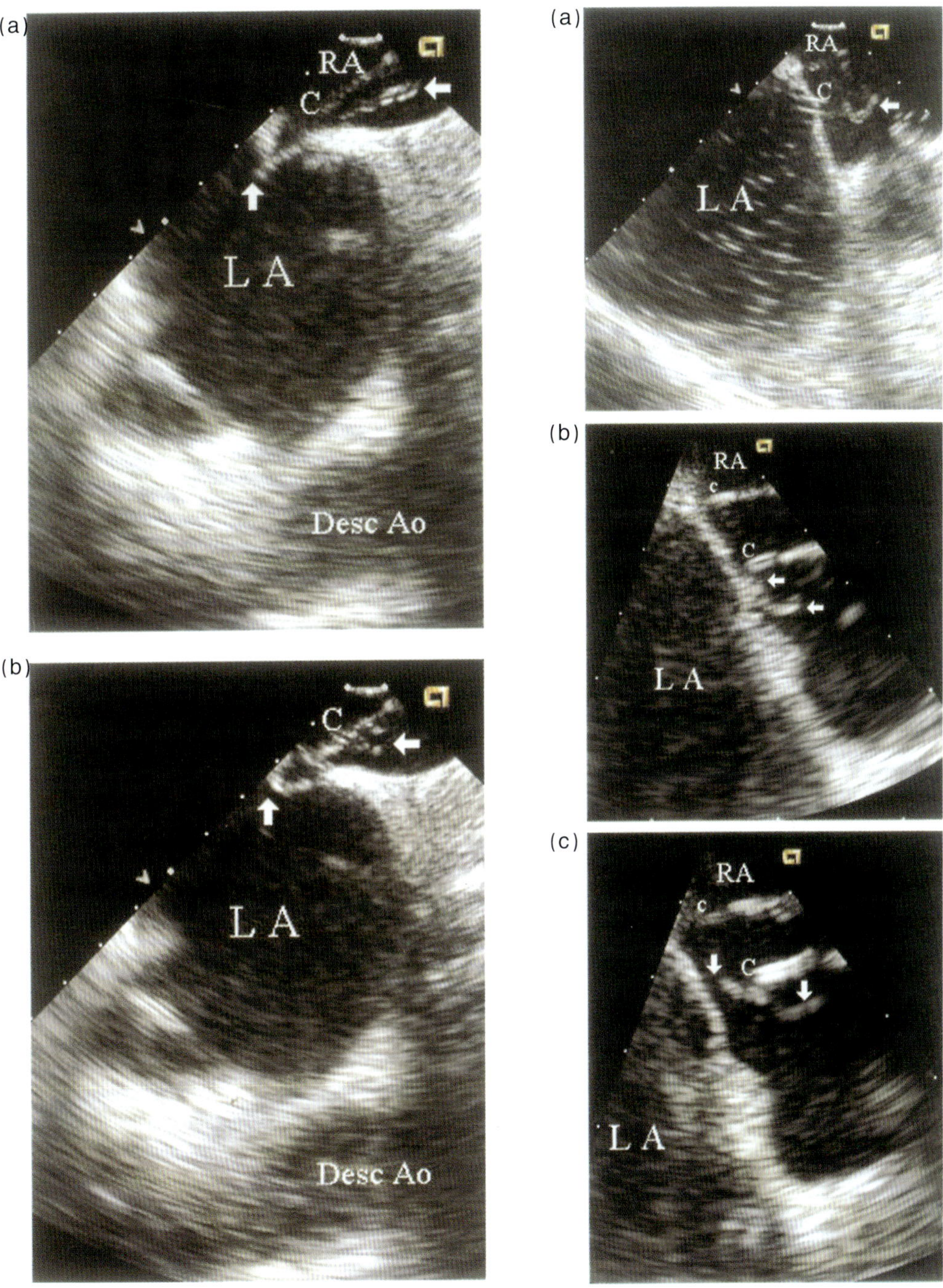

图5.19 ICE图像，探头置于右心房(RA)。显示：(a)房间隔穿刺过程中，当针尖抵住房间隔时，发现RA血栓(箭头，环线状，大小=$20\times0.8mm^2$)附着于房间隔穿刺鞘(C)上；(b)附着于鞘C上的血栓(箭头)未完全显像。DescAo：降主动脉；LA：左心房。

图5.20 ICE图像，探头置于右心房(RA)。显示：(a)双重房间隔穿刺后右心房内立即形成的血栓(箭头，线状，大小=$22\times2.0mm^2$)，同时在左心房(LA)内显示有气泡影(鞘管内注射生理盐水后)；(b和c)在房间隔处血栓(箭头)附着于房间隔穿刺点。

(a)

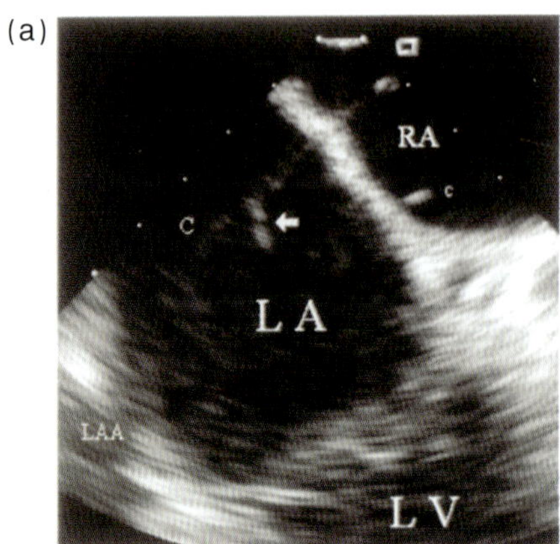

(b)

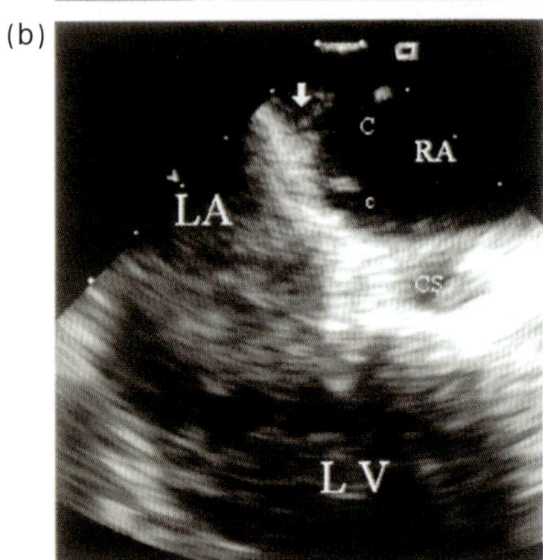

(c)

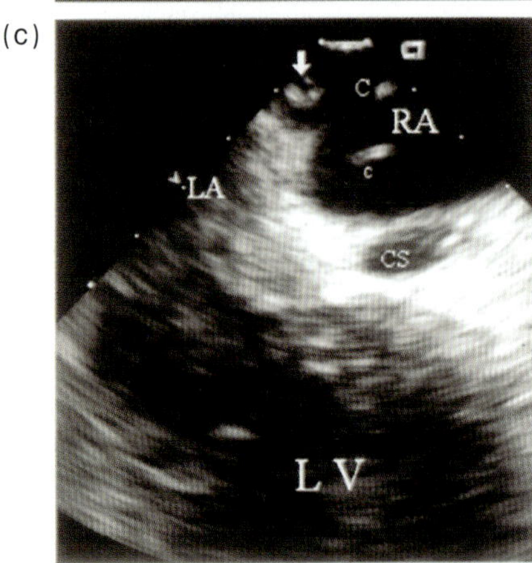

图5.21 ICE图像，探头置于右心房(RA)。显示：(a)线状血栓(箭头，大小=11×2mm²)附着于左心房(LA)内的穿刺鞘C上；(b)在ICE的引导监测下，通过房间隔，将鞘和血栓(箭头)一起从左心房撤出；(c)鞘和血栓进入右心房。c：导管；CS：冠状静脉窦；LAA：左心耳；LV：左心室。

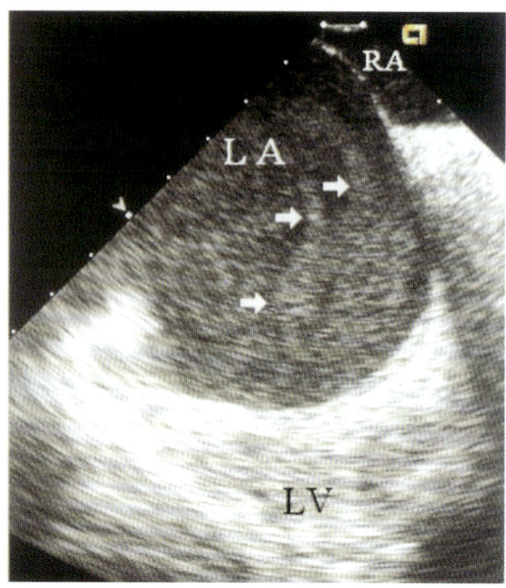

图5.22 ICE图像，探头(7.5MHz)置于右心房(RA)，显示扩大(直径=5.7mm)的左心房(LA)自发性显影，表现为缓慢回旋的非均一性回声(箭头)。LV：左心室。

参考文献

1 Ross J Jr. Transseptal left heart catheterization: a new method of left atrial puncture. *Ann Surg* 1959; **149**: 395–401.

2 Cope C. Technique for transseptal catheterization of the left atrium: preliminary report. *J Thorac Surg* 1959; **37**: 482–486.

3 Brockenbrough EC, Braunwald E. A new technique for left ventricular angiocardiography and transseptal left heart catheterization. *Am J Cardiol* 1960; **6**: 1062–1064.

4 Mullins CE. Transseptal left heart catheterization: experience with a new technique in 520 pediatric and adult patients. *Pediatr Cardiol* 1983; **4**: 239–246.

5 O'Keefe JH, Vlietstra RE, Hanley PC, Seward JB. Revival of the transseptal approach for catheterization of the left atrium and ventricle. *Mayo Clin Proc* 1985; **60**: 790–795.

6 Morady F, Harvey M, Kalbfleisch SJ, EL-Atassi R, Calkins H, Langberg J. Radiofrequency catheter ablation of ventricular tachycardia in patients with coronary artery disease. *Circulation* 1993; **87**: 363–372.

7 Haissaguerre M, Jais P, Shah DC, *et al.* Electrophysiological end point for catheter ablation of atrial fibrillation initiated from multiple pulmonary venous foci. *Circulation* 2000; **101**: 1409–1417.

8 Baim DS. Percutaneous approach, including transseptal and apical puncture, chapter 4. In: Baim DS,

Grossman W, eds. *Grossman's Cardiac Catheterization, Angiography, and Intervention*, 6th edn. Lippincott Williams & Wilkins, Philadelphia, 2000: 92–97.

9 Adrouny ZA, Sutherland DW, Griswold HE, Ritzmann LW. Complications with transseptal left heart catheterization. *Am Heart J* 1963; **65**: 327–333.

10 Lindeneg O, Hansen AT. Complications in transseptal left heart catheterization. *Acta Med Scand* 1966; **180**: 395–399.

11 B-Lundqvist C, Olsson SB, Varnauskas E. Transseptal left heart catheterization: a review of 278 studies. *Clin Cardiol* 1986; **9**: 21–26.

12 Roelke M, Smith AJ, Palacios IF. The technique and safety of transseptal left heart catheterization: the Massachusetts General Hospital experience with 1279 procedures. *Cathet Cardiovasc Diagn* 1994; **32**: 332–339.

13 Kronzou I, Glassman E, Cohn M, Winer H. Use of two-dimensional echocardiography during transseptal cardiac catheterization. *J Am Coll Cardiol* 1984; **4**: 425–428.

14 Ballal RS, Mahan EF III, Nanda NC, Dean LS. Utility of transesophageal echocardiography in interatrial septal puncture during percutaneous mitral balloon commissurotomy. *Am J Cardiol* 1990; **66**: 230–232.

15 Vilacosta I, Iturralde E, San Roman JA, *et al.* Transesophageal echocardiographic monitoring of percutaneous mitral balloon valvulotomy. *Am J Cardiol* 1992; **70**: 1040–1044.

16 Hahn K, Gal R, Sarnoski J, Kubota J, Schmidt DH, Bajwa TK. Transesophageal echocardiographically guided atrial transseptal catheterization in patients with normal-sized atria: incidence of complications. *Clin Cardiol* 1995; **18**: 217–220.

17 Hurrell DG, Nishimura RA, Symanski JD, Holmes DR Jr. Echocardiography in the invasive laboratory: utility of two-dimensional echocardiography in performing transseptal catheterization. *Mayo Clin Proc* 1998; **73**: 126–131.

18 Chu E, Fitzpatrick AP, Chin MC, Sudhir K, Yock P, Lesh MD. Radiofrequency catheter ablation guided by intracardiac echocardiography. *Circulation* 1994; **89**: 1301–1305.

19 Kalman JM, Olgin JE, Karch MR, Lesh MD. Use of intracardiac echocardiography in interventional electrophysiology. *PACE* 1997; **20**: 2248–2262.

20 Ren JF, Schwartzman D, Callans D, Marchlinski FE, Gottlieb CD, Chaudhry FA. Imaging technique and clinical utility for electrophysiologic procedures of lower frequency (9 MHz) intracardiac echocardiography. *Am J Cardiol* 1998; **82**: 1557–1560.

21 Hung JS, Fu M, Yeh KH, Chua S, Wu JJ, Chen YC. Usefulness of intracardiac echocardiography in transseptal puncture during percutaneous transvenous mitral commissurotomy. *Am J Cardiol* 1993; **72**: 853–854.

22 Hung J-S, Fu M, Yeh K-H, Wu C-J, Wong P. Usefulness of intracardiac echocardiography in complex transseptal catheterization during percutaneous transvenous mitral commissurotomy. *Mayo Clin Proc* 1996; **71**: 134–140.

23 Daoud EG, Kalbfleisch SJ, Hummel JD. Intracardiac echocardiography to guide transseptal left heart catheterization for radiofrequency catheter ablation. *J Cardiovasc Electrophysiol* 1999; **10**: 358–363.

24 Ren JF, Schwartzman D, Callans DJ, Brode SE, Gottlieb CD, Marchlinski FE. Intracardiac echocardiography (9 MHz) in humans: methods, imaging views and clinical utility. *Ultrasound in Med & Biol* 1999; **25**: 1077–1086.

25 Hung JS. Atrial septal puncture technique in percutaneous transvenous mitral commissurotomy: mitral valvuloplasty using the Inoue balloon catheter technique. *Cath Cardiovasc Diagn* 1992; **26**: 275–284.

26 Yeh KH, Fu M, Wu CJ, Chua SO, Chen YC, Hung JS. Transseptal balloon mitral valvuloplasty in mitral stenosis with atrial septal aneurysm. *Am Heart J* 1993; **126**: 474–475.

27 Lau KW, Ding ZP, Johan A. Percutaneous transseptal mitral valvuloplasty in the presence of atrial septal aneurysm. *Cath Cardiovasc Diagn* 1994; **31**: 337–340.

28 Ren JF, Marchlinski FE, Callans DJ. Quantitative evaluation of atrial septal defect resulting from dual transseptal catheterization for ablation of atrial fibrillation: a Doppler color flow imaging study (abstr). *PACE* 2002; **24**: 559.

29 Ren JF, Marchlinski FE, Callans DJ. Residual atrial septal defect following dual transseptal catheterization: a Doppler color flow imaging follow-up (abstr). *J Am Coll Cardiol* 2003; **41**: 95A.

30 Clugston R, Lau FYK, Ruiz C. Transseptal catheterization update 1992. *Cathet Cardiovasc Diagn* 1992; **26**: 266–274.

31 Ren JF, Callans DJ, Schwartzman D, Marchlinski FE. Significant incidence of right atrial thrombus associated with long catheter sheath during cardiac ablation procedures (abstr). *PACE* 2001; **24**: 603.

32 Ren JF, Marchlinski FE, Callans DJ. Left atrial thrombus associated with ablation for atrial fibrillation: identification with intracardiac echocardiography. *J Am Coll Cardiol* 2004; **43**: 1861–1867.

33 Ren JF, Marchlinski FE, Callans DJ, *et al.* Increased intensity of anticoagulation may reduce risk of thrombus during atrial fibrillation ablation procedures in patients with spontaneous echo contrast. *J Cardiovasc Electrophysiol* 2005; **16**: 474–477.

Jian-Fang Ren, MD, & Francis E, Marchlinski, MD

（齐欣 译）

6 第六章

心内超声显像在不适当窦性和房性心动过速射频导管消融术中的应用

概　述

不适当窦性心动过速特征表现为静息心率增加以及机体对运动或应激的过度反应的一种临床综合征。其机制可能是窦房结原发性异常，表现为自律性增高或原发性自主功能紊乱[1]。窦房结上部射频导管消融可能对难治性患者有益[2-4]。这些结果提示，不适当心动过速的射频消融可以定义为一种以解剖学为基础的操作。心内超声心动图(ICE)已经用于辅助消融导管在窦房结解剖位置的定位[4-7]和监测潜在的并发症[6,7]。尽管有ICE显像引导,不适当窦性心动过速的导管消融也经常是困难的,并要求多部位消融，尤其是在一个很小的区域里面操作[2-7]。病变需要反复消融,并且已知窦房结位于心外膜，因此我们可以假定，只有当消融到上外侧界嵴对面的心外膜时，不适当心动过速的导管消融才可能成功。此外,我们还发现了一种超声心动图的特征性标记,表明此时出现了透壁/心外膜损害，基于这种超声心动图的解剖发现以及心率下降才说明手术成功[8]。

电生理研究和导管消融

通过静脉注射咪达唑仑和短效镇静剂让患者处于镇静状态下对患者进行检查。通过股静脉插入导管，然后在X线透视和ICE引导下导管进入高位右心房、房室交界处和右室心尖。用一个可操纵的装有热敏电阻的导管,其尖端电极为4mm或8mm来进行标测和消融[7,8](EP Technologies,San Jose,California);优先选用8mm的尖端电极,以便用ICE的显像来观察。用一个数字放大/记录系统来显示和记录经30~250Hz滤波的体表心电图和心内心电图。不适当窦性心动过速发作,如果不是自发性的,则可以通过逐渐增加注射异丙肾上腺素的剂量来诱发。虽然标测和消融术主要依据解剖学,但可以通过下列一种或多种技术在不适当心动过速发作期间对最早的心房活动进行电生理标测，来验证消融靶目标的合理性：(1) 用消融导管顺序进行多部位标测;(2) 用多极“嵴”导管同时进行多部位标测(Webster Laboratories,Baldwin Park,CA);或者(3)非X线透视式电解剖标测右心房活动(CARTO™,Biosense Ltd,Israel)。

用单极方式将射频能量发送到上外侧界嵴，可以发现窦性心动过速期间的最早期活动。对所有预期的射频靶点进行高输出能量的起搏(10mA,脉宽2ms),以确保不会发生对膈肌的刺激，提示射频消融手术有可能引起膈神经损伤。调节射频输出能量，使消融导管头部温度达到50~55℃和(或) 与基线值有一个特定的阻抗下降(用

5W输出时测量，4mm大头电极下降10Ω或8mm大头电极下降7~8Ω），持续施加120s。操作成功的定义是：(1)射频能量释放之后窦性心率突然下降(≥30次/min)；(2)突然出现向上直立的P波形态(Ⅲ导联P波负向)；(3)最后一次病变射频消融之后尽管静脉注射异丙肾上腺素(可达4μg/min)最少30min，上述特征仍持续存在。

上外侧界嵴–窦房结的显像

窦房结位于右心房的界沟内，紧贴心外膜。在大多数情况下，窦房结位于右心耳内嵴的外侧并有一个向下延伸至下腔静脉的尾部[1,9]。交感神经兴奋引起心率增加，伴随着早期兴奋移至窦房结的上部，而迷走神经刺激导致心率下降和早期兴奋移至窦房结较下部位[1,10,11]。因此，当变时功能保持正常时针对窦房结上部更高频率的消融可能导致优势起搏心律的减慢[1]。用11Fr Mullins鞘管，使机械环形ICE显像导管或AcuNav超声导管通过股静脉途径推进到高位右心房。在上腔静脉–右心耳交界水平，可用横切面显像来引导和监测不适当窦性心动过速的消融，此图可显示上外侧界嵴，它是窦房结所处的典型部位(图6.1和图6.2)。

界嵴区域的心内膜和心外膜可清晰地显示。ICE显像可用于引导导管定位和保持最佳导管接触的操作中。ICE显像可用于证实消融导管定位于界嵴的上方，正好在上腔静脉与右心耳交界水平。在这一视野，此交界处随心脏收缩和舒张而开放和关闭(图6.3a–d)。达一点很重要，因为界嵴是从上腔静脉口水平向下延伸到下腔静脉口附近的一个连续结构。ICE也可用于在射频消融中监测消融导管电极与组织接触的稳定性(图6.4)，以及识别和预防消融导管在右心耳内的突然移位(图6.5)。

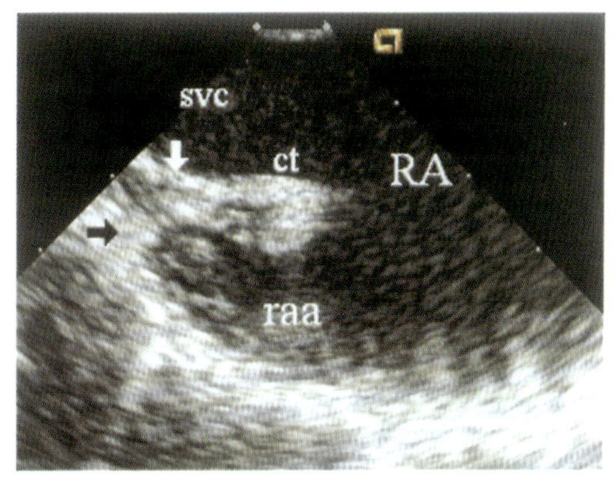

图6.1　ICE显像，探头置于上腔静脉(svc)和右心房(RA)耳部(raa)交界处，显示上外侧界嵴(ct)以及窦房结要消融和矫正的区域(箭头间)。右心耳内可见梳状肌。

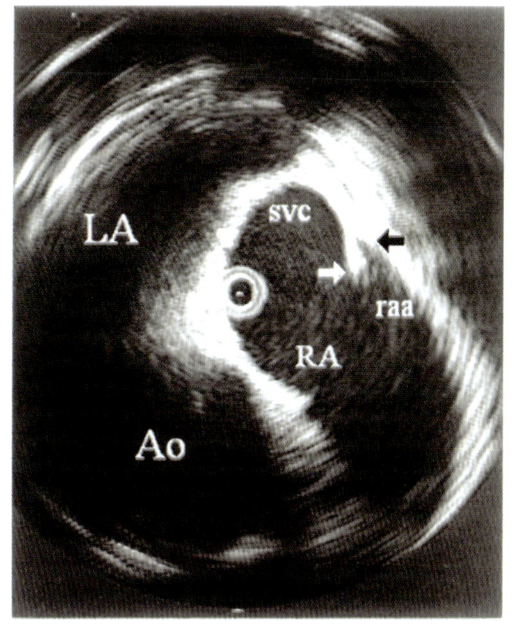

图6.2　机械环形ICE显像，探头置于上腔静脉(svc)与右心房(RA)耳部(raa)交界水平，显示窦房结要消融和矫正的上外侧界嵴及其心内膜（白箭头)和心外膜(黑箭头)。测出的上外侧界嵴的壁厚(两箭头间)为5mm，外侧上腔静脉壁厚为2.1mm。图像半径=40mm。Ao：主动脉；LA：左心房。

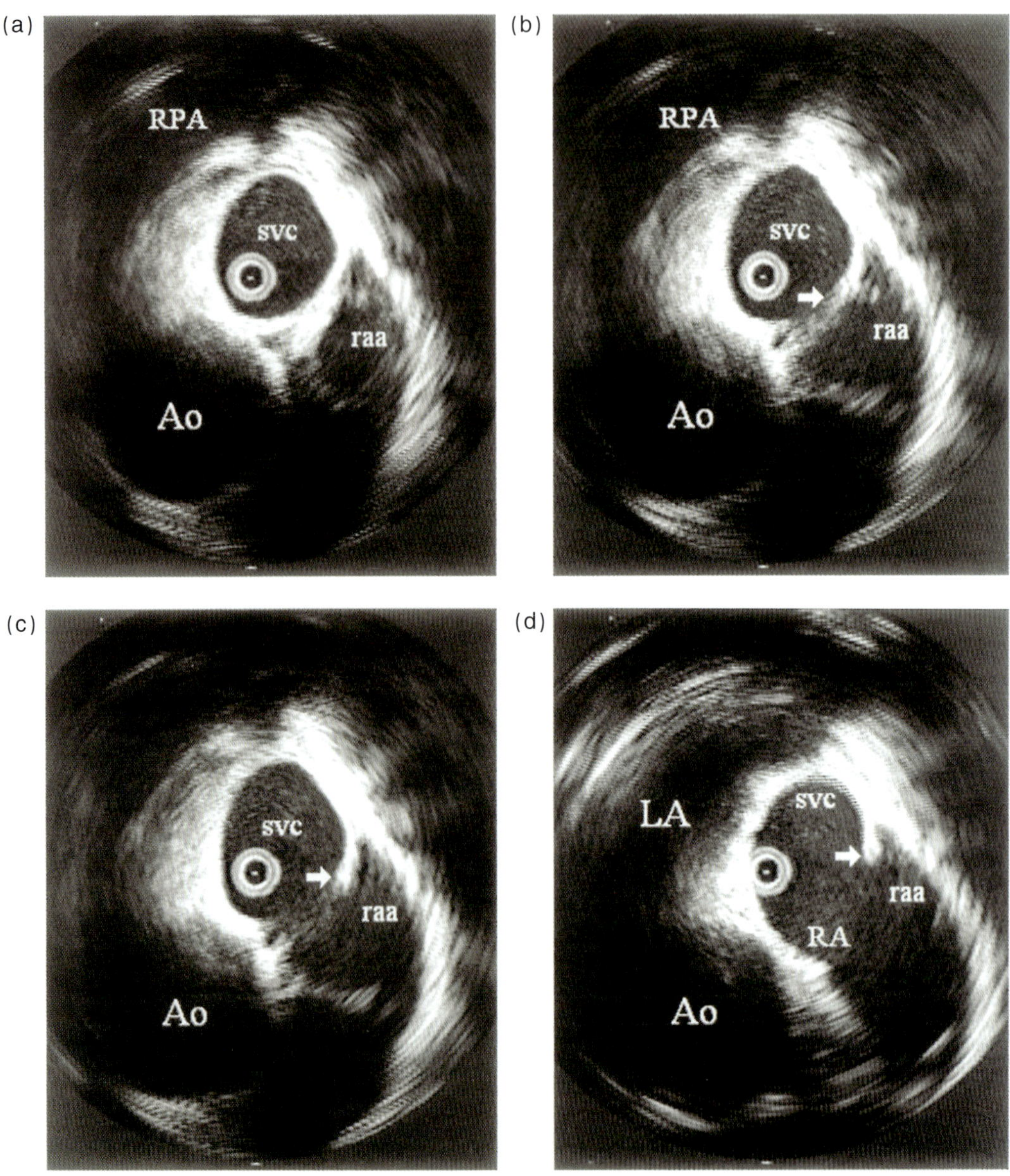

图6.3 机械环形ICE显像，探头置于上腔静脉(svc)与右心房(RA)耳部(raa)交界区，显示出svc-raa交界(箭头)口水平的图像：(a)关闭；(b和c)部分开放；(d)完全开放，代表上外侧界嵴水平。Ao:主动脉；LA：左心房；RPA：右肺动脉。

损伤的形态学改变

在存在解剖学基础的损伤中，实时监测消融损伤的形态学改变是重要的。从人体证实和临床观察结果来看，包括壁厚、超声密度和凹坑形成在内的损伤形态学改变，均可以在射频消融术中及术后进行评价。随着系列射频能量的释放，ICE显像可观察到右心房壁的局部损伤区域会逐渐出

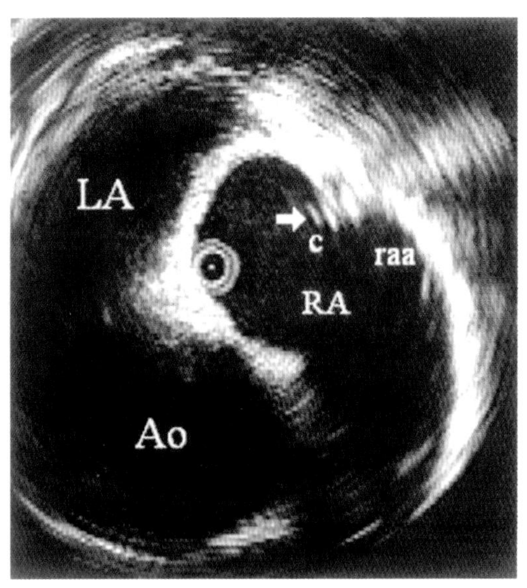

图6.4 机械环形ICE显像，探头置于上腔静脉(svc)与右心房(RA)耳部(raa)交界水平，显示消融导管(c)位于上外侧界嵴(箭头)，伴远端扇形阴影伪像。Ao:主动脉;LA:左心房。

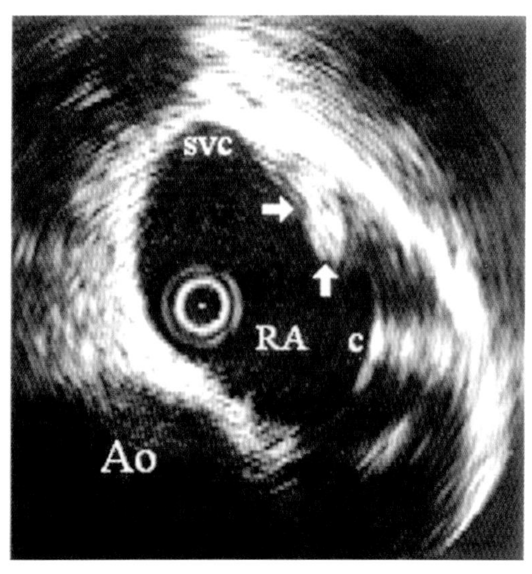

图6.6 机械环形ICE显像，显示在第11次病变射频之后界嵴(向上箭头)壁厚伴肿胀/小凹形成(水平箭头)，其增大到7.5mm，包括3.5mm增强的不均匀超声密度和4mm未改变区，上腔静脉(svc)壁达3.1mm。图像半径=30mm。Ao:主动脉;c:导管;RA:右心房。

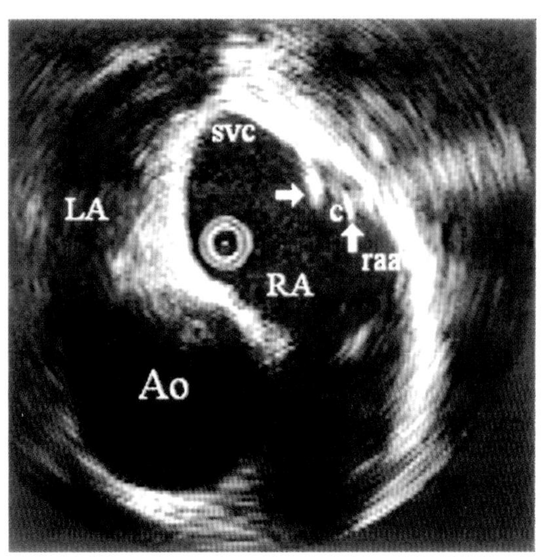

图6.5 机械环形ICE显像，探头置于上腔静脉(svc)与右心房(RA)耳部(raa)交界处水平，显示消融导管(c)在右心耳(向上箭头)内移动，而不在预期的上外侧界嵴(水平箭头)位置。Ao:主动脉;LA:左心房。

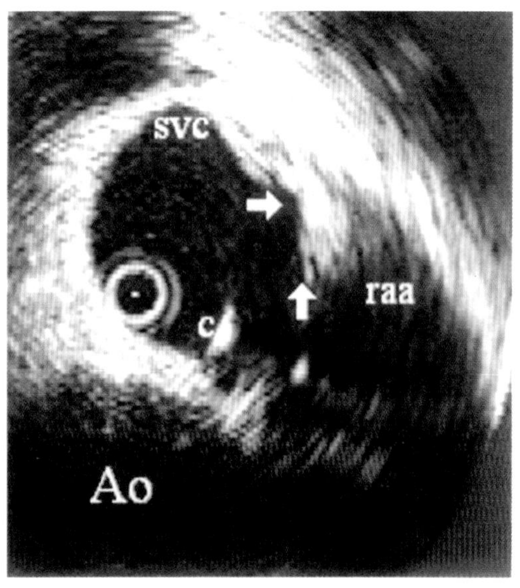

图6.7 第16次病变射频之后机械环形ICE显像显示界嵴(向上箭头)壁增厚至9mm，包括7.0mm增加的超声密度和2mm几乎无改变的区域，上腔静脉(svc)壁达4.1mm。此外，在心内膜表面(水平箭头)有凹坑形成。图像半径=30mm。Ao:主动脉;c:导管;raa:右房耳。

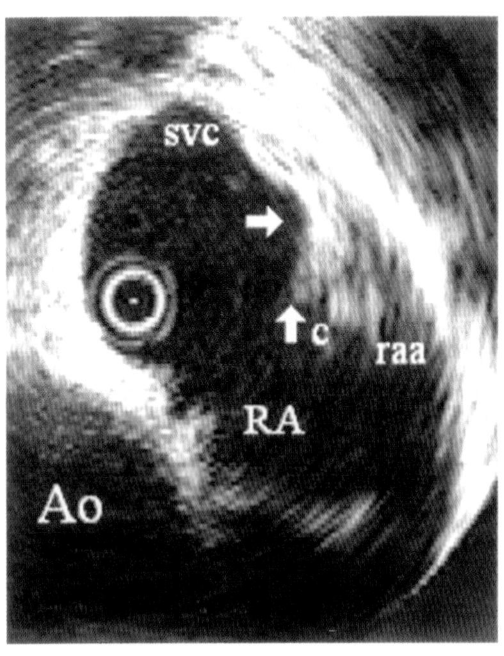

图6.8 第24次射频损伤之后的机械环形ICE显像，显示凹坑形成进一步加深（水平箭头）；界嵴（向上箭头）壁厚增至9.5mm，超声回波的不均一性增加此时已部分到达心外膜。上腔静脉（svc）壁厚增至4.3mm。此时心率从100次/min骤降至75次/min，Ⅲ导联的P波开始由直立变为平坦。图像半径=30mm。Ao：主动脉；c：导管；raa：右心耳。

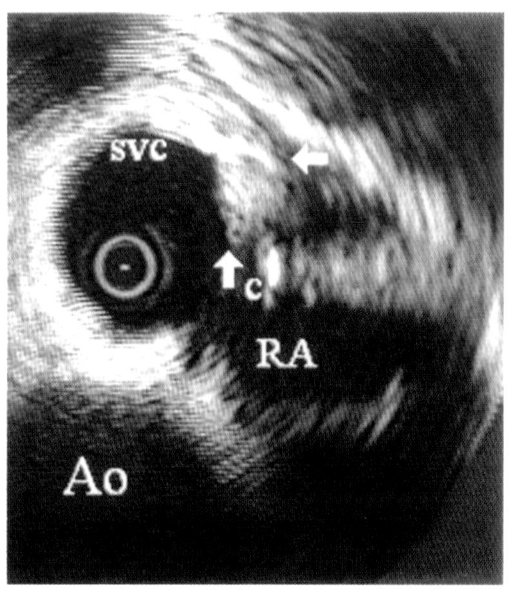

图6.9 最后一次（第52次）射频损伤之后的机械环形ICE显像，显示界嵴（箭头）壁厚增至9.2mm，超声回波变为直接到达心外膜并伴有细小的线状间隙（水平箭头）。上腔静脉（svc）侧壁厚为5.1mm。心率降至60次/min，Ⅲ导联的P波为负向。图像半径=30mm。Ao：主动脉；c：导管；RA：右心房。

现形态学改变，此改变可分为三期[12]。这3期的影像学特征和病理生理改变是：(1)1期——壁厚增加到基准值的120%，回波增强，肿胀和水肿；(2)2期——心内膜小凹形成，壁厚进一步增加到基准值的150%，回波进一步增强，水肿；(3)3期——凹坑形成，壁增厚，心内膜表面外观粗糙和（或）血栓形成，中部回波增强而外周回波减弱，凝固性坏死、水肿。用实时（或录像带）ICE显像，可在基础状态下及每次射频之后来评价界嵴损伤部位的壁厚、回波及其改变，而且此病变可引起心率的下降。在射频能量释放之中或之后应特别注意损伤部位到达心外膜的回波的改变。通过ICE显像可定期观察上外侧界嵴在反复射频消融手术中能量释放期间损伤的系列形态学改变。在对损伤进行最初和反复处理期间，同界嵴壁的基准值相比（图6.2），在损伤部位可观察到壁厚增加伴肿胀/小凹形成（图6.6），且此后有凹坑形成（图6.7）。上外侧界嵴区域心内膜内不均一性回波的增加随着系列损伤而逐渐延伸至心外膜附近。此外还显示出壁厚以及加深的凹坑形成和肿胀增加并延伸至上腔静脉壁。随着射频损伤的形成，壁厚明显增加，而且当不均一性增强的回波部分到达心外膜时（图6.8），可观察到间歇性心率下降以及Ⅲ导联的P波由正向变为平坦。在对病变有效的射频处理之后，同基准值相比界嵴的壁厚可增加48%±33%，邻近的上腔静脉侧壁厚度可从基准的2.6±0.9mm

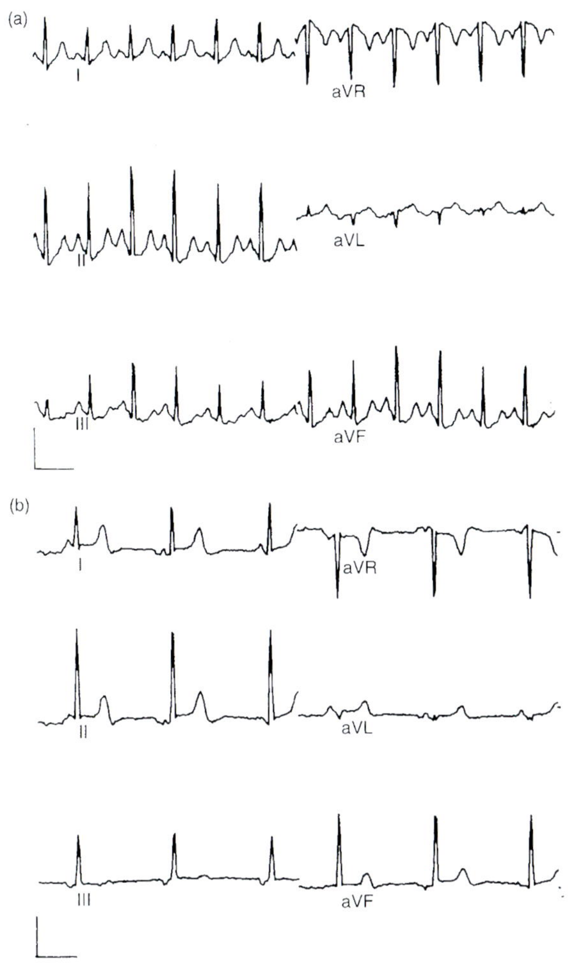

图6.10 体表心电图(肢体导联)显示心率下降伴P波改变，尤其是Ⅲ导联：(a)消融前为正向，(b)消融后变为负向。

增厚至6.1±1.9mm。大部分凹坑可达到宽度5.7±1.8mm及深度1.9±0.7mm。随着最后射频消融治疗损伤的形成，回波改变可直接达到心外膜，并伴有完全细小线形间隙无回声区(或低回声区)的形成(图6.9)以及心率下降伴Ⅲ导联P波形态由平坦进一步变为负向(图6.10)。

手术结束的影像学特征

当射频损伤产生的超声回波到达心外膜时，可观察到上外侧界嵴区域有一个完整细小的线性组织间超声无回声区（图6.11)。这个特征性超声心动图标记，提示透壁性/心外膜损伤似乎出现在成功的心率下降和Ⅲ导联P波变为平坦或负向时。当这个超声心动图征象不存在时，即使心率已降低也要进行额外的射频治疗。使用ICE通过一个纯粹的解剖途径引导对这一区域进行多次射频治疗常会使心动过速先减慢而后突然停止。多次射频治疗会使壁肿胀加重且增厚。但是，各患者之间肿胀和增厚的程度会有所不同，而且与使用射频的次数不成比例；此外只凭这一点也不能预测正向心率反应。重要的是，一个细小的线状无回声区的产生更能可靠地证实为有效的

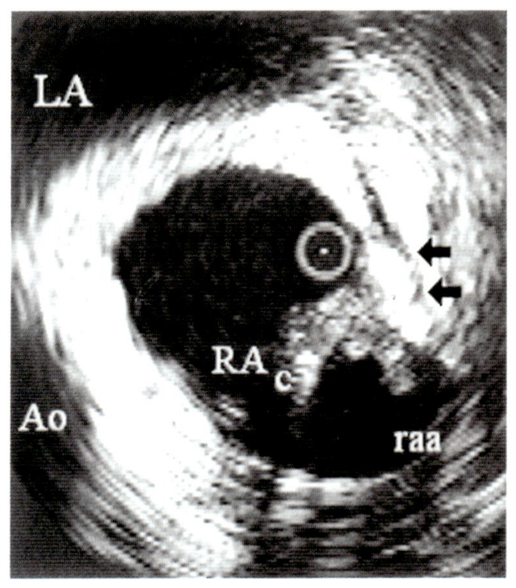

图6.11 机械环形ICE显像，探头置于上腔静脉(svc)与右心房(RA)耳部(raa)水平，显示带多个凹坑的消融损伤到达上外侧界嵴的心外膜，并出现一个线性组织间的无回声区(箭头)，代表解剖显像操作终点伴有透壁性/心外膜损伤。

心率下降反应。因此，提示透壁损伤达到心外膜处的特征性显像显然出现在心率成功下降的时候。即刻操作成功，也就是说，报道的15例患者心率成功下降，要求使用射频41±31次(5~110次，中位数为40次)(4mm尖端电极，最大40W，52℃，90s)[8]。

反复消融

不适当窦性心动过速的反复射频导管消融用于处理初始治疗失败或症状复发的患者。在未达到成功的即刻结果和心率下降的患者中，增强/改变的回波并不能达到心外膜，而且也不会在心外膜和心包之间出现线性无回声区(图6.12a和b)。进行反复消融操作的患者（在我们的系列中有30%[8]）都有成功的即刻结果，表现为：窦性心率突然减慢，Ⅲ导联P波形态转为向上直立，以及上面提到的超声心动图改变（图6.13a和b）。反复消融的病例中，有效的射频治疗开始出现于第23±第31次治疗(第6~第92次，中位数为第12次)。有效病变射频治疗后的消融反应和超声心动图显像改变类似于初始消融操作。此超声特点对在平均32±17个月(6~54个月)时间内得到长期控制的不适当窦性心动过速患者的预测值是，17例患者中有12例(70%)。

可能的并发症

以对不适当窦性心动过速行导管消融之后曾有发生一过性上腔静脉阻塞或上腔静脉综合征的报道[4,13]。静脉阻塞可能是在病变射频治疗导致的组织肿胀和(或)血栓形成的基础上发生的。在ICE显像对消融操作引导和监测下，在对病变反复处理期间，常会在上外侧界嵴病变处观察到壁厚增加和多个凹坑形成。射频手术引起导管接触处的组织肿胀，以及上腔静脉与右心房交界口周围的肿胀。通过ICE显像监测，同基准值相比(图6.14a和b)测得的上腔静脉与右心房交界口直径减小了22%(11%~47%)[7-8]。未发现大于50%的交界口狭窄。最后一次射频处理后的损伤30分钟内通过ICE显像监测，没有观察到上腔静脉与右心房交界处组织肿胀有所恢复。在需要再次手术的患者中(2次手术间隔1~8个月)，在上腔静脉与右心房交界处没有发现持续性组织肿胀的证据[7]。

在35%的患者中通常在凹坑病变中发现有小的黏附血栓(图6.15)，但似乎不能明显导致在ICE显像监测下所见的上腔静脉与右心房交界口的减小[7,8]。

通过使用当前可用的ICE显像引导和监测可减少或预防其他一些与导管消融术

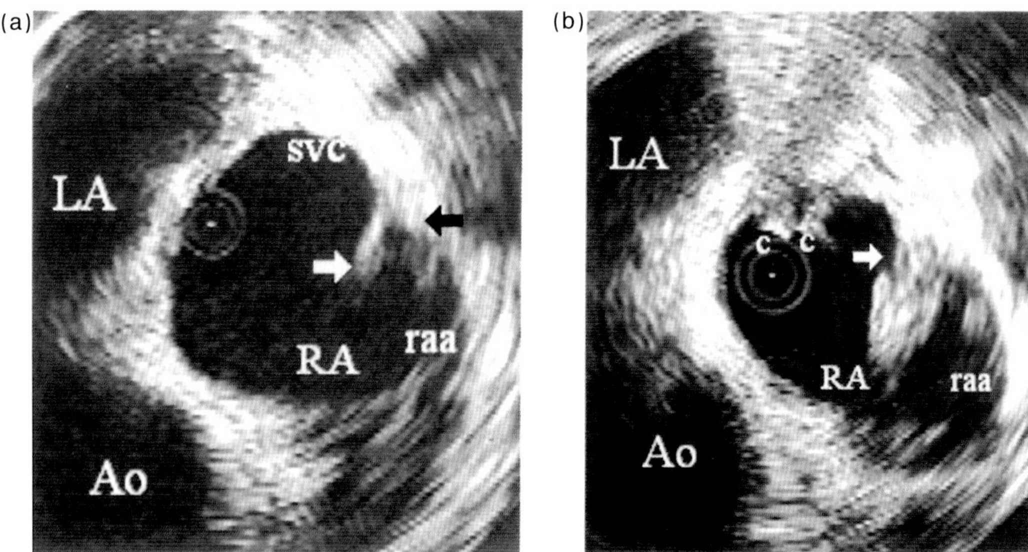

图6.12 机械环形ICE显像，探头置于上腔静脉(svc)与右心房(RA)耳部(raa)水平，显示：(a)进行射频消融手术而初次治疗失败的不适当窦性心动过速患者，基线处界嵴壁厚的测量值为7.6mm(箭头间)，上腔静脉侧壁的测量值为1.6mm；(b)在最后一次消融后，壁厚增至18mm并伴有凹坑形成(箭头)，包括靠近心外膜处增强的不均一性回声密度，但未出现无回声区，上腔静脉壁增至5mm。尽管有这些改变，但心率保持102次/min，且P波形态无明显改变。图像半径=40mm。Ao：主动脉；c：导管；LA：左心房。

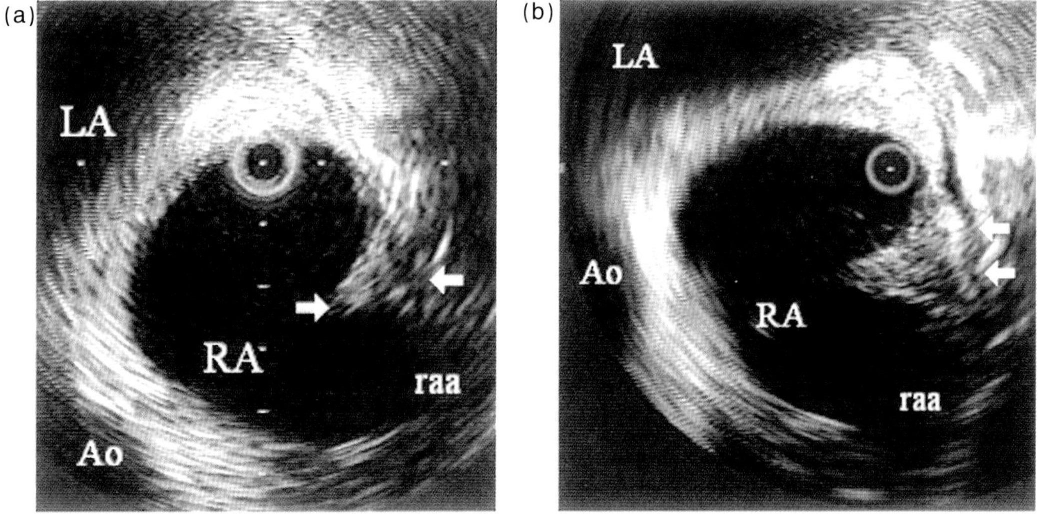

图6.13 机械环形ICE显像，探头置于上腔静脉(svc)和右心房(RA)耳部(raa)联结处，显示：(a)在再次消融手术损伤形成之前，界嵴壁厚度(箭头间)是8mm，上腔静脉侧壁厚度是1.8mm(每个刻度=5mm)；(b)在第27次消融之后，壁厚是13.1mm，此时增强的超声密度区已到达心外膜而且线性组织间无回声区(箭头)已形成；上腔静脉侧壁为3.7mm(图像半径=30mm)。伴随这个损伤，心率由100次/min降至60次/min。Ao：主动脉；LA：左心房。

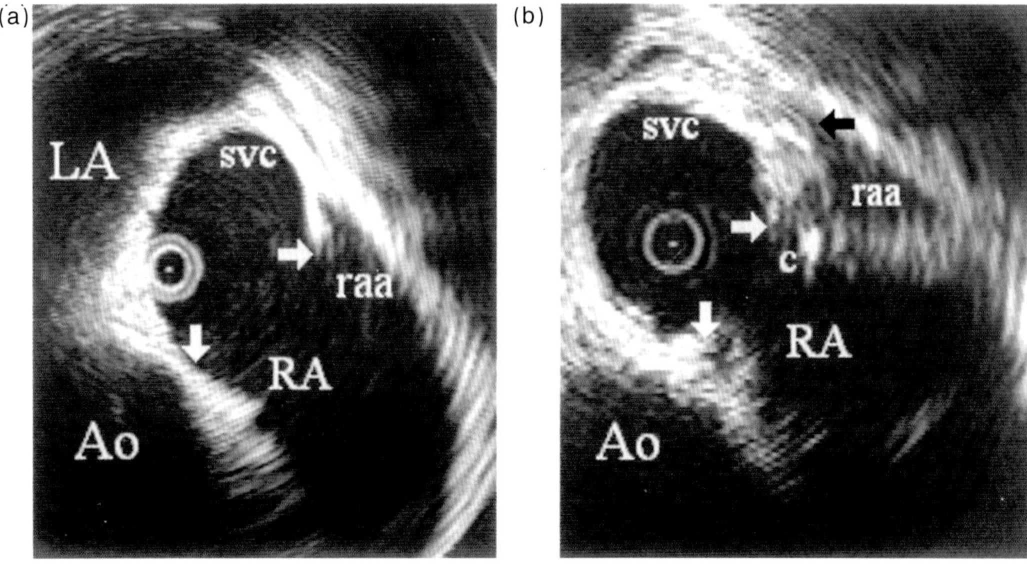

图6.14 机械环形ICE显像，探头置于上腔静脉(svc)和右心房(RA)耳部(raa)交界处水平，显示上腔静脉与右心耳交界口的改变：(a)从基线上17mm(箭头间)(图像半径=40mm)；(b)变到消融后的9mm(白箭头间，下降47%)，此时回波损伤到达心外膜而且心外膜与心包之间(黑箭头)形成线状组织间间隙。图像半径=30mm。c：导管；Ao：主动脉；LA：左心房。

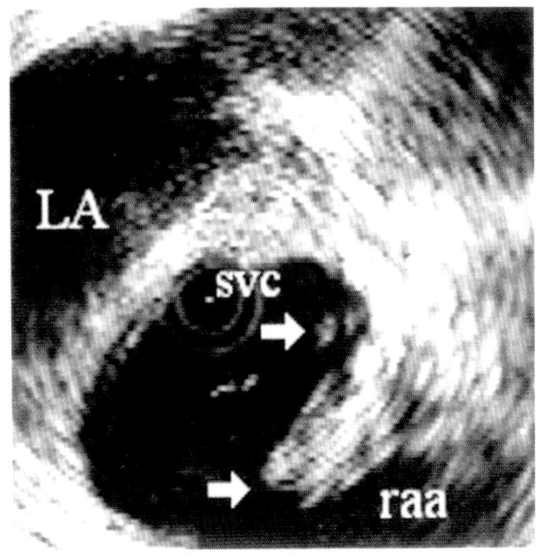

图6.15 机械环形ICE显像，显示消融后界嵴壁(下面箭头)增厚，伴血栓黏附在一个深凹坑中(上面箭头)。LA:左心房；raa：右房耳；svc：上腔静脉。

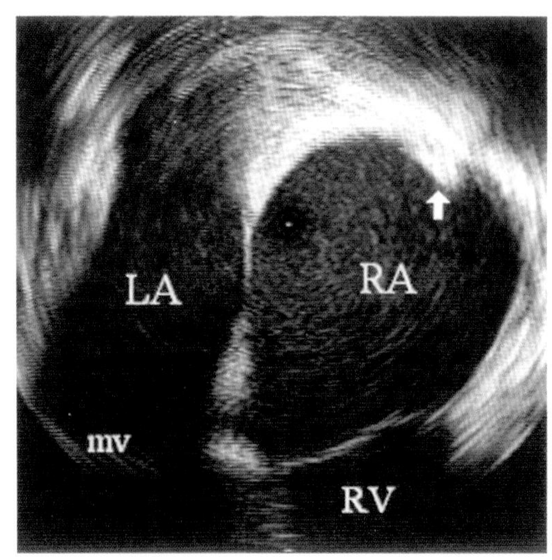

图6.16 机械环形ICE显像，探头置于右房(RA)中部房间隔附近，显示出左心房(LA)、右心房和界嵴中部(箭头)。图像半径=60mm。mv：二尖瓣；RV：右心室。

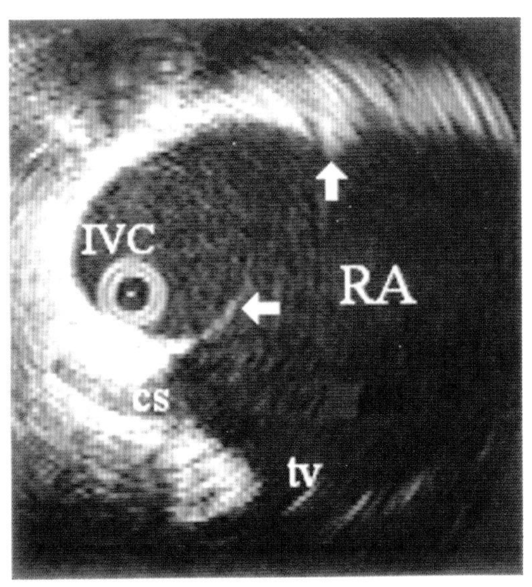

图6.17　机械环形ICE显像，探头置于下腔静脉(IVC)口处，显示出右心房(RA)以及界嵴下部(向上箭头)和下腔静脉瓣(水平箭头)。cs：冠状窦；tv：三尖瓣。

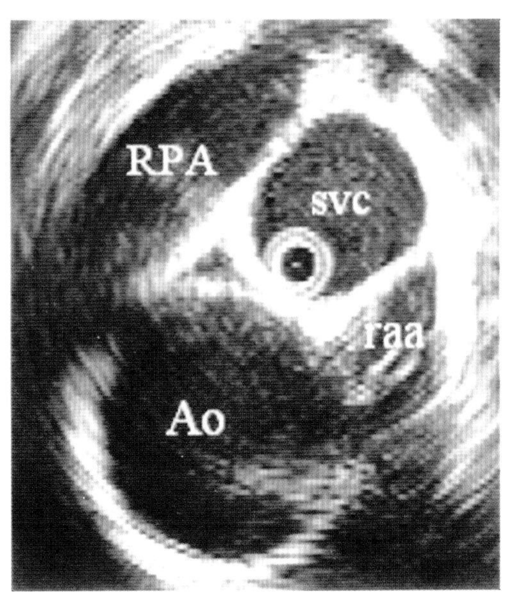

图6.19　机械环形ICE显像，探头置于上腔静脉(svc)口正上方，显示上腔静脉在近端水平，邻近结构包括右肺动脉(RPA)、升主动脉(Ao)和右心耳(raa)。

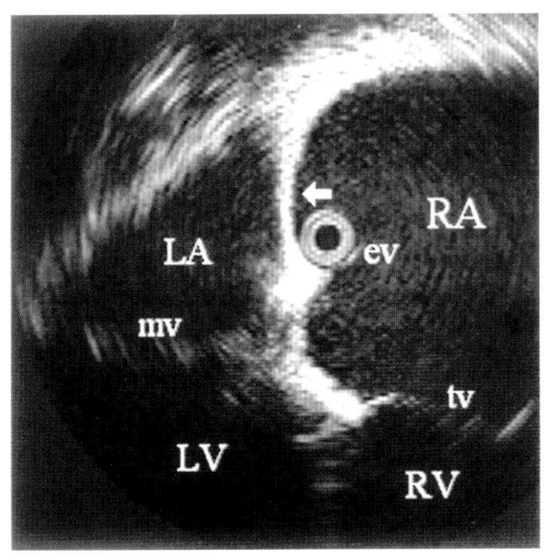

图6.18　机械环形ICE显像，探头置于下腔静脉口正上方，显示出左心房(LA)、右心房(RA)和房间隔的下部(箭头)。ev：下腔静脉瓣；LV：左心室；RV：右心室；mv：二尖瓣；tv：三尖瓣。

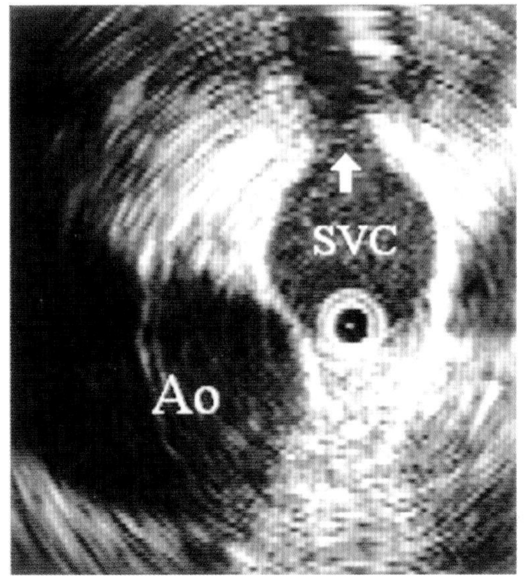

图6.20　机械环形ICE显像，探头置于上腔静脉(svc)的奇静脉口(箭头)水平，显示上腔静脉远端正好在奇静脉口或其下方。Ao：升主动脉。

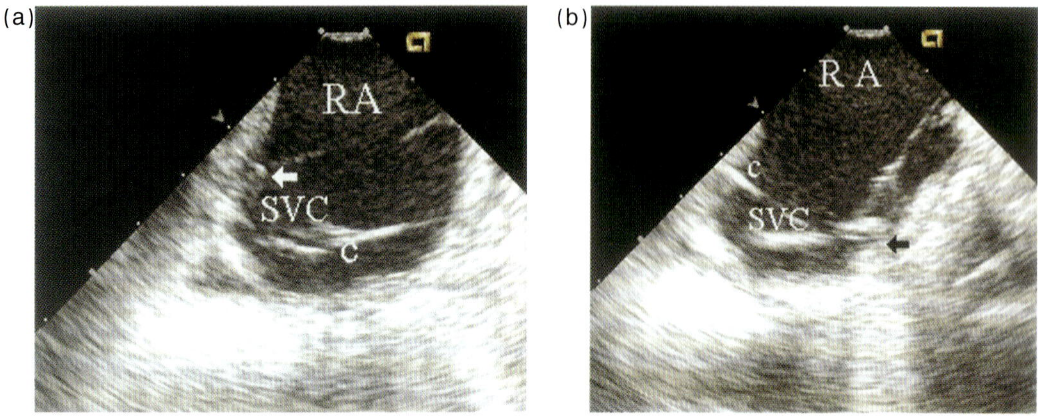

图6.21 上腔静脉(SVC)的ICE显像,探头置于右心房(RA)中部,尖端稍指向后方,显示出消融导管电极(箭头)伴有一个明显的远端扇形阴影伪像,定位于:(a)上腔静脉后方;(b)上腔静脉与右心房交界处正上方前壁,在上腔静脉内可见一多极标测导管(c)。

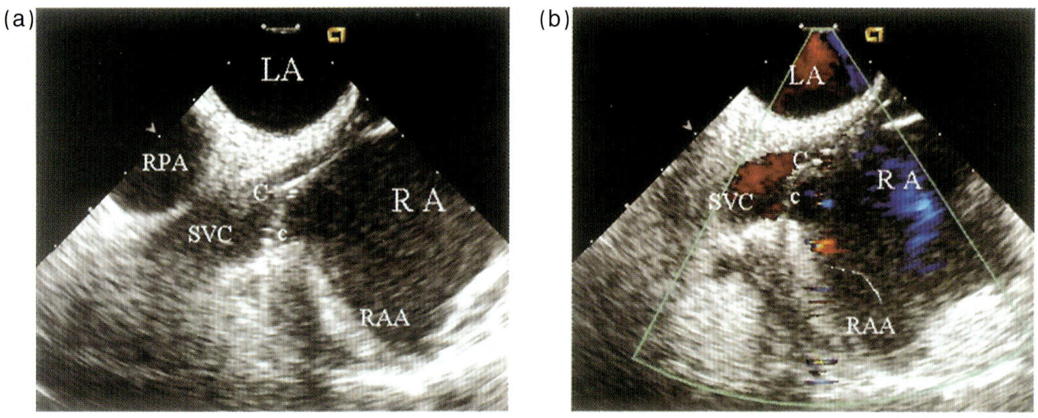

图6.22 上腔静脉(SVC)的ICE显像,通过未闭的卵圆孔将探头置于左心房(LA),显示:(a)置于上腔静脉腔内的一个多极标测导管(C)和消融导管(c),邻近结构包括右肺动脉(RPA)和右心耳(RAA)。(b)彩色血流显像显示血流(红色)由上腔静脉进入右心房(RA)。

相关的可能并发症,如心包填塞以及邻近心血管结构或膈神经的损伤。

窦房结矫正术后高达20%的患者需要植入起搏器;但是使用解剖学入路时,这种并发症似乎要少见得多。

房性心动过速常见起源部位的识别

房性心动过速是可起源于左心房或右心房的一种节律,而且可由折返、触发或自律性异常所引起[14]。体表ECG可用于心律

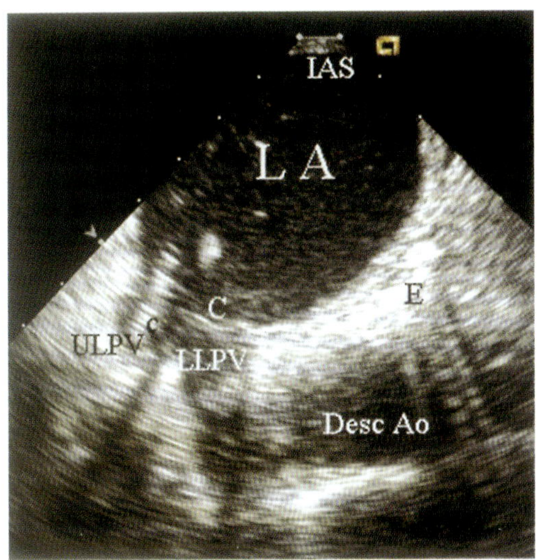

图6.23　左心房(LA)的ICE显像,探头置于右房(RA)内房间隔(IAS)的附近,显示多级标测导管(C)位于左下肺静脉(LLPV)开口处,消融导管(c)位于左上肺静脉(ULPV)开口处。左心房后壁部分邻近食道(E)。DescAo:降主动脉。

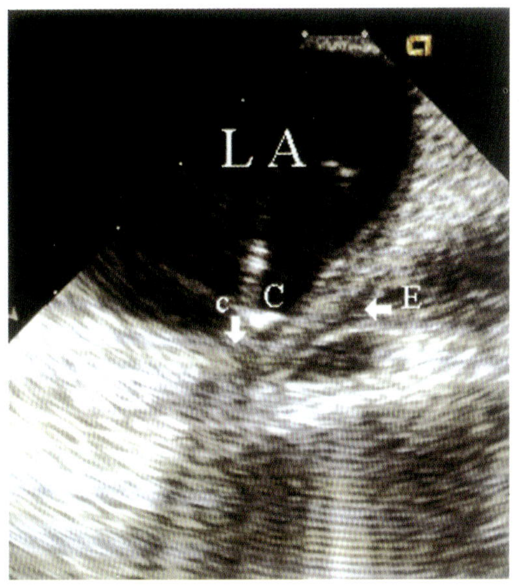

图6.24　左心房(LA)的ICE显像,探头置于右心房,显示消融导管电极(c,向下箭头)伴有增强的远端扇形阴影伪影,其位于食道(E)附近靠近右下肺静脉开口(C,多极标测导管)的左心房后壁处。在射频手术期间,由于能量输送电子设备的干扰,从探头中心向下到远端视野(水平箭头)可见另一个远端扇形阴影伪像。

失常起源点的监测。aVL导联的P波直立或双向提示起源于右心房，而V1导联的P波为正向,但aVL导联的P波为负向,提示心律失常起源于左心房[15]。因为右肺静脉位于后侧并正对着右心房间隔的右侧，因此靠体表P波形态预测心律失常起源部位有时可能不够精确。房性心动过速的标测最好通过下列步骤来完成：先进行激活标测,以确定体表P波开始之前的局部心房活动;再进行起搏标测,以确定起搏P波与自发性心动过速P波相同的部位;然后进行起搏激活顺序标测，以确定在什么位置上多个心房记录位点的相对激活时间在起搏和自发性心动过速之间是完全相同的[13]。用这种方法可以确定房性心动过速的部位并成功地消融[16]。

右心房心动过速的常见起源部位包括：界嵴的上部(图6.2)、中部(图6.16)和下部(图6.17),房间隔下部(图6.18),右心耳(图6.1),以及上腔静脉的近端（图6.19）和远端(图6.20)[17]。可通过机械环形导管或AcuNav ICE显像未显示上腔静脉(图6.21)。对于卵圆孔未闭的患者,在消融操作中引导导管定位时,可将显像导管置于左心房并平行于上腔静脉及其邻近结构(图6.22a和b)。起源于左心房的房性心动过速最常见起源于肺静脉口(图6.23),但是后壁(图6.24)和左房间隔(图6.25)也是常见的起源点。当探头置于右心房时,9MHz超声的机械环形ICE对于解决左心房外侧结构(如左肺静脉口)不能提供满意的显像深度，所以行左心房消融操作时首选AcuNavICE显像。

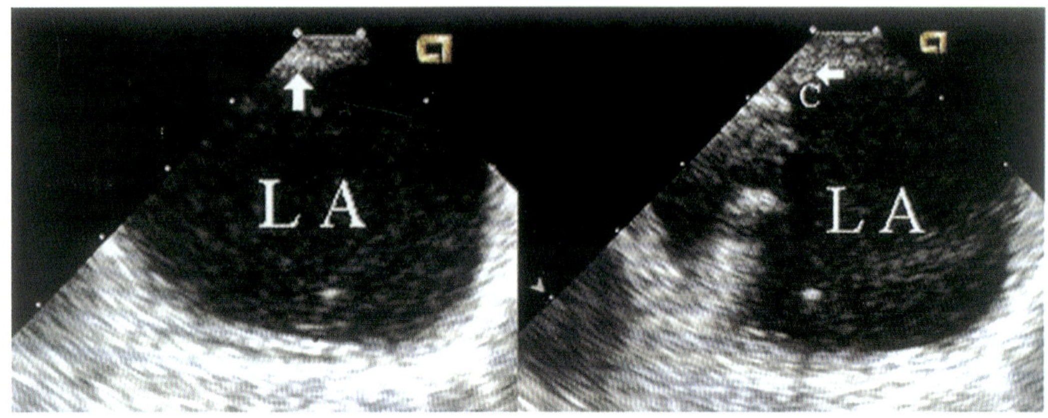

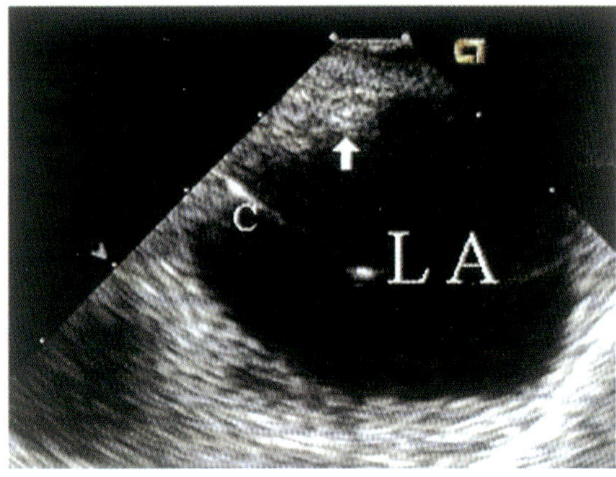

图6.25 左心房(LA)的ICE显像，探头置于右心房，显示出左房间隔(箭头)内病变射频处理之前(左上图)、之中(右上图)和之后(下图)的情况。房间隔厚度治疗前为3.5mm，治疗后为8mm。消融期间消融导管(c)置于左房间隔(箭头)，伴有一个增强的远端扇形阴影伪像。

参考文献

1 Krahn AD, Yee R, Klein GJ, Morillo C. Inappropriate sinus tachycardia: evaluation and therapy. *J Cardiovasc Electrophysiol* 1995; **6**: 1124–1128.

2 Sanders WE, Sorrentino RA, Greenfield RA, Shenasa H, Hamer ME, Wharton JM. Catheter ablation of sinoatrial reentrant tachycardia. *J Am Coll Cardiol* 1994; **23**: 926–934.

3 Waspe LE, Chien WW, Merrillat JC, Stark SI. Sinus node modification using radiofrequency current in a patient with persistent inappropriate sinus tachycardia. *PACE* 1994; **17**: 1569–1576.

4 Lee RJ, Kalman JM, Fitzpatrick AP, *et al.* Radiofrequency catheter modification of the sinus node for "inappropriate" sinus tachycardia. *Circulation* 1995; **92**: 2919–2928.

5 Kalman JM, Olgin JE, Karch MR, Hamdan M, Lee RJ, Lesh MD. "Crista tachycardias": origin of right atrial tachycardias from the crista terminalis identified by intracardiac echocardiography. *J Am Coll Cardiol* 1998; **31**: 451–459.

6 Ren JF, Schwartzman D, Callans DJ, Marchlinski FE, Gottlieb CD, Chaudhry FA. Imaging technique and clinical utility for electrophysiologic procedures of lower frequency (9 MHz) intracardiac echocardiography. *Am J Cardiol* 1998; **82**: 1557–1560.

7 Callans DJ, Ren JF, Schwartzman D, Gottlieb CD, Chaudhry FA, Marchlinski FE. Narrowing of the superior vena cava-right atrium junction during radiofrequency catheter ablation for inappropriate sinus tachycardia: analysis with intracardiac echocardiography. *J Am Coll Cardiol* 1999; **33**: 1667–1670.

8 Ren JF, Marchlinski FE, Callans DJ, Zado ES. Echocardiographic lesion characteristics associated with successful ablation of inappropriate sinus tachycardia. *J Cardiovasc Electrophysiol* 2001; **12**: 814–818.
9 Anderson KR, Ho SY, Anderson RH. The location and vascular supply of the sinus node in the human heart. *Br Heart J* 1979; **41**: 28–32.
10 Boineau JP, Schuessler RB, Hackel DB, Miller CB, Brockus CW, Wylds AC. Widespread distribution and rate differentiation of the atrial pacemaker complex. *Am J Physiol* 1980; **239**: H406–H415.
11 Randall WC, Rinkema LE, Jones SB, Moran JF, Brynjolfsson G. Functional characterization of atrial pacemaker activity. *Am J Physiol* 1982; **242**: H98–H106.
12 Ren JF, Schwartzman DS, Brode SE, *et al.* Intracardiac echocardiographic monitoring for morphologic changes in radiofrequency ablation atrial lesions: *in vivo* validation and clinical observations (abstr). *Circulation* 1997; **96**: I-22.
13 Leonelli FM, Pisano E, Requarth JA, *et al.* Frequency of superior vena cava syndrome following radiofrequency modification of the sinus node and its management. *Am J Cardiol* 2000; **85**: 771–774.
14 Haines DE. Catheter ablation therapy for arrhythmias. In: Topol EJ, ed. *Textbook of Cardiovascular Medicine*, 2nd edn. Lippincott Williams & Wilkins, Philadephia, 2002: 1559.
15 Tang CM, Scheinman MM, Van Hare GF, *et al.* Use of P wave configuration during atrial tachycardia to predict site of origin. *J Am Coll Cardiol* 1995; **26**: 1315–1324.
16 Tracy CM, Swartz JF, Fletcher RD, *et al.* Radiofrequency catheter ablation of ectopic atrial tachycardia using paced activation sequence mapping. *J Am Coll Cardiol* 1993; **21**: 910–917.
17 Gerstenfeld EP, Ren JF, Marchlinski FE. Atrial tachycardia successfully treated by electrical isolation of the superior vena cava. *PACE* 2003; **26**(Pt.I): 906–910.

Jian-Fang Ren, MD, & David J. Callans, MD

（李康 译）

7 第七章

心内超声显像在心房纤颤射频导管消融术中的应用

概 述

心房纤颤是人类最常见的持续性心律失常。它可以表现为阵发性(自行终止)、持续性(通过治疗终止)或永久性(窦性节律不能恢复)[1]。心房纤颤的维持可能有赖于同时发生多个小波的折返[2]。许多患者的心房纤颤可能是由快速“点火灶”(常位于肺静脉)引起的[3-5]。解剖学研究证实,人类的心肌延伸到肺静脉[6]并且在试验模型中还发现了自律性[7]。心房纤颤的特点是出现一系列快速、无规律、杂乱的心房纤维性颤动波,其频率>300~600次/min。病理学研究发现心房肌减少伴纤维和脂肪浸润,但许多相似的变化也可以因年龄的增大而发生。多种心脏疾病均合并有心房纤颤,最常见的有高血压、冠心病、瓣膜性心脏病及甲状腺功能亢进。许多心脏结构明显正常的患者均患有先天性或孤立性心房纤颤。

肺静脉射频导管消融已被用于治疗阵发性心房纤颤[3-5]。联合使用三维电解剖标测系统、心内超声心动图(ICE)及特殊标测导管使肺静脉电隔离/消融的有效性和安全性得到了改善[8]。ICE显像在引导经间隔导管插入(见第5章)、标测肺静脉口、辅助准确放置标测和消融导管、监测消融后肺静脉口的损伤形态和血流改变以及及时发现手术并发症中可发挥重要作用[9]。

显示及测量肺静脉口

明确肺静脉的解剖结构特征并确定肺静脉口的直径,对于优化肺静脉口隔离/消融策略以及选择适当尺寸的环状多极标测导管(如LASSO™)非常重要。从我们进行的600多例肺静脉口隔离/消融的AcuNav图像资料来看,大多数患者的左肺静脉口是共享开口(图7.1a和b),少部分患者为单独的开口 (图7.2a和b)。右肺静脉一般有上、中、下三个肺静脉分支。对于隔离和消融技术来说,上和中右肺静脉共用上右肺静脉口,因为在中和下右肺静脉之间通常有一个隆凸 (图7.3)。右肺静脉解剖变异时,单独的中右肺静脉或右中肺静脉更靠近下右肺静脉(图7.4)。肺静脉一级分支,特别是左和右下肺静脉,常可以用彩色血流显像未显示(图7.5)。

在143例(113例为男性,平均年龄55±11岁)接受射频消融的心房纤颤患者中,消融前左侧上下肺静脉口的直径分别为15.7±2.3mm和16.1±2.8mm, 右侧上下肺静脉口直径分别为15.6±2.0mm和16.2±1.4mm[10,11]。个体口部直径未发现有显著差异。左侧共享开口的直径为25.5±4.5mm[11]。

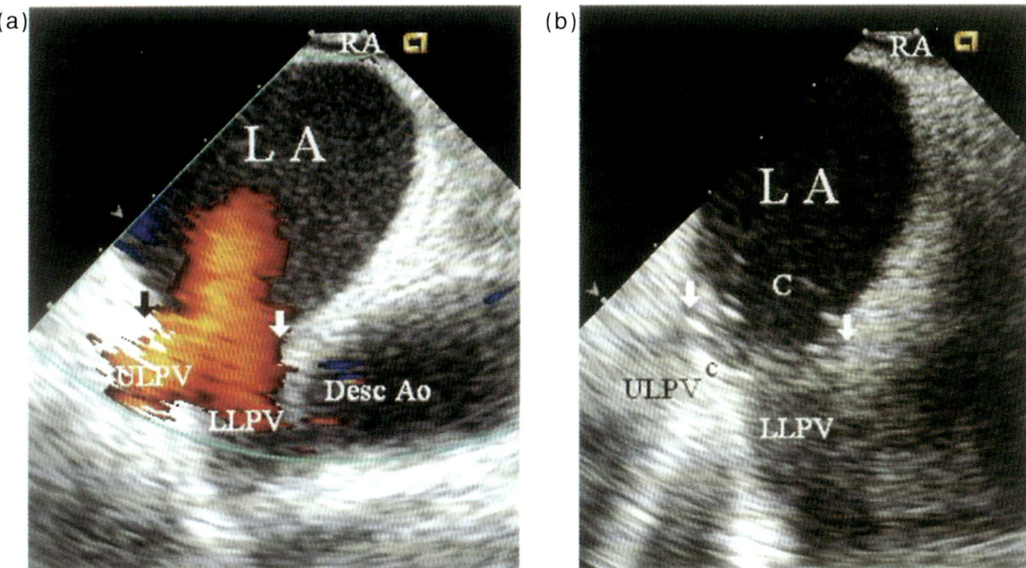

图7.1　ICE显像,探头置于右心房(RA),显示:(a)共用左肺静脉口(两箭头之间),汇聚有来自左上肺静脉(ULPV)和左下肺静脉(LLPV)流向左心房(LA)的红色血流;(b)环形多极标测导管(C)和消融导管(c)放置于共用左肺静脉(两箭头之间)。DescAo:降主动脉。

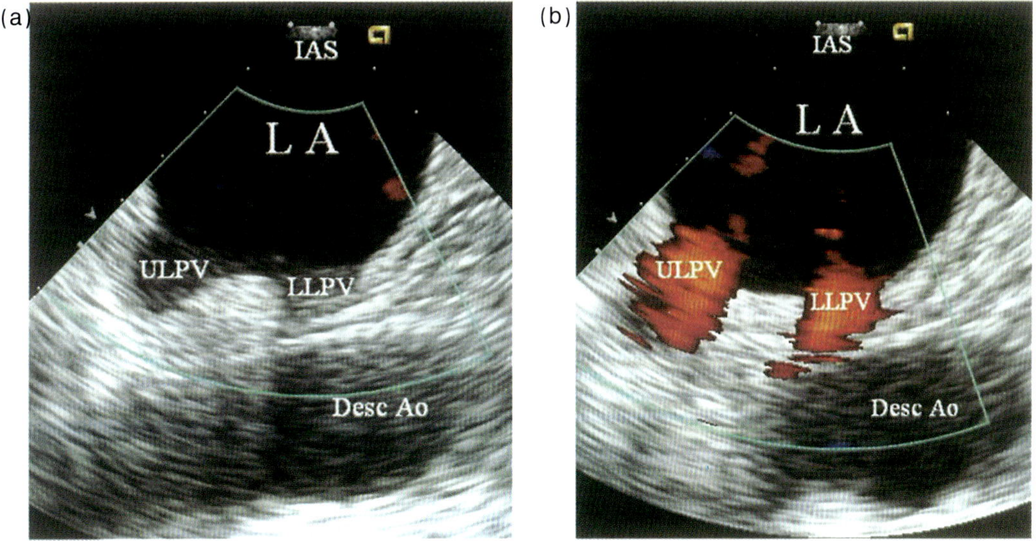

图7.2　ICE显像,探头置于右心房的房间隔(IAS),显示:(a)单独的左上肺静脉(ULPV)和左下肺静脉(LLPV)口;(b)从单独的肺静脉口流向左心房(LA)的红色血流。DescAo:降主动脉。

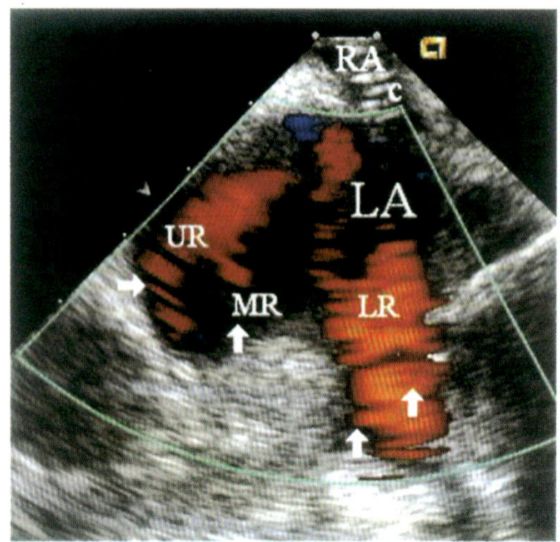

图7.3 ICE显像,探头置于右心房(RA),显示朝向左心房(LA)彩色的血流(箭头)及右上(UR)和右中(MR)肺静脉的共享开口。在右中(MR)肺静脉口和右下(LR)肺静脉口之间可见一处隆凸。C:导管。

引导标测和消融导管在肺静脉口的放置

在双重房间隔穿刺之后,可在ICE显像引导下经鞘管将一根环状多极标测导管(LASSO™)和标测/消融导管(NAVISTAR™, Biosense Webster, Diamond Bar, CA, USA)放置在左心房,并置于不同的肺静脉口。依据ICE多普勒彩色血流显像测量的尺寸,把合适的环状多极电极导管分别放置在共享(图17.1b和7.6)或独立的左肺静脉上下口(图7.7a–c)及右肺静脉口(图7.8a和b)。当共享开口的直径大于所使用的环状标测导管直径时,可以在ICE显像引导下将导管放置在静脉口的顶部然后再移至底部(图7.9)。在ICE显示出消融导管的情况下,射频能量总是在LASSO附近发放,因此避免了对肺静脉口内部的损伤(图7.10)。

肺静脉消融手术开始时肺静脉口部血流速度的变化

据文献描述,ICE多普勒彩色血流显像可有效测定在心房纤颤局部消融时肺静脉口的血流速度,以便监测肺静脉口的缩窄程度[10]。在消融前后分别测定收缩期和舒张期肺静脉口的峰值流速(图7.11)。从技术角度看,优化调整导管的位置至关重要。超声束和脉冲多普勒取样点(3~5mm)之间的成角≤25°且与肺静脉口的方向相差应小于1cm。峰值压力阶差可以用简化的伯努利方程($\Delta P=4V^2$)估计出,在这个公式中,血流加速度、黏滞摩擦系数和近端的速度被忽略[12]。依据我们早期的经验,在一组总计219个肺静脉口的射频手术中,发现在消融后肺静脉口血流峰值速度/压力阶差的变化(表7.1)[10]。肺静脉口血流峰值速度消融前为56±12cm/s(21~98cm/s),消融后为101±22cm/s(47~211cm/s)($p<0.001$)。消融后峰值速度>100cm/s(压力阶差>4mmHg)的有103个,占219个消融肺静脉总数的47%。消融后当峰值速度大于130cm/s时,在消融后的肺静脉曾记录到显著的宽频谱的多普勒湍流信号(图7.1和图7.2)。与损伤前肺静脉血流相比,检测到的峰值速度在心房口突然升高,提示消融后口部损伤导致狭窄(图7.13)。

肺静脉血流速度增加的随访和消除:基于观察到的最大肺静脉血流速度、磁共振或像或造影剂增强的CT随访以及在6~18个月随访期间无肺静脉狭窄伴发的症状,我们的临床经验表明肺静脉峰值速度急性升至158cm/s仍有很好的耐受性。但肺静脉狭窄的严重性已经使我们的团队采用了更为保守的方法。我们通常把肺静脉血流速度的目标值定为<100cm/s。大于100cm/s的

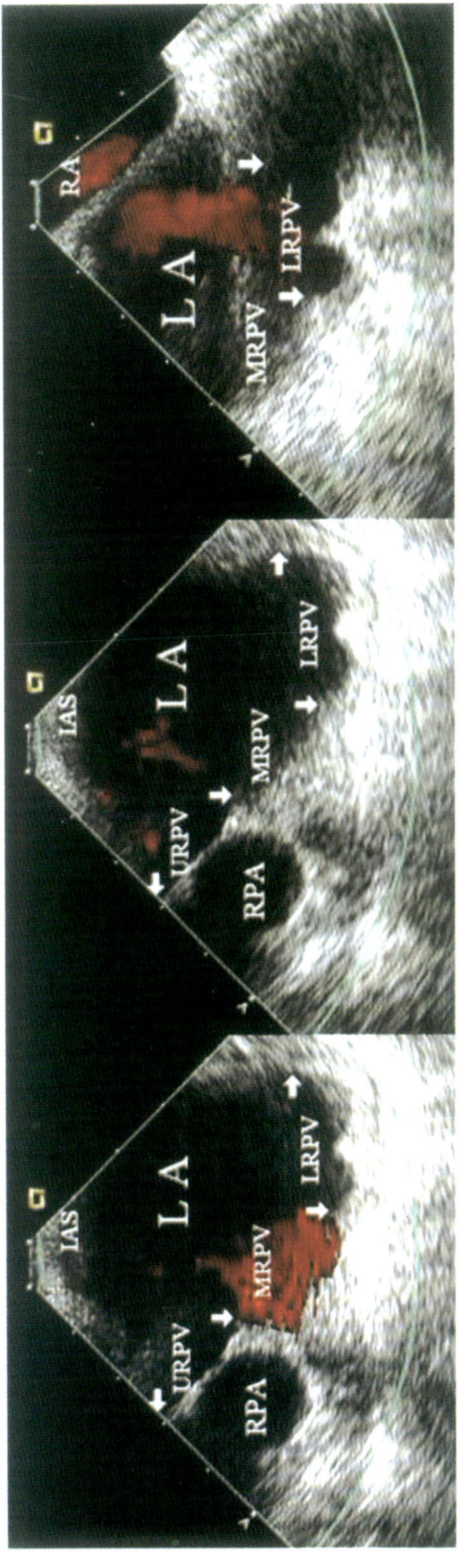

图7.4　ICE显像，优化位置的导管探头置于右心房(RA)，显示的多普勒彩色血流显像来自右中肺静脉(MRPV)口(左图)，以及单独(箭头)来自右上肺静脉(URPV)(中图)和右下肺静脉(LRPV)口血流(右图)。LRPV的两个近端分支也被显示。IAS：房间隔；LA：左心房；RPA：右肺动脉。

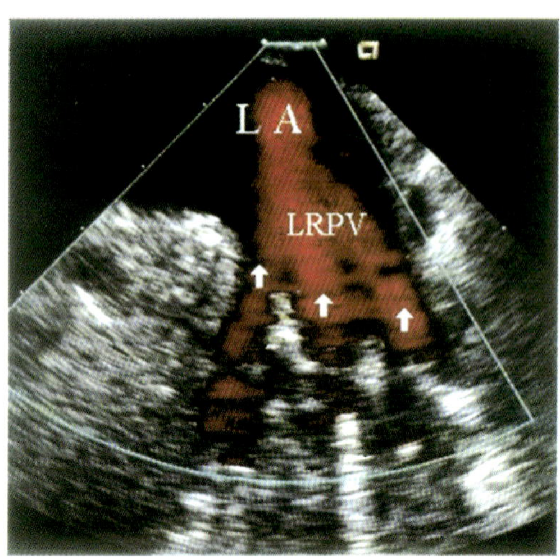

图7.5 ICE显像,探头置于右心房(RA),显示彩色血流(箭头)从下右肺静脉(LRPV)近端分支流向左心房(LA)。

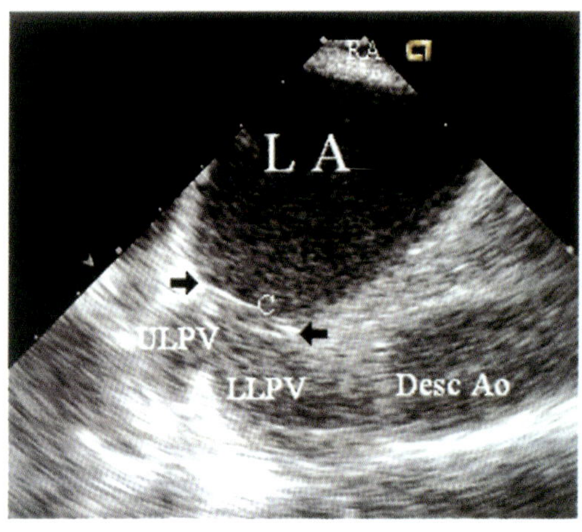

图7.6 ICE显像,探头置于右心房(RA),显示左上(ULPV)和左下(LLPV)肺静脉共享的左肺静脉口(箭头)及放在共享口的环状多极标测导管(C)。DescAo:降主动脉;LA:左心房。

流速变化,提示我们需要将消融部位尽可能向近端靠近。随访研究表明,左侧肺静脉最大流速达到120cm/s时的明显缩窄危险性较低。随访中我们通过多普勒彩色血流显像的观察还注意到,肺静脉流速的急性增加会有时间依赖性逆转。重复消融研究发现,肺静脉峰值流速平均下降22±14cm/s (图7.12),首次消融术超过3个月后,88%的消融后肺静脉的流速已接近于基准值(表7.2和图7.14)。

在以前消融过的肺静脉再次消融时监测口部流速

对肺静脉口流速增加的患者进行再次肺静脉消融,可能引起肺静脉流速的进一步增加并使肺静脉血流产生具有临床意义的持续改变。对这种病例需采用小心谨慎的方法。我们报道了13例初次消融后对房颤复发再次消融的结果 (初次消融后随访0.1~13个月)[10]。有2例患者再次消融前的肺静脉流速>100cm/s,再次消融后3个肺静脉口的流速>158cm/s。有一例患者左上肺静脉血流速度从116cm/s增加到194cm/s (15.1mmHg);另一例患者左上肺静脉流速从118cm/s增至172cm/s,左下肺静脉从83cm/s增至176cm/s。对这两例肺静脉口流速>158cm/s的患者,在2~4个月随访中进行了磁共振成像检查。发现有轻中度肺静脉狭窄(50%~60%),在对两个肺静脉流速都大于158cm/s的患者再次消融4个月后,该患者出现了劳累性呼吸困难的症状。另一位患者在后来的磁共振成像中没有发现症状或明显的狭窄(<50%)。肺静脉血流速度<158cm/s的患者再次消融后没有发现任何与肺静脉狭窄相关的症状[10]。虽然如此,这些数据却使我们对再次消融后可接受的血流改变采取了一种保守的办法。再次准确评估血流速度≥120cm/s的肺静脉,才能正确调整消融方法向以免该处血流发生进一步改变。

心率和异丙(去甲)肾上腺素对肺静脉流速的影响

对于肺静脉和非肺性触发的房颤,输

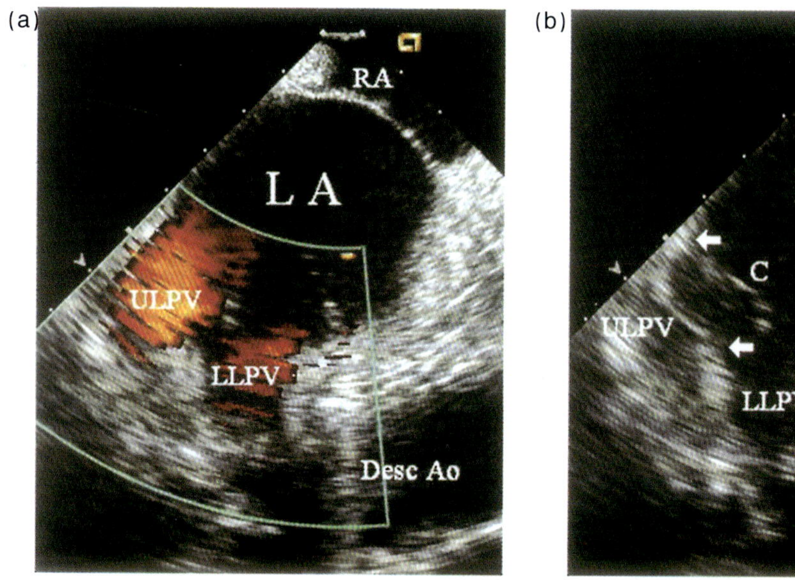

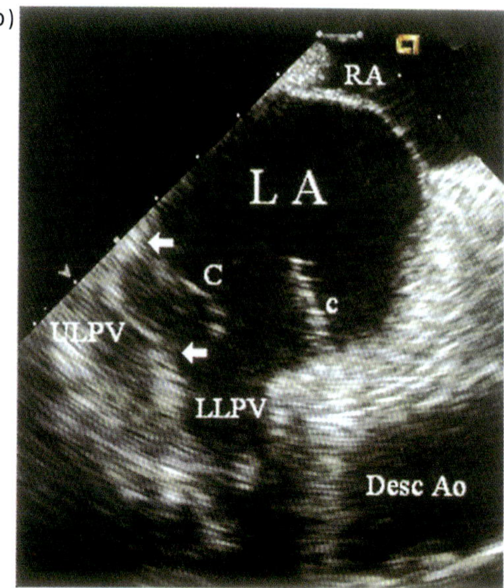

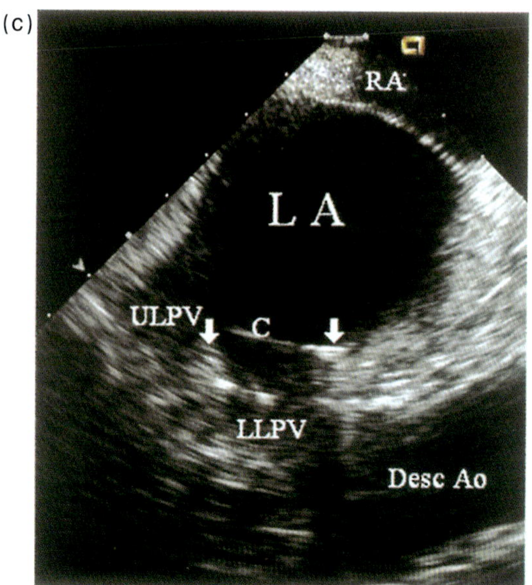

图7.7 ICE显像，探头置于右心房(RA)，显示：(a)分别来自左上(ULPV)和左下(LLPV)肺静脉流向左心房(LA)的彩色血流；(b)放置在ULPV口(箭头之间)的环状多极标测导管(C)；(c)放置在LLPV口(箭头之间)的环状多极标测导管(C)。DescAo:降主动脉。

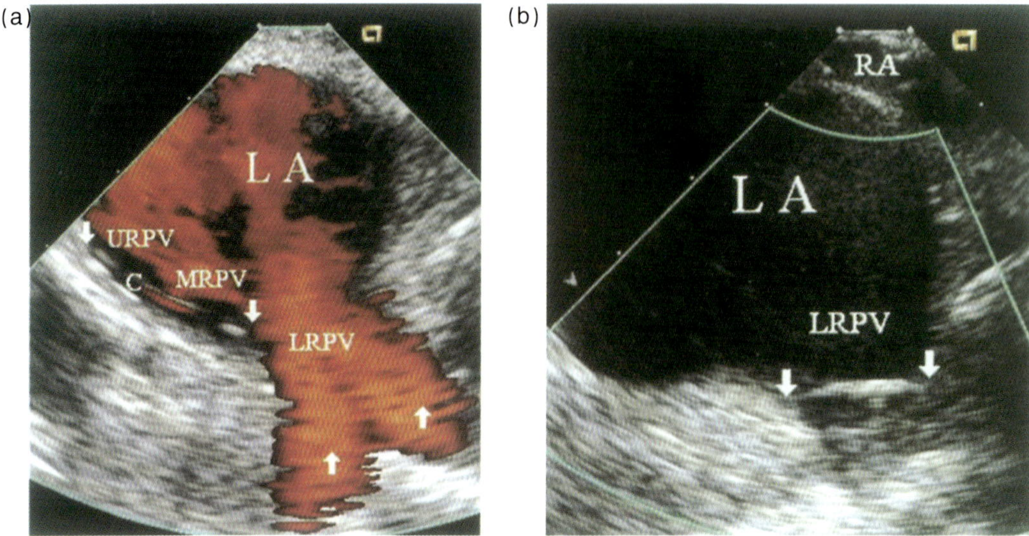

图7.8 ICE显像，探头置于右心房(RA)，显示：(a)流向左心房(LA)的红色汇聚血流，一个汇合点来自上和中右肺静脉(URPV和MRPV)，另一个来自右下肺静脉(LRPV)的分支(两个向上箭头)，以及放置在URPV和MRPV共用口的环状多极标测导管(两个向下箭头之间)；(b)在LRPV口的环状标测电极(箭头之间)。

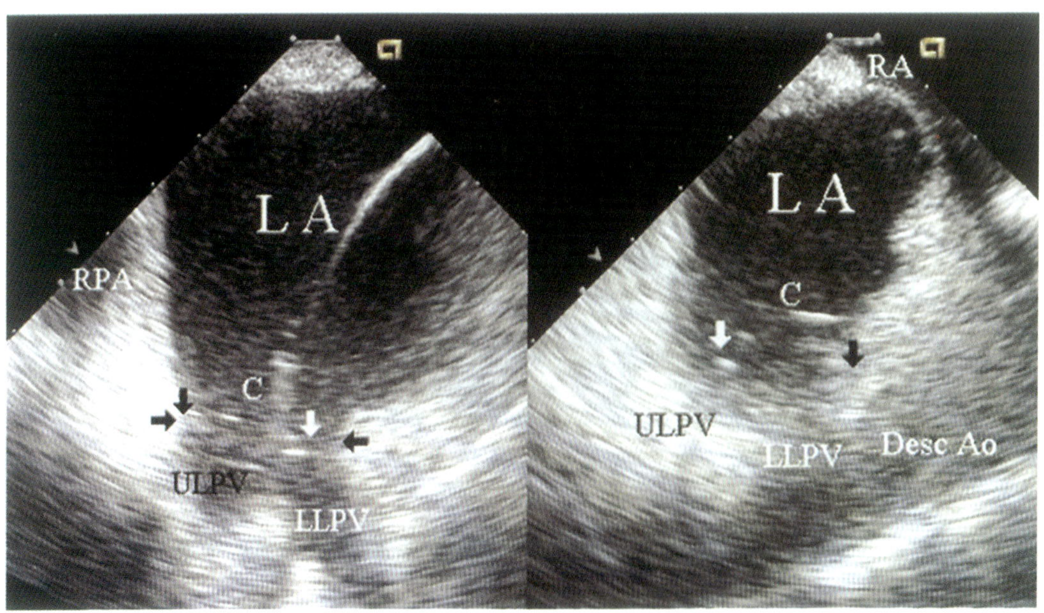

图7.9 左心房的ICE显像，探头置于右心房(RA)，显示环状多极标测导管(垂直箭头)先放在左肺静脉(LPV)共用口的顶部(左图，水平箭头)，然后放在共用口的底部(右图)。C：导管；DescAo:降主动脉；RPA：右肺动脉；ULPV和LLPV：上和下左肺静脉。

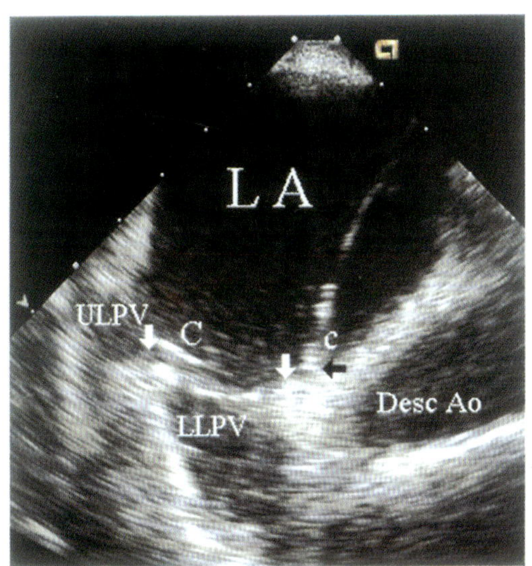

图7.10 左心房的ICE显像,探头置于右心房(RA),显示消融导管电极(水平黑箭头)放在LASSO电极附近的左心房壁上(两垂直箭头之间),正好在左下肺静脉(LPV)口。C:LASSO导管;c:消融导管;DescAo:降主动脉;ULPV:左上肺静脉。

注异丙肾上腺素是最有效的诱发方式之一。对31例阵发性房颤患者(24例男性,年龄为51±12岁),用ICE多普勒彩色血流显像观察了异丙肾上腺素(20μg/min)对肺静脉口血流速度的影响[13]。结果表明,异丙(去甲)肾上腺素能增加未消融肺静脉口的峰值速度(图7.15),且使消融后肺静脉口的血流速度显著增加(图7.16,表7.3)。异丙(去甲)肾上腺素的这种作用与其对于心率的作用无关,因为在心房起搏时心率有类似的增加而肺静脉血流速度却没有明显增加(图7.15和图7.16,表7.3)。真性肺静脉口狭窄的多普勒彩色血流显像典型表现包括肺静脉口峰值血流速度的增加(湍流束)伴收缩期速度降低以及舒张期速度长时间升高伴压力减半时间延长,和(或)收缩与舒张期成分融合[10,12,14,15]。尽管在消融后异丙(去甲)肾上腺素引起的肺静脉口峰值血流速度可以达到190cm/s,但脉冲多普勒频谱显像酷似双相变异图形而没有提示肺静脉口血流阻塞的图像特征(图7.16)。异丙(去甲)肾上腺素是一种非配醣体(拟交感性)变力制剂,它对肺静脉血流的作用可能与其增加心输出量和刺激收缩期血管床β_2肾上腺受体有关[16]。对心输出量正常[>2.2 L/(min·m^2)]患者进行的血流动力学研究表明,异丙(去甲)肾上腺素可同步增加心输出量和肺静脉血流速度[17,18]。异丙(去甲)肾上腺素功能性地增加肺静脉狭窄的特点,在肺静脉峰值流速作为识别肺静脉口损伤的指标时非常重要。对肺静脉口血流的“异丙肾上腺素效应”的这种临床提示,可能会误认为临床显著的肺静脉狭窄是由消融术本身引起的。

特征性损伤形态改变

释放到左房壁邻近肺静脉口处的射频能量可引起损伤发生形态改变,包括心壁增厚、回声密度增大及凹坑形成。左房壁厚度可用ICE二维或M型显像来评估(图7.17)。34例心房纤颤患者(年龄为54±10岁)的基准左房壁厚度为2.8±0.6mm,射频消融后厚度增加(4.4±1.2mm)且损伤区回声密度增强(消融参数:4mm电极,40W,52℃,90s)(图7.18)[19]。Marshall韧带是对房颤诱发性触发机制进行射频消融的重要靶点。Marshall韧带局部组织厚度通常较大且回声密度较高,提示与其他心房壁相比其纤维组织明显增多[19]。在射频消融中(消融参数:4mm电极,40W,52℃,90s),电极头的位置很容易确定,在Marshall韧带组织区25%的损伤发现有小气泡(图7.19),并且其回声厚度显著增加[19]。Marshall韧带区组织厚度在消融前为6.5±1.9mm,消融后为11.9±2.9mm(图7.20)。常常

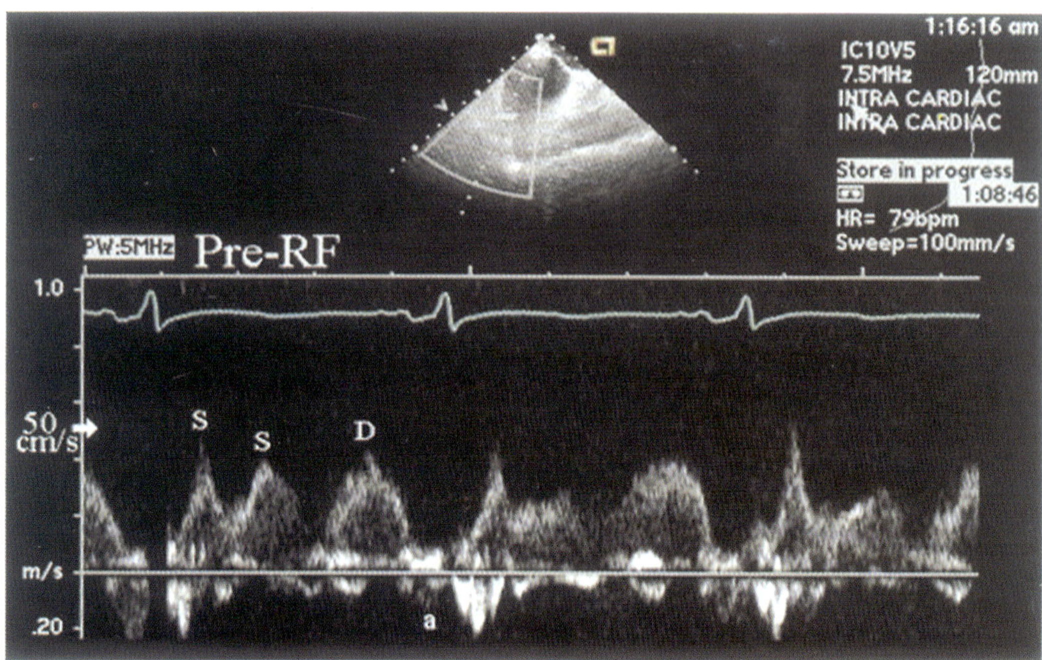

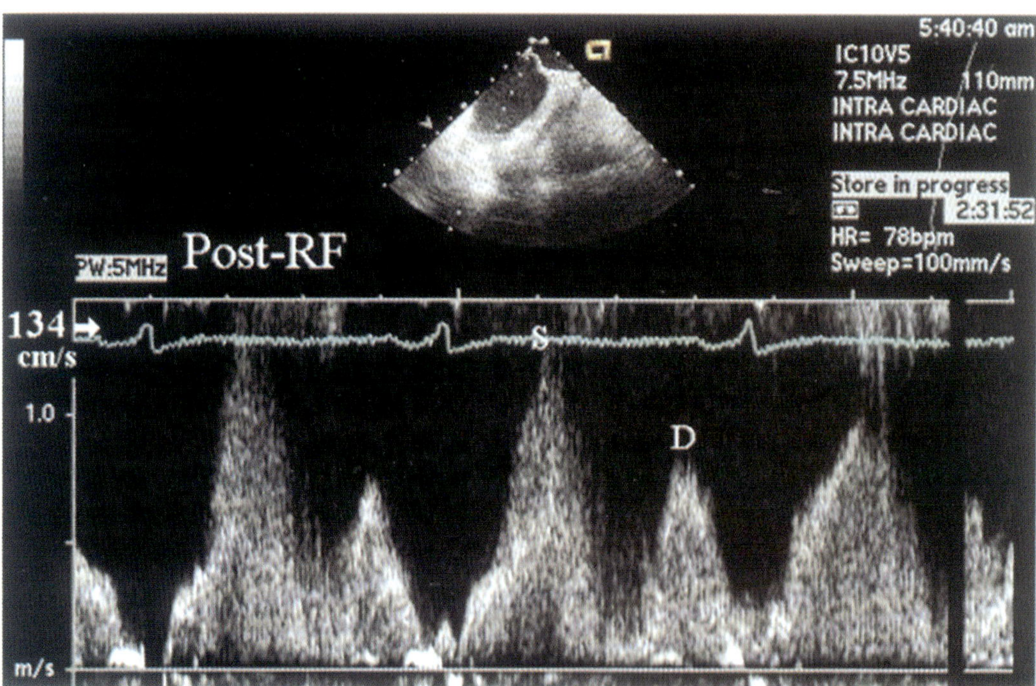

图7.11 脉冲多普勒频谱记录的左上肺静脉(ULPV)口的峰值血流速度显示,消融前(Pre-RF)的最大血流速度为50cm/s,伴有两个收缩期成分(S)及舒张早期(D)和晚期逆向波(a),消融后(Post-RF)口部峰值血流速度增至134cm/s(7.2mmHg)且在射频术后损伤口部之后出现湍流。

表7.1 射频消融术后肺静脉口血流速度/压力阶差的变化

	ULPV	URPV	LLPV	LRPV
n	81	73	43	22
口径(mm)	15.6±2.0	15.3±1.9	15.6±2.0	16.2±1.4
消融前V(cm/s)	59±12	54±11	58±13	44±10
PG(mmHg)	1.5±0.6	1.2±0.5	1.5±0.6	0.8±0.3
HR(bpm)	76±17	81±20	76±15	84±16
损伤/PV	14±7	12±6	11±5	15±9
消融后V(cm/s)*	109±21	97±20	101±25	79±22
PG(mmHg)*	5.0±3.4	4.0±1.5	4.5±2.3	2.8±1.4
HR(bpm)	81±15	83±15	79±15	81±16

*p<0.001：消融前后对照；LLPV和LRPV：左右下肺静脉；PG：压力阶差；ULPV和URPV：左右上肺静脉；V：峰值流速。经允许复制[10]。

需要再次(≥5个损伤)射频消融(67.4%)，需要释放能量的损伤数目较肺静脉口与左房壁的其他部位要多，提示Marshall韧带组织处进行肺静脉电隔离更为困难。

使用8mm电极(70W，50~52℃，60s)或灌注头电极(40℃，能量可控)进行射频消融，左房壁邻近肺静脉口部位的损伤形态变化较使用4mm电极消融(50W，52℃，90s)更显著，肿胀也更显著，而且可能有小凹形成或者明显的凹坑形成(图7.21和图7.22)。在再次射频能量释放期间曾发现，左房壁邻近肺静脉口部位的形态改变可导致"花椰菜或多环"征(图7.23)，或者在损伤部位形成可移动血栓(图7.24)，因此应当避免。用ICE显像监测损伤的形态变化（其特征是显著增多的气泡和透壁性回声密度）可降低甚至防止透壁性过热和突然的"爆裂"(图7.25a–c)。爆裂可产生凹坑样损伤，其在射频释放期间会使消融部位发生壁穿孔，这种危险性虽不大但确实存在。

使用ICE显像观察到各肺静脉口的横截面积随射频损伤的形态变化。其特征是，在对左心房与肺静脉连接的整个周边进行射频消融后，壁厚增加以及固定和逐渐出现的横截面减小[20]。除了肿胀和壁变厚，热能引起的支撑蛋白收缩导致的挛缩也可以引起横断面变薄以及肺静脉口消融后的肺静脉口血流速度或压力阶差的增加。

监测及发现手术并发症

对心房纤颤行左心房消融手术的潜在并发症包括在经间隔穿刺(见第五章)及左心房标测和消融中出现的并发症。左心房消融术中通过ICE证实的主要潜在并发症为左心房血栓形成、肺静脉狭窄、食管损伤及心包积液。

左心房血栓

与左心射频导管消融手术相关而与心房纤颤本身无关的全身血栓栓塞并发症的发生率，据报道可高达2%[22,23]。据报道，心房纤颤射频消融时血栓性卒中的发生率可高达5%[24]。血栓形成的原因可能是由于血管内放置导管及持续消融手术激活了凝血级联机制所致[25]。最近用ICE显像证实，在双重经房间隔穿刺后维持使用抗凝药使活化凝血时间>250s的情况下，行左心房射频消融术的患者左心房血栓形成的发生率为10.3%(24/232)[26]。这些左心房血栓往往是

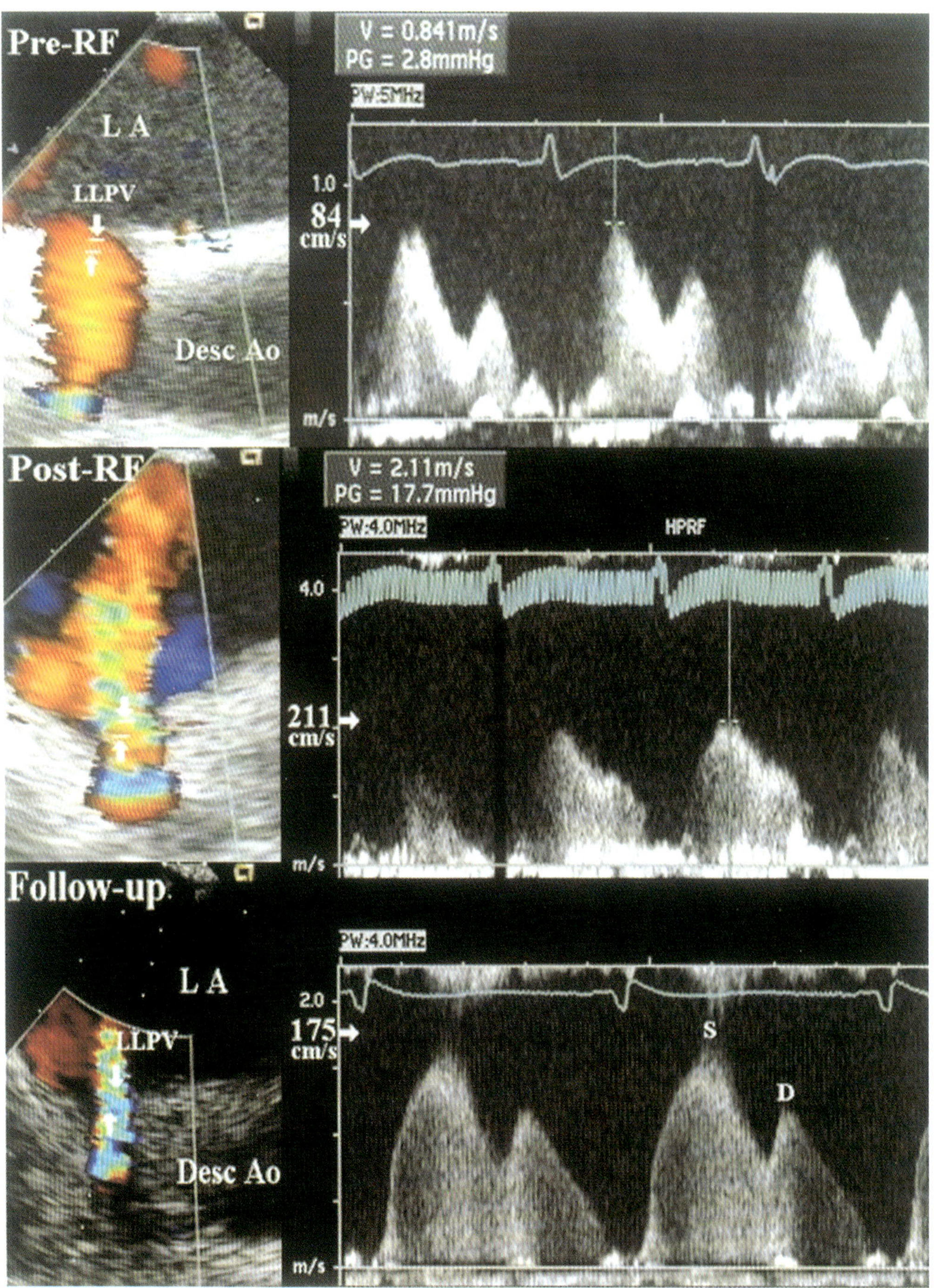

图7.12 彩色血流显像和脉冲多普勒频谱记录的左上肺静脉(LLPV)口的峰值血流速度(采样口,箭头),显示消融前(上图)收缩和舒张期间最大速度为84cm/s伴单相波。消融后,口部峰值血流速度升至211cm/s伴湍流期延长及轻微相差,这是用高脉冲重复频率的脉冲多普勒记录的(中图)。1.6个月后随访表明,口部最大速度降为175cm/s伴有相差,提示血流改善(下图)。DescAo:降主动脉;LA:左心房。经允许复制[10]。

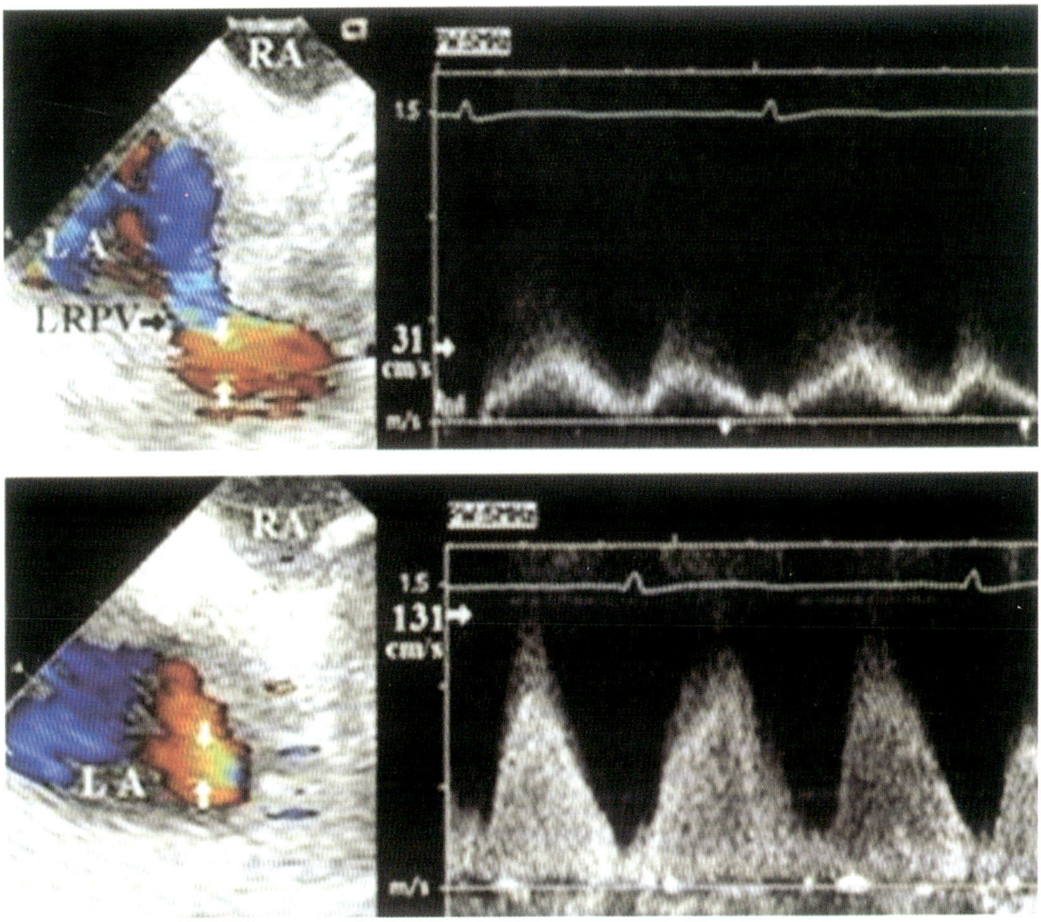

图7.13　彩色血流显像和脉冲多普勒频谱记录的右下肺静脉(LRPV)口的峰值血流速度(采样口,箭头),显示消融后(14个损伤)最大血流速度为31cm/s,取样点(两个白箭头)在损伤近端伴窄的彩色血流(黑箭头),靠近左心房口,即损伤远端(两个白箭头)的速度为131cm/s(下图);提示病变有狭窄效应。RA:右心房。经允许复制[10]。

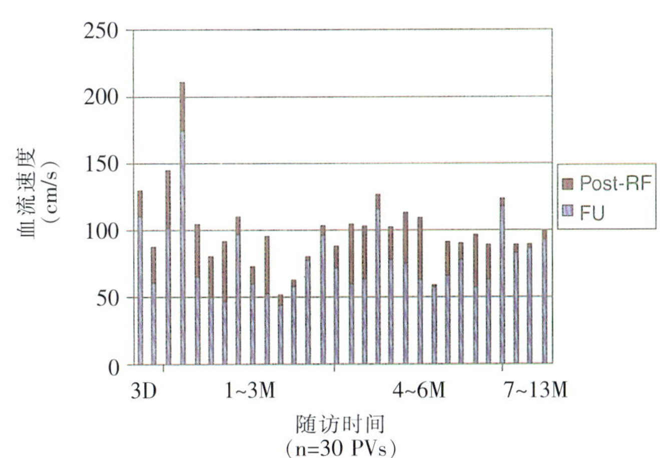

图7.14　初次消融后 (Post-RF)在不同随访(FU)时间各肺静脉口(PV)峰值血流速度的多普勒测量结果变化。D:天;M:月。经允许复制[10]。

表7.2 肺静脉口峰值血流速度(cm/s)和估测压力阶差(mmHg)的随访变化

随访间隔	消融的PV数(n)	此前进行的消融		随访*
		消融前	消融后	
3天	2	58±3(1.4±0.2)	108±21(4.8±1.8)	86±24(3.2±1.6)
1~3个月	12	60±14(1.5±0.5)	107±25(5.1±2.7)	75±21(2.7±1.8)
4~6个月	12	53±8(1.1±0.3)	88±16(3.2±1.1)	78±17(2.6±1.1)
7~13个月	4	55±6(1.2±0.3)	109±9(4.8±0.8)	79±18(2.7±1.4)

圆括号内是压力阶差。*$P<0.05$:消融前后对照。PV:肺静脉。经允许复制[10]。

单个、线状及可移动的。血栓常牢固附着在经间隔鞘管上(图7.27)或环形标测导管上(图7.27),而不直接附着在消融电极导管或肺静脉口的消融损伤部位。报道的血栓最大长度为12.9±11.1mm (范围为3~40mm),最大宽度为2.2±1.3mm (范围为0.5~5.8mm)。

ICE识别出血栓后的治疗策略建议[26]:(1)确认抗凝状态,推注并持续输注肝素使活化凝血时间>350s时;(2) 鞘管和导管发现血栓时,应在ICE的仔细监测下将其作为一体立即撤回到右心房;(3)如果已经证实完全成功地撤回右心房,应在血流动力学和氧饱和度监测下将导管和(或)鞘管撤出体外;(4)鞘管和(或)导管通常需更换,然后再重新放回右心房,并将导管(在没有鞘管支持的情况下)采用适当的更换导管及操作手法重新插入左心房,然后可继续手术;(5)终止消融以及是否再次进入左心房的决策留给电生理专家,但通常要依据是否未把血栓完全移入到右心房或继续手术是否会再次出现血栓而定。依我们的经验,大多数血栓(27/30,90%)在ICE监测下从左房向右房撤回鞘管和导管时会立即消除(图7.26和图7.27)。在试图撤回右心房时有两个血栓楔入在房间隔,残留的小端留在左心房。维持活化凝血时间>300s,24小时后用ICE再次评价,证实一个楔入的血栓溶解了,另一个体积也明显减小且不伴有明显的并发症(图7.28)。

左房血栓最常见于左心房扩大(>4.5cm)、左心房自发性回声增强(图7.29)及持续性房颤病史的患者。多变量分析表明,自发性回声增强是在左心房血栓形成最重要的决定因素[26]。

肺静脉狭窄

使用ICE多普勒和彩色血流显像能准确评价和监测肺静脉狭窄。简化的伯努力利方程说明了流动速度所产生的流体传导能量和压力阶差的关系,临床超声心动图上常用于确定狭窄口两端的压力变化。它用于研究肺静脉血流,可同时准确地测量肺静脉和左心房的压力,并且在心脏手术中还可用于肺静脉脉冲波多普勒超声心动图[27]。这些结果表明,用简化的伯努力利方程确定的肺静脉血流收缩和舒张期的压力阶差与实际测量的压力变化相关(r=0.82和0.81)。体外试验也证实,对于直径≥8mm(面积≥0.5cm^2)的孔口,压力阶差和速度之间这种的关系是有效的[28]。对于非常小的孔口(直径1.5~3.5mm,面积≤0.1cm^2),速度测量值会明显低估压力阶差,因为惯性和黏滞性损失已较为重要[27-29]。因此持续监测的重要性就在于可避免狭窄发展到严重状态。

最近,我们应用ICE多普勒和彩色血流显像的临床观察提示,肺静脉口峰值血流速度升至>158cm/s (压力阶差>10mmHg)伴彩色多普勒显像出现湍流以及更连续和

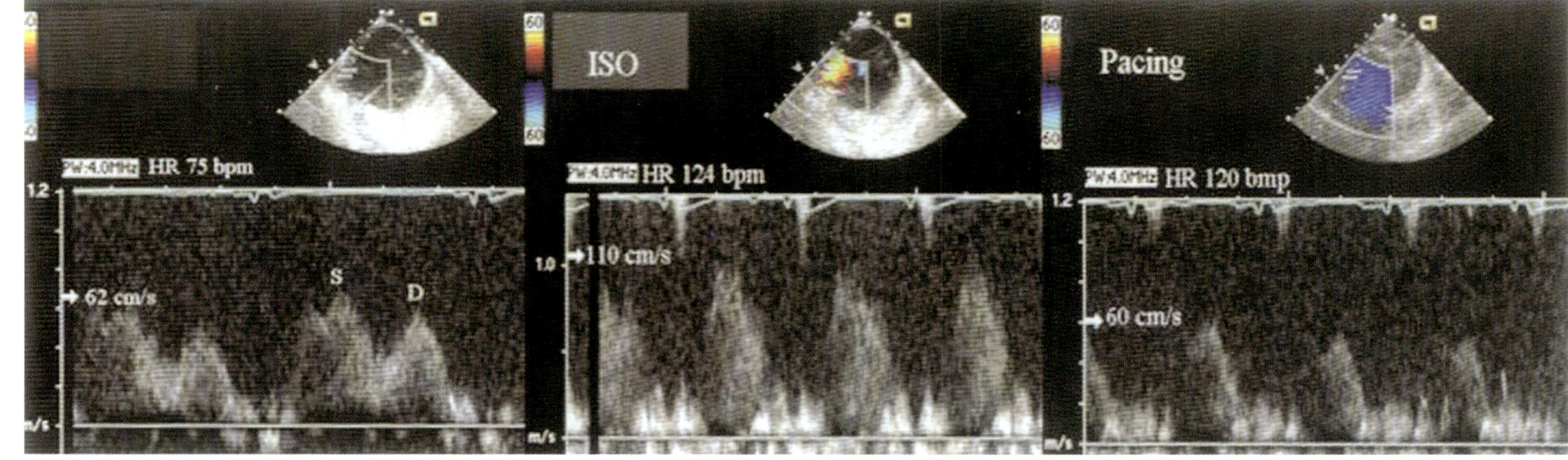

图7.15 ICE多普勒频谱图，取样容积在左上肺静脉未消融口，而且图是在此处记录的。基础心率(HR)为75次/min时峰值速度为62cm/s(左图)；输注异丙肾上腺素(6μg/min)期间，HR为124次/min时峰值速度达到110cm/s(中图)；在心房起搏频率为120次/min，同时输注异丙肾上腺素期间，峰值速度与基线状态相同为60cm/s(右图)。经允许复制[10]。

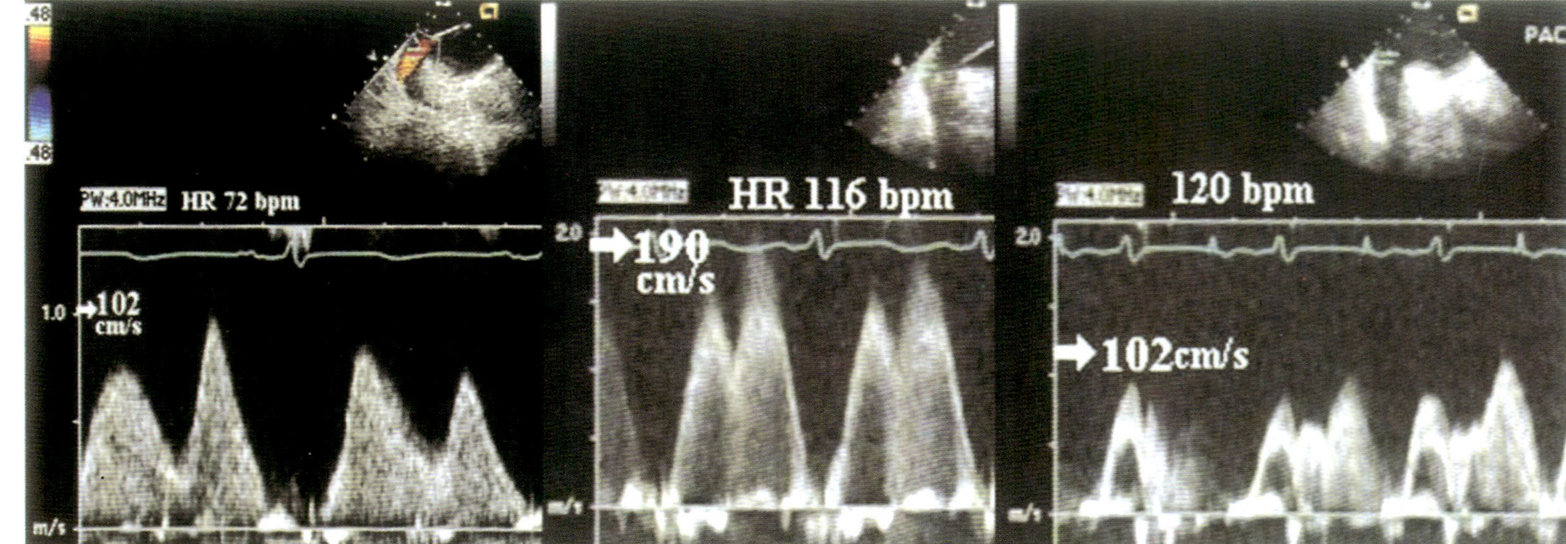

图7.16 ICE多普勒频谱图，取样容积在左上肺静脉未消融口，而且图也是在此处记录的。射频消融后（Post–RF）心率（HR）为72次/min时测出的，峰值速度为102cm/s（左图）；在输注异丙肾上腺素（ISO）（10μg/min）期间HR为116次/min时的峰值速度为190cm/s（中图）；在心房起搏频率为120次/min并同时应用异丙肾上腺素期间测出的峰值速度与消融后水平相似，为120cm/s（右图）。经允许复制[10]。

表7.3 使用异丙肾上腺素(ISO)或起搏时,射频消融前后肺静脉(PV)口的血流速度变化

				匹配心率	
	消融前	消融后	ISO	心房起搏	ISO
未消融的PV					
心率(次/分)	84±13	–	132±26	116±20	(92~150)
速度(cm/s)	70±11	–	118±35*	78±26	117±42**
范围(cm/s)	55~92	–	58~190	58~114	58~190
消融PV					
心率(次/分)	68±14	76±13	128±6	116±14	(92~130)
速度(cm/s)	59±17	95±25***	122±40*	96±37	118±34**
范围(cm/s)	30~95	58~136	65~187	54~128	63~186

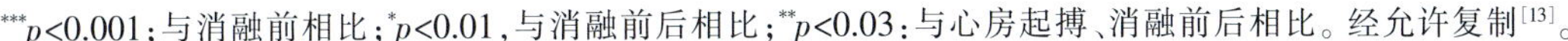

***$p<0.001$;与消融前相比;*$p<0.01$,与消融前后相比;**$p<0.03$:与心房起搏、消融前后相比。经允许复制[13]。

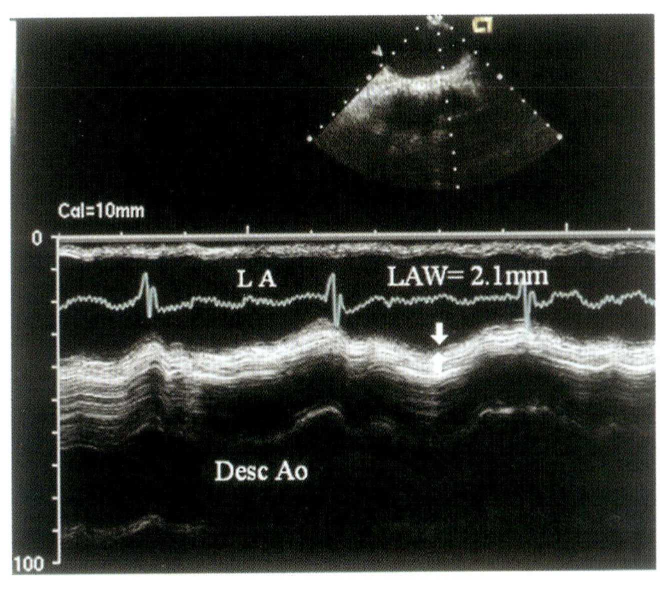

图7.17 在二维显像引导下左房(LA)壁(LAW)的ICE M型图像,显示心房壁在心动周期中的运动,心房壁收缩期末的厚度基准值为2.1mm。DescAo:降主动脉。

小的相位变化(图7.12)表明有中度狭窄。多个肺静脉有流速增快及口部血流速度形态异常的患者可能有狭窄的临床症状/体征[10]。一项基于导管穿刺及经胸多普勒超声数据评价肺静脉血流阻塞的临床研究表明,没有明显阻塞的患者,多普勒速度较低,没有一例最大多普勒速度≥200cm/s(估测压力阶差为16mmHg)[30]。慢性房颤行广泛线性导管消融术后,曾报道过出现了肺静脉狭窄引起的严重肺动脉高压并发症[31]。此前报道的一例患者证实,在双侧上肺静脉口附近检测的峰值血流速度为250cm/s,而8个月后随访时经食道超声心动图估测的肺动脉收缩压为88mmHg。另一项使用经食道超声心动图的研究报道,肺静脉消融术后3天测出的59个肺静脉的峰值血流速度显著增加(125±10cm/s,相应的基准值为65±7cm/s)

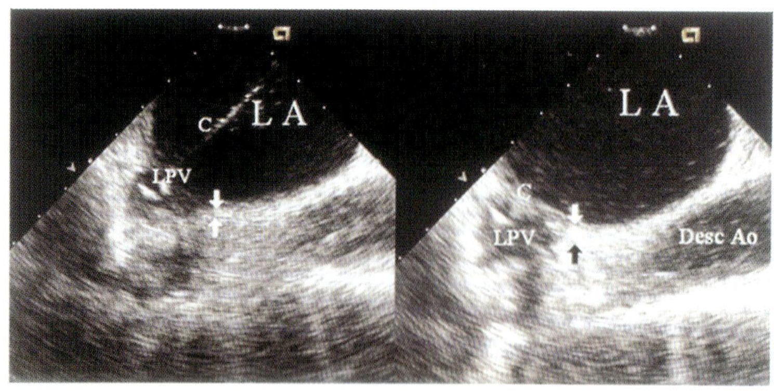

图7.18 左心房(LA)的ICE显像,探头置于右心房(RA),显示消融前测得的邻近左肺静脉(LPV)口处的左心房壁厚为3mm(箭头之间,左图),消融后超声密度增加,厚度为5.5mm(箭头之间,右图)。c:导管;DescAo:降主动脉。

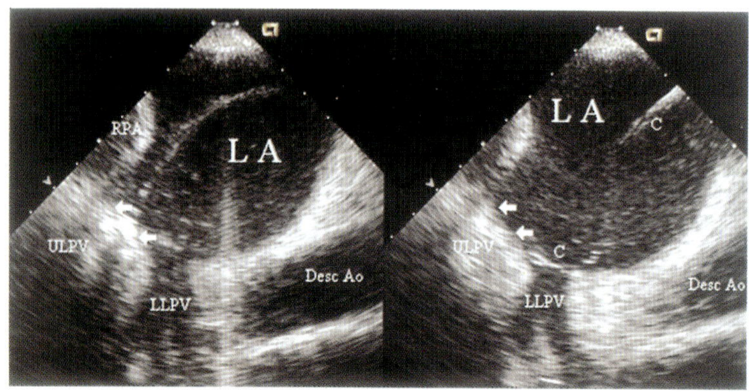

图7.19 左心房(LA)的ICE显像,探头置于右心房(RA),显示射频消融时Marshall韧带区组织的损伤处超声密度增加且周围有小气泡(箭头,左图),消融后损伤区组织厚度增加(箭头,右图)。c:导管;DescAo:降主动脉;LLPV和ULPV:左下和左上肺静脉;RPV:右肺动脉。

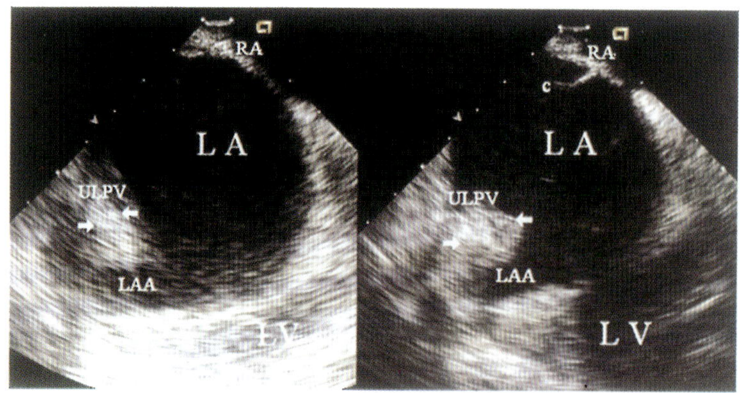

图7.20 左心房(LA)的ICE显像,探头置于右心房(RA),显示消融前Marshall韧带区组织厚度为7mm(箭头,左图),消融后超声密度增加且厚度增加为16mm(箭头,右图)。c:导管;LAA:左心耳;LV:左心室;ULPV:上左肺静脉。

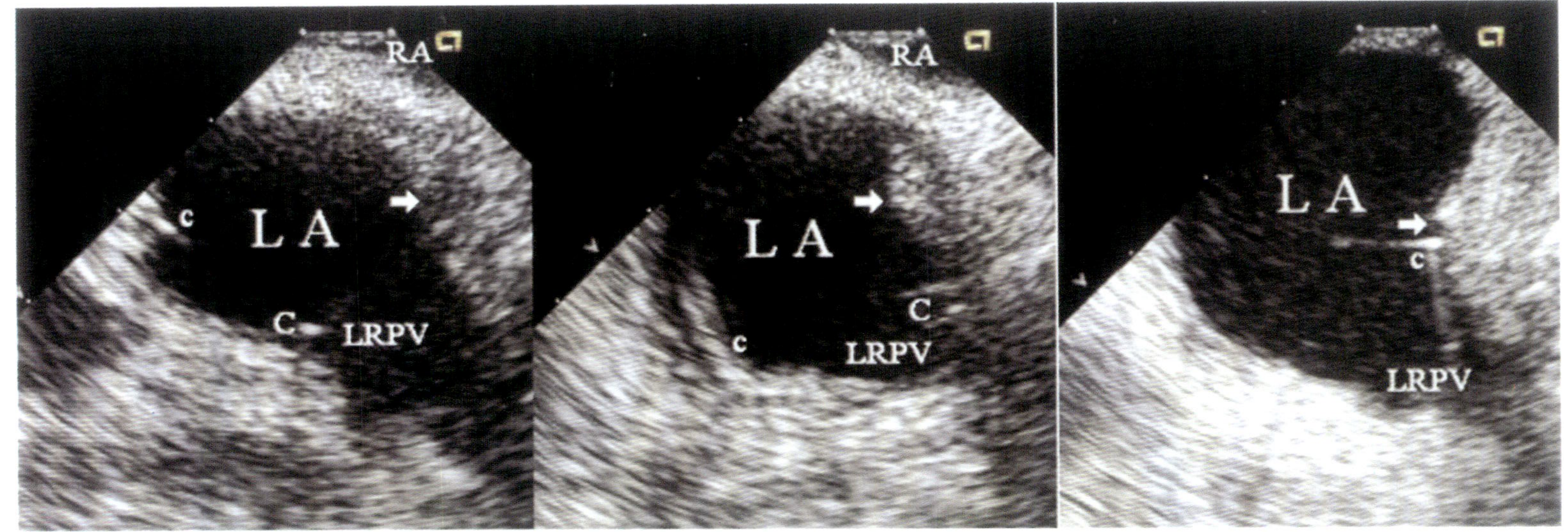

图7.21 左心房(LA)壁邻近下右肺静脉(LRPV)口损伤形态变化的ICE显像(使用8mm电极消融),显示左心房壁消融前的厚度(3mm,箭头)(左图),损伤形成后出现肿胀及厚度增加(6.8mm)而且超声密度增加(箭头)(中图),重复释放射频能量后房壁进一步增厚(12mm)而且形成凹陷(箭头)(右图)。C:导管;RA:右心房。

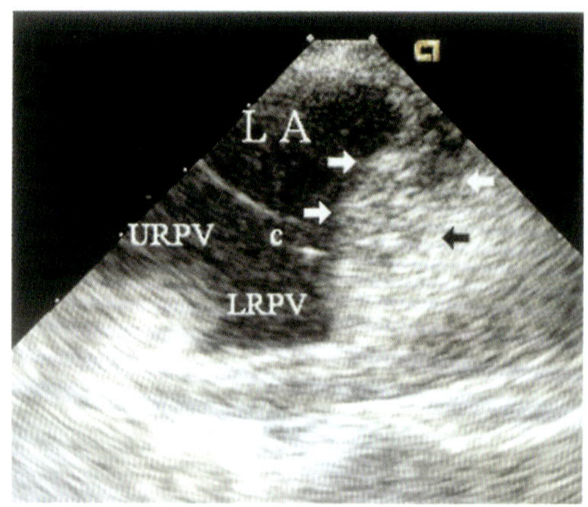

图7.22 左心房(LA)壁邻近右下肺静脉(LRPV)口处损伤形态的ICE图像(使用冷却头导管电极消融),显示LA壁严重肿胀(13.5mm)、异常超声密度及重复释放射频能量后的透壁损伤(箭头)。c:导管;URPV:右上肺静脉。

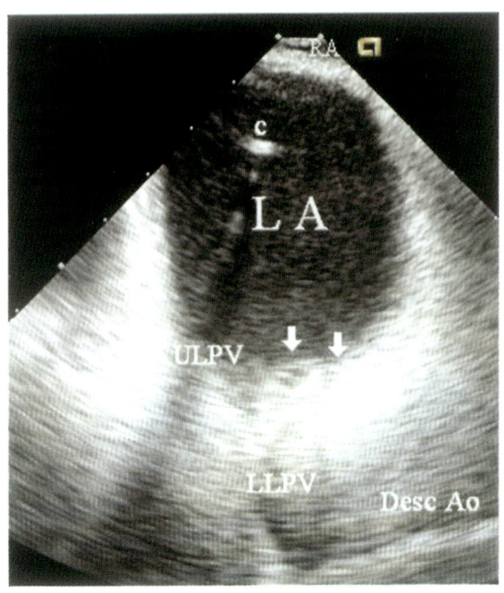

图7.23 左心房(LA)壁邻近左下肺静脉(LLPV)口处损伤形态的ICE图像(使用8mm电极消融),显示LA壁严重肿胀(15mm)、超声密度异常及"花椰菜或多环"征(箭头)。c:导管;DescAo:降主动脉;RA:右心房;ULPV:左上肺静脉。

[32]。在这些患者中,两例有肺静脉狭窄伴轻度呼吸困难。其中一例患者两侧上肺静

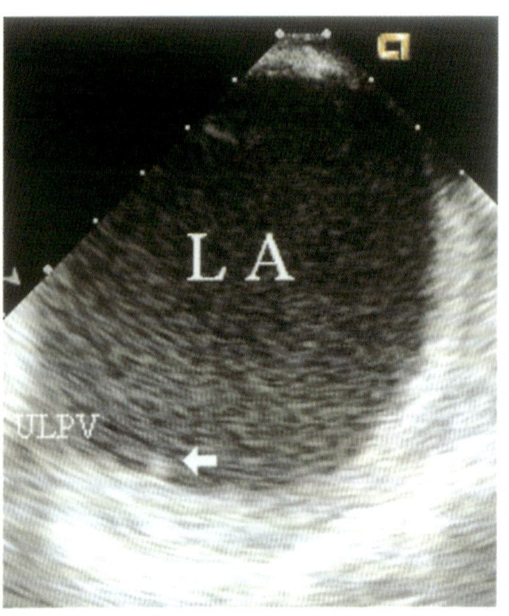

图7.24 左心房(LA)壁邻近左肺静脉(LPV)口处损伤形态的ICE图像(使用冷却头导管电极消融),显示LA壁严重肿胀(12mm)、损伤处异常超声密度及小的可移动血栓(箭头)。ULPV:左上肺静脉。

脉的压力阶差分别为12和18mmHg。尽管肺静脉狭窄出现时可以进行经皮肺静脉成形术和植入支架治疗,但它是房颤行肺静脉消融和肺静脉隔离相关的严重并发症之一。在ICE多普勒和彩色血流显像监测下使用先进的标测和消融技术,有经验的手术医生可以通过避免对肺静脉口内的损伤以及确保损伤的部位在肺静脉近端心房侧,来预防肺静脉狭窄的发生。另外当靶血管为左肺静脉时,监测血流速度变化就变得尤为重要。这是因为这些肺静脉的前面正是左心耳的开口处。这容易使真正的靠前肺静脉口受到损伤。

食道损伤

随着新导管和新能源的应用,对心房纤颤行导管消融所造成的左心房壁损伤的深度和体积也可能增大。食道紧贴着左心房

(a)

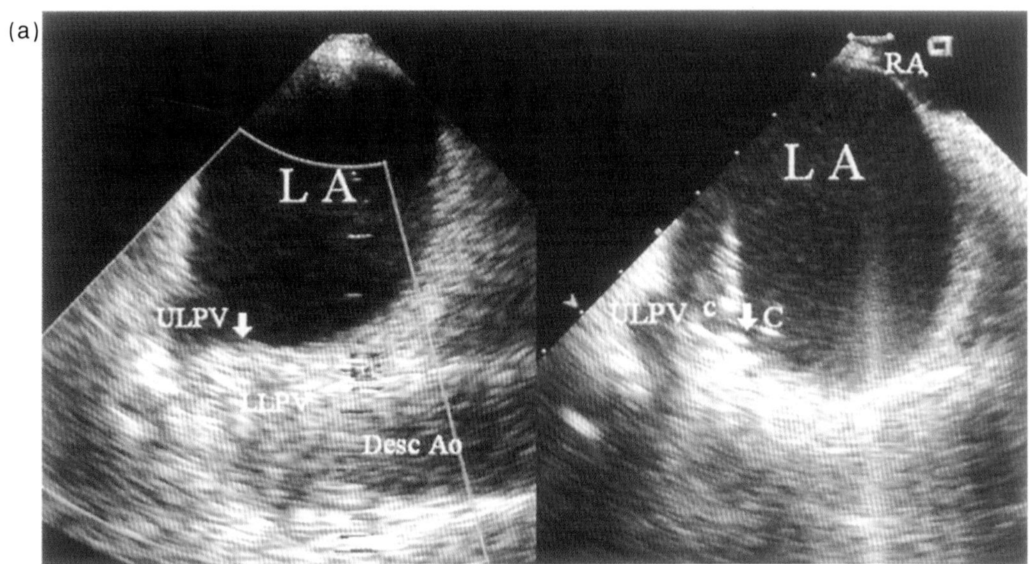

(b)

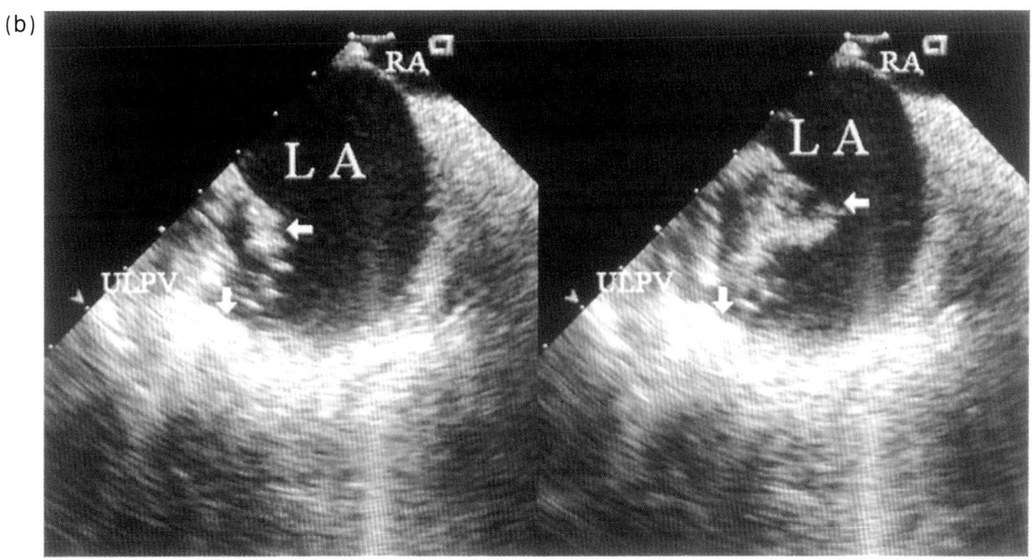

图7.25 ICE系列显像，探头放在右心房(RA)高位室间隔，显示：(a)使用800mm电极射频消融(70W，温度可达50℃，60s)之前左心房内上和下左肺静脉口之间的隆凸(箭头)(左图)，最初消融时消融点(箭头)的超声密度增加(右图)；(b)继续消融时消融点(垂直箭头)早期释放出的气泡(水平箭头)(左图)，此后气泡变得更明显(右图)。

后壁。据文献有报道，对心房纤颤经皮经导管射频消融术及左心房内手术均会引起食道损伤进而造成左房-食道瘘，有很高的死亡率[33-35]。在施加射频能量时，用ICE实时显像能监测这个解剖区域及损伤进展可降低明显损伤食道的危险，以及避免对食道的明显损伤(见第十一章)。在把AcuNav ICE探头放置在右心房的房间隔附近扫描左右下肺静脉口时，左房后壁邻近食管的最大纵向接触部位可被显示出来(图7.30)。食

(c)

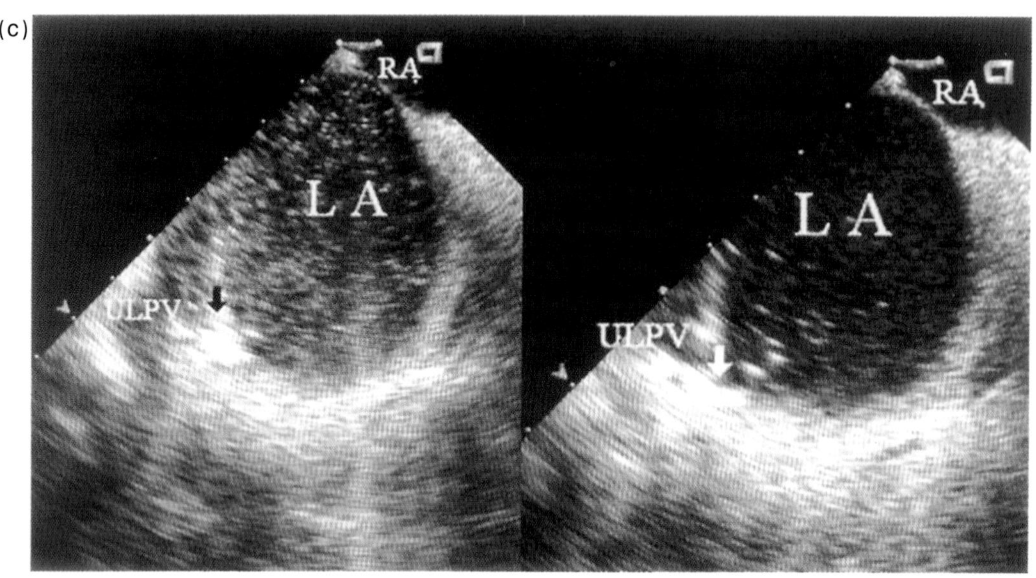

图7.25 (续)(c)接着损伤处(箭头)突然出现爆裂，超声表现为小气泡“开裂”(左图)，并产生了条索样形态的透壁损伤(右图)。c和C:消融和多极标测导管；DescAo:降主动脉。

道可能显示在降主动脉的右前方（图7.31）。对接受左房肺静脉射频电隔离和消融的患者(n=42，男性33例)，测量了其左心房与食道接触区的最大纵向长度(26.5±6.5mm)，以及左心房壁厚(2.7±0.5mm)和食道的壁厚(3.4±0.5mm)[36]。当使用8mm电极(70W，温度可达50~52℃，60s）或冷却头(温度可达40℃，60s)消融时，在靠近左右下肺静脉口的这个区域(n=44)产生的射频损伤所显示的回波深度为10.8±2.2mm（7.0~15.0)[37]。反复射频消融损伤形成后可以观察到左心房后壁伸向食道前壁的回波损伤形成(图7.32a–c)。在中/下右肺静脉口近端的左房后壁上出现多处损伤后，在左心房后壁和食道之间偶尔可形成不完全回声区(如斜窦内形成间质渗出液)(图7.33a–c)。右中/下肺静脉口的后/外侧面或左肺静脉口的后/内侧面的射频损伤均位于食道近端。ICE提供的显像可以识别左心房后壁与食道的邻接处，并且能引导/监测这个区域的射频损伤。仔细进行ICE显像监测和能量滴定可以对左右中/下肺静脉口进行电隔离，同时可避免损伤食道(图7.34a和b)[37]。

心包积液

心包积液是心房纤颤射频消融治疗相关的严重并发症。在经房间隔穿刺(见第5章)或进行标测及消融时操纵导管过程中意外穿透心脏结构后立即会出现心包积液。导管消融过程中ICE显像可以在动脉血压和其他血流动力学参数出现显著变化之前早期及时地诊断心包积液。心包积液的ICE诊断(见第十一章)关注的重点是左心室后方心包液的探查(图7.35)，因为前方的相对无回声区可能是心外膜脂肪，可能会被误认为是心包积液。

在患者取仰卧位的情况下，用ICE显像在心脏后部右心耳周围很容易探查到少量的心包积液(图7.36a和b)。ICE早期探查出少量心包积液应当停止并尽可能逆

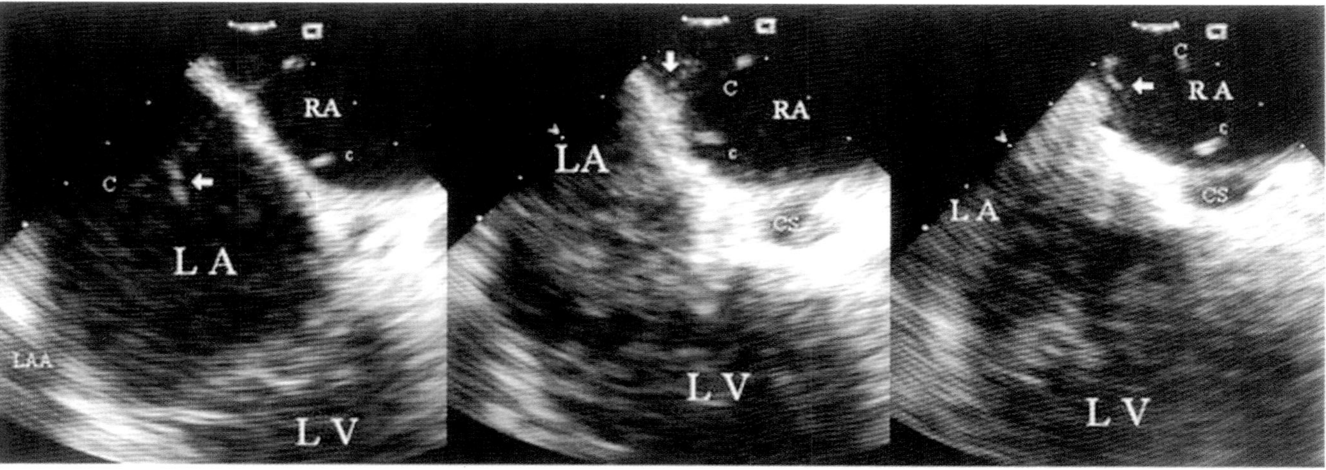

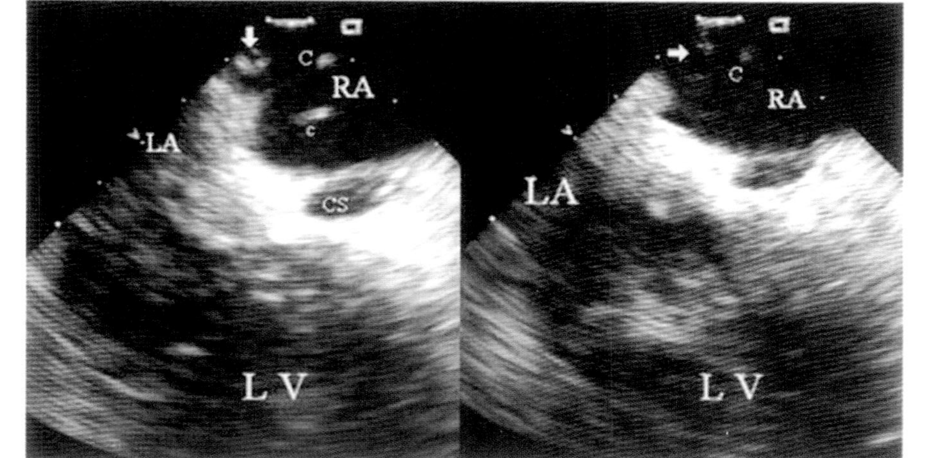

图7.26 ICE系列显像，探头置于右心房(RA)，显示：单个线状的可移动血栓（箭头，尺寸为$9.8\times2.1mm^2$）附着在LASSO鞘管上（左上图），将带血栓的LASSO/鞘从左心房通过房间隔（中上图）拉回到右心房（右上图及两幅下图）。C：导管/鞘；CS：冠状窦；LAA：左心耳；LV：左心室。

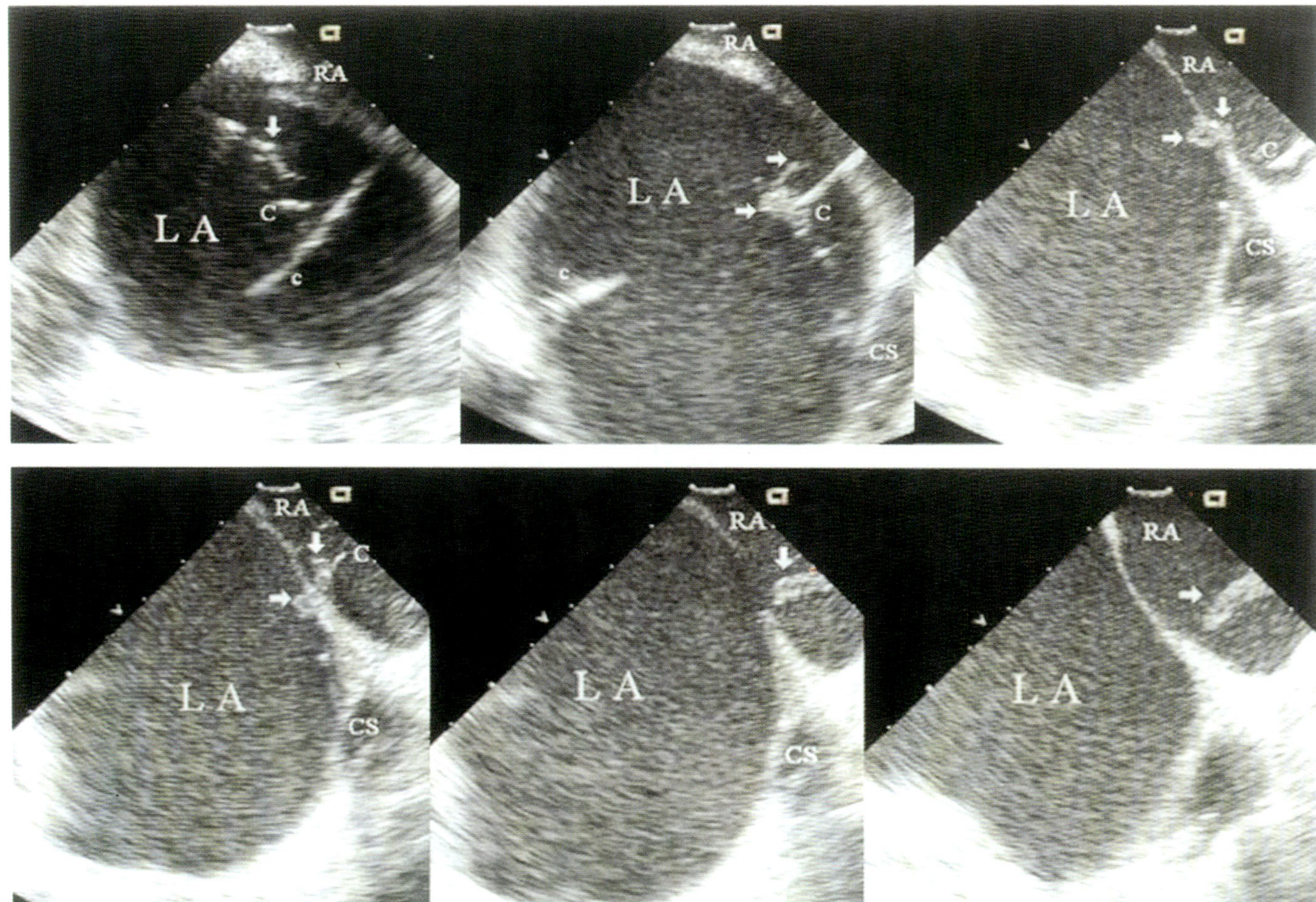

图7.27 ICE系列显像，探置于右心房(RA)，显示：单个线状的可移动血栓(箭头，尺寸为18×1.8mm²)附着在LASSO电极远端(左上图)，将带血栓(中上图)的LASSO/鞘从左心房通过房间隔(右上图及左下图)拉回右心房(中下图及左下图)。C：导管/鞘；CS：冠状窦。

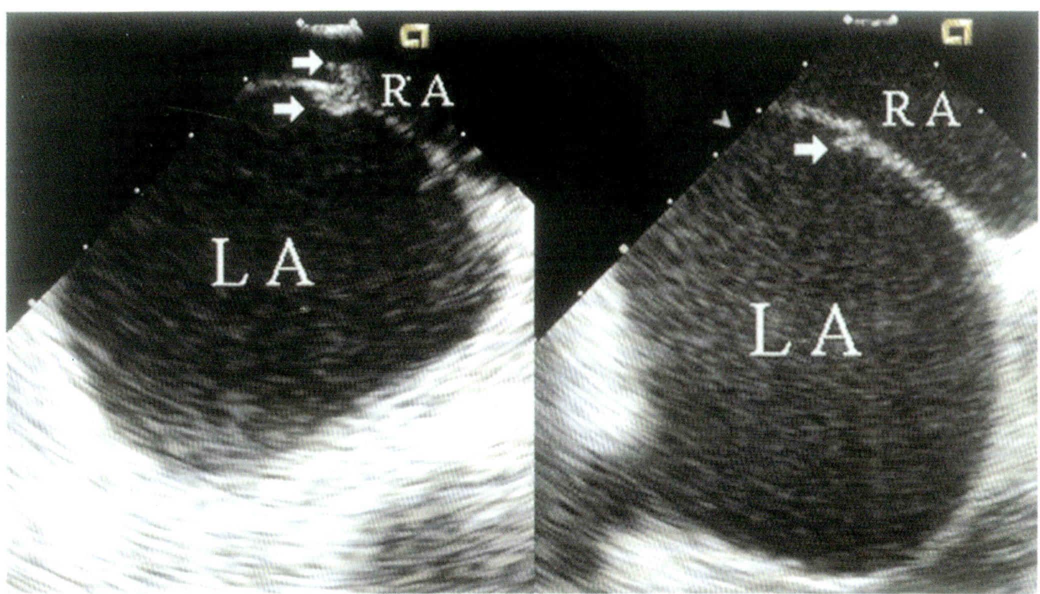

图7.28 ICE显像，探头置于右心房(RA)，显示：左心房血栓(尺寸为4.0×3.9mm²)楔入在房间隔内(左图)，加强抗凝治疗24小时后随访可见血栓缩小(2.8×2.0mm²)(右图)。经允许复制[26]。

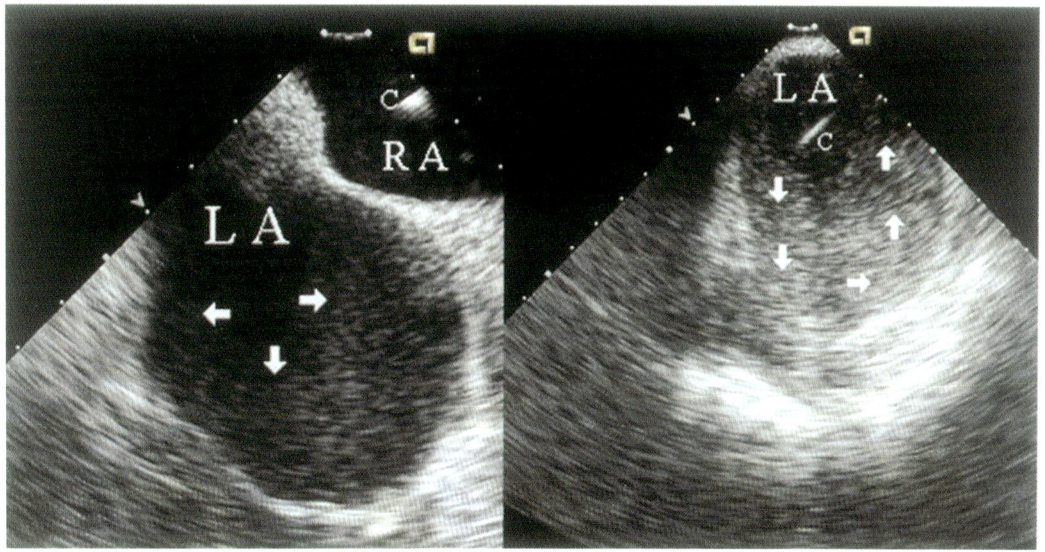

图7.29 ICE显像，探头(7.5MHz)置于右心房(RA)，显示：扩大的(直径=5.2cm)左心房自显影增强，表现为缓慢回旋的无定形回声(左图)，用肝素溶液冲洗鞘管时缓慢回旋的回声信号更明显(右图)。经允许复制[26]。

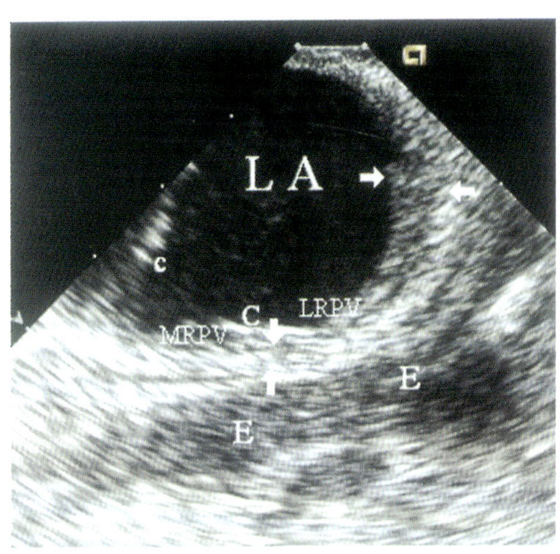

图7.30 ICE显像，探头置于右心房（RA），显示与食管（E）邻近的左心房（LA）后壁。邻近处的壁厚为4.2mm(垂直箭头)。使用8mm消融电极多次射频损伤后靠近右下肺静脉（LRPV）口出现间隔面肿胀（水平箭头）。C：导管；MRPV：右中肺静脉口的投射部位。

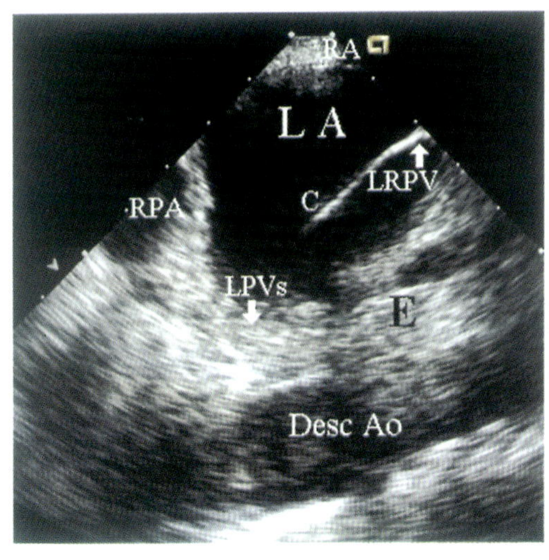

图7.31 ICE显像，探头置于右心房（RA），显示靠近左肺静脉（LPV）口的左心房（LA）后壁邻近食管（E）及降主动脉（DescAo）的右前方。C：导管；LRPV：下右肺静脉口；RPA：右肺动脉。

(a)

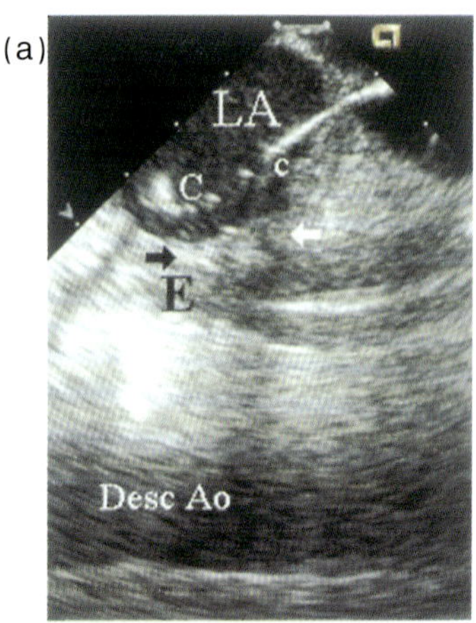

(b)

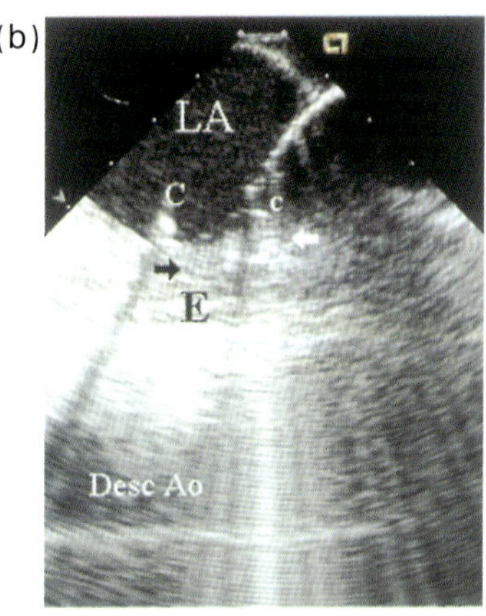

(c)

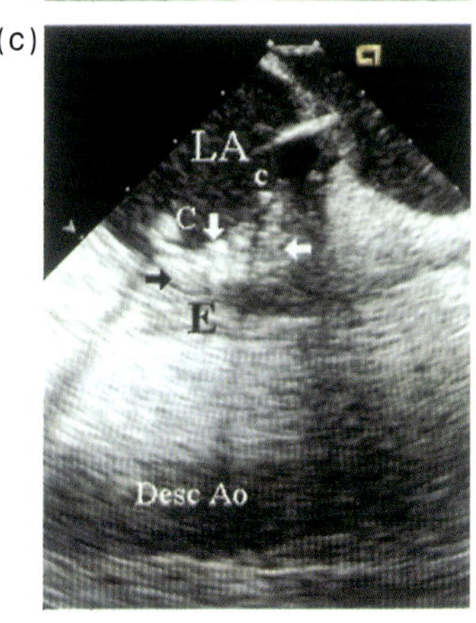

图7.32 ICE显像，探头置于右心房（RA），显示：(a)射频损伤前左心房（LA）后壁邻近食管（E）前壁（箭头之间）；(b)损伤过程中；(c)LA后壁反复损伤后（水平箭头之间），超声不均匀的损伤由左心房壁延伸到食管前壁（垂直箭头）。C：多极标测导管；c：消融导管；DescAo：降主动脉。

(a)
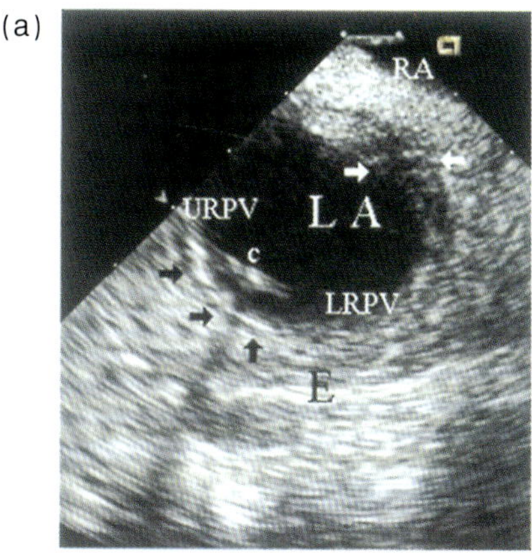

(b)
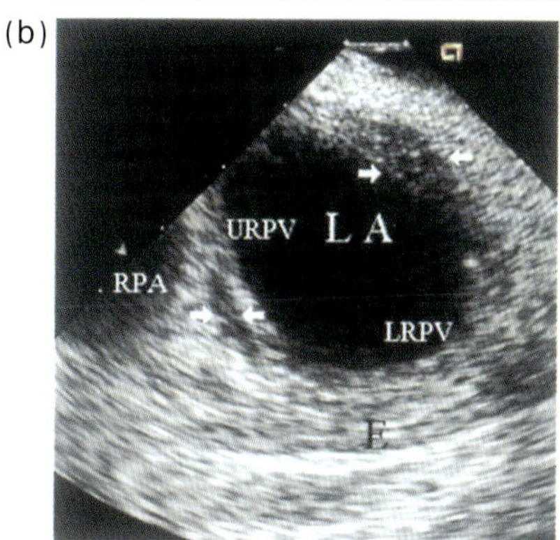

(c)
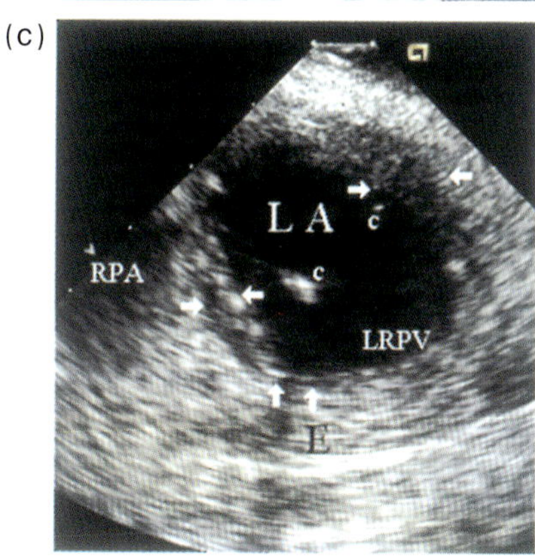

图7.33　左心房(LA)壁邻近食道(E)部位的ICE显像,探头置于高位右心房(RA),显示:(a)右中肺静脉和右下肺静脉口周围左房间隔（水平箭头之间）和后壁肿胀。从后方观察到细碎的无回声区(黑箭头);(b)无回声区随时间增大(下面水平箭头之间);及(c)右侧上、中、下肺静脉口附近反复消融损伤后,无回声区向邻近食管前壁的斜窦(垂直箭头)延伸。c:多极标测或消融导管。

(a)
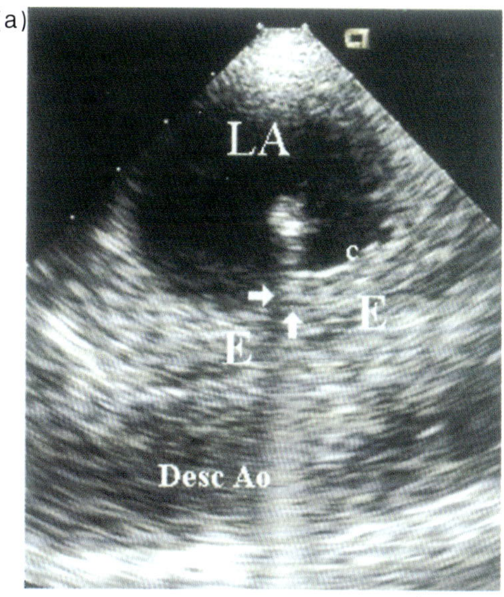

(b)
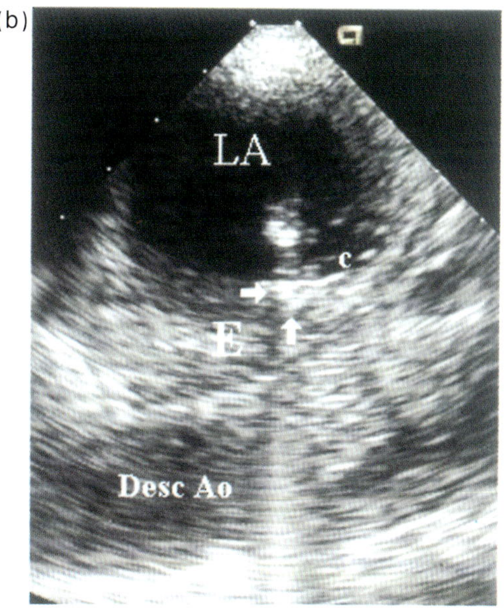

图7.34　ICE显像,探头置于右心房(RA),显示:(a)在邻近食管(E)的右下肺静脉口的后/外侧面,左心房后壁(箭头)放置有射频消融导管,多极标测导管(c)放在该口附近,在开始输出射频能量时可看到一个强的扇形伪影;(b)ICE显像监测伴有轻微气泡的超声损伤(箭头),反复放电时滴定样增加能量使超声损伤局限在左心房壁，可避免损伤食管(E)。DescAo:降主动脉。

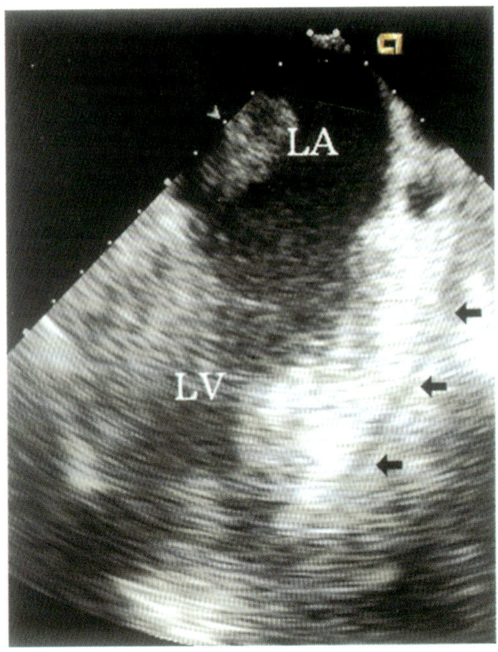

图7.35 ICE显像，探头置于高位右心房(RA)，显示沿左心室(LV)后壁早期探测到少量(无超声区3mm)心包渗出(箭头)。LA:左心房。

(a)

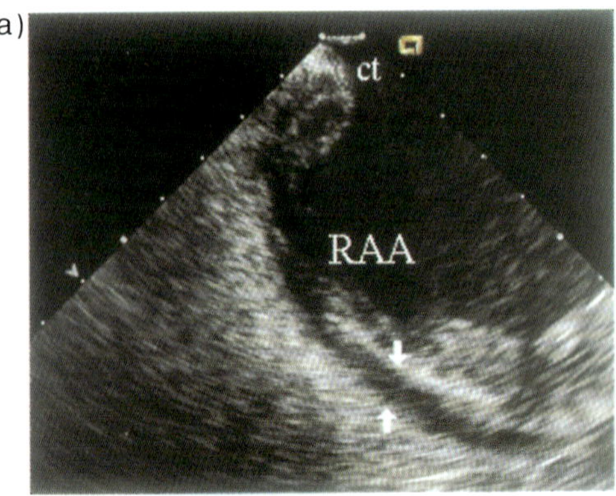

(b)

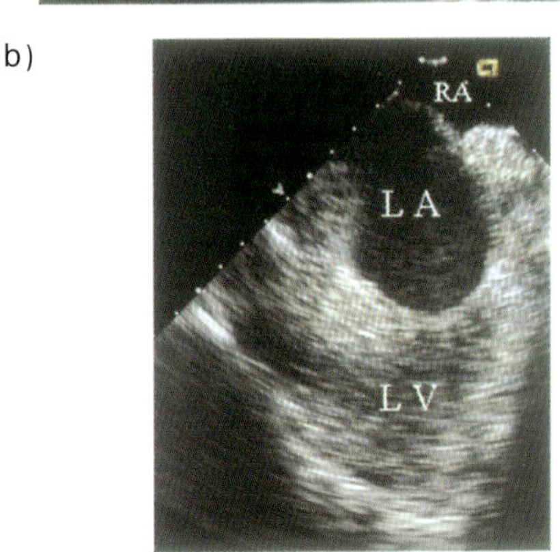

图7.36 右心耳(RAA)以及左心房和左心室(LV)的ICE显像，探头分别置于右心房-上腔静脉交界处及高位右心房，显示:(a)RAA周围小的无回声区(6mm，箭头)；(b)然后在左心室(LV)后壁周围看到明显的心包积液。

转抗凝治疗，这样可以防止进一步恶化，以及出现需要行心包穿刺的心包填塞的严重后果。ICE显像还可帮助引导对心脏压塞综合征患者进行经胸剑突下穿刺置针。

参考文献

1 Fuster V, Ryden LE, Asinger RW, *et al.* ACC/AHA/ESC guidelines for the management of patients with atrial fibrillation. *J Am Coll Cardiol* 2001; **38**: 1231–1266.

2 Prystowsky EN, Katz A. Atrial fibrillation. In: Topol EJ, ed. *Textbook of Cardiovascular Medicine*, 2nd edn. Lippincott Williams & Wilkins, Philadelphia, 2002: 1403.

3 Jais P, Haissaguerre M, Shah DC. A focal source of atrial fibrillation treated by discrete radiofrequency ablation. *Circulation* 1997; **95**: 572–576.

4 Haissaguerre M, Jais P, Shah DC, *et al.* Spontaneous initiation of atrial fibrillation by ectopic beats originating in the pulmonary veins. *N Engl J Med* 1998; **339**: 659–666.

5 Chen SA, Hsieh MH, Tai CT, *et al.* Initiation of atrial fibrillation by ectopic beats originating from the pulmonary veins: electrophysiological characteristics, pharmacological responses, and effects of radiofrequency ablation. *Circulation* 1999; **100**: 1879–1886.

6 Nathan H, Eliakim M. The junction between the left atrium and the pulmonary veins: an anatomic study of human hearts. *Circulation* 1966; **34**: 412–422.

7 Cheung DW. Pulmonary vein as an ectopic focus in digitalis-induced arrhythmia. *Nature* 1981; **294**: 582–584.

8 Marchlinski FE, Callans D, Dixit S, *et al.* Efficacy and safety of targeted focal ablation versus PV isolation assisted by magnetic electroanatomic mapping. *J Cardiovasc Electrophysiol* 2003; **14**: 358–365.

9 Ren JF, Marchlinski FE, Callans DJ, Herrmann HC. Clinical use of AcuNav diagnostic ultrasound catheter imaging during left heart radiofrequency ablation and transcatheter closure procedures. *J Am Soc Echocardiogr* 2002; **15**: 1301–1308.

10 Ren JF, Marchlinski FE, Callans DJ, Zado ES. Intracardiac

Doppler echocardiographic quantification of pulmonary vein flow velocity: an effective technique for monitoring pulmonary vein ostia narrowing during focal atrial fibrillation ablation. *J Cardiovasc Electrophysiol* 2002; **13**: 1076–1081.

11 Ren JF, Callans DJ, Marchlinski FE. Decreased ostial narrowing effect following pulmonary vein ostial ablation for atrial fibrillation: combined versus individual ostia (abstr). *PACE* 2003; **26**: 1074.

12 Feigenbaum H. *Echocardiography.* Lea & Febiger, Philadelphia, 1994: 195–196, 357–359, 556–557.

13 Ren JF, Marchlinski FE, Callans DJ. Effect of heart rate and isoproterenol on pulmonary vein flow velocity following radiofrequency ablation: a Doppler color flow imaging study. *J Interventional Cardiac Electrophysiol* 2004; **10**: 265–269.

14 Samdarshi TE, Morrow R, Helmcke FR, Nanda NC, Bargeron LM, Pacifico AD. Assessment of pulmonary vein stenosis by transesophageal echocardiography. *Am Heart J* 1991; **122**: 1495–1498.

15 Seshadri N, Novaro GM, Prieto L, *et al.* Pulmonary vein stenosis after catheter ablation of atrial arrhythmia. *Circulation* 2002; **105**: 2571–2572.

16 Smith TW, Braunwald E, Kelly RA. The management of heart failure. In: Braunwald E, ed. *Heart Disease*, 3rd edn. WB Saunders, Philadelphia, 1988: 524.

17 Nishimura RA, Abel MD, Hatle LK, Tajik AJ. Relation of pulmonary vein to mitral flow velocities by transesophageal Doppler echocardiography: effect of different loading conditions. *Circulation* 1990; **81**: 1488–1497.

18 Castello R, Vaughn M, Dressler FA, *et al.* Relation between pulmonary venous flow and pulmonary wedge pressure: influence of cardiac output. *Am Heart J* 1995; **130**: 127–134.

19 Ren JF, Lin D, Gerstenfeld EP, Lewkowiez L, Callans DJ. Ligament of Marshall tissue related to pulmonary vein ostial ablation: an intracardiac echocardiographic imaging study (abstr). *Circulation* 2003; **108**: IV-646.

20 Schwartzman D, Kanzaki H, Bazaz R, Gorcsan J 3rd. Impact of catheter ablation on pulmonary vein morphology and mechanical function. *J Cardiovasc Electrophysiol* 2004; **15**: 161–167.

21 Chen SS, Wright NT, Humphrey JD. Heat-induced changes in the mechanics of collagenous tissue: isothermal free shrinkage. *J Biomech Eng* 1997; **119**: 372–378.

22 Thakur RK, Klein GJ, Yee R, Zardini M. Embolic complications after radiofrequency catheter ablation. *Am J Cardiol* 1994; **74**: 278–279.

23 Zhou L, Keane D, Reed G, Ruskin J. Thromboembolic complications of cardiac radiofrequency catheter ablation: a review of the reported incidence, pathogenesis and current research directions. *J Cardiovasc Electrophysiol* 1999; **10**: 611–620.

24 Kok LC, Mangrum JM, Haines DE, Mounsey JP. Cerebrovascular complication associated with pulmonary vein ablation. *J Cardiovasc Electrophysiol* 2002; **13**: 764–767.

25 Dorbala S, Cohen AJ, Hutchison LA, Menchavez-Tan E, Steinberg JS. Does radiofrequency ablation induce a prethrombotic state? Analysis of coagulation system activation and comparison to electrophysiologic study. *J Cardiovasc Electrophysiol* 1998; **9**: 1152–1160.

26 Ren JF, Marchlinski FE, Callans DC. Left atrial thrombus associated with ablation for atrial fibrillation: identification with intracardiac echocardiography. *J Am Coll Cardiol* 2004; **43**: 1861–1867.

27 Firstenberg MS, Greenberg NL, Smedira NG, *et al.* Doppler echo evaluation of pulmonary venous-left atrial pressure gradients: human and numerical model studies. *Am J Physiol* 2000; **279**: H594–H600.

28 Holen J, Aaslid R, Landmark K, Simonson S, Ostrem T. Determination of effective orifice area in mitral stenosis from noninvasive ultrasound Doppler data and mitral flow rate. *Acta Med Scand* 1977; **201**: 83–88.

29 Hatle L, Angelsen B. *Doppler Ultrasound in Cardiology.* Lea & Febiger, Philadelphia, 1985: 104–108.

30 Vick GW 3rd, Murphy DJ Jr, Ludomirsky A, *et al.* Pulmonary venous and systemic ventricular inflow obstruction in patients with congenital heart disease: detection by combined two-dimensional and Doppler echocardiography. *J Am Coll Cardiol* 1987; **9**: 580–587.

31 Robbins IM, Colvin EV, Doyle TP, *et al.* Pulmonary vein stenosis after catheter ablation of atrial fibrillation. *Circulation* 1998; **98**: 1769–1775.

32 Chen S-A, Hsieh M-H, Tai C-T, *et al.* Initiation of atrial fibrillation by ectopic beats originating from the pulmonary veins: electrophysiological characteristics, pharmacological responses, and effects of radiofrequency ablation. *Circulation* 1999; **100**: 1879–1886.

33 Gillinov AM, Pettersson G, Rice TW. Esophageal injury during radiofrequency ablation for atrial fibrillation. *J Thorac Cardiovasc Surg* 2001; **122**: 1239–1240.

34 Mohr FW, Fabicius AM, Falk V, *et al.* Curative treatment of atrial fibrillation with intraoperative radiofrequency ablation: short-term and midterm results. *J Thorac Cardiovasc Surg* 2002; **123**: 919–927.

35 Pappone C, Oral H, Santinelli V, *et al.* Atrio-esophageal fistula as a complication of percutaneous transcatheter ablation of atrial fibrillation. *Circulation* 2004; **109**: 2724–2726.

36 Ren JF, Marchlinski FE, Callans DJ. Esophageal imaging characteristics and structural measurement during left

atrial ablation for atrial fibrillation: an intracardiac echocardiographic study (abstr). *J Am Coll Cardiol* 2005; **45**: 114A.

37 Ren JF, Callans DJ, Marchlinski FE, Nayak H, Lin D, Gerstenfeld EP. Avoiding esophageal injury with power titrating during left atrial ablation for atrial fibrillation: an intracardiac echocardiographic imaging study (abstr). *J Am Coll Cardiol* 2005; **45**: 114A.

Jian-Fang Ren, MD, & Francis E, Marchlinski, MD

（王龙 译）

8 第八章

超声探头位左心腔内显像

概　述

最近几年，以左心为目标的心内介入治疗量日益增多。正如前几章所述，应用右心房放置探头的心腔内超声心动图已成为这些介入治疗的一个重要辅助手段[1]。但是，右心放置探头有一些明显的局限性，包括图像质量降低和声窗限制。本章描述了我们在左心放置探头的临床经验。本章首先回顾了解剖学窗口，重点强调那些左心放置探头所特有的窗口，然后讨论左心心腔内超声心动图作为辅助手段在左心房后侧进行射频消融时的作用，以此来说明其应用。为了帮助理解，心腔内超声心动图还补充有计算机断层扫描图像和示意图（心腔内超声心动图及计算机断层扫描图像均取自相同的患者）。

成像技术和解剖视图

探头置放的通路和支撑鞘管

进入左心的通道是通过经房间隔穿刺来获得的（见第五章）。初始穿刺应用标准的8 Fr Mullins鞘管和Brockenbrough针来完成。主要依据的是显像目标，应用机械环形ICE来选择合适的穿刺部位。如果在左房后侧消融则在卵圆窝穿刺，尽可能接近Waterston沟，刚好在其边缘的顶部下方[2]。接着通过一根标准型长度可换的0.035英寸直径的导丝撤除8 Fr鞘管，换成一根11 Fr Mullins鞘管（Cook, Bloomington, IN, USA）。AcuNav探头经由11Fr鞘管送入左心房，然后鞘管再退回右心房。通过旋转和（或）偏转导管进行显像。此处我们没有提供作为诸多心脏结构定位图用的有关导管偏转或探头旋转角度的手册，其部分原因是我们发现这是不可能的，因为心脏的位置有变异因此导管进入左心房的方向会有所不同。为了送入机械环形ICE探头（UltraICE，9Fr），将一个10Fr鞘管（Boston Scientific）经11Fr鞘管送入，然后再将此11Fr鞘管退回到下腔静脉。这种鞘管可以不做任何改动（90°角）使用，也可以通过将其浸入沸水中牵拉使其变成更大的角度然后再使用（图8.1）。显像导管有一定硬度，因此要求牵拉后鞘管的角度相对于所要求的显像目标成角要稍大一些。未经改动的鞘管用来显示左心房的中心及外侧面，包括左肺静脉、峡部和心耳，而改动过的鞘管则用来显示左心房靠近房间隔区域的结构，包括右肺静脉复合体、二尖瓣主动脉瓣结合部和冠状窦近端。鞘管远端与心腔内超声导管的距离可依据需要（通过如作用于鞘管上的扭力）的不同而不同。需要注意

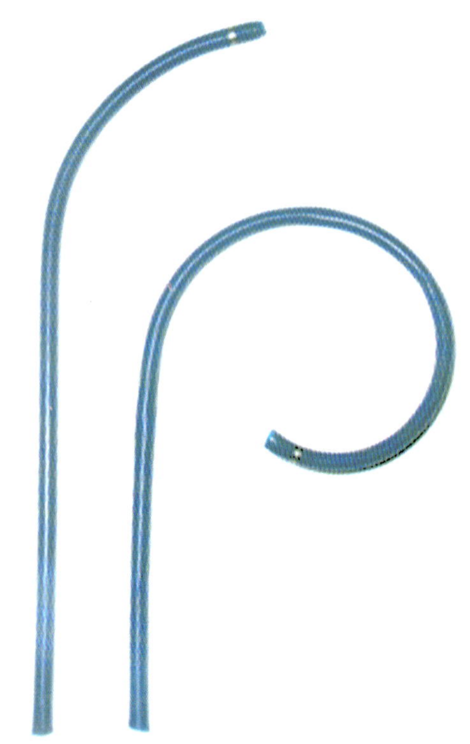

图8.1 用于左心房ICE显像的经修改的(右侧)及未经修改的(90°)Boston Scientific鞘管。注意,修改过的鞘管要在同一个平面上,也就是说平面外成角(朝向读者的成角)要尽量小。

的是,探头要伸出到鞘管外面,以免降低图像的质量(见第二章)。

左心房后部

左肺静脉复合体

前庭

左肺静脉前庭的近端(例如朝向左心房腔的中心)由Marshall嵴(Marshall韧带上的心内膜止点)限定,其远端由静脉间"鞍部"限定(图8.2)。我们用以下四个壁来限定前庭:嵴壁、后壁、顶壁、底壁。应用机械环形ICE显像时,嵴壁的顶部由导管从左侧静脉内撤回时连续性中断来确定,而应用AcuNav显像时则显示在边缘部(图8.3)。嵴壁是左侧静脉和左心耳前庭共用的(图8.4和图8.5)。顶壁与一心外膜结构巴克曼束(心耳间横肌束)相连。其他各壁没有明显的解剖学特征:探头成角在不同患者间的差异可能会造成其准确解剖学定位的不同。值得注意的是,探头的成角往往会使得单个显像平面不能显示出前庭的完整结构;因此需要改变导管角度和(或)进行旋转。前庭呈卵圆形。顶壁到底壁的最大尺寸是2.9~5.1cm,嵴壁到后壁的距离是1.5~3.9cm。横断面积为4.1~6.2cm^2。这个面积是可变的,在心动周期中横断面积最大的变化量为20%~40%[3]。不同区域的运动幅度和类型存在有明显的异质性。例如,嵴壁、顶壁和底壁的运动幅度明显较后壁大,而后壁就好像被拴住一样。此外与其他壁不同的是,嵴壁常有一个明显的抖动或振动,这是由流经肺静脉的峰速血流引起的。不同区域的壁厚也不同:后壁为1~3mm,顶壁为5~12mm,嵴壁为4~10mm,底壁为2~5mm。但重要的是,不要把超声心动图上的壁厚等同于心肌包膜的厚度。举例来说,嵴壁是由静脉和左心耳前庭壁紧密接触组成,但是它们的包膜在解剖学上是分开的。这一区域静脉前庭的心肌厚度是2~3mm。还应注意的是,许多患者的左心房有一个内膜下纤维层,有1~2mm厚。前庭的最高血流速度是30~60cm/s;血流在流经静脉间鞍部时略呈湍流。一进入左心房体部最高血流速度就会很快下降。左肺静脉前庭的一个重要解剖成分是邻近的非心房结构,包括食道(图8.6)、降主动脉(图8.7)和肺动脉(图8.8)。这些器官的位置、接近程度和比邻关系在不同患者之间均有差异。距离Marshall嵴的尖部不超过5mm处,肺动脉与

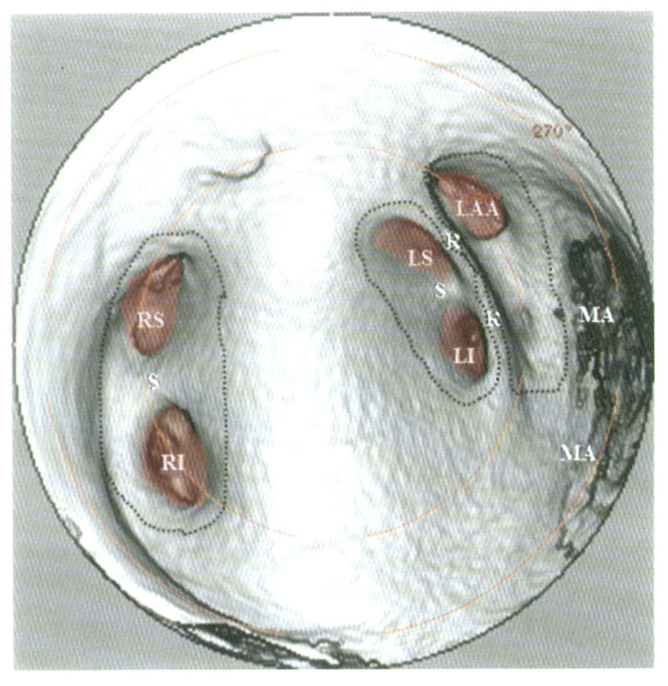

图8.2 计算机断层扫描得到的左房后侧的心内膜观。右上(RS)和右下(RI)以及左上(LS)和左下(LI)肺静脉心房交界处,以及左心耳(LAA)口均显示为红色。线条勾画出两侧前庭的大致边界。两侧肺静脉前庭之间的心房壁向腔内突出,是由于升主动脉挤压所致。MA:二尖瓣环;R:嵴部;S:鞍部。

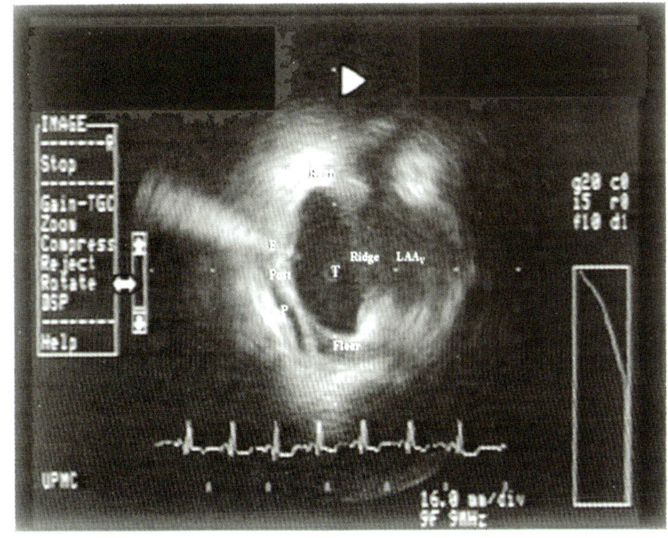

图8.3 典型左肺静脉前庭的机械环形ICE图像,显示出4个"壁"(嵴壁、后壁、顶壁、底壁)。超声探头像一个伪影一样位于图像中央。二尖瓣环位于左心耳前庭(LAAv)的右侧(未示出)。每一格代表16mm。E:由于电极导管散射造成的超声影,邻近连续的心内膜表面;P:心包窦及生理性积液。

左心耳共用的壁就分开了(图8.9和图8.10)。距离Marshall嵴不超过10mm处,从超声心动图上就能明显地区分出前庭部的顶壁与巴克曼束;由一个组织"桥"通常将这两部分连接起来。这一区域在导管消融术中极为重要(见下文)。

共同静脉

在一少部分患者中,左肺静脉是共同静脉,定义为左上肺静脉与左下肺静脉在心包反折处远端的融合部(图8.11和图8.12)[4]。如前文所述,左侧肺静脉前庭的表

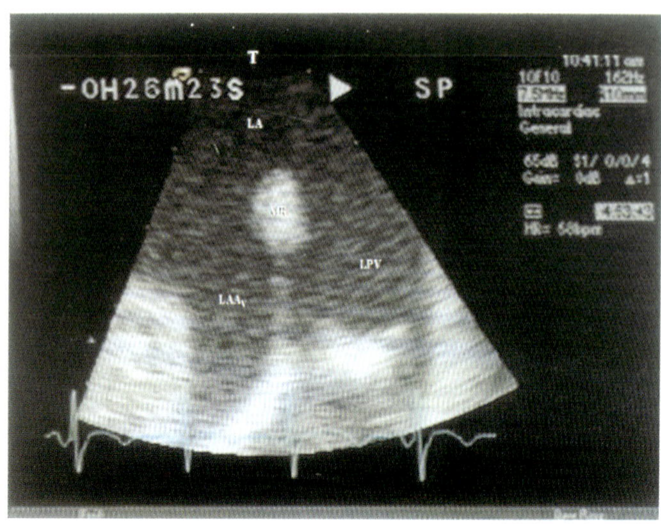

图8.4 AcuNav ICE图像，探头通过经房间隔鞘管置于左心房（LA），显示Marshall嵴（MR）。每一格表示1cm。LPV：左肺静脉前庭。LAAv：左心耳前庭。

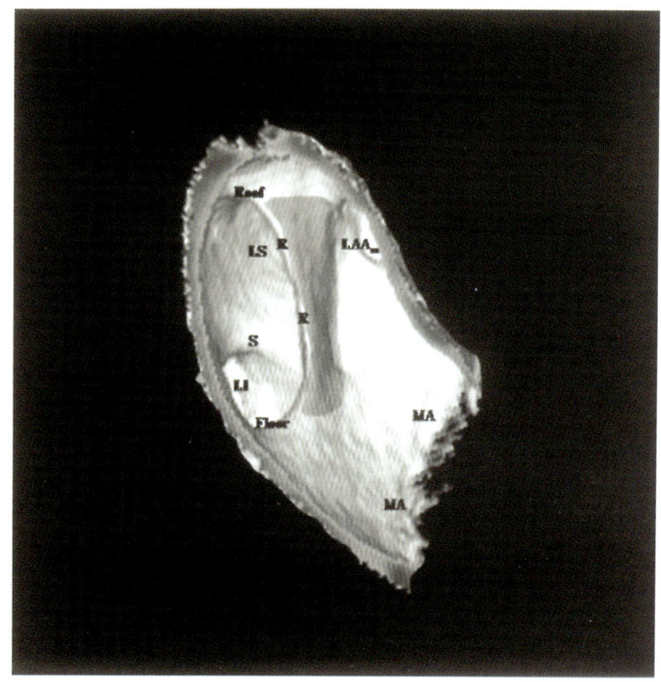

图8.5 计算机断层扫描获得的左心房（LA）外侧壁的心内膜观的剖面图，显示静脉及心耳的前庭。两个前庭共享"嵴部"(R)壁（阴影部）。LAAos：左心耳开口；LI和LS：左下和左上肺静脉；MA：二尖瓣环；S：静脉间鞍部。

面积较没有共同静脉段时大一些。共同静脉的尺寸一般比左上或左下肺静脉大[5]。共同静脉在心脏运动周期中还表现有高度的活动性，其横截面积的最大变化可达15%~35%。其壁厚主要依据特定的周围位置及距嵴部的远近不同而变化，但一般小于5mm。共同静脉被会合的心肌所包围。除上肺静脉或下肺静脉分叉处以外，我们没有发现这条静脉的分支。左肺共同静脉可能直接邻近心外结构，包括降主动脉及

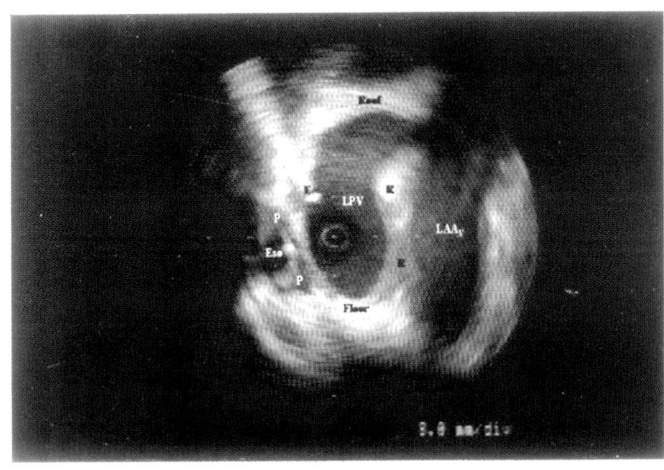

图8.6　左肺静脉(LPV)前庭的机械环形ICE图像,显示出食道(Eso)的连续性。每一格表示8mm。E：电极；LAAv：左心耳前庭；P：心包斜窦；R：嵴部。

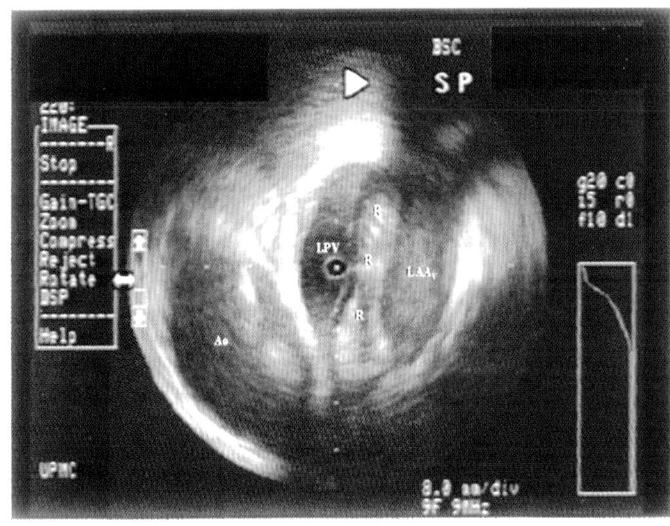

图8.7　左肺静脉(LPV)前庭的机械环形ICE图像，显示出降主动脉(Ao)的连续性。每一格表示8mm。LAAv：左心耳前庭；R：嵴部。

食道。

上肺静脉

当未从共同左肺静脉干发出时，上肺静脉的开口与嵴部的顶部及静脉间鞍部几乎在同一成像平面上(图8.11和图8.12)。在共同左静脉的情况下，可由鞍部平面来定位开口(图8.13)。壁厚可有不同,但多数测量值小于3mm。其活动性很好[3]。分支可见于近端,但一般在距开口处5mm以远。上肺静脉被心肌不对称包围不同的距离。

距离开口约1cm处，这条静脉的外侧壁与左心耳前庭远侧面及左心耳基底部相接近。这种结构的接近很重要,因为左心耳产生的“不太远部位”的电位通常是在这个区域记录的,在消融术中它会产生混淆(见下文)。左上肺静脉也与心外结构紧密邻近,包括左肺动脉及主动脉。

下肺静脉

当未从共同左肺静脉干发出时，下肺静脉的开口与嵴部的顶部及静脉间鞍部几

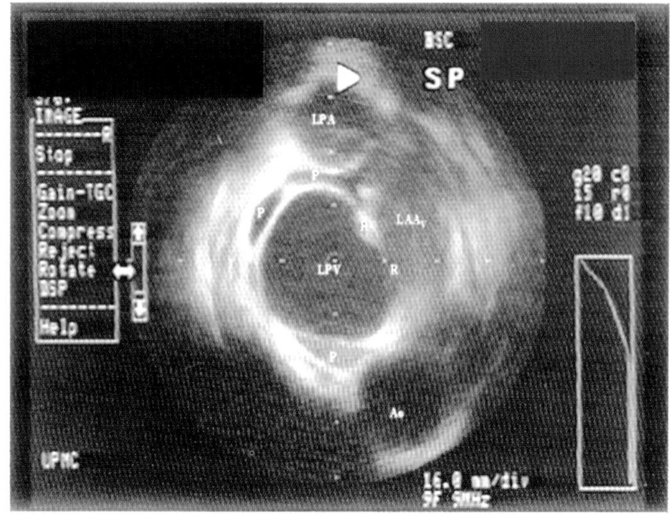

图8.8 左肺静脉(LPV)前庭的机械环形ICE图像，显示主动脉(Ao)与左肺动脉(LPA)的邻近关系。每一格表示16mm。LAAv：左心耳前庭;P:心包窦;R:嵴部。

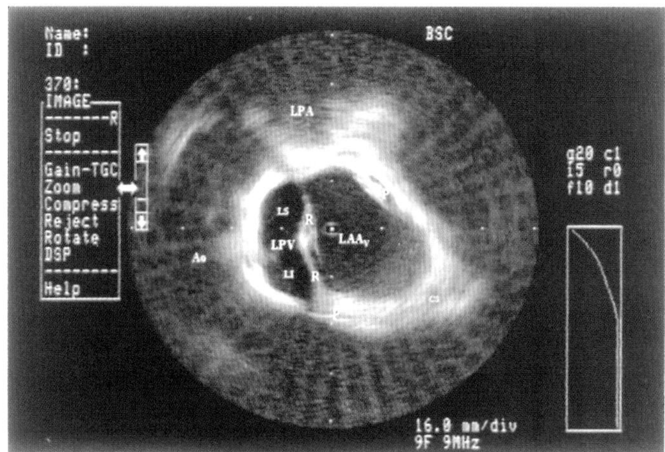

图8.9 左侧前庭的机械环形ICE图像,探头置于左心耳前庭。每一格表示16mm。Ao:主动脉;CS:冠状窦;LAAv：左心耳前庭;LI和LS:左下和左上肺静脉;LPA：左肺动脉;LPV:左肺静脉前庭;P:心包窦;R:嵴部。

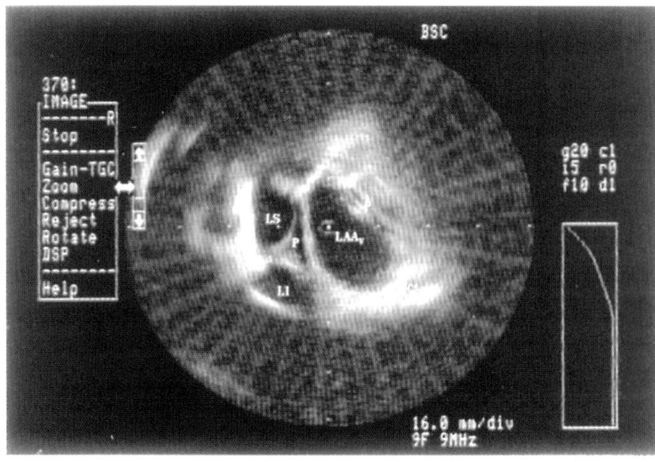

图8.10 左肺静脉前庭的机械环形ICE图像，探头置于左心耳前庭(LAAV)，在图8.9所在位置远端几毫米处。显示共享嵴部分成各自的静脉壁及左心耳前庭壁。每一格表示16mm。CS:冠状窦;LI和LS:左下和左上肺静脉;P:心包窦;S:鞍部。

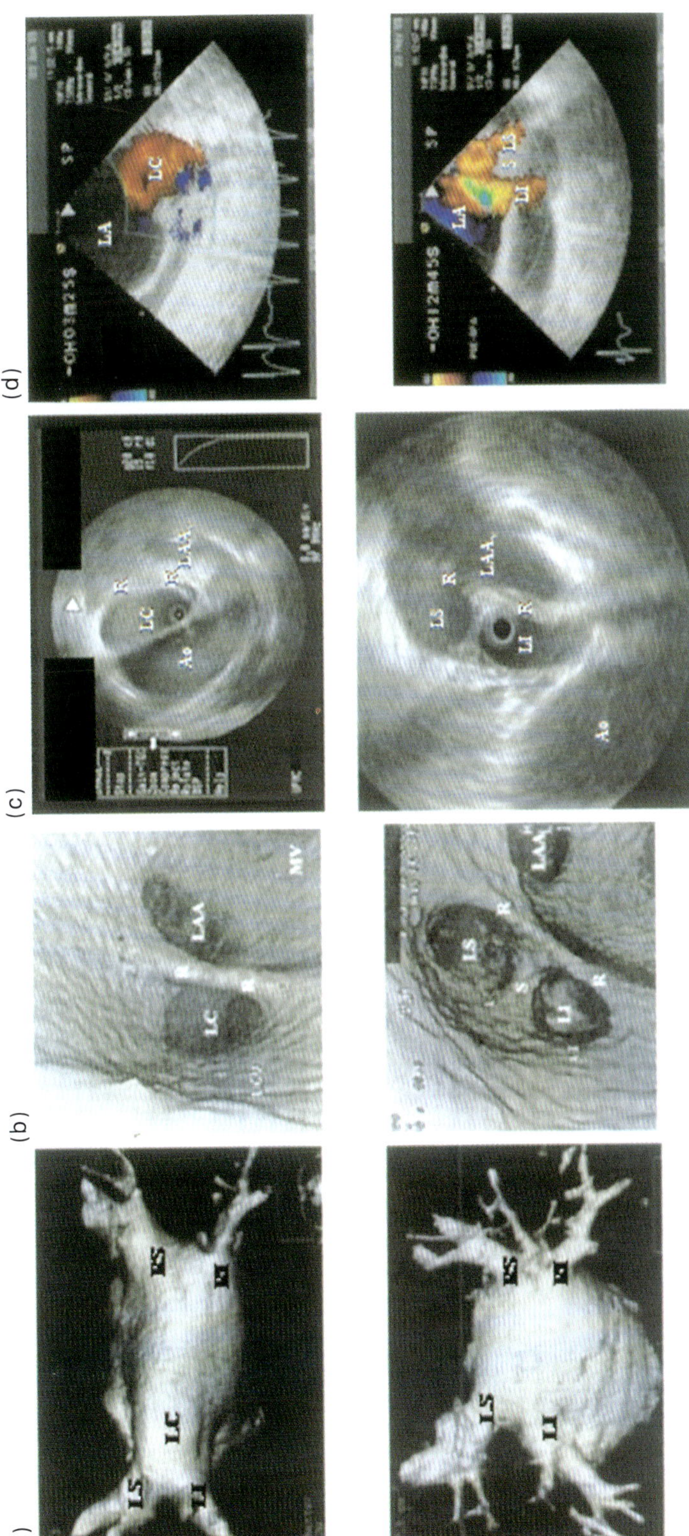

图8.11 分别取自有(上图)和没有(下图)左肺共同静脉(LC)患者的图像:(a)CT扫描,左房外观;(b)CT扫描,左房内观;(c)机械环形ICE;(d)AcuNav。LA:左心房;Ao:降主动脉;LAA和LAAv:左心耳和左心耳前庭;LI:左下肺静脉;LS:左上肺静脉;MV:二尖瓣;R:嵴部;RI:右下肺静脉;RS:右上肺静脉;S:鞍部。

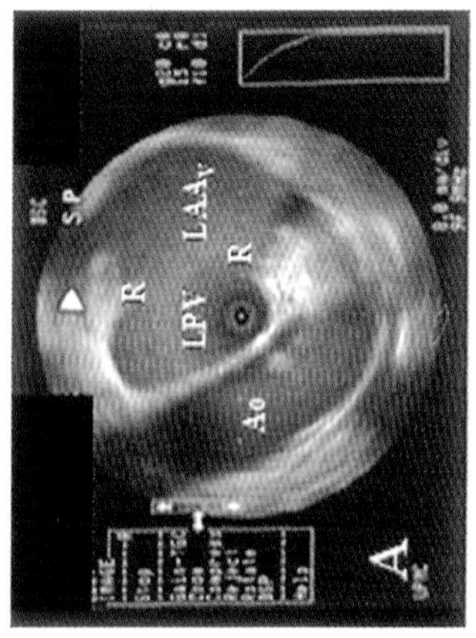

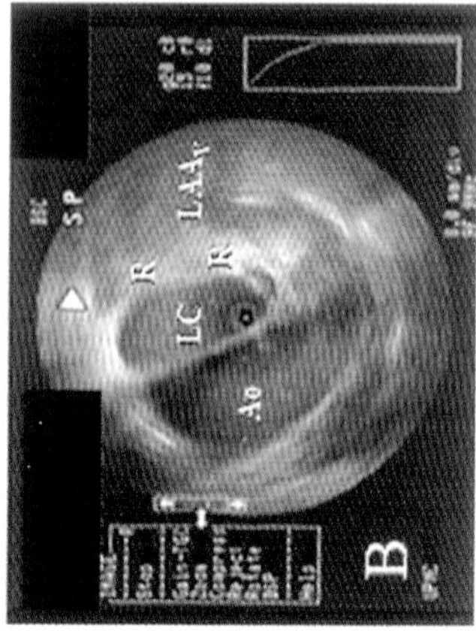

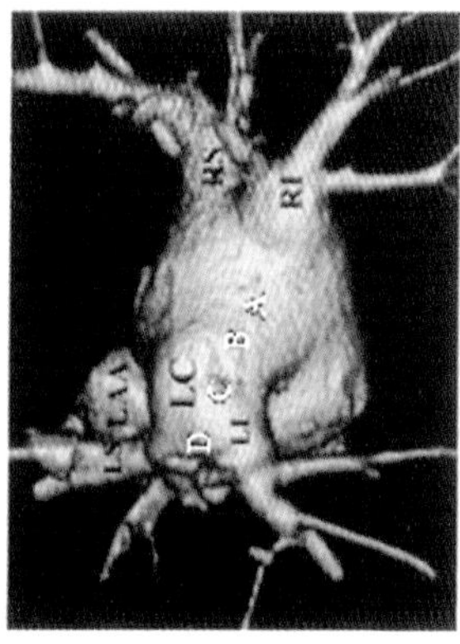

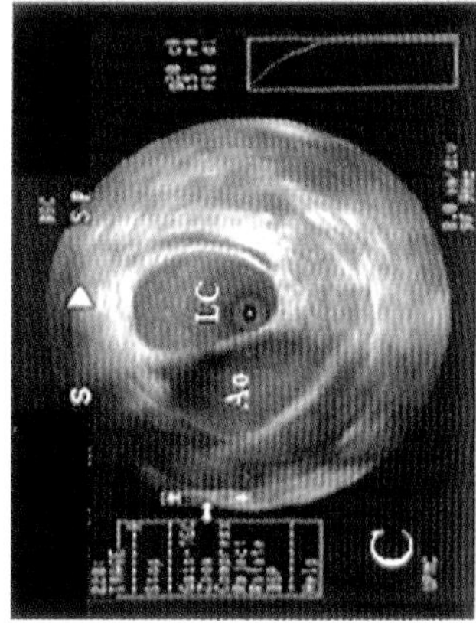

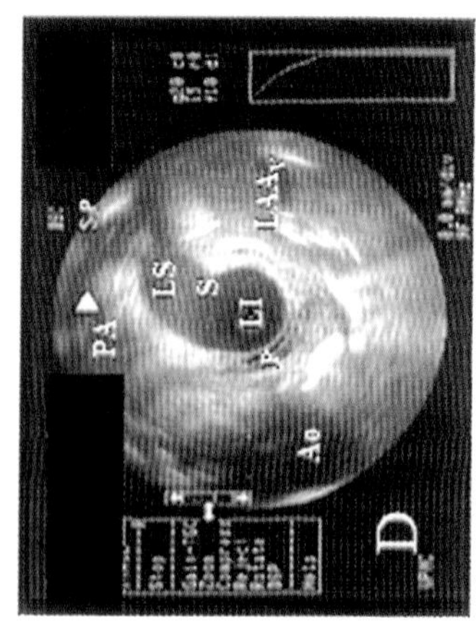

图8.12 计算机断层扫描得到的左房图像，显示左侧共同(LC)肺静脉(LPV)(中间的图)。CT图上的白字母(A,B,C,D)分别表示在获得ICE图像(A,B,C,D图)时机械环形ICE探头的大致位置。Ao:降主动脉;LAA和LAAv:左心耳和左心耳前庭;LCV:左共同肺静脉前庭;LI:左下肺静脉;LS:左上肺静脉;P:心包;PA:肺动脉;R:嵴部;RI:右下肺静脉;RS:右上肺静脉;S:鞍部。

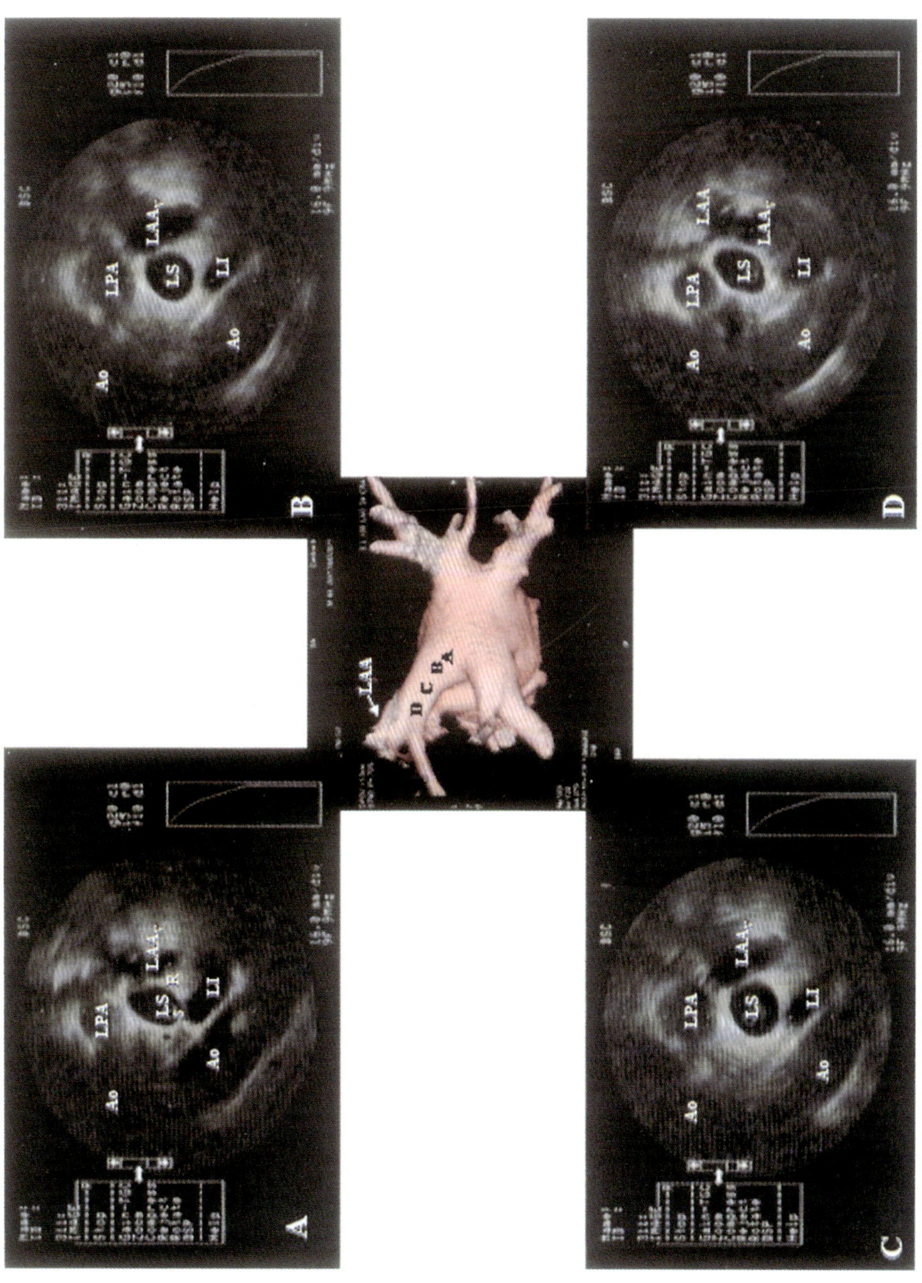

图8.13 计算机断层扫描图像，重点显示左上肺静脉(LS)(中间的图)。CT图上的黑字母(A,B,C,D)分别表示在获得ICE图像(A,B,C,D图)时ICE探头在左上肺静脉的大致位置。Ao:降主动脉;LAA和LAAv:左心耳和左心耳前庭;LI:左下肺静脉;LPA:左肺动脉;P:心包;R:嵴部;RI:右下肺静脉;RS:右上肺静脉;S:鞍部。

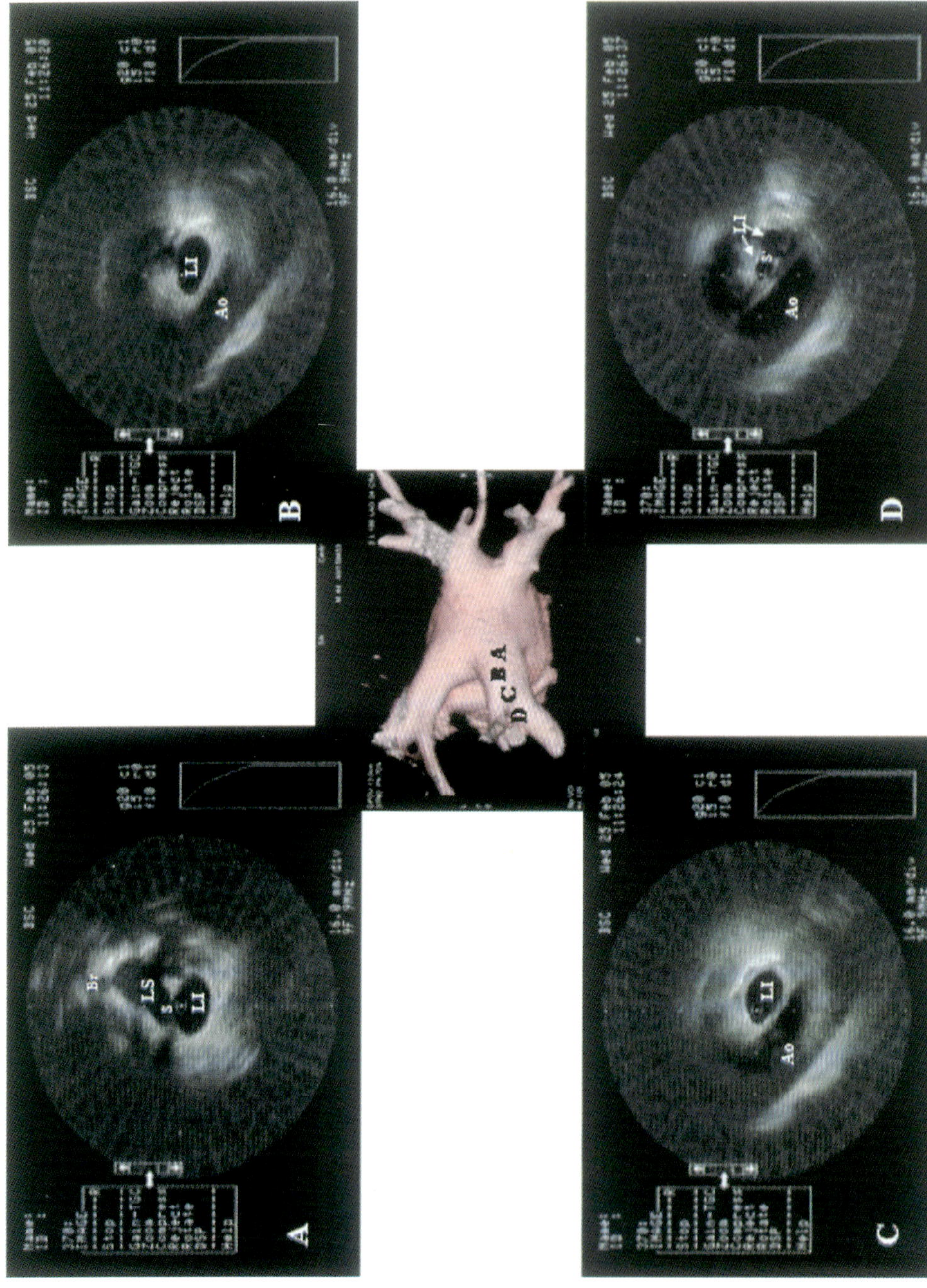

图8.14 计算机断层扫描图像，重点显示左下肺静脉(LI)(中间的图)。CT图上的黑字母(A,B,C,D)分别表示在获得ICE图像(A,B,C,D图)时ICE探头在左下肺静脉的大致位置。Ao:降主动脉;Br:左上肺静脉的分支;LS:左上肺静脉;S:鞍部;S':"第二个"鞍部，将左下肺静脉本体分叉点分成各分支。

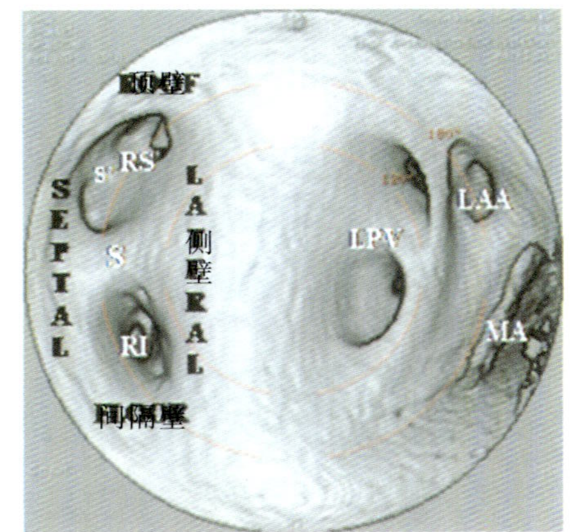

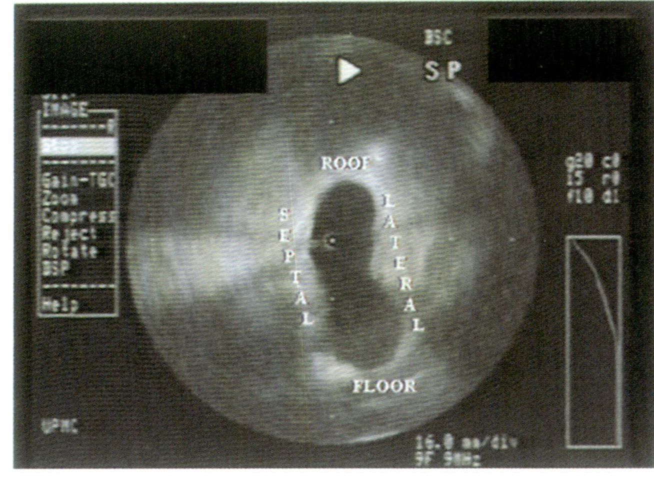

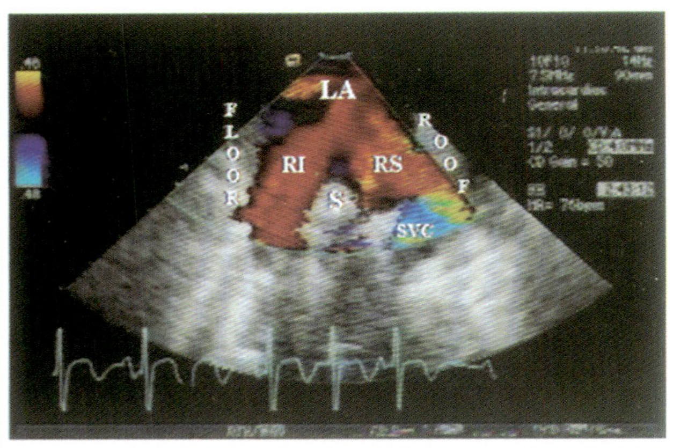

图8.15　计算机断层扫描(上图)、机械环形ICE(左下图,每一格表示16mm)和AcuNav(右下图)获得的左心房(LA)后侧图像,重点显示右肺静脉前庭区。应用AcuNav显像导管,经过经房间隔鞘管置于左心房(LA),显示出右上(RS)和右下(RI)肺静脉及其前庭。SVC:上腔静脉;RPA:右肺动脉;S:鞍部。

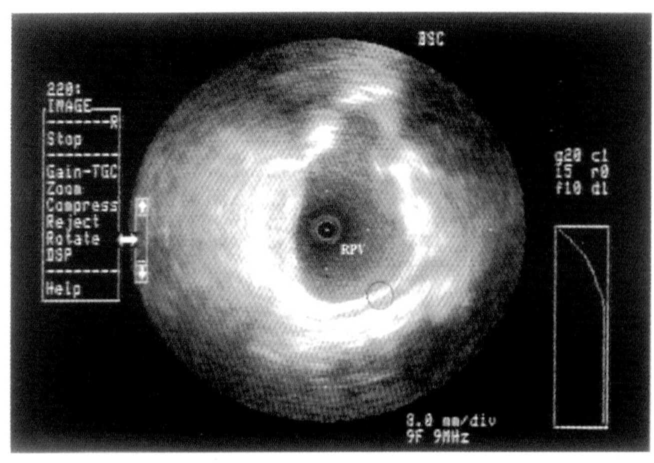

图8.16 右肺静脉前庭(RPV)下部的机械环形ICE影像，显示出壁的厚度(2.7mm,在圈出的区域)。每一格表示8mm。

乎在同一成像平面上(图8.14)。在共同左静脉的情况下，可仅由鞍部平面来定位开口(图8.13)。壁厚可有不同,但多数测量值小于3mm。其活动性很好[3]。分支可见于近端,但一般在距开口处5mm以远。上肺静脉被心肌不对称包围不同的距离，一般短于上肺静脉的距离。左下肺静脉也与主动脉紧密邻近。

右肺静脉复合体

前庭

与左肺静脉前庭不同，右肺静脉前庭没有明显的超声心动图解剖结构来区分其近端边界。根据经验将距最远的静脉间鞍部近端1cm处定为此边界。已确定出它的四个不同的壁(图8.15)。重要的是必须了解右肺静脉前庭最大长度长于左肺静脉前庭;由于心房在此处有弯曲,因此不可能在单个超声心动图图像上显示出所有的结构。前庭的顶壁与上腔静脉及右肺动脉毗邻。间隔壁的上面与上腔静脉毗邻。前庭呈卵圆形;最大直径是可变的,顶部到底部为3.6~7.2cm；嵴部到后壁的距离是2.2~4.1cm,横截面积为5.9~8.1cm^2。其活动度很高，在心动周期中其横截面积最大可有15%~30%的变化[3]。各个区域在运动类型和幅度上有明显的不同。例如,侧壁运动的程度明显大于看起来相对僵硬的间隔壁。不同部位的壁厚明显不同：间隔壁为4~8mm,顶壁为3~8mm,侧壁为2~5mm,底壁为2~5mm。但就左肺静脉而言,超声心动图显示的壁厚并不一定等于心肌包膜的厚度。尽管这种区别可能使超声心动图操作更加困难,但我们积累的经验认为,任何部位的心肌厚度均小于5mm(图8.16)。

肺静脉

右侧肺静脉解剖比左侧更复杂且更多变。基于这一点,再加上:(1)各静脉的边界是分开的,(2)各静脉间的成角较大,(3)探头更难以进入和稳定,因此使得当应用机械环形显像导管时获取右侧静脉图像比左侧更具挑战性。如前所述,无论把探头放在何处在单个图像平面一般都不能获得所有静脉的图像。正如我们此前所述,常会出现额外的右侧静脉,如近端分支[5]。

右上肺静脉口与静脉间鞍部几乎在同一个成像平面上(图8.17和图8.18)。当存在一个或多个额外静脉时，此鞍部往往不能

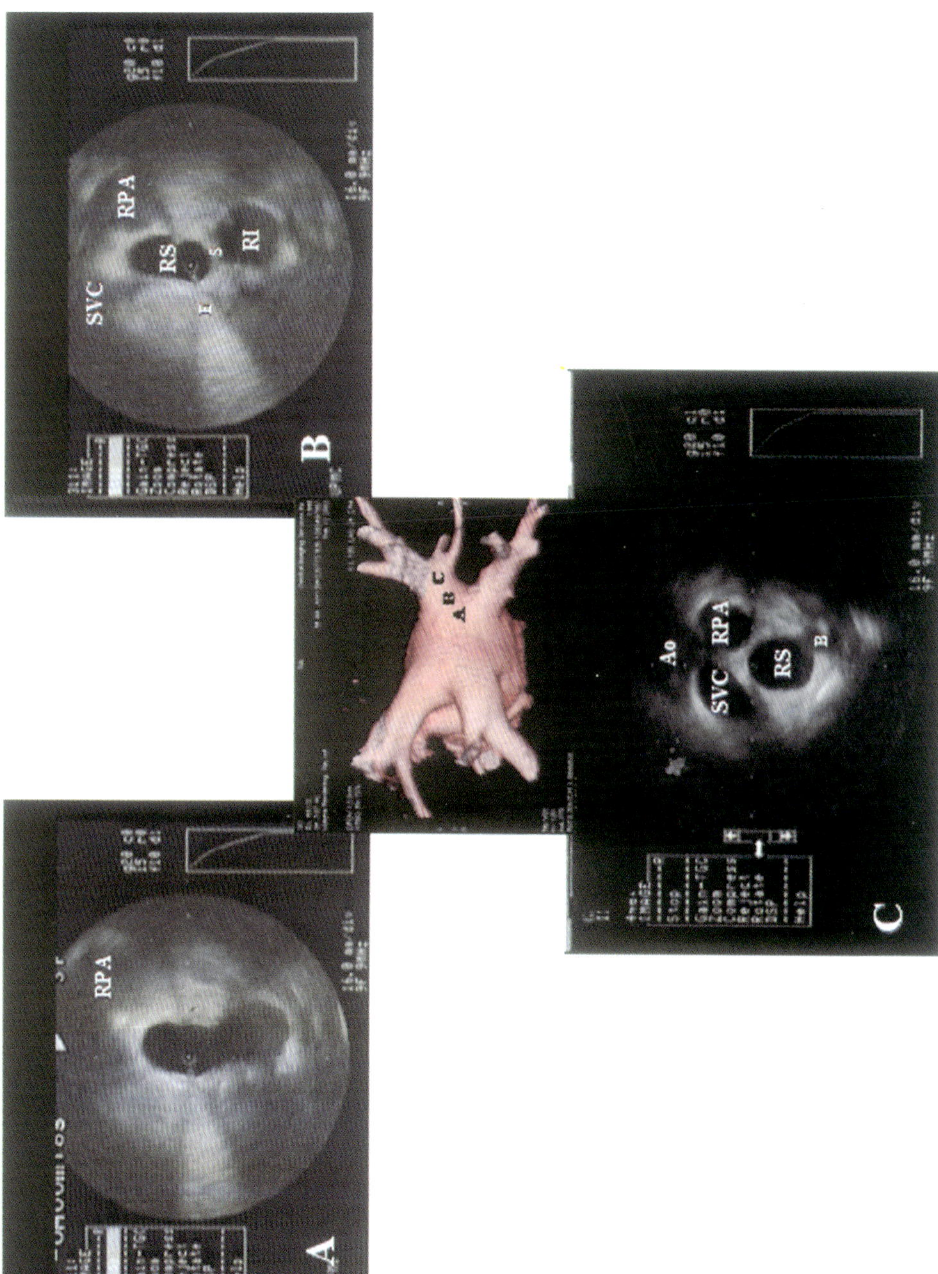

图8.17 计算机断层扫描图像重点显示右上肺静脉(RS)(中间的图)。CT图上的黑字母(A,B,C)分别表示在获得ICE图像(A,B,C图)时ICE心脏内探头在右上肺静脉的大致位置。Ao:降主动脉;B:静脉分支;E:电极;RI:右下肺静脉;RPA:右肺动脉;SVC:上腔静脉。

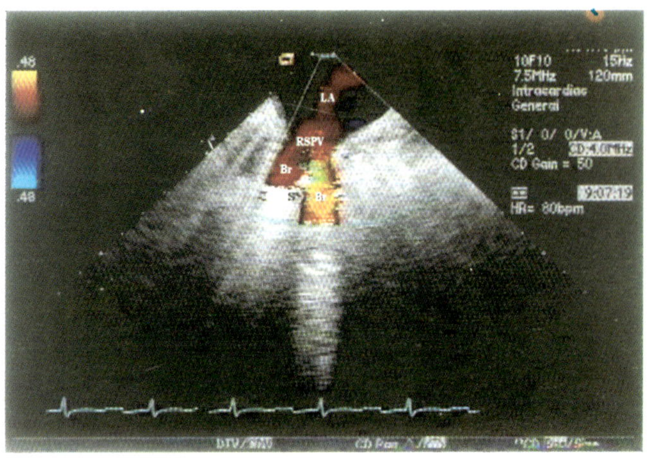

图8.18 AcuNav图像显示右上肺静脉(RSPV)及其二级分支(Br)和鞍部(S′)。LA:左心房。

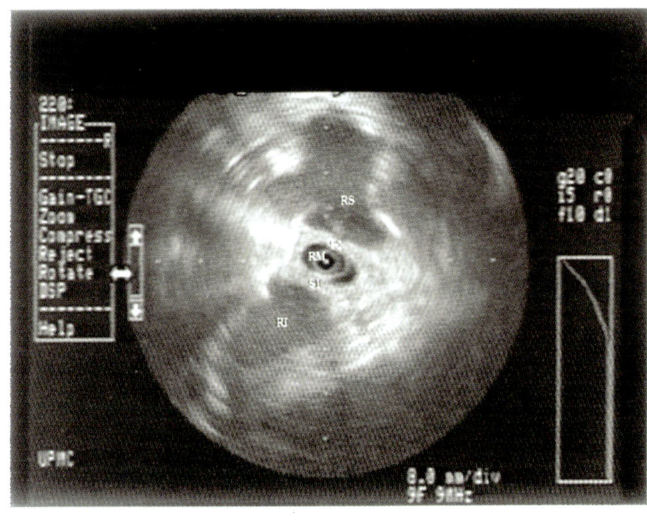

图8.19 机械环形ICE图像，探头置于右中肺静脉（RM)，显示出中下(S1)和中上(S2)鞍部。每一格表示8mm。RI和RS:右下和右上肺静脉。

把上静脉与下静脉的交界点分开（图8.19)。其壁厚可有不同,但均小于3mm。其活动度好[3]。分支一般在近端。它被心肌不对称包围不同的距离。在开口附近,此静脉与上腔静脉的内侧壁(间隔壁)相连。这一区域之所以重要是因为它有时与连通左右心房的心肌纤维束相连(见下文)。右上肺静脉也与右肺动脉相邻近。在更远端,右上肺静脉逐渐与右心房后部相邻近，此处可同时记录到右心房及肺静脉的电位[6]。

右下肺静脉口与静脉间鞍部几乎在同一成像平面上(图8.20和图8.21)。当存在一个或多个额外静脉时，此鞍部可能不与上静脉在一起。其壁厚可有不同,但均不大于2mm。其活动度好[3]。分支几乎总是在近端(图8.19)。此静脉被心肌不对称包围不同的距离,一般少于右上肺静脉。右中静脉一般较小,没有近端分支,且很少被心肌包围(图8.19)。

左心耳

左心耳十分复杂:(1)其开口和体部一

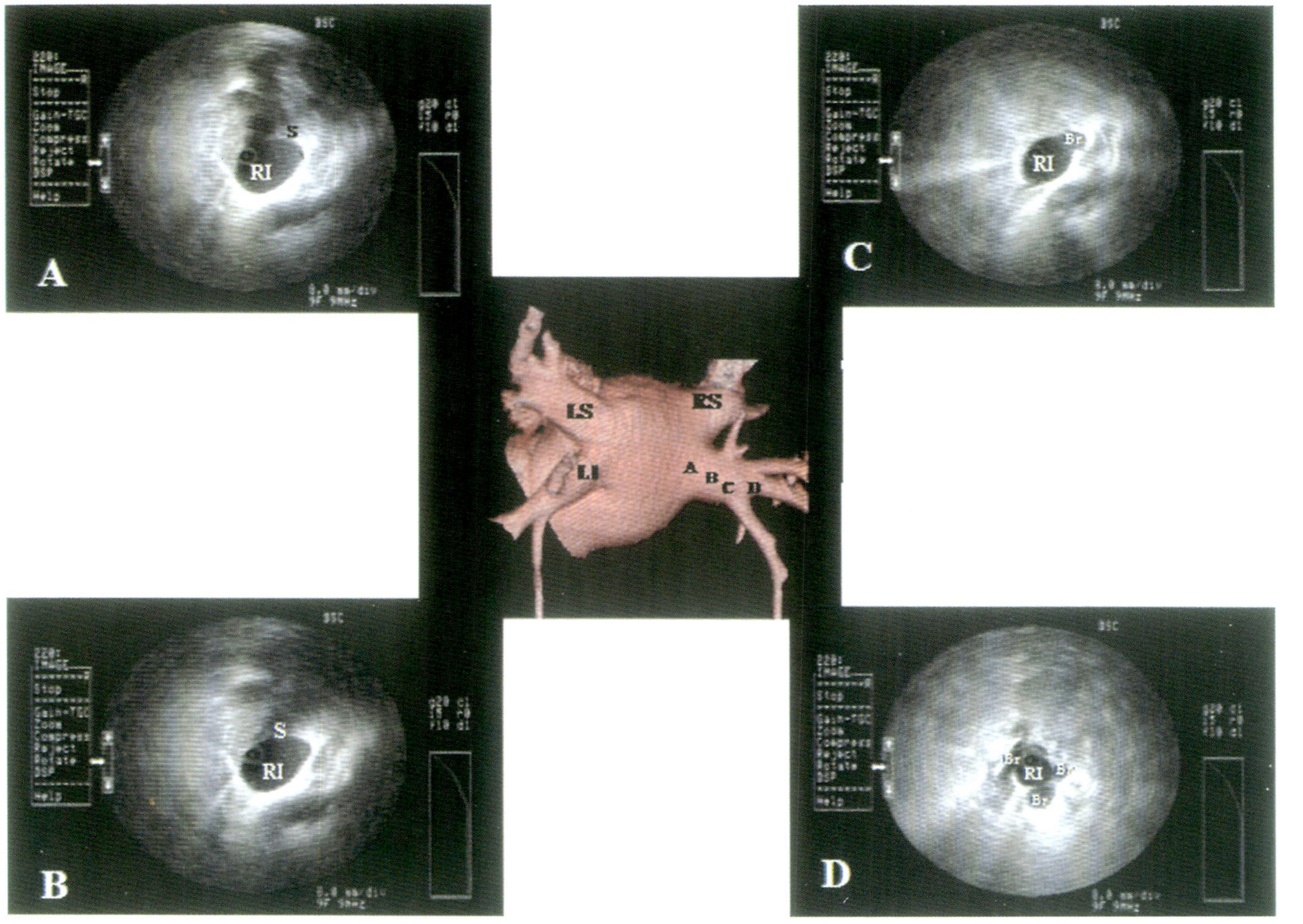

图8.20 计算机断层扫描图像，重点显示右下（RI）肺静脉（中间的图）。CT图上的黑字母（A,B,C,D）分别表示在获得ICE图像（A,B,C,D图）时ICE探头在右下肺静脉内的大致位置。Br:静脉分支；LI和LS：左下和左上肺静脉；RS：右上肺静脉；S：鞍部。

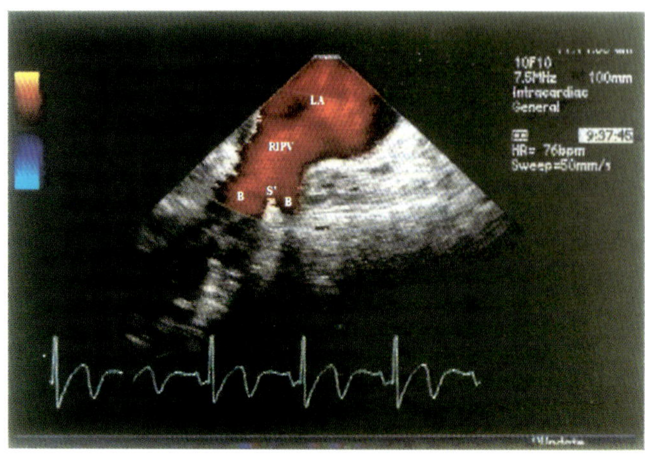

图8.21 右下肺静脉(RIPV)的AcuNav图像，显示出二级分支（B）和鞍部(S′)。

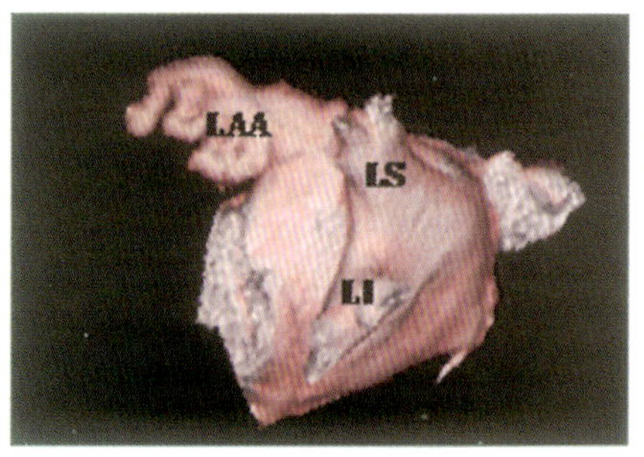

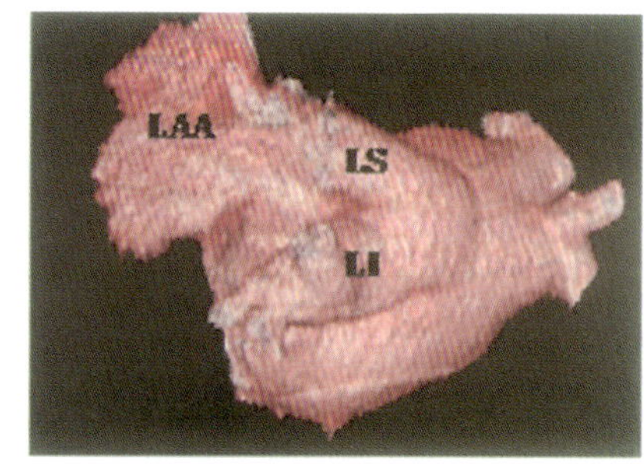

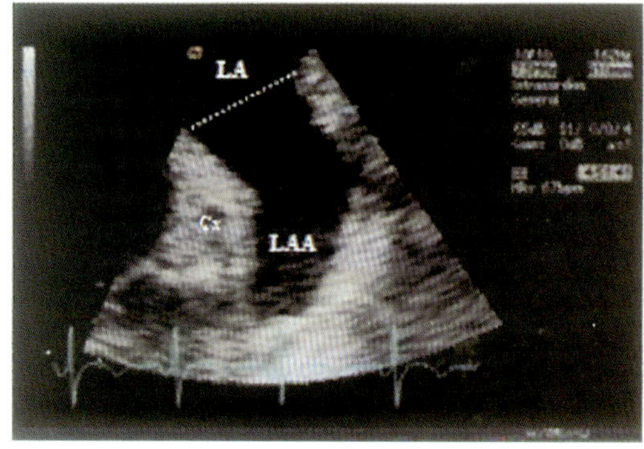

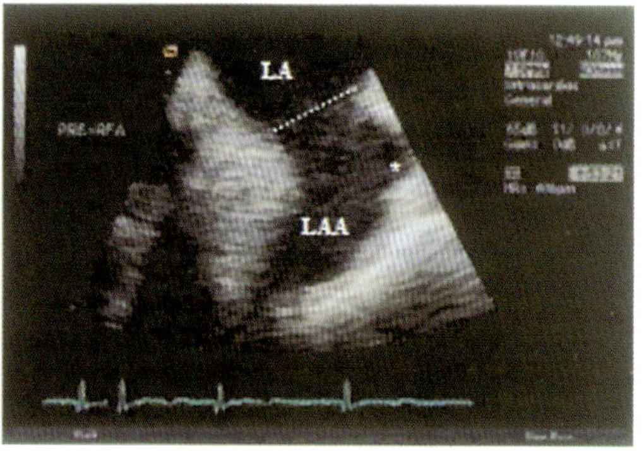

图8.22 计算机断层扫描(上图)和相应的AcuNav ICE图像(下图),重点示出左心(LA)耳(LAA)。CT图像上出现的明显形态差异在AcuNav ICE上没有显示。直线表示口部的边缘。*:分叶;Cx:冠状动脉回旋支;LI和LS:左下和左上肺静脉。

样,均是非对称的;(2)壁厚,心内膜局部解剖和分叶情况具有明显的异质性;(3)口部与体部的运动均不成比例(例如,相对于左房体部);(4)血流可变且不分层。这些特征在不同患难者之间均有很大差异，但二维ICE很少有报道(图8.22);这一现象在经食道超声心动图时也会出现。由于机械环形ICE导管硬度大、不可弯曲,而且难以控制导管轴向相对于左心耳轴向的位置，所以不推荐用机械环形ICE导管来显示这一结

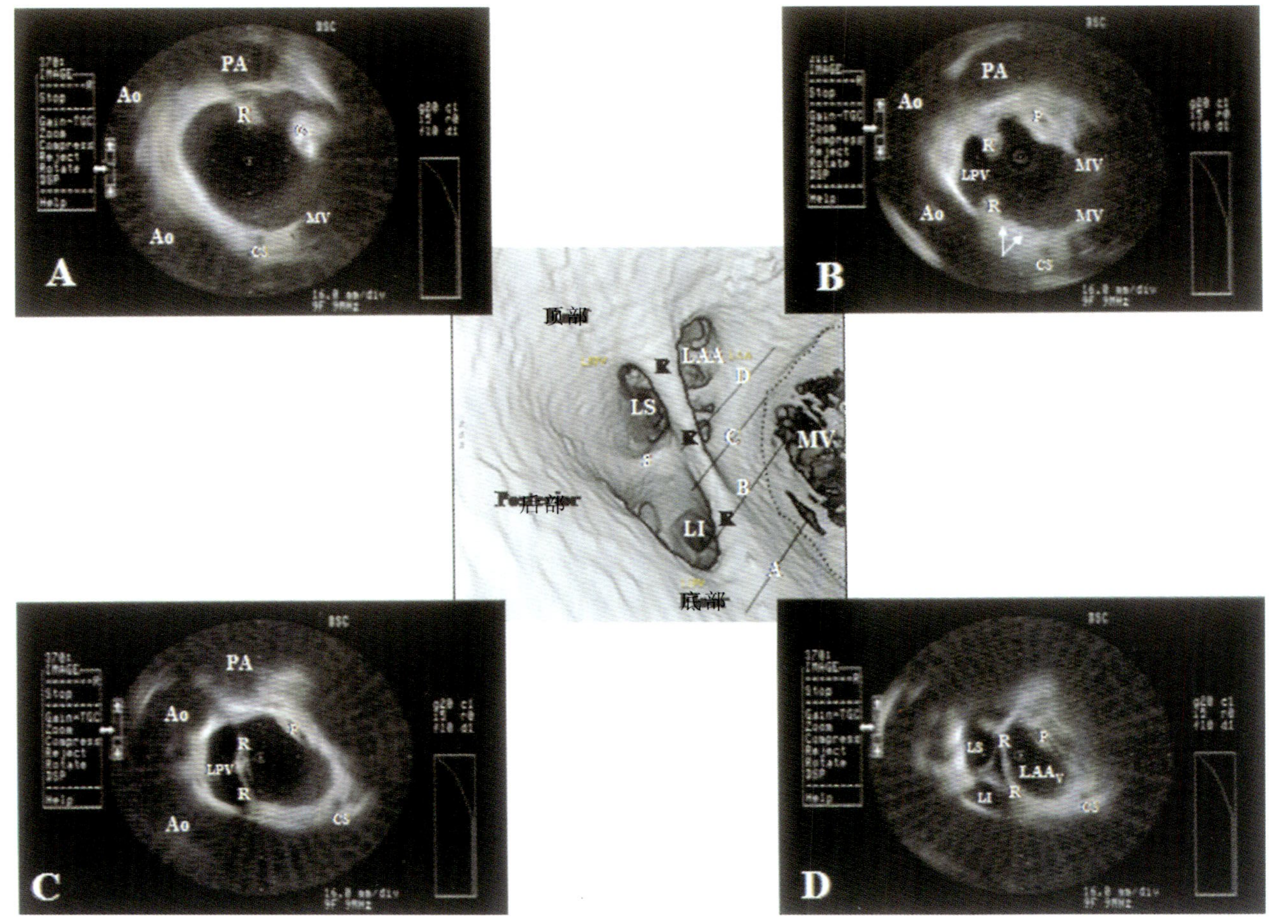

图8.23　计算机断层扫描图像(中央的图)和机械环形ICE图像(A,B,C,D图),重点显示左心房(LA)峡部。CT图上的曲线大致表示二尖瓣环;带字母标记(A,B,C,D)的直线大致表示相应ICE图像(A,B,C,D图)的平面。B图上的箭头强调心内膜轮廓不规则。Ao:主动脉;CS:冠状窦;Cx:冠状动脉回旋支;LAA和LAAv:左心耳和左心耳前庭;LI和LS:左下和左上肺静脉(LPV);MV:二尖瓣;P:心外膜;PA:肺动脉;R:嵴部;S:鞍部。

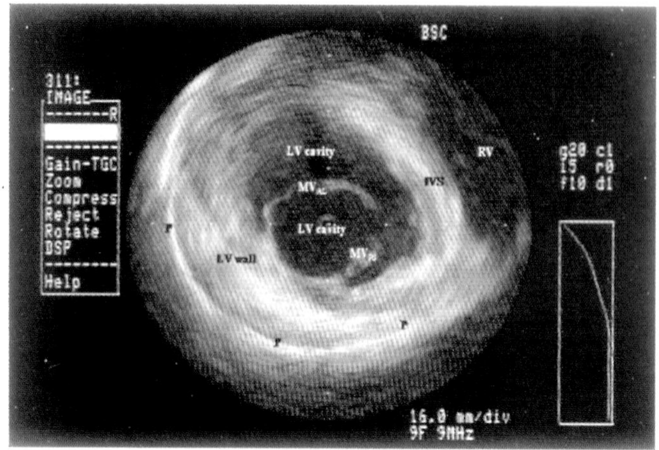

图8.24 机械环形ICE图像，探头置于二尖瓣环远端1cm处的左心室(LV)流入道，显示左心室的短轴观。“左室腔”的前方是左心室流出道，其后方是左心室流入道。每一格表示16mm。IVS：室间隔；MV_{AL}：二尖瓣前叶；MV_{PS}：二尖瓣后叶；P：心外膜；RV：右心室。

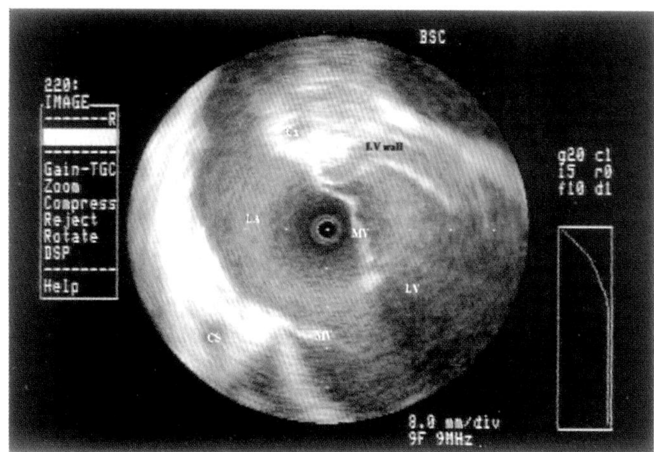

图8.25 机械环形ICE图像，探头置于左心室（LV）内二尖瓣环的正下方，显示左心室流入道的截断长轴。每一格表示8mm。CS：冠状窦；Cx:冠状动脉回旋支；LA：左心房；MV：二尖瓣。

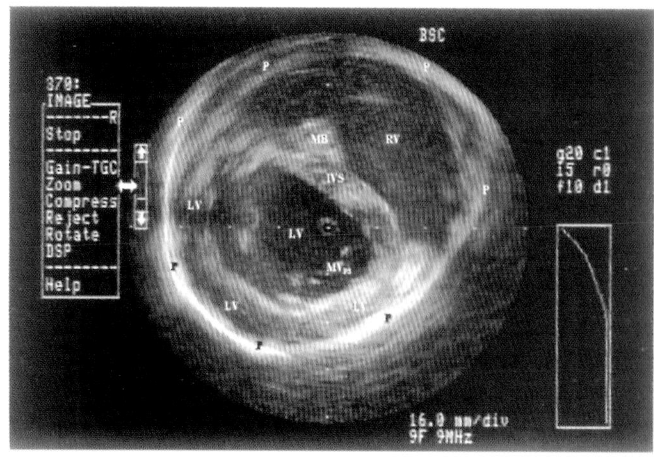

图8.26 机械环形ICE图像，探头置于左心室(LV)中部，显示左室短轴观上左室心内膜的完整性。每一格表示16mm。IVS：室间隔；MB：节制带；MV_{PS}：腱索；P：心外膜；RV：右心室。

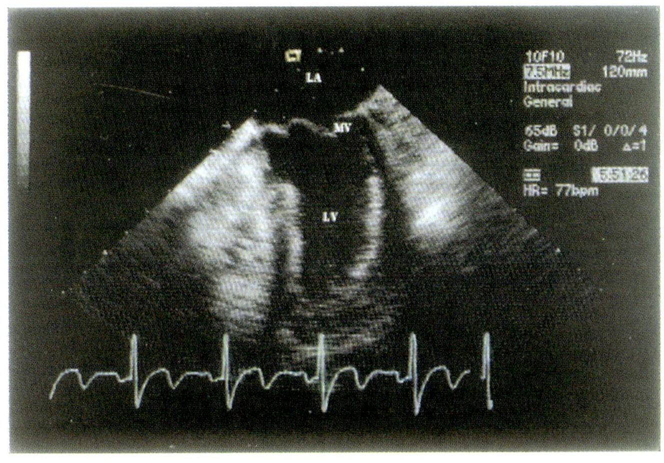

图8.27 AcuNav ICE图像，探头通过经房间隔鞘管置于左心房（LA），显示收缩末期左心室（LV）和二尖瓣（MV）。

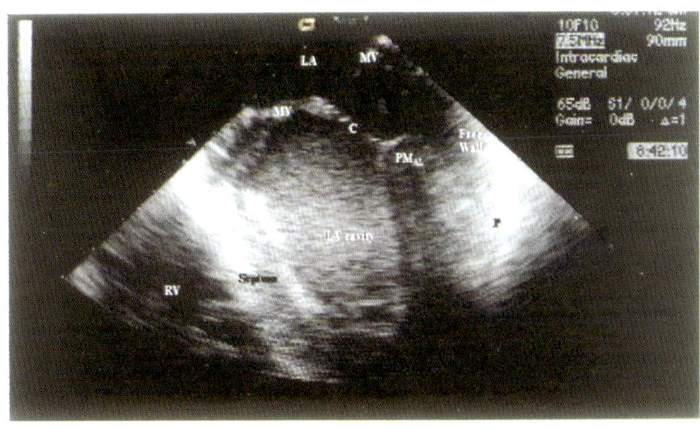

图8.28 AcuNav ICE图像，探头通过经房间隔鞘管置于左心房（LA），显示二尖瓣器。MV：二尖瓣叶；C：腱索；PM_{AL}：前外侧乳头肌；RV：右心室。

构。尽管它比基于右心房的AcuNav ICE成像更可靠且更清晰，但没有证据表明，基于左心房的AcuNav ICE成像与经食道放置探头获得的图像存在明显差异。

左心房峡部

这一区域环绕着左心房侧壁的底部，位于左侧静脉前庭与二尖瓣环之间（图8.23）。其大小和心肌厚度在同一患者和不同患者之间有很大差异。在局部解剖上，心内膜可能有小坑或小梁，尤其是在左心耳前庭：这对消融术中的能量滴定具有重要意义。

二尖瓣器和左心室

基底到顶部的二尖瓣叶、腱索和乳头肌以及左心室内膜可以用机械环形ICE导管（探头放置在左心室内）获得高清晰度的显示（图8.24至图8.26），也可以用AcuNav导管来显示（图8.27和图8.28）。如第三章及第九章中所述，这一区域也可用AcuNav探头从右心位置来显示。

主动脉及主动脉瓣

二尖瓣与主动脉交界区、主动脉根部、瓣膜及升主动脉段均可用机械环形导管（探头置于左心房内靠近房室交界处的中

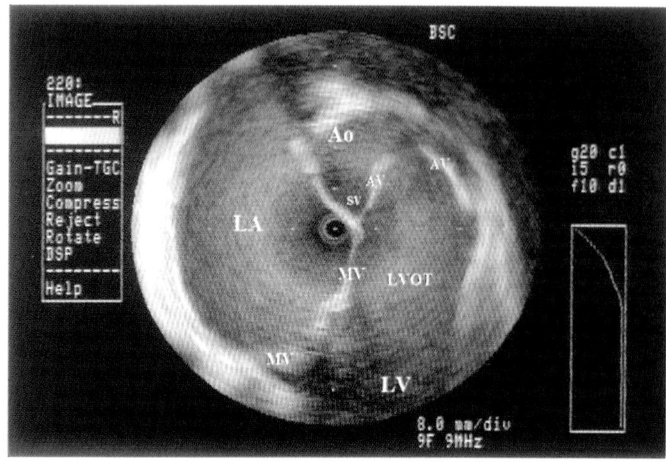

图8.29 机械环形ICE图像，探头置于左心房(LA)内侧房室交界中部，显示二尖瓣-主动脉交界、主动脉根部(Ao)和主动脉瓣(AV)。每一格表示8mm。LV和LVOT：左室和左室流出道；MV：二尖瓣；SV：主动脉窦。

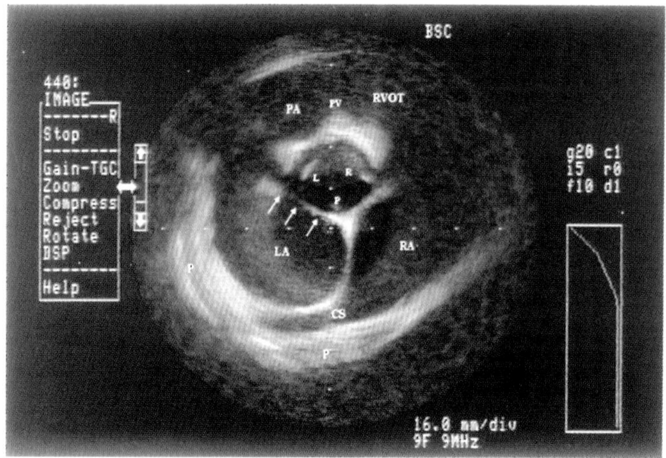

图8.30 机械环形ICE图像，探头置于左心房（LA）内主动脉根部(Ao)的后壁附近，显示主动脉根部(Ao)，主动脉瓣(AV)和主动脉壁连接区(箭头)，向下投影到二尖瓣前叶的接入区。每一格表示16mm。CS：冠状窦；P：心外膜；PA：肺动脉；PV：肺动脉瓣；RA：右心房；RVOT：右心室流出道。

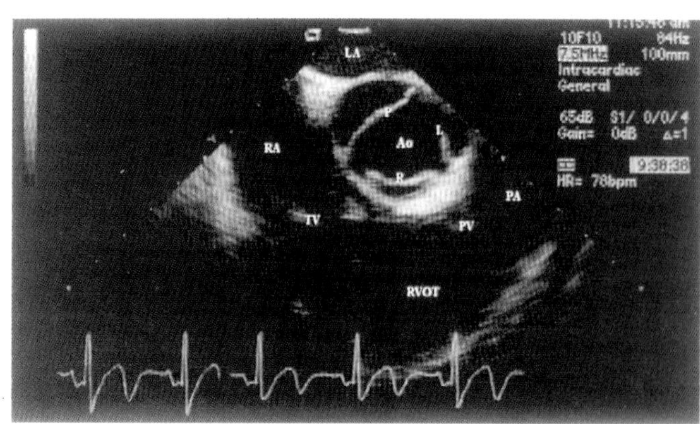

图8.31 AcuNav ICE图像，探头通过经房间隔鞘管置于左心房(LA)，显示主动脉根部(Ao)、主动脉瓣和相连的结构。L：左冠瓣；P：无冠瓣；PA：肺动脉；PV：肺动脉瓣；R：右冠瓣；RA：右心房；RVOT：右心室流出道；TV：三尖瓣。

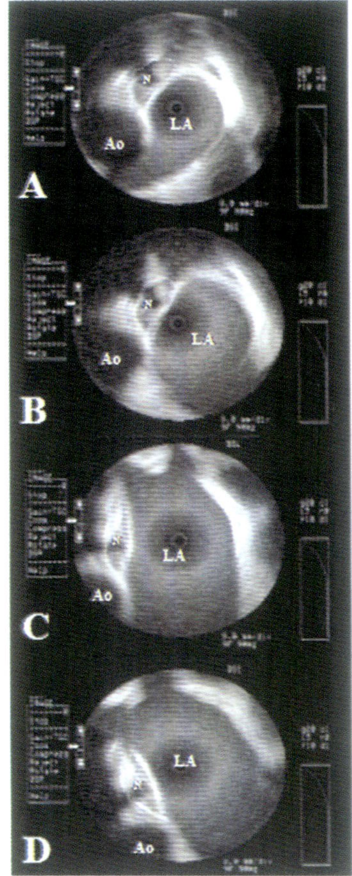

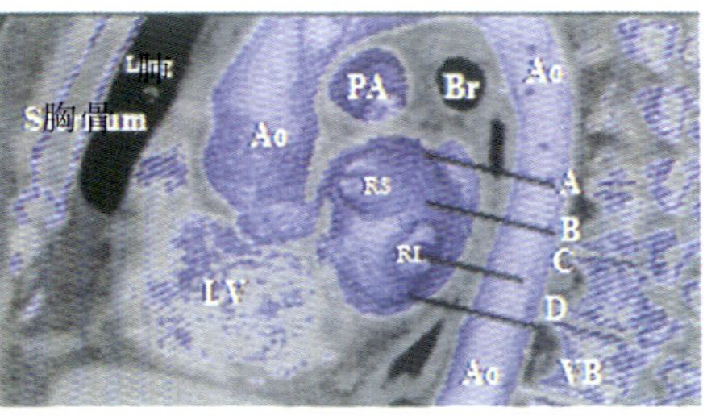

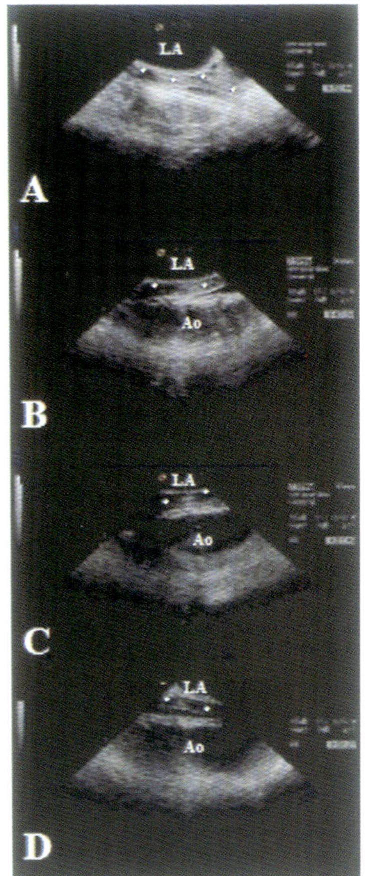

图8.32 计算机断层扫描图像(中央的图)机械环形ICE图像(左侧各图)和AcuNav ICE图像(右侧各图),重点显示左心房(LA)后壁与食道邻近区域。CT图上的字母(A,B,C,D)分别表示与ICE图像(A,B,C,D图)相应的显像大致位置。在机械环形ICE图像上,食道的轮廓用白色环标出。在AcuNav ICE图像上,食道腔用星号标出。Ao:主动脉;Br:分支;LV:左心室;N:插入食道的鼻饲管;PA:肺动脉;RI和RS:右下及右上肺静脉;VB:脊柱。

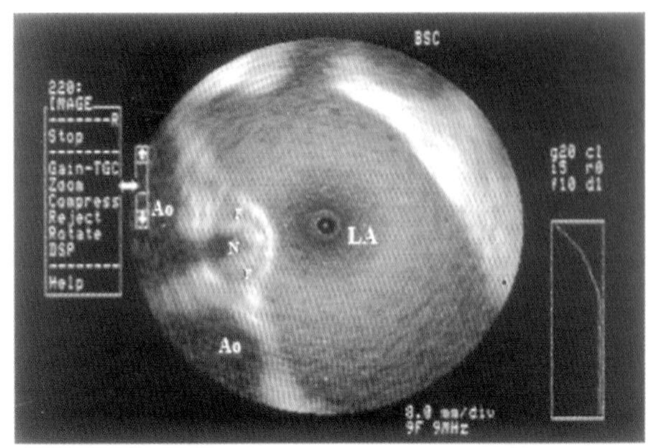

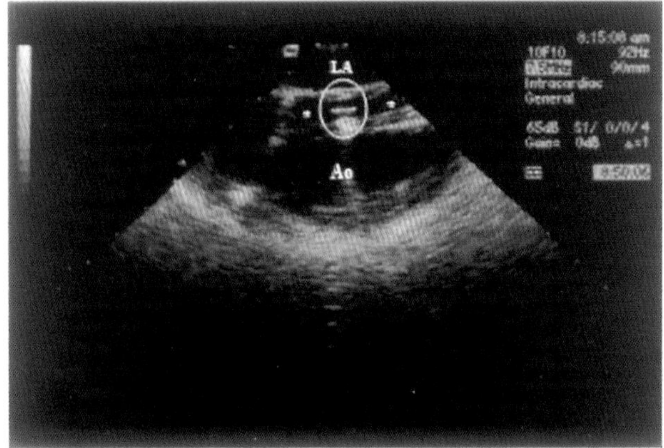

图8.33 上图:机械环形ICE图像,记录于置入鼻饲管(N)过程中,显示食道突出抵在左心房(LA)后壁。鼻饲管中的气体产生明显的声影。P:食道和左心房后壁间的接触面。下图:AcuNav ICE图像,显示食道(*)和中空的强回声物体(圈起的部分),这是麻醉时用的体温探针。Ao:降主动脉。

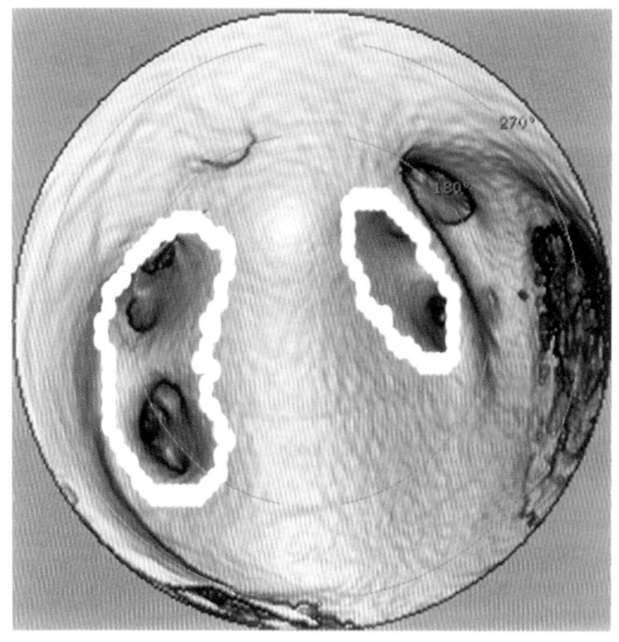

图8.34 计算机断层扫描得到的左心房后壁心内膜观,显示出主要消融损伤的大致路径。

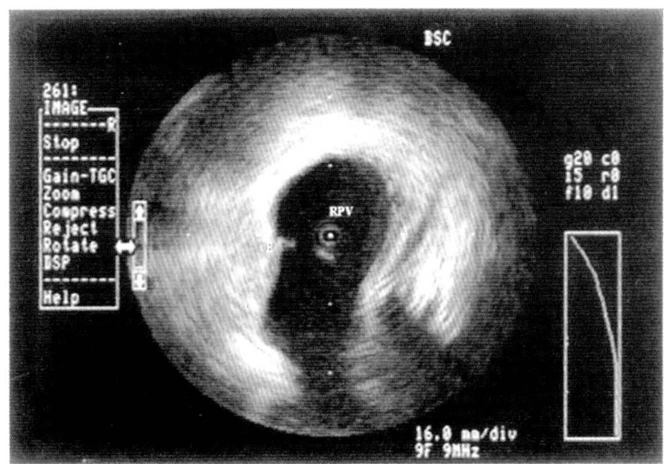

图8.35　右肺静脉(RPV)前庭的机械环形ICE图像，显示标准的消融电极与左心房内膜相接触，远端出现扇形伪影。

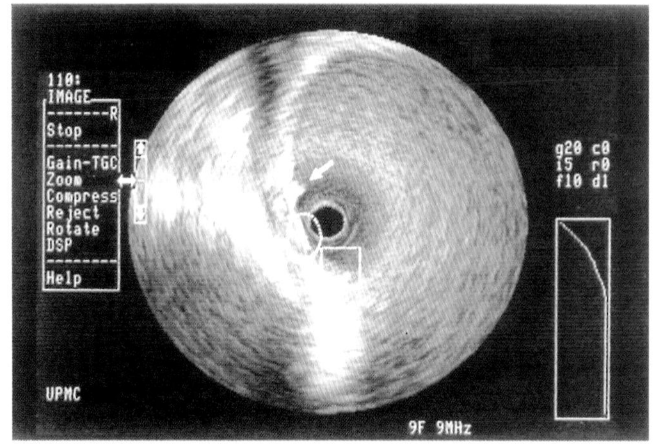

图8.36　机械环形ICE图像，显示出消融后的区域；左房内膜发生沸腾，表现为相对于附近没有发生沸腾的区域（方块内的区域）内膜下区域(圆形标记内)呈强回声，没有发生沸腾的区域与未消融的心肌区域(12点位置的区域）的回声相类似。无并发症的射频消融不会急性损害组织结构；伴有沸腾±气压损伤的射频消融损害组织结构，产生高强度回声。箭头所指为内膜凝固区，与发生沸腾的另一个区域有关。

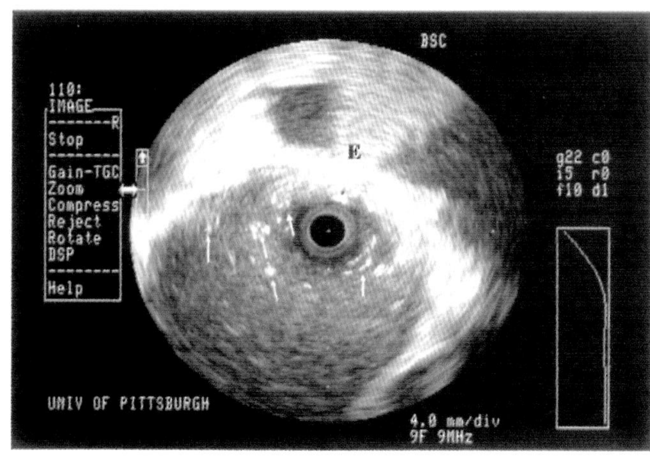

图8.37　机械环形ICE图像显示消融电极(E)紧邻左心房内膜，其远端出现扇形伪影。在射频消融过程中可见气泡(箭头)从消融电极与心内膜的接触面释放出来。气泡是指心肌沸腾所产生的蒸汽。每一格表示4mm。

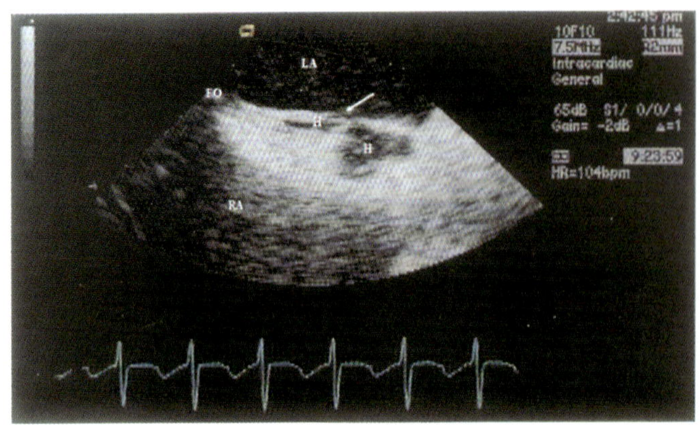

图8.38 右肺静脉前庭的AcuNav ICE图像,显示界面沸腾时猛烈释放出的蒸汽所引起的气压损伤造成的腔壁撕裂(箭头)和随后出现的间隔内血肿(H)。电极温度达到约48℃,射频能量达30W时可观察到这种爆炸，其与阻抗升高无关。间隔内血肿局限于间隔内空间,临床上观察不到,除非患者于术后数周形成严重的Dressler综合征方可发现。FO:卵圆窝;LA和RA:左心房和右心房。

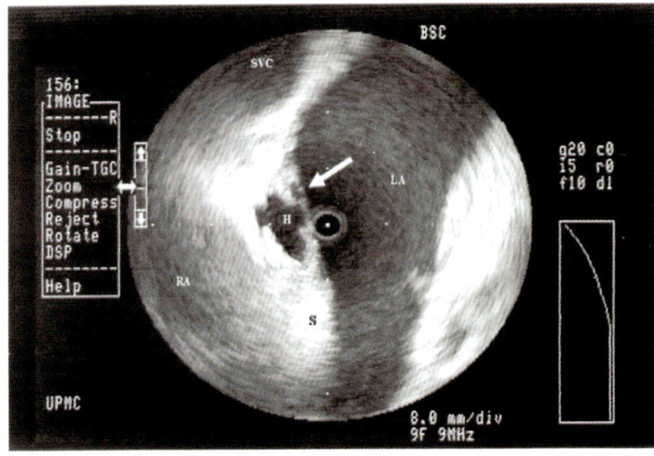

图8.39 机械环形ICE图像，与图8.37的区域相同。箭头再次显示腔壁撕裂。每一格表示8mm。H:血肿;LA和RA:左心房和右心房;SVC:上腔静脉。

部)(图8.29和图8.30) 或AcuNav导管 (图8.31)来显示。右心室流出道远端、肺动脉瓣和近端肺动脉也可被显示。在此前的图像已表明机械环形ICE可显示左心房后侧近端的降主动脉节段。正如第三章及第九章中所述,这些区域也可用AcuNav探头从右心位置进行显示。

食道

机械环形ICE和AcuNav均可有效地显示左房后壁与食道之间相邻区域 (图8.32和图8.33)。正如第七章及第十一章中所述,这些区域也可有用AcuNav探头从右心位置进行显示。

在左心房消融中左心房探头的应用

在多数患者中，心房纤颤基本上是一种左心房的疾病。左房后部,尤其是肺静脉及其周围的心肌覆盖区，在心律失常的发生和维持中扮演了关键的角色。这一潜在致命弱点的发现使心房纤颤的导管射频消融术得到了迅速发展。尽管我们的消融技术已经有了显著的进展,但ICE仍然是其核心技术成分；左心房后壁在解剖学及生物物理学上的复杂性仍然是难以解决的难题。这些经验极好地说明了ICE的优点及限制性，同时说明通过这一技术获得的解剖

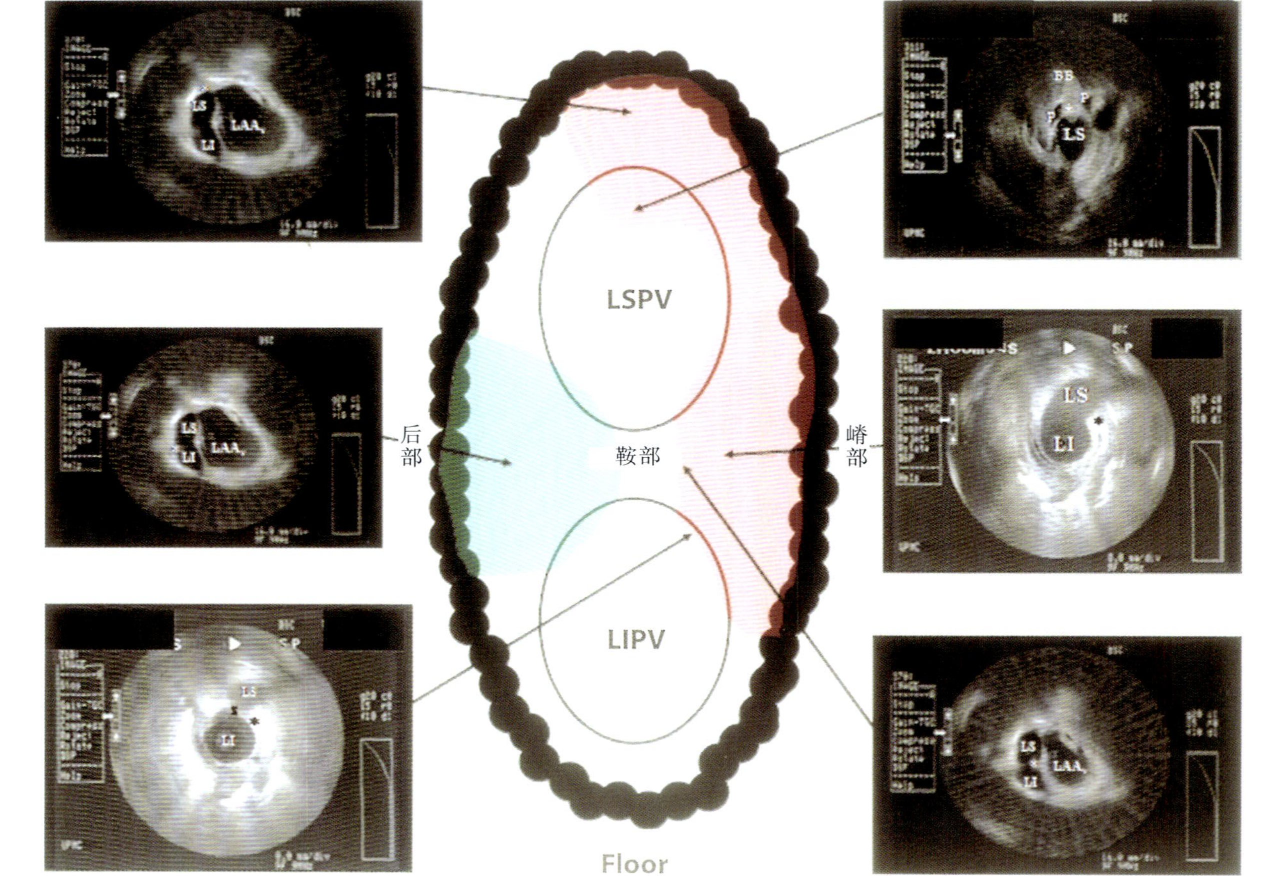

图8.40 左肺静脉前庭心肌区域的示意图(中央的图)和相应的机械环形ICE图像(箭头与各ICE图像中的星号相关),这个区域包括主要的消融损伤(黑圈内区域)。图中显出了我们所积累的经验。红色阴影表示通常需要行一次或多次额外射频消融才能达到电隔离的区域,绿色阴影表示一般很少需要行额外射频消融的区域。没有阴影的区域不需要进行额外的射频消融。星号表示示意图上箭头指向的特殊区域。BB:心耳间横肌束;LAAv:左心耳前庭;LSPV和LIPV:左上和左下肺静脉;P:心外膜;S:鞍部。

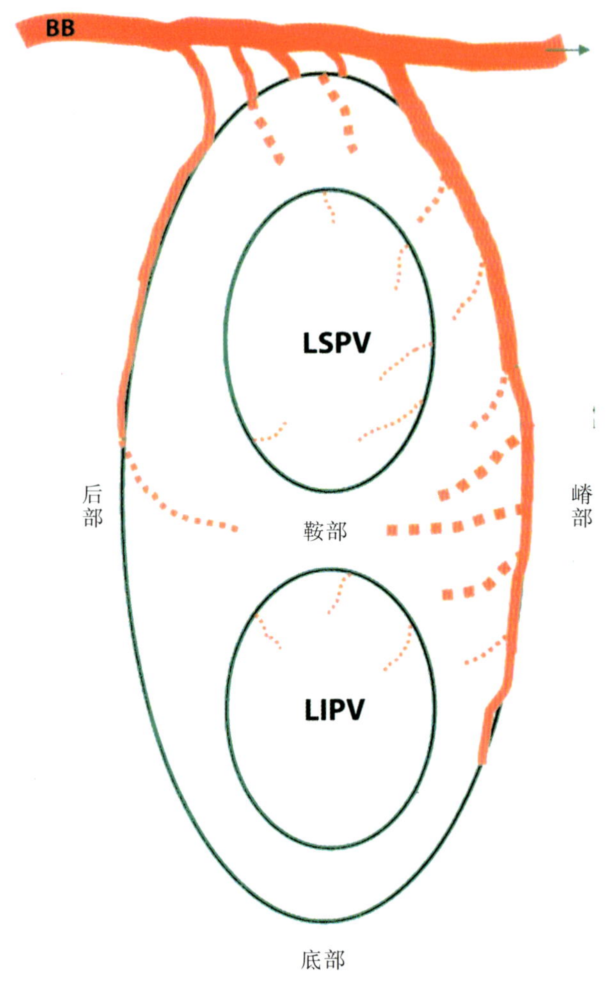

图8.41 至左肺静脉前庭的心肌(传导)连接示意图,以ICE发现的损伤为基础(如图8.39中所总结),画出的厚度大致与传导束的大小一致(依据消除所需要的消融区域来推断)。我们认为,心耳间横肌束(BB)发出的纤维延续为Marshall嵴并分散至前庭部(主要通过嵴壁及顶部)。这些连接在上肺静脉与心房交界处以远2cm处可被看到。箭头:BB延续至左心耳;LSPV和LIPV:左上和左下肺静脉。

学信息促进了电生理学的进一步发展。

过去的10年见证了介入电生理领域方面令人印象深刻的技术发展。尽管如此,ICE仍是唯一的一种能够提供实时而直接显示消融电极与心内膜表面接触的技术。所谓的虚拟显像技术既不能提供实时图像也不能准确提供复杂的局部解剖细节。最近的一些文献认为,应用以右心为基础的AcuNav探头可使左心房后壁的消融更容易。毫无疑问,这是一个显著的进步。但是从我们的角度看,这并未充分利用ICE的能力。特别是因为难以进行多平面显像、显像平面不稳定以及射频消融术者或其助手难以控制显像导管,因此在施加射频能量之前、期间及之后通常不进行消融电极与心内膜接触面的直接显像。如前所述,相对于

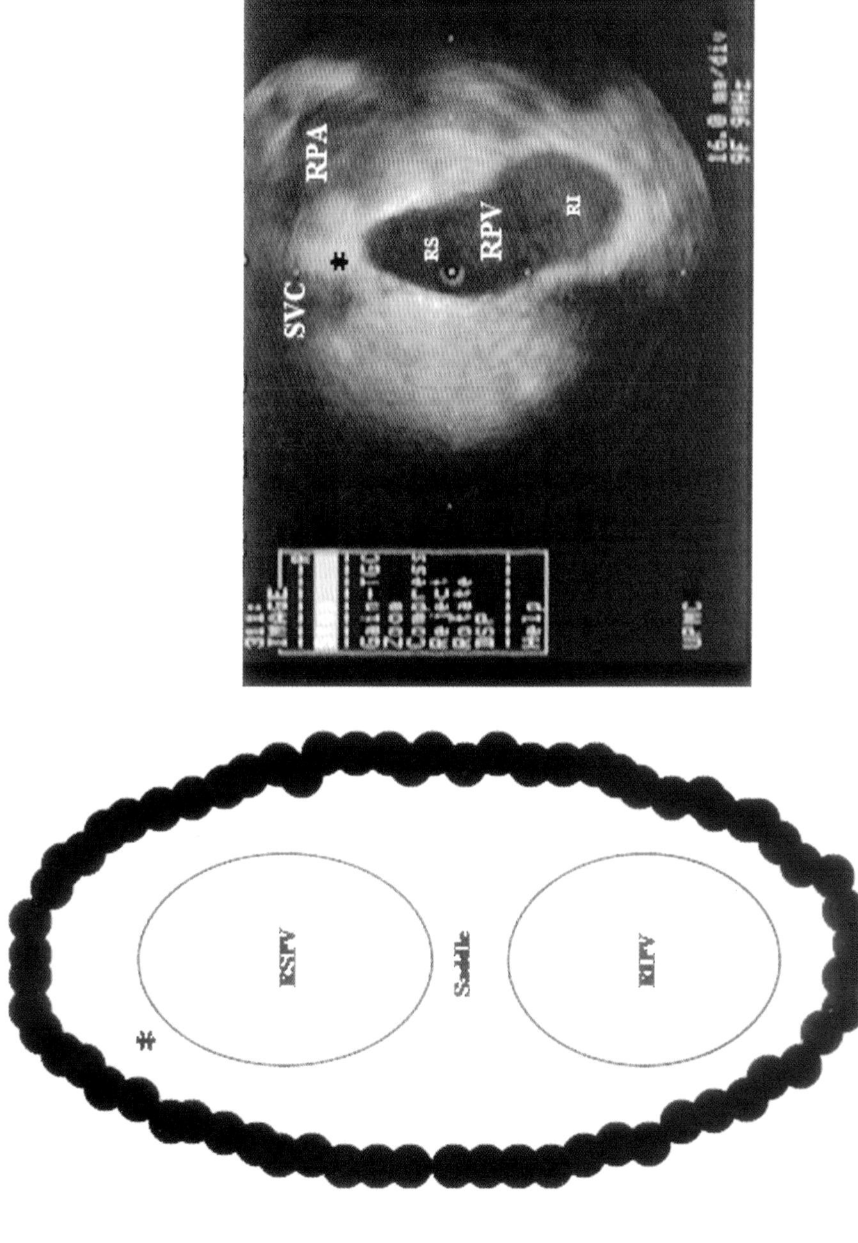

图8.42　右肺静脉(RPV)前庭的示意图(左图)，显示主要的消融损伤(黑圈内区域)，以及右肺静脉前庭区的ICE图像(右图)。星号表示示意图上完全电隔离的区域，在此区域大多数患者经过右肺静脉前庭(RPV)主要消融损伤并额外消融后能成功保持传导。RI和RS:右下及右上肺静脉。

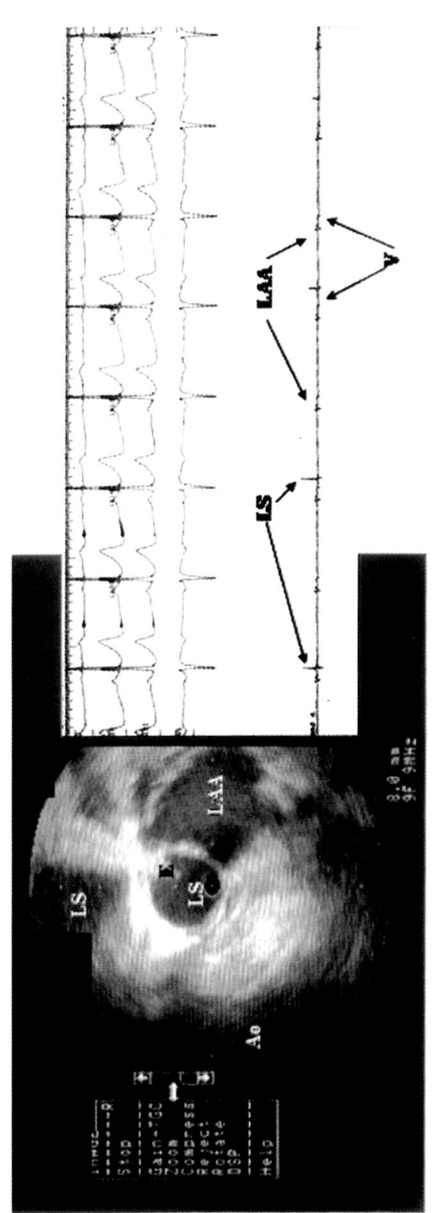

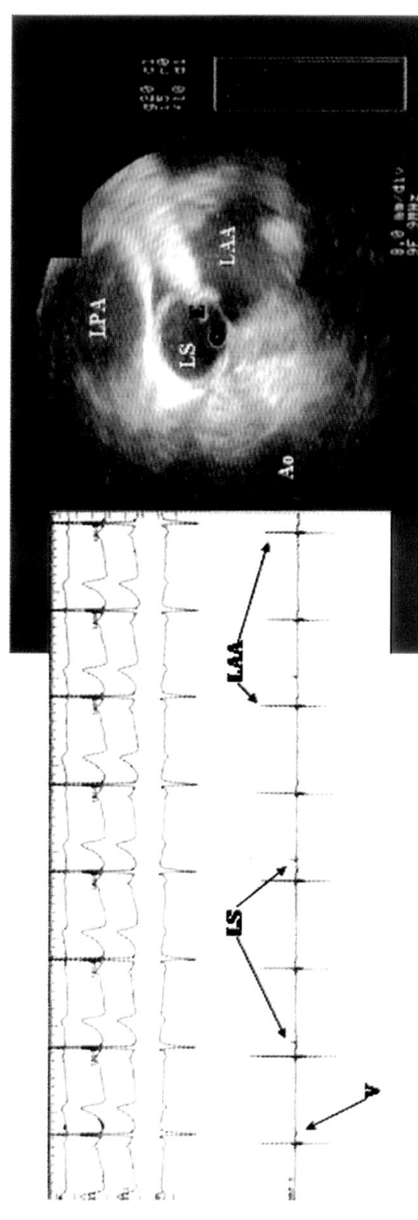

图8.43 完成电隔离后获得的机械环形ICE图像和相应的双极心腔内心电图。上图，ICE图像显示电极(E)紧邻左上(LS)肺静脉的顶壁。此部位的心电图显示出源于左心耳(LAA)的始终一致的电位、源于静脉心肌的分离电位(LS)和源于心室的电位(V)。下图，电极已经被移动至紧邻左上肺静脉与左心耳相邻的区域。在这一区域中记录了大的(0.3~1.2mV)源于"邻近部位"左心耳的电位，以及小的源于静脉的分离电位。Ao：主动脉；LPA：左肺动脉。

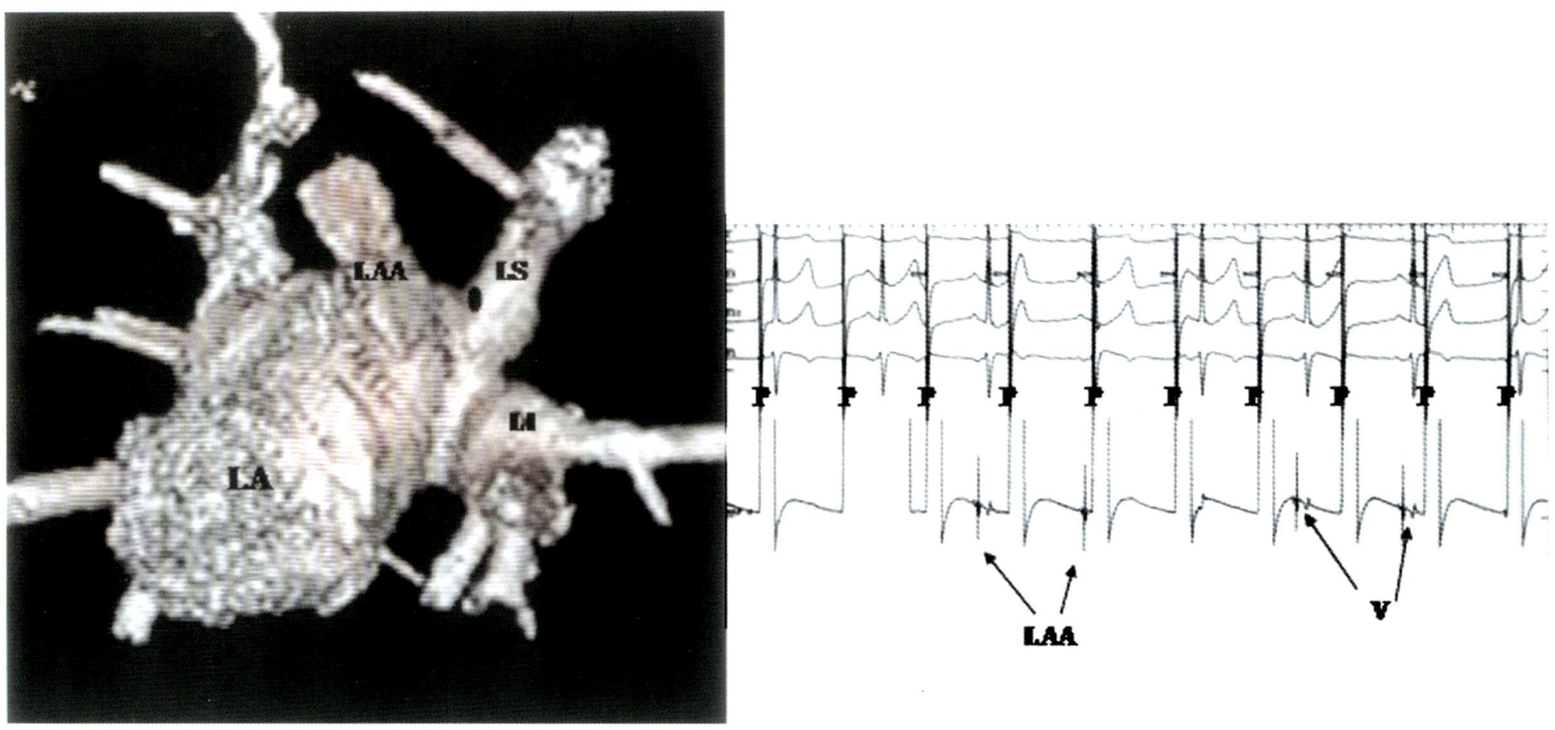

图8.44 左图：计算机断层扫描图，标出显示在图8.42下部的电极的位置（椭圆形黑点）。为了提高清晰度，已对这幅图进行了处理，以便增强左心耳（LAA）基部和左前庭远端/左上（LS）肺静脉之间的分离程度。实际上，正如在图8.42的ICE中所示，这些结构是连续的。右图：在此处起搏（右；P：起搏刺激伪影）显示局部心肌的俘获（没有分离的LS电位）和未俘获的左心耳心肌（LAA心电图与起搏无关）。尽管源于左心耳的电波具有幅度大和"近视野"的特点，尽管左心耳心肌与起搏电极的位置非常靠近，但我们的经验表明，使用标准的4mm长消融电极和单极起搏时，左心耳心肌不可能被小于15mA的起搏电流俘获。我们假设这是因为分离这两个结构的筋膜造成了绝缘效果。

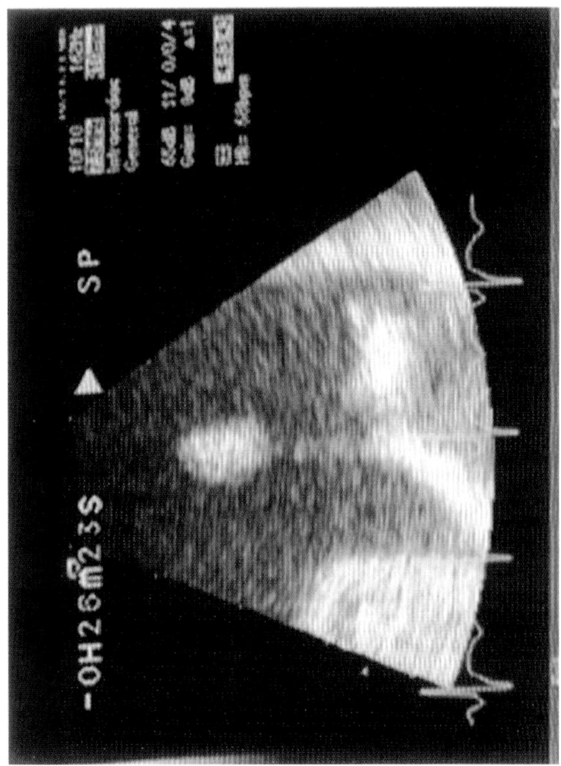

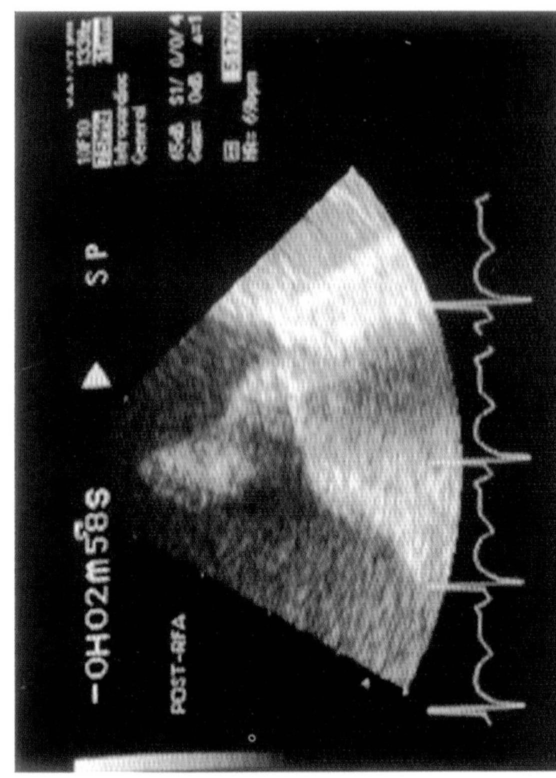

图8.45 Marshall嵴的AcuNav ICE图像，消融前（左图）和消融后即刻（右图）。消融后可见明显的心肌肿胀。注意：肿胀的区域已扩展到消融区以外，在这一病例中局限于嵴顶部。我们此前已报道过肿胀区域扩展到消融区以外这一现象[3,11]。

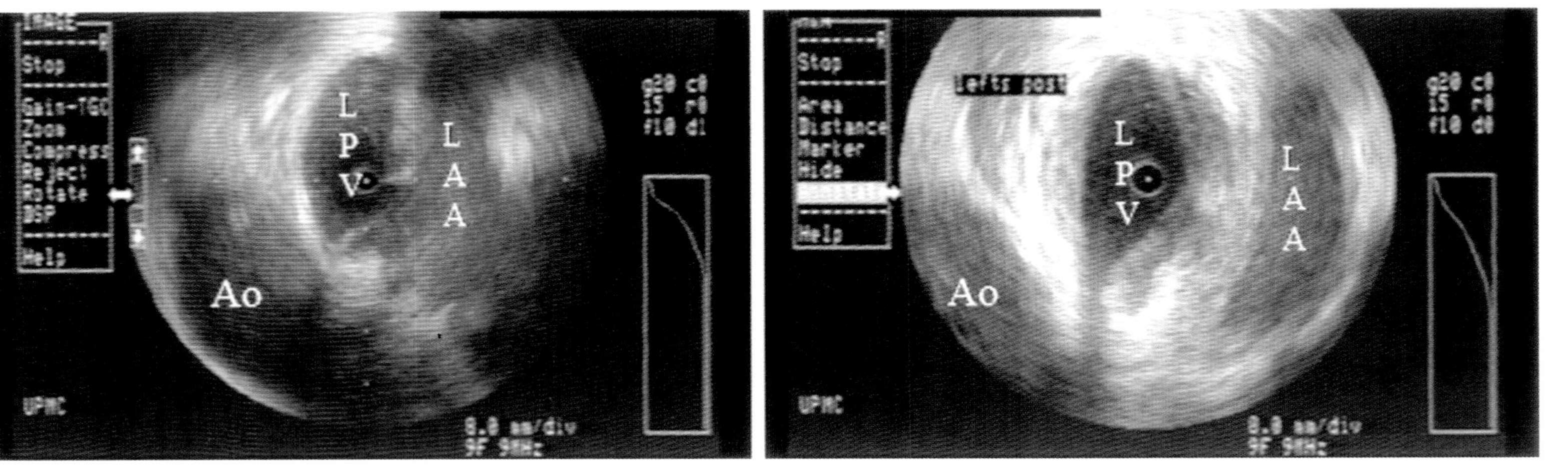

图8.46　左肺静脉(LPV)前庭的机械环形ICE图像,消融前(左图)和消融后即刻(右图)。消融后可见环形心肌肿胀;在嵴部尤其明显。每一格表示8mm。Ao:主动脉;LAA:左心耳。

右心房而言，用AcuNav对左心房后壁显像在左心房放置探头时更加容易。但是我们发现，这方面的应用十分有限，主要是由于显像平面是扇形方向，与环形消融模式的相似性很少（见下文）。因此我们在房颤消融过程中与左心房为基础的ICE有关的大多数经验都是应用机械放射状ICE技术获得的。

现在，为了达到心肌的完全电隔离，我们沿右和左肺静脉前庭的边界消融区（图8.34）。如上所述，机械环形ICE很少能在一帧图上显示出完整的前庭，因此这项操作最好逐个进行。此外，大多数这种区域并不能产生一个独特或独立的超声心动图标志。正因为这些问题，我们发现不可能单纯应用ICE显示这些消融损伤。为了保持住正确的空间方位，我们发现必须联合应用ICE和虚拟显技术（CARTO™，Biosense Webster, Diamond Bar,CA,USA）[7]。在我们早期的经验中，我们应用ICE发现，左心房后壁心内膜的巨大移动与呼吸循环相关，可能是因为它邻近横膈，暗地里破坏了消融电极与心内膜面接触的稳定性。为了消除这一运动，接受这项操作的患者要进行全身麻醉并应用高频喷气技术进行通气[8]。在消融之前，应标测出每个前庭的消融径路（图8.34）。在左侧，一直要标示到Marshall嵴的静脉前庭边界，而且这一径路要连续平行于顶壁、底壁和后壁的方向。如前所述，邻近的心房外结构（如主动脉和食道）虽然十分明显，但是到现在为止我们还无法调整消融径路来避开它们。在右侧，要确定好室房交界在前庭顶部、中间（静脉间鞍部）和底部的位置。把导管在每个部位各移动1cm，然后画出一条路线，把这些位置联起来。每个环形的消融损伤都是由一系列邻近的局部损伤组成的。在每个损伤实施射频消融之前，都要在ICE引导下操纵导管使电极与心内膜面达到牢固稳定的接触（图8.35）。在消融损伤的过程中都要由ICE引导：一旦没有这种引导，消融便立即结束。正如此前所报道，稳定的接触是安全且可重复消融的关键[9,10]。不幸的是，消融引起的组织声学特性改变并不能明显到足以用ICE来引导消融能量滴定的程度（图8.36）。能量是应用心电图振幅减少来进行滴定测定的[10]；能量的需要与ICE评估的局部心肌厚度相一致[11]。尽管保守，但应用心电图振幅减少测定消融能量滴定的方法并不能完全消除心肌沸腾[10]。沸腾及其后遗症曾被超声心动图报道过，但一般是肉眼不可见的(图8.36至图8.39)。它们常常是突然发生，而且不能通过ICE现象来预报，从而避免其发生。

在初始（“初级”）环绕损伤发生之后（平均合计有91处局部损伤），要在ICE引导下检查损伤所累及的心肌，以确认其是否电隔离。在左侧，仅有约30%的患者能够确定电隔离。受累区内一个或多个附加的（二次的）局部损伤要在ICE的引导下重新达到电隔离。二次消融损伤部位具有好发的解剖分布（图8.40）。我们在ICE引导下对这些区域进行消融的经验已针对这一区域的电解剖学逻辑形成了一个实用的假设（图8.41）。在右侧前庭，90%以上的患者初始消融所涉及的心肌能达到电隔离。仅有少数患者显示有残余传导，但多数位于不连续的解剖区域(图8.42)。

在成功的隔离之后，ICE在深入了解造成持续传导假象的一些潜在解剖关系方面起着关键的作用(图8.43和图8.44)。ICE在消融引起的亚临床局部形态改变和机械功能改变方面也可提供有益的帮助（图8.45和图8.46）。

总而言之，我们在对房颤行左房消融的经验已显示出应用左房内探头行ICE的很多好处：(1) 可对有关区域的电解剖学、生物物理学和生理学获得深入的了解；(2) 真正的实时心腔内显像；(3)可靠且一般情况下是安全的消融损伤应用；以及(4)保证终点程序(电隔离)的实现。

结 论

在这一章中，我们回顾超声探头位左心ICE显像技术。尽管这种设置提供了独特的声窗及能力，但应当强调的是左心的一些区域可同时由左心及右心探头设置来显示。考虑到左心探头设置有增加死亡率的潜在危险，这项技术只能应用于能够提供重要益处的病例。应用实例方面的考虑应包括图像质量、图像方向以及图像对引导介入工具的适宜性。

参考文献

1 Ren J, Schwartzman D, Callans D, Marchlinski F. Intracardiac echocardiograpy (9 MHz) in humans: methods, imaging views and clinical utility. *Ultrasound in Med & Biol* 1999; **25**: 1077–1086.

2 Bazaz R, Schwartzman D. Site-selective atrial septal puncture. *J Cardiovasc Electrophysiol* 2003; **14**: 196–199.

3 Schwartzman D, Kanzaki H, Bazaz R, Gorcsan J. Impact of catheter ablation on pulmonary vein morphology and mechanical function. *J Cardiovasc Electrophysiol* 2004; **15**: 161–167.

4 Schwartzman D. The common left pulmonary vein: a consistent source of arrhythmogenic atrial ectopy. *J Cardiovasc Electrophysiol* 2004; **15**: 560–566.

5 Schwartzman D, Lacomis J, Wigginton W. Characterization of left atrium and distal pulmonary vein morphology using multidimensional computed tomography. *J Am Coll Cardiol* 2003; **41**: 1349–1357.

6 Schwartzman D. Right pulmonary vein potentials recorded from the posterior right atrial endocardium. *J Cardiovasc Electrophysiol* 2000; **11**: 330–333.

7 Schwartzman D. Catheter ablation to suppress atrial fibrillation: evolution of technique at a single center. *J Intervent Cardiac Electrophysiol* 2003; **9**: 295–300.

8 Klain M, Keszler H. High-frequency jet ventilation. *Surg Clin N Am* 1985; **65**: 917–930.

9 Schwartzman D, Parizhskaya M, Devine W. Linear ablation using an irrigated electrode: electrophysiologic and histologic lesion evolution; comparison with ablation utilizing a non-irrigated electrode. *J Intervent Cardiac Electrophysiol* 2001; **5**: 17–26.

10 Schwartzman D, Michele J, Trankiem C, Ren J. Electrogram-guided radiofrequency catheter ablation of atrial tissue: comparison with thermometry-guide ablation. *J Intervent Cardiac Electrophysiol* 2001; **5**: 253–266.

11 Schwartzman D, Ren J, Devine W, Callans D. Cardiac swelling associated with linear radiofrequency ablation in the atrium. *J Intervent Cardiac Electrophysiol* 2001; **5**: 159–166.

Davic Schwrtzman, MD

(钟优 译)

第九章

心内超声显像在室性心动过速射频导管消融术中的应用

概　述

室性心动过速可为特发性的或者由潜在的器质性心脏疾病所引起。特发性(重复的单形性)室性心动过速是在没有器质性的心脏疾病情况下发生的，一般起源于右心室流出道的肺动脉瓣下方或者左室流出道邻近二尖瓣和主动脉瓣处[1-10]。对维拉帕米敏感的室性心动过速一般起源于左室间隔的底部。导管消融特发性室性心动过速的临床报道成功率在76%~100%，而起源于右室流出道的心律失常成功率一般均大于90%[11-18]。有器质性心脏病史的室性心动过速一般是由分布于存活心肌束支之间的那些补丁状纤维组织区域的折返机制引起的。在折返性室性心动过速患者中最常见的致心律失常病因是慢性缺血性心脏病。在经过严格选择的、相对较慢且有良好耐受性的心动过速患者中，应用传统的电生理标测技术，在心肌梗死痊愈的情况下消融室性心动过速有中等的成功率[19,20]。由此前心肌梗死引起的完全透壁瘢痕的中心部分通常是无电活动的，典型的折返环在瘢痕边缘应用小的心肌传导束作为慢传导区域[21,22]。在有后壁瘢痕的患者中，中心传导区通常是瘢痕和二尖瓣环之间的峡部[23]。消融可在电传导慢的区域完成，这一区域可通过激活和拖带标测等方法来确认[1]。非缺血性心脏病患者的室性心动过速通常是在环瓣膜纤维与正常和肥大心肌交织而成的弥散区域由折返机制引发的[24]。这些结构异常的弥散性区域使得折返环在每一心搏之间产生动态变化，使这些患者更倾向于发生多形性室速[11]。扩张性心肌病患者的室性心动过速通常是束支折返性心动过速。束支折返性心动过速通过消融左右束支很容易进行治疗[25]。然而，大多数有冠心

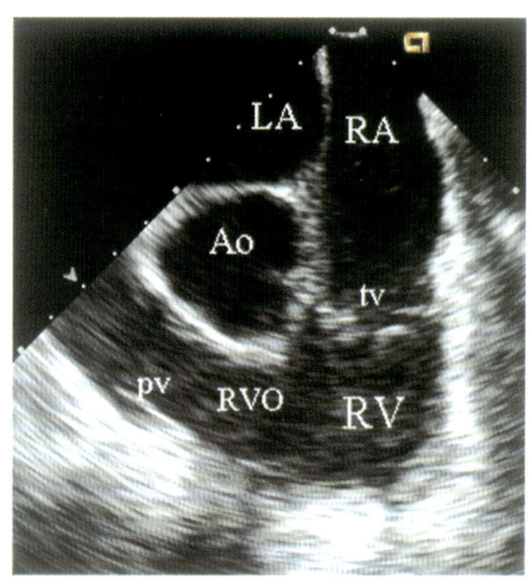

图9.1　ICE图像，探头置于在右心房(RA)，显示右心室(RV)和右心室流出道(RVO)。Ao：主动脉；LA：左心房；pv：肺动脉瓣；tv：三尖瓣。

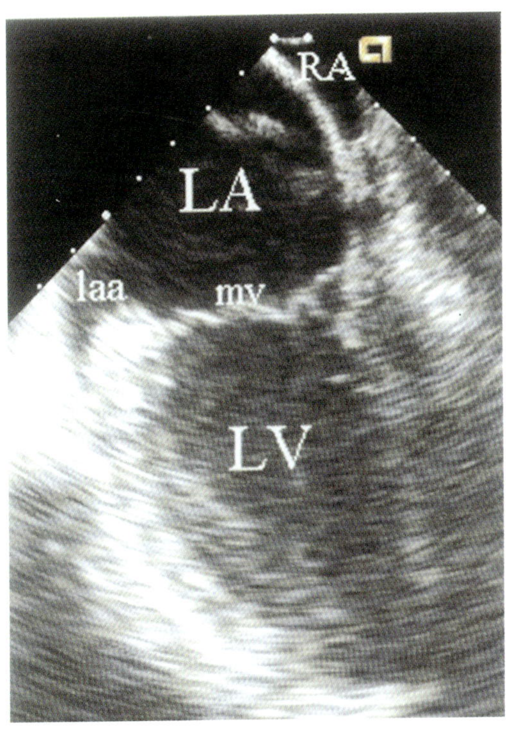

图9.2　ICE图像，探头置于右心房(RA)，显示左心室(LV)和左心室的前外侧壁和后内侧壁。LA：左心房；laa：左心耳；mv：二尖瓣。

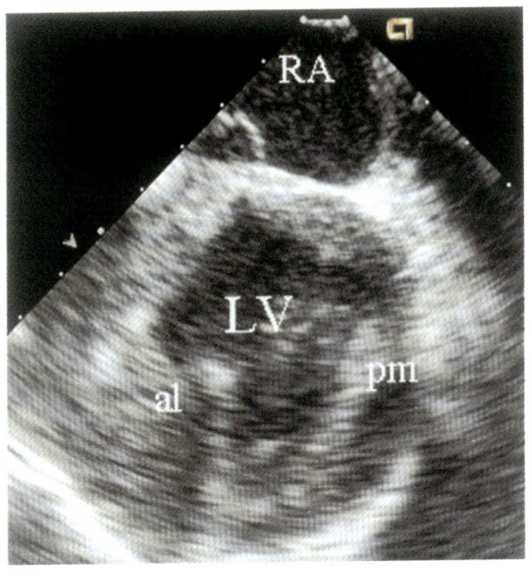

图9.3　ICE图像，探头置于右心房(RA)，尖端偏向后方并且顺时针旋转，显示左心室(LV)在乳头肌水平的短轴观。al和pm:前外侧和后内侧乳头肌。

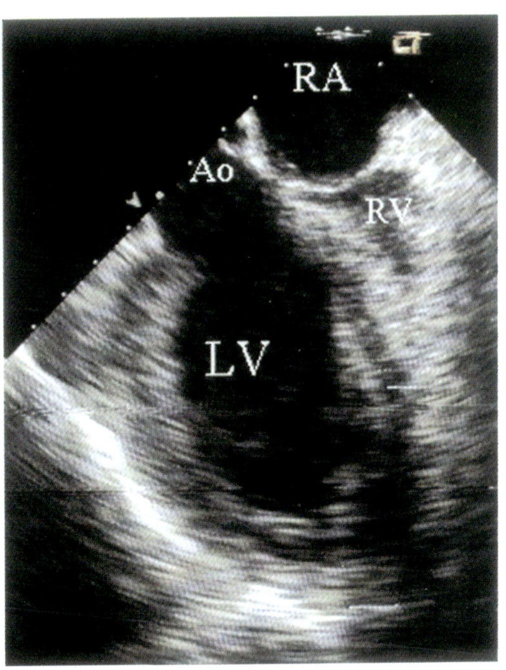

图9.4　ICE图像，探头置于右心房(RA)，显示左心室(LV)流出道和右心室(RV)及二者间的室间隔。Ao：主动脉。

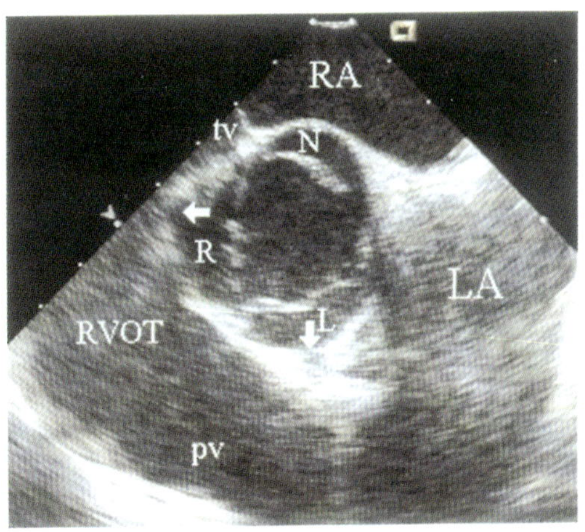

图9.5　ICE图像，探头置于右心房(RA)，尖端偏向后方并顺时针旋转，显示主动脉根部的短轴观。收缩期可见主动脉三个瓣叶以及左主干冠口（朝下箭头）和右冠状动脉口(水平箭头)。L：左冠瓣；LA：左心房；N：无冠瓣；pv：肺动脉瓣；R：右冠瓣；RVOT：右室流出道；tv：三尖瓣。

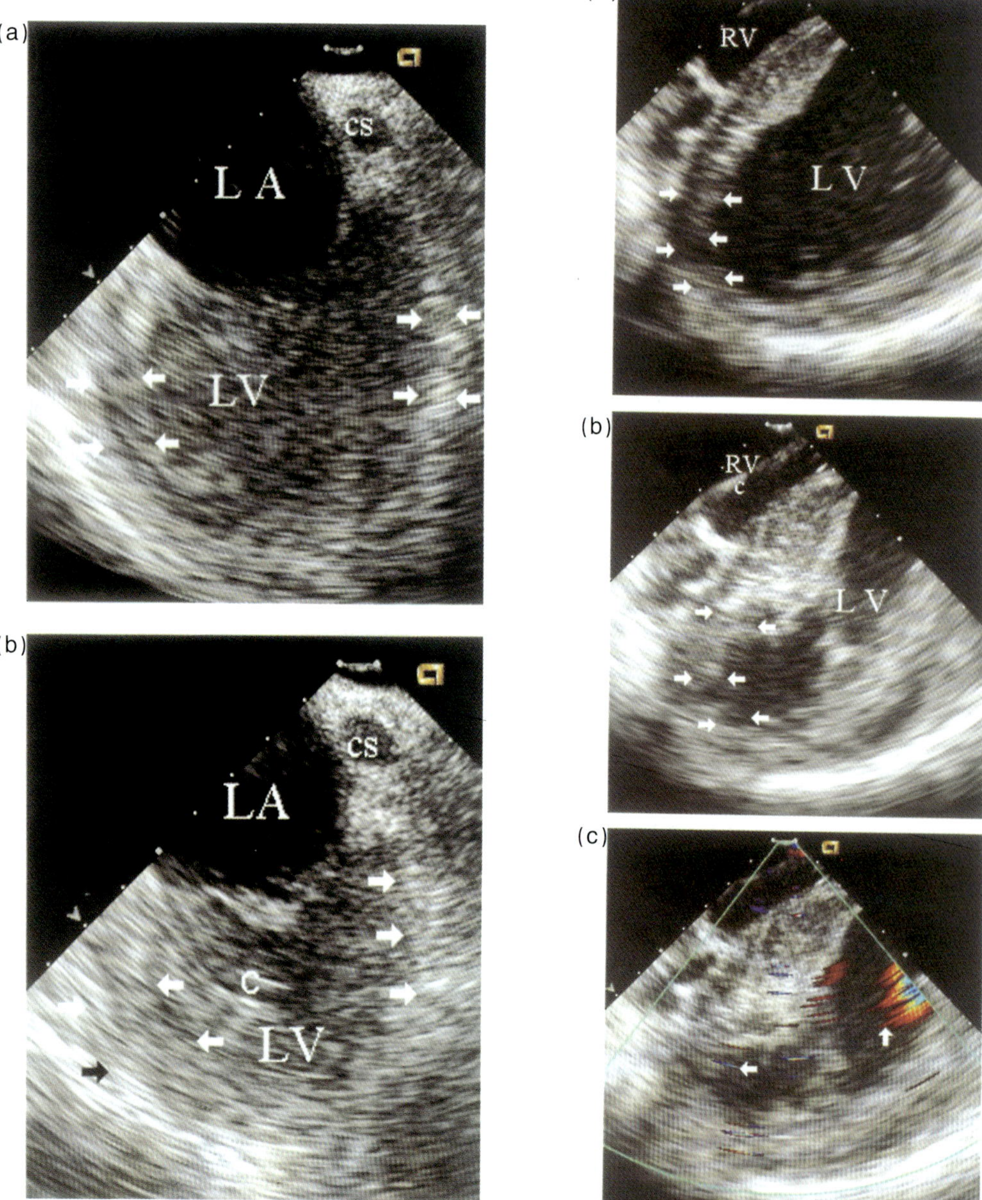

图9.6 ICE图像，探头置于右心房下部，显示：(a)舒张期，左心室(LV)前外侧壁(厚度=10mm)(左侧成对箭头) 和后/下壁心肌梗死区的瘢痕 (厚度=7.2mm)(右侧成对箭头)(图左侧)；(b) 一例左心室(LV)轻度同心性肥厚的患者，与前外侧壁(厚度=13mm)和梗死瘢痕区相比，收缩期无心壁增厚。

图9.7 ICE图像，探头置于右心室(RV)，显示：(a)舒张期左心室(LV)伴心尖部动脉瘤(箭头)；(b)收缩期在动脉瘤区的壁运动障碍(箭头)；(c)一例左心室(LV)轻度同心性肥厚的患者，左心室内血流在心尖部动脉瘤上方流向二尖瓣口(红色，向上箭头)但在收缩期流向运动障碍的室壁(蓝色，水平箭头)。

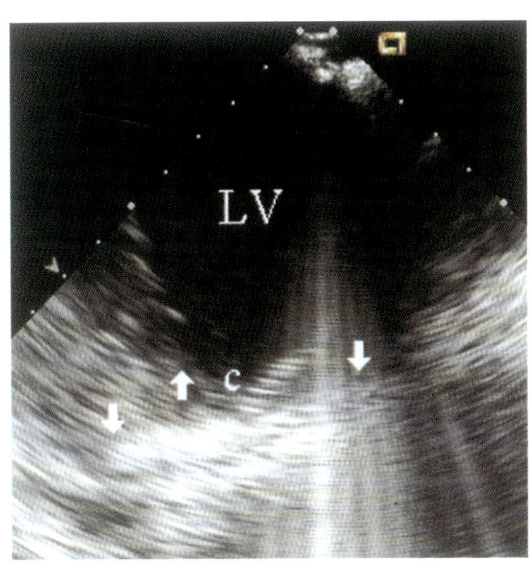

图9.8 ICE图像，探头置于右心房接近房室交界区，显示在加上射频消融能量时左室下后壁心肌瘢痕（两个朝下箭头之间）处加速形成的气泡（朝上箭头）。C：消融导管。

(a)

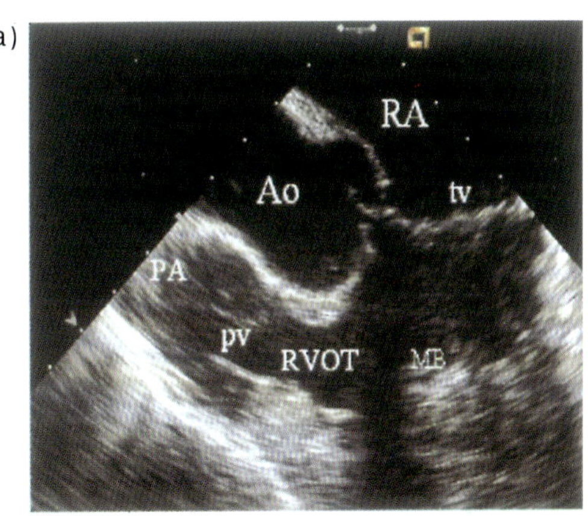

(b)

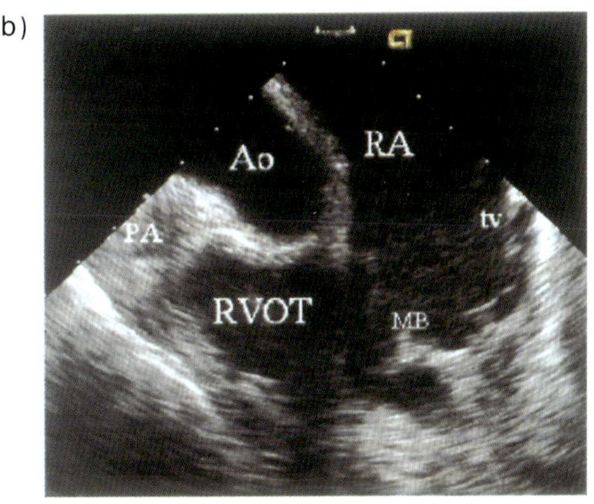

图9.9 ICE图像，探头置于在右心房（RA），显示：（a）右心室及其流出道（RVOT），从肺动脉瓣（pv）至三尖瓣（tv）；（b）右心室流出道（RVOT），节制带（HB）及附着于室壁上的乳头肌。Ao：主动脉；P4：肺动脉。

病的患者都患有室性心动过速，而且不能耐受成功的局部消融所需要的长时间标测定位。相似的限制常见于致心律失常性右室心肌病患者以及扩张性心肌病的室性心动过速患者。以解剖学为基础的心室基底消融可避免这一困难，其方法是将消融部位定位于用三维电解剖标测法标测电压所确定的基底位点上或者借助心腔内超声心动图（ICE）确定的异常心肌位点上。

导管探头放置在右心的ICE可以显示右心室及左心室的结构并定位室性心动过速的位点[26,27]。通过优化定位ICE导管和扫描显像切面，可显示各个区域，如：右室壁、三尖瓣、右室流出道和肺动脉瓣（图9.1），以及左心室游离壁和间隔、二尖瓣（图9.2）、乳头肌（图9.3）、左心室流出道（图9.4）和主动脉瓣（图9.5）。心室腔的大小和室壁节段性运动异常均可进行定性及定量评估。缺血性心脏病和梗死瘢痕或纤维壁可通过其回声增强及室壁无增厚（图9.6a，b）或运动障碍（图9.7a–c）来确认。ICE显像可用来辅助标测导管和消融导管定位在目标解剖部位并确认导管电极与组织的接触。用ICE来监视急性损伤的形态改变（肿胀、凹陷、凹坑形成和透壁回声）可防止明显加速的空泡形成（图9.8）以及随后突然出现“破壁”和组织毁坏。ICE还可以用来确认导管尖端与心内膜稳定的接触和监测可能的并发症。

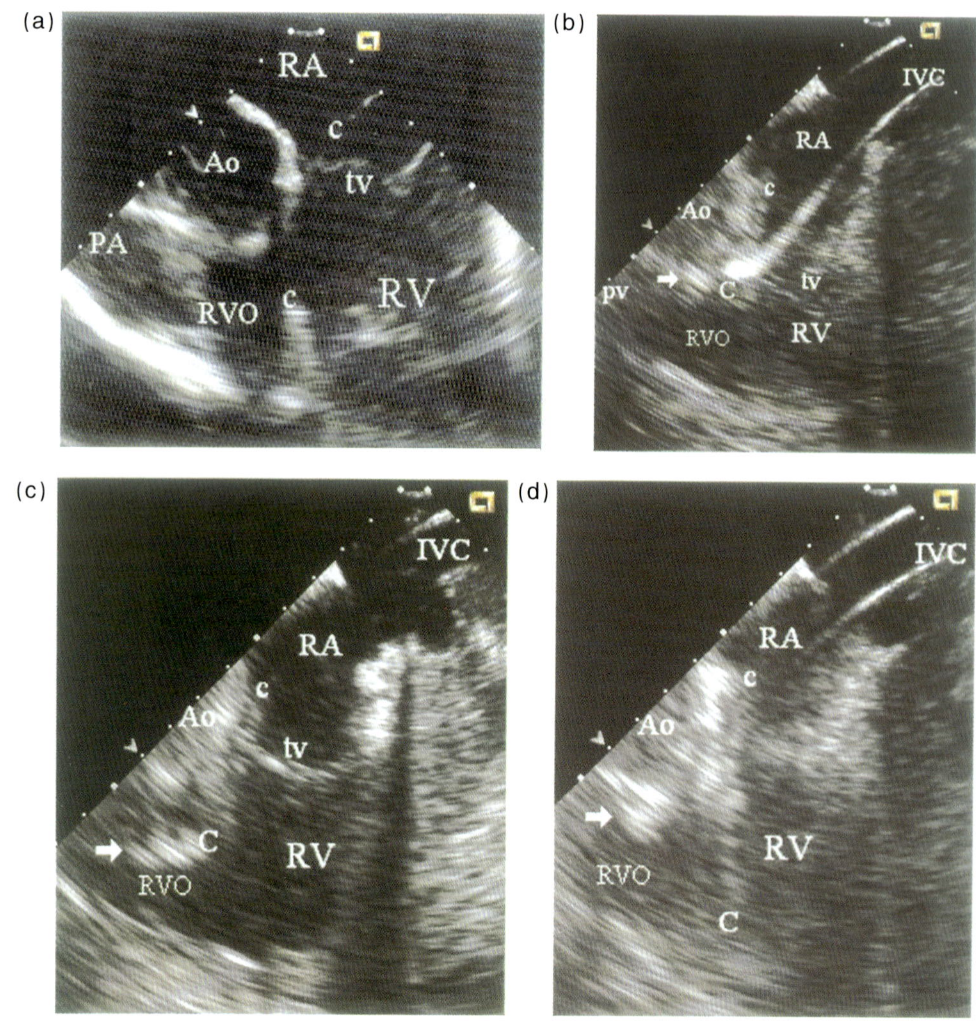

图9.10 (a)ICE图像,探头置于右心房(RA),显示右心室(RV)及其流出道(RVO),以及放置于右室流出道下部的消融导管(C),其远端出现扇形伪影。(b–d)ICE显像,探头置于右心房内下腔静脉(IVC)的正上方,显示消融导管(C)放置在右心室流出道(RVO)的不同部位(箭头,b图和c图),在消融导管(C)处可见产生回声的损伤(箭头)以及施加射频能量后消融导管移动后的损伤(箭头,d图)。Ao:主动脉根;c:His导管;PA:肺动脉;pv:肺动脉瓣;tv:三尖瓣。

起源于右室流出道的室性心动过速

应用ICE显像在刺激和起搏标测中定位导管。将导管通过肺动脉瓣缓慢地回撤到右心室流出道。术中可用ICE来显示各个解剖结构,如肺动脉瓣、右心室流出道、节制带/乳头肌和三尖瓣 (图9.9a和b)。通过ICE显像引导或透视引导可将消融导管穿过三尖瓣进入右心室。消融导管电极在右心室流出道内的准确位置可通过ICE显像来确定(图9.10a–c和图9.11)。此外,消融电极与组织的接触、导管的移动及损伤形态(图9.10d) 也可用ICE显像进行连续监测,以避免损伤瓣膜或相邻的结构(如主动脉根部)并减少/避免出现明显加速的空泡形

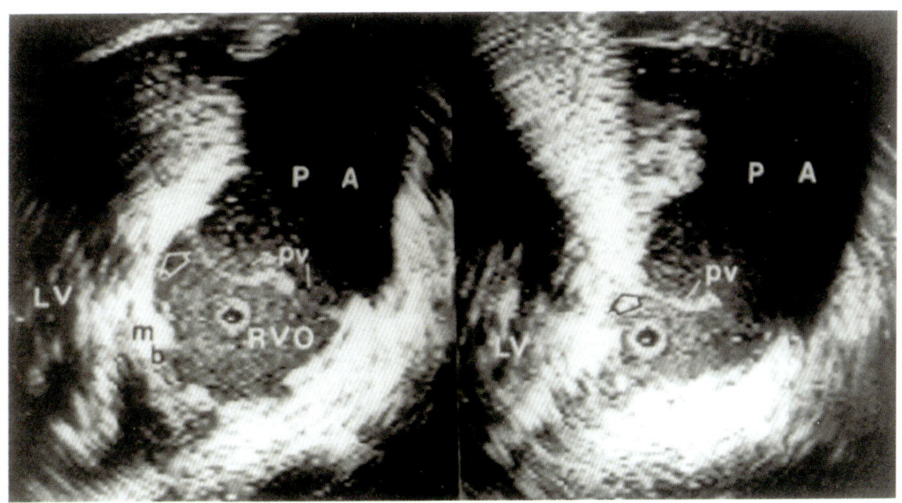

图9.11　机械环形ICE图像，探头置于右心室流出道（RVO），显示出消融部位（箭头，左图）和在ICE显像引导下放置在右心室流出道内肺动脉瓣（pv）正下方的消融导管电极，其远端出现扇形伪影（箭头，右图）。每一格表示5mm。mb:节制带；PA：肺动脉；LV：左心室。

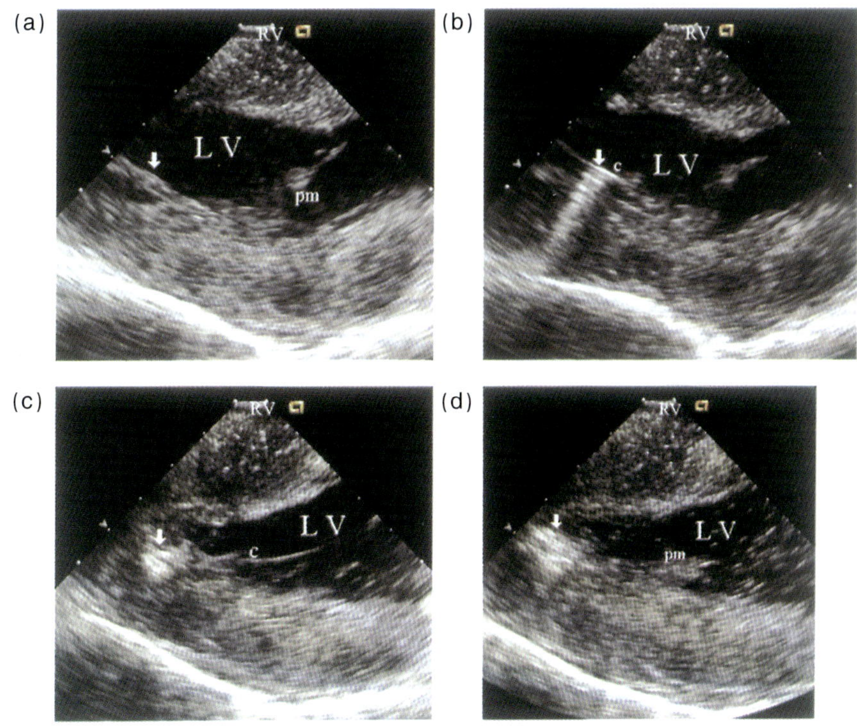

图9.12　左心室（LV）的ICE图像，探头置于右心室（RV）内靠近室间隔的位置，显示：(a)一条假腱索（箭头）；(b)消融导管电极（c）放置在假腱索上（箭头）；(c)初始射频能量释放后可见产生回声的损伤（箭头）；(d)在一例左室肥厚患者中5次射频能量释放后假腱索处产生回声的损伤尺寸加大（箭头）。pm:乳头肌。

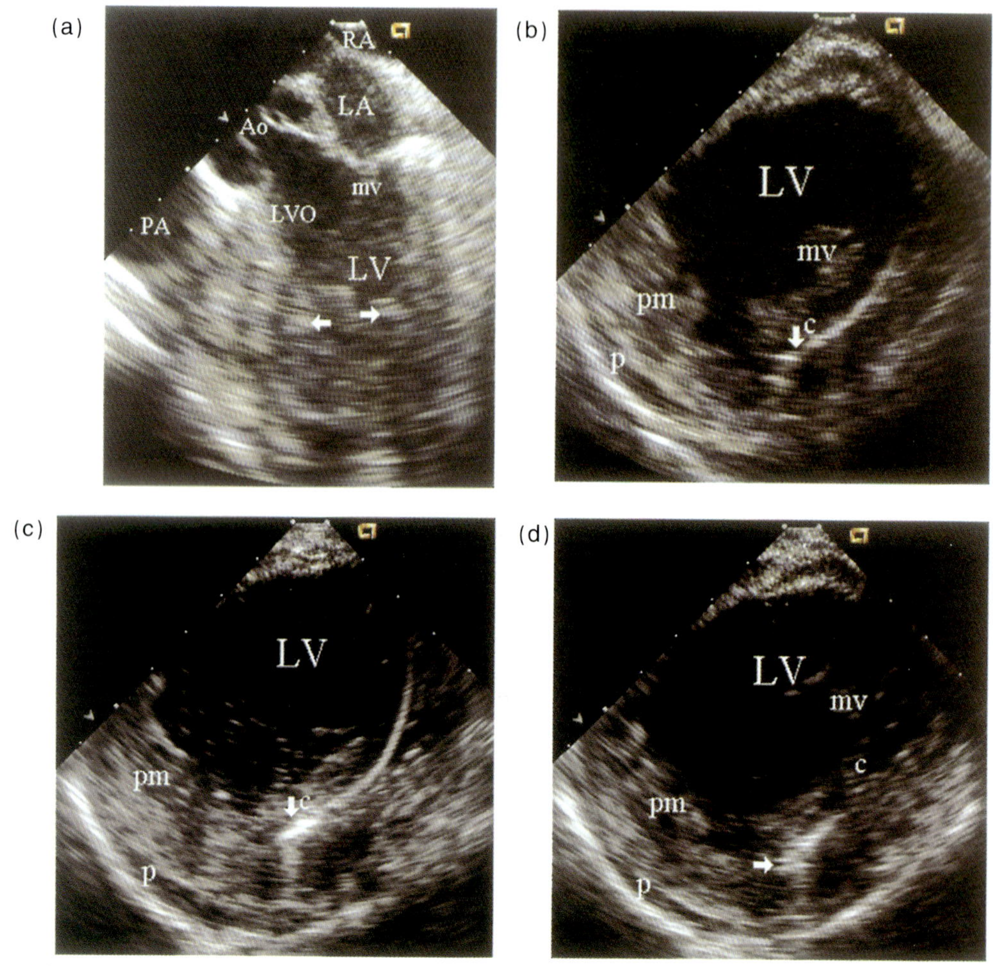

图9.13 (a)ICE图像,探头置于右心房(RA),显示左心室(LV)及其不同的区域和结构,包括左室流入道和流出道(LVO)、二尖瓣(mv)和乳头肌(箭头)。(b–d)系列ICE显像,探头置于在右心室(RV),显示消融导管(c),在射频消融之前经主动脉逆行通路放置于左心室后外侧壁(箭头,图b),消融时损伤部位附近可见加速的气泡形成以及回声变化(箭头,图c),损伤后形成的产生回声的壁内损伤(箭头,图d)。Ao:主动脉;LA:左心房;p:心包腔内无回声区,代表心包脂肪或少量分为心腔的液性渗出;PA:肺动脉;pm:前外侧乳头肌。

成,此空泡形成会造成损伤"破裂"和组织毁坏。

起源于左心室的室性心动过速

在患有特发性左心室心动过速的患者中和(或)有器质性心脏病(如缺血性心脏病或扩张性心肌病)的室性心动过速患者中,标测/消融导管应逆向通过主动脉瓣或者通过经室间隔穿刺(见第五章)推进,将导管尖端定位于室间隔和其他室壁区域。曾有文献提出,左室特发性(Belbassen)室性心动过速与"假腱索"有关[28]。合适的消融目标靶点要依据心内膜刺激标测[29]、孤立舒张中期电位识别[30]、隐蔽拖带[31]或起搏标测[32,33]来选择。应尽量在标测合适的部位

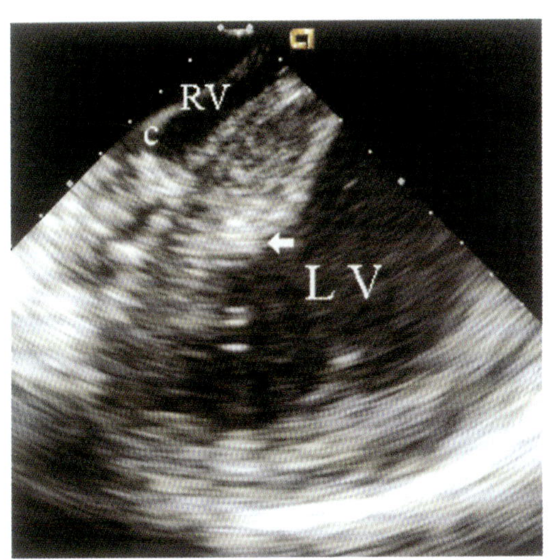

图9.14　ICE图像，探头放置在右心室(RV)，显示左心室(LV)，消融导管(c)定位并释放能量于室间隔，可见一处产生回声的局部损伤(箭头)。c:导管。

进行消融[34]。用ICE显像引导/监测左心室的室性心动过速射频消融有以下目的：(1)跟踪导管位置和辅助把导管精确定位在一个特定结构，如“假腱索”(图9.12a-d)、乳头肌(图9.13a)，或定位在左心室的不同区域(图9.13b-d)，如流出道、间隔(图9.14)、心尖区域(图9.15a和b)及左心室基底区域内二尖瓣叶插入点的下方（图9.16a和b)；(2)提供解剖定位及伴有节段性室壁运动异常的局部缺血区域和(或)伴有变薄的不能运动/产生强回声瘢痕的心肌梗死区域的直接组织标测(图9.17a-e)；(3)在无透视下监测导管电极与组织的接触及其稳定性；(4)监测损伤的形态改变(肿胀、凹陷或凹坑形成伴回声响应(图9.18a和b)，尤其是在重复损伤时(图9.19a和b)，以及调整或终止能量释放以减少或防止过热、导管尖端凝块或组织破坏，尤其是应用提供灌洗的射频能量时。

(a)

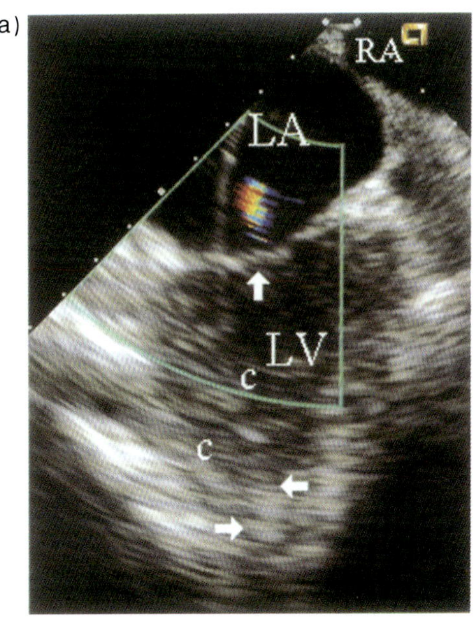

(b)

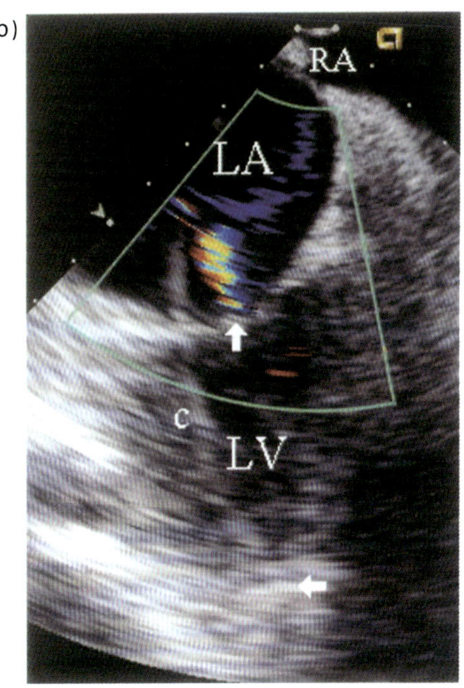

图9.15　ICE图像，探头置于在右心房(RA)，显示：(a)两个消融导管(c)(一个经房间隔，另一个经逆行入路)，放置于左心室(LV)的心尖部(箭头)；和(b)一个导管(c)移动至后外侧心尖区(箭头)。一束轻度二尖瓣反流血流(红色马赛克样)在图中显示(向上箭头)。LA：左心房。

(a)

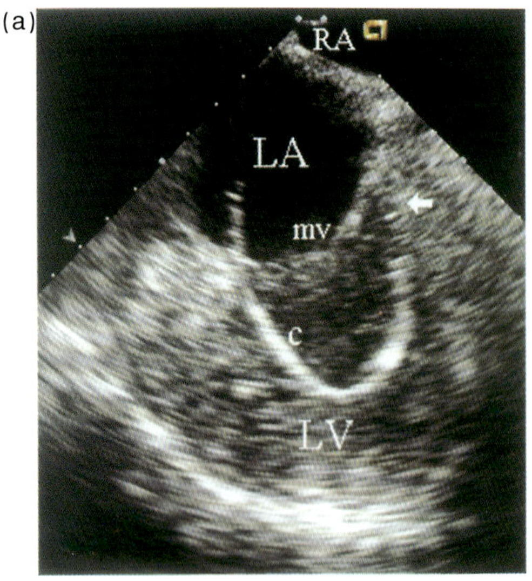

(b)

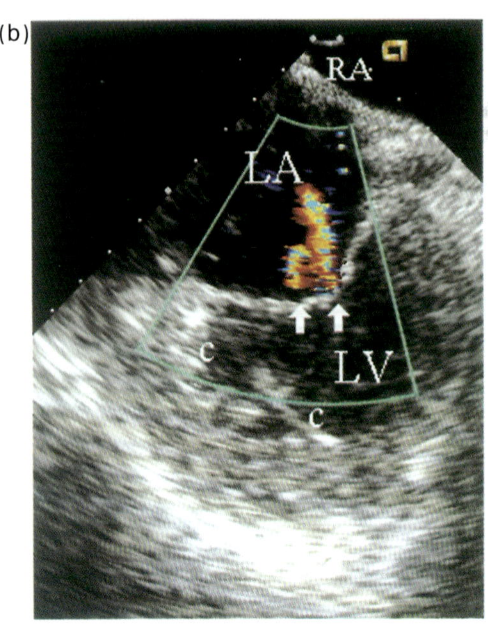

图9.16 ICE图像，探头置于右心房(RA)，显示：(a)消融导管(c)(经室间隔)定位于二尖瓣后叶插入点下方(箭头)；(b)二尖瓣反流的两束血流(红色马赛克)以及两个过隔的导管(c)经过二尖瓣(mv)口进入左心室(LV)。LA：左房。

源于主动脉瓣尖的室性心动过速

反复单形性室性心动过速在左心室流出道区域的一个少见起源点是主动脉瓣尖。重要的是，起源于这个部位的病例可能要比以往公认的更常见[35–37]。室性心动过速中V1或V2导联早期出现心前区QRS波过渡模式，以及宽R波至少出现在这些导联50%的QRS波群，强烈提示起源于主动脉瓣尖。V1导联的“W”模式提示起源于或接近于左冠状动脉瓣[37]。激动和起搏标测可用于进一步确认起源位置。在消融过程中，如果对消融位点与近端冠状动脉的解剖关系认识不足将会面临相当大的危险[38]。机械环形ICE在把探头放置在房间隔前部低位接近于主动脉根部的位置（图9.20a和b）或右室流出道的基底部显像时，曾用于引导消融导管在主动脉根部相对于冠状动脉瓣的定位，使其避开冠状动脉口[39]。ICE在AcuNav探头置于右心房并向前偏时显像，可提供不同主动脉瓣和冠状动脉口的精确解剖位置(图9.21a–c)，以及不同导管电极在主动脉窦或左室流出道内主动脉瓣下方的位置(图9.22a–c)。尽管确认了安全的解剖距离，但在温度调节能量滴定释放(最高50℃，30W)的整个过程中都需要仔细的调整射频能量，才能使大多数患者成功地消除有症状的心动过速[37]。来自我们及其他研究组[39]的经验为以下论点提供了重要的证据：ICE图像可以左心室流出道消融术中辅助标测和消融，以及在显示消融靶点与冠状动脉之间安全距离中可以替代冠状动脉造影。ICE彩色多普勒血流显像也可以在主动脉瓣区域消融术中及消融之后用来监测和探测主动脉瓣反流（图9.23a和b）。

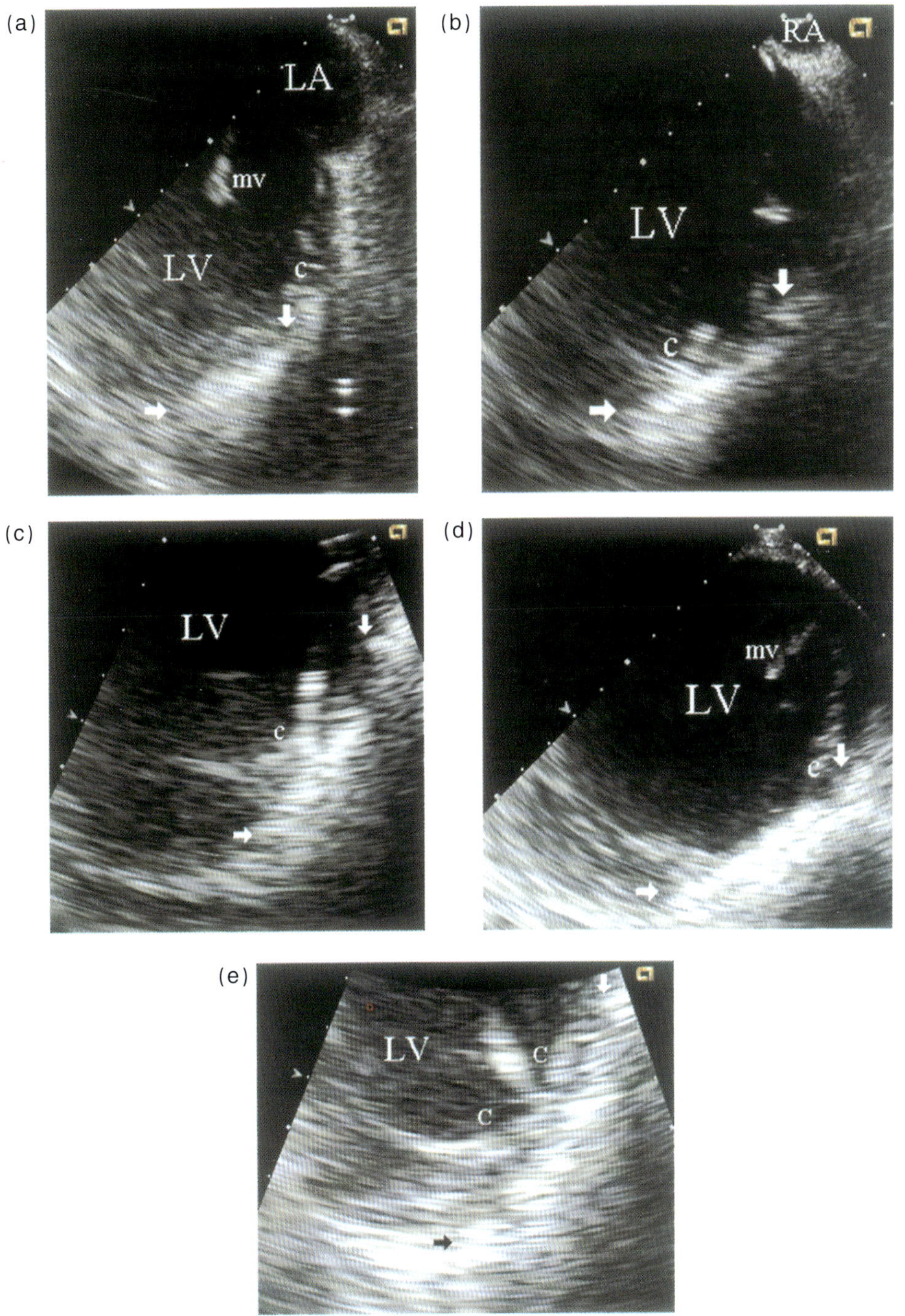

图9.17　系列ICE显像,探头置于右心房(RA),显示:(a)左心室(LV)及其后下壁中下段陈旧性心肌梗死区(箭头之间产生回声的瘢痕);(b)射频能量释放,消融导管"c"放置在下方;(c)中段(放大);和(d)瘢痕区的上部;(e)消融中产生的不均匀回声性损伤,沿瘢痕分布(箭头之间)(放大)。LA:左心房;mv:二尖瓣。

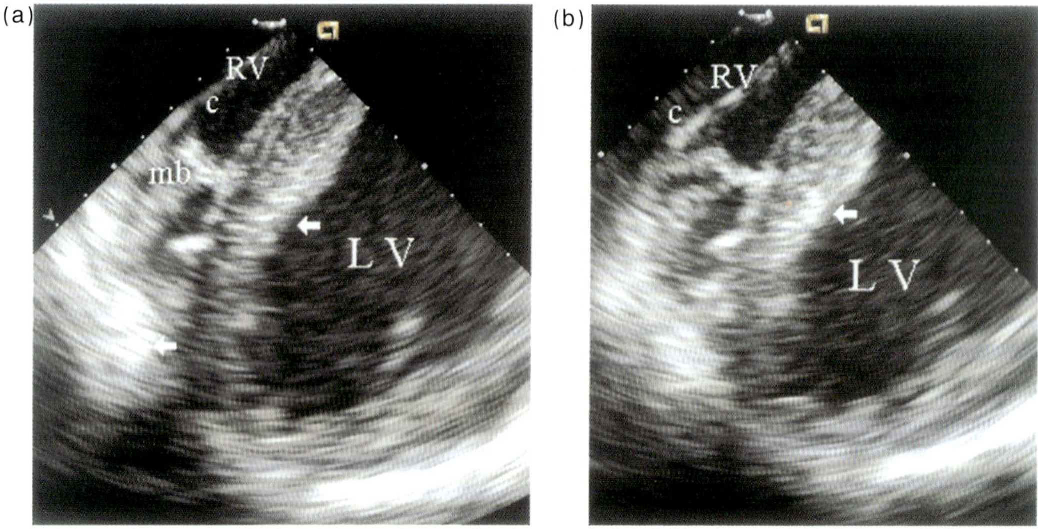

图9.18 ICE图像，探头置于右心室(RV)，显示：(a)射频能量释放前，左心室(LV)间隔壁上损伤形态的超声心动图特征性变化(箭头)；(b)射频能量释放后的变化。能量释放后可观察到在损伤部位出现回声密度增强和壁厚增厚伴小凹坑(箭头)。c：导管；mb:节制带。

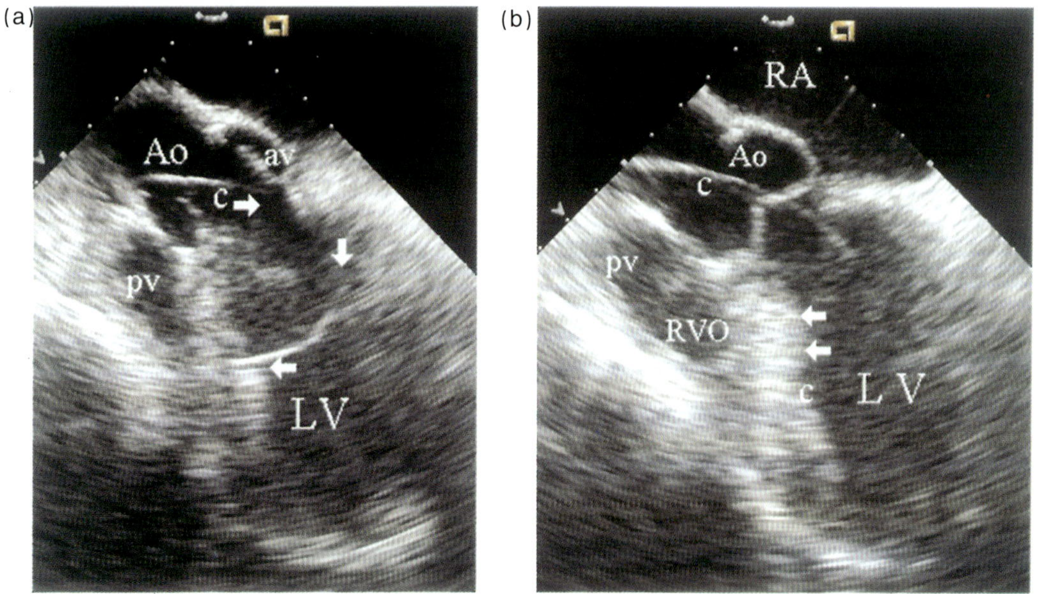

图9.19 ICE图像，探头置于右心房(RA)，显示：(a)左心室(LV)流出道，消融导管(c，箭头)尖部逆行置于左心室前外侧壁(向左箭头)，远端出现的扇形伪影；(b)反复的消融以及把消融导管尖(c)移到损伤侧之后出现一个壁厚明显增大的回声增强区。Ao：主动脉；av:主动脉瓣；pv:肺动脉瓣；RVO：右心室流出道。

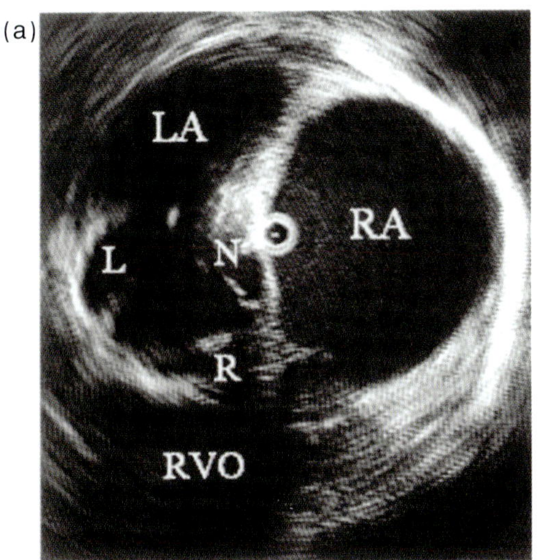

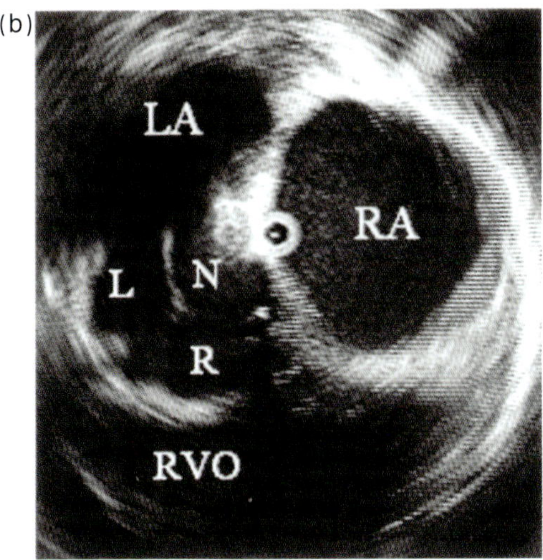

图9.20　机械环形ICE显像，探头置于右心房(RA)的房间隔前下部邻近主动脉后壁，显示：(a)主动脉根部的短轴观，收缩期可见主动脉瓣；(b)舒张期。L：左冠瓣；LA：左心房；N：无冠瓣；R：右冠瓣；RVO：右心室流出道。

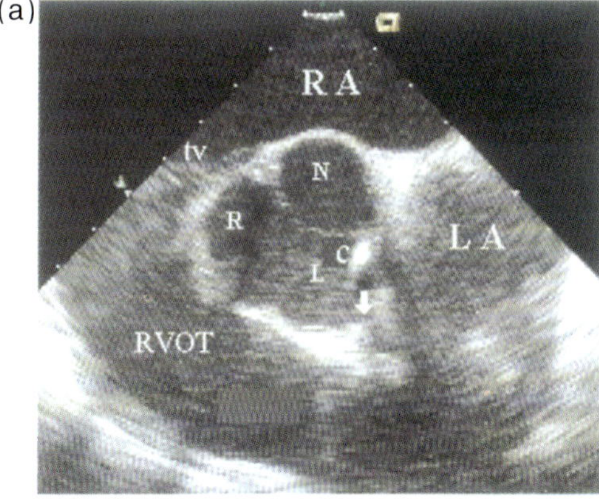

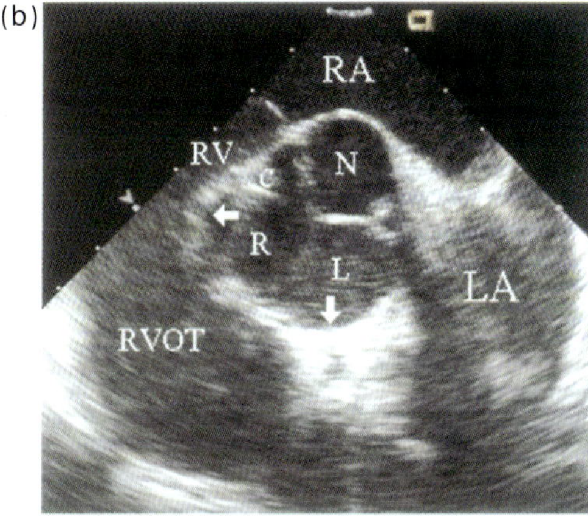

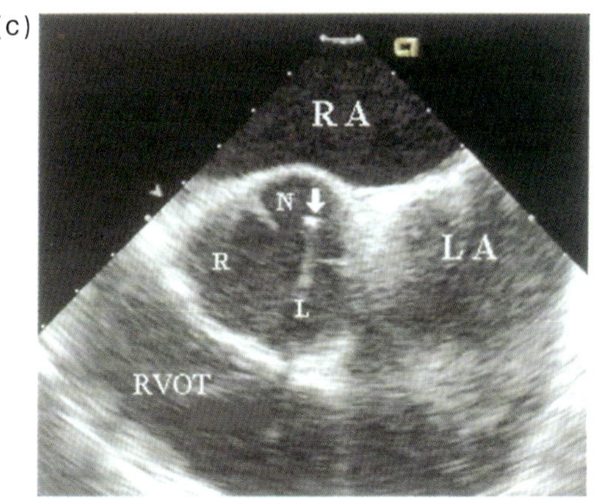

图9.21　(a–c)ICE图像，探头置于右心房(RA)，显示：(a)舒张期消融导管电极(c)位于左冠瓣(L)区域，远离(13mm)左冠状动脉主干口(箭头)；(b)消融导管电极位于右冠瓣(R)区域，远离(9mm)右冠状动脉口(箭头)；(c)消融导管电极位于无冠瓣(N)区域。LA：左心房；RV：右心室；RVOT：右心室流出道；tv：三尖瓣。

(a)
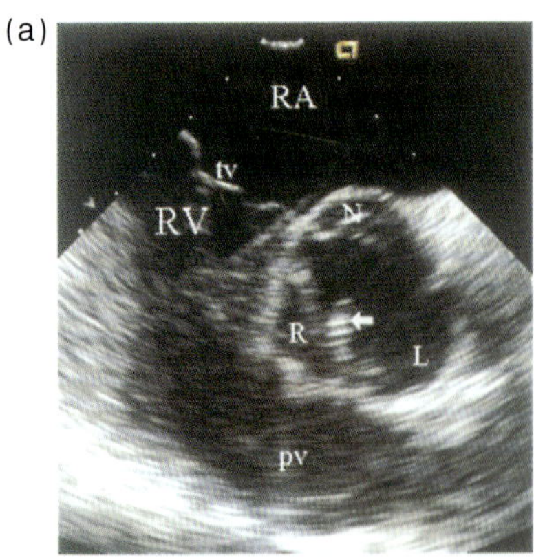

(b)
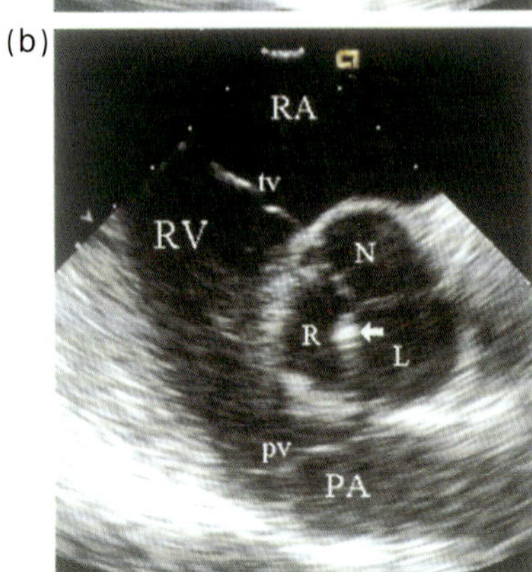

(c)
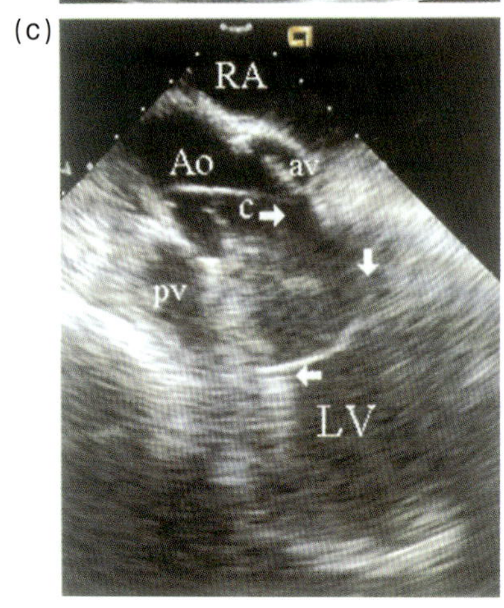

图9.22 ICE图像,探头置于右心房(RA),显示:(a)逆行消融导管(箭头)在收缩期穿过主动脉瓣口;(b)舒张期主动脉根部的短轴观;(c)逆行消融导管(c,箭头)最终到达左室前侧壁(向左箭头),显示在左心室(LV)长轴观。Ao:主动脉;av:主动脉瓣;L:左冠瓣;N:无冠瓣;PA:肺动脉;pv:肺动脉瓣;R:右冠瓣;RV:右心室;tv:三尖瓣。

(a)
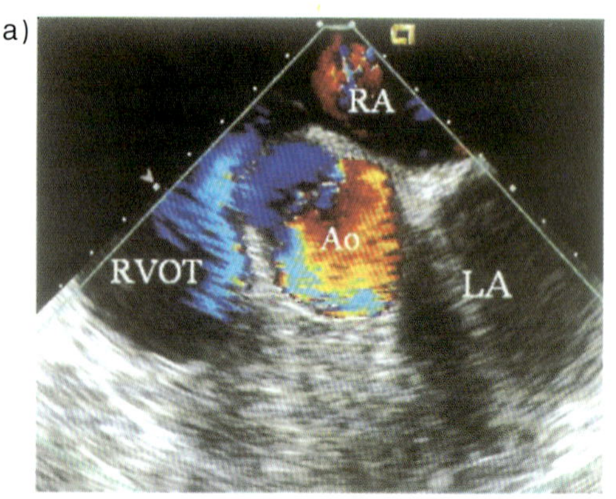

(b)
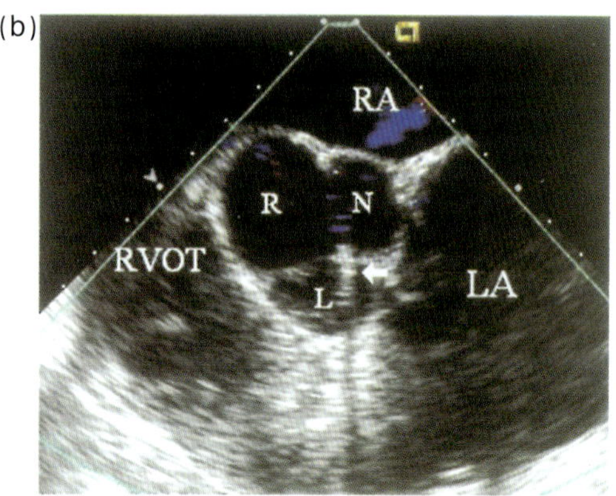

图9.23 (a,b)ICE多普勒彩色血流显像显示:(a)主动脉(Ao)在主动脉瓣叶水平收缩期的彩色血流(红色前向血流);和(b)舒张期血流(未见反流血流)。消融导管电极(箭头)位于左冠瓣区域。LA:左心房;RA和RV:右心房和右心室;RVOT:右心室流出道。

起源于心外膜的室性心动过速

起源于主动脉瓣正前方的心外膜的室性心动过速,其心电图模式酷似源自主动脉瓣的室性心动过速[37]。如果QRS波在I导联主要为负向而且主动脉瓣起搏标测期间的QRS波在I导联有一个纯正向矢量,则必须首先考虑室速起源于心外膜并应通过心包膜穿刺进行心外膜标测。经皮经胸心外膜标测及室性心动过速消融,对于由心肌梗死或查加斯病(Chagas)[40-45]或特发性扩张性心肌病[46]引起的室性心动过速而不适于应用传统的心内膜技术消融的患者,是一种治疗室性心动过速的有效辅助方法。值得注意的是,在少数患者中,对伴有非缺血性心肌病的室性心动过速进行详细地心内膜及心外膜刺激标测可确认其心外膜来源[46]。ICE可用于引导剑突下及肋下心包穿刺(图9.24),监测心外膜导管尖的定位及损伤形态学变化(图9.25),快速探测穿刺针经心包膜意外穿入左心室或右心室腔(图9.26),或者确认可能的并发症,例如快速聚集的心包积液。要注意的是,在心包纤维组织增多的患者中应用经皮心外膜穿刺行心外膜消融,没有发现在心包内有出血的证据,即使凝血活酶时间为200s左右也没有发现[45]。

可能的并发症

在应用导管尖端温度无反馈控制的连续无调节射频消融能量释放对室性心动过速进行消融时,报道的第一例死亡病例发生在对右心室流出道进行射频消融术中[8],据报道是消融损伤处出现了心肌壁穿孔。其他与室性心动过速消融相关的可能并发症,包括瓣膜损伤所导致的瓣膜性反流、血栓形成或血栓栓塞以及心包积液,可能主要与导管的操控及放置有关。应用ICE监测导管位置时最好即刻探测导管的移动,以免无意间损伤瓣膜、穿孔以及形成心包积液。用4mm导管电极尖施加射频能量产生的左心室损伤伴发的透壁损伤发生率较低,因而可以消除出现游离壁破裂及消融引发的心室严重功能障碍的危险性[11]。但是,应用新型导管设计和新型能源时,心肌损伤的深度及范围会随着导管消融而增加。损伤形成和形态变化的实时ICE监测可记录早期组织破坏的程度。紧急监测损伤部位的形态改变以及确认气泡的加速形成可以减少或防止进一步的“破裂”和突然的

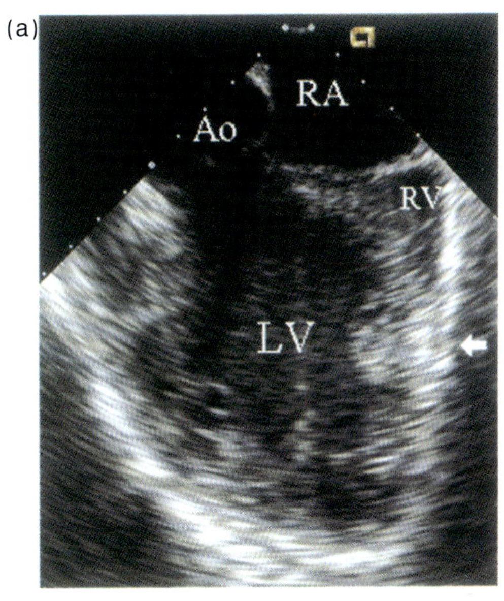

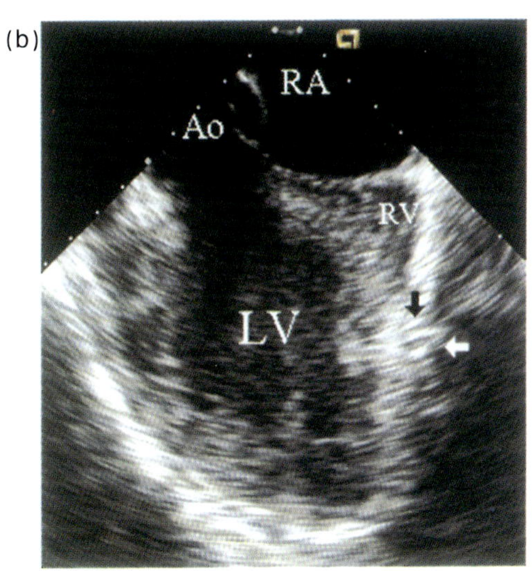

图9.24 ICE图像,探头置于右心房(RA),显示:(a)在经皮肋下心包穿刺术前右心室(RV)前下壁邻近其心尖部(箭头);和(b)当穿刺针到达右心室心外膜后还可见远端扇形伪影(箭头)。Ao:主动脉;LV:左心室。

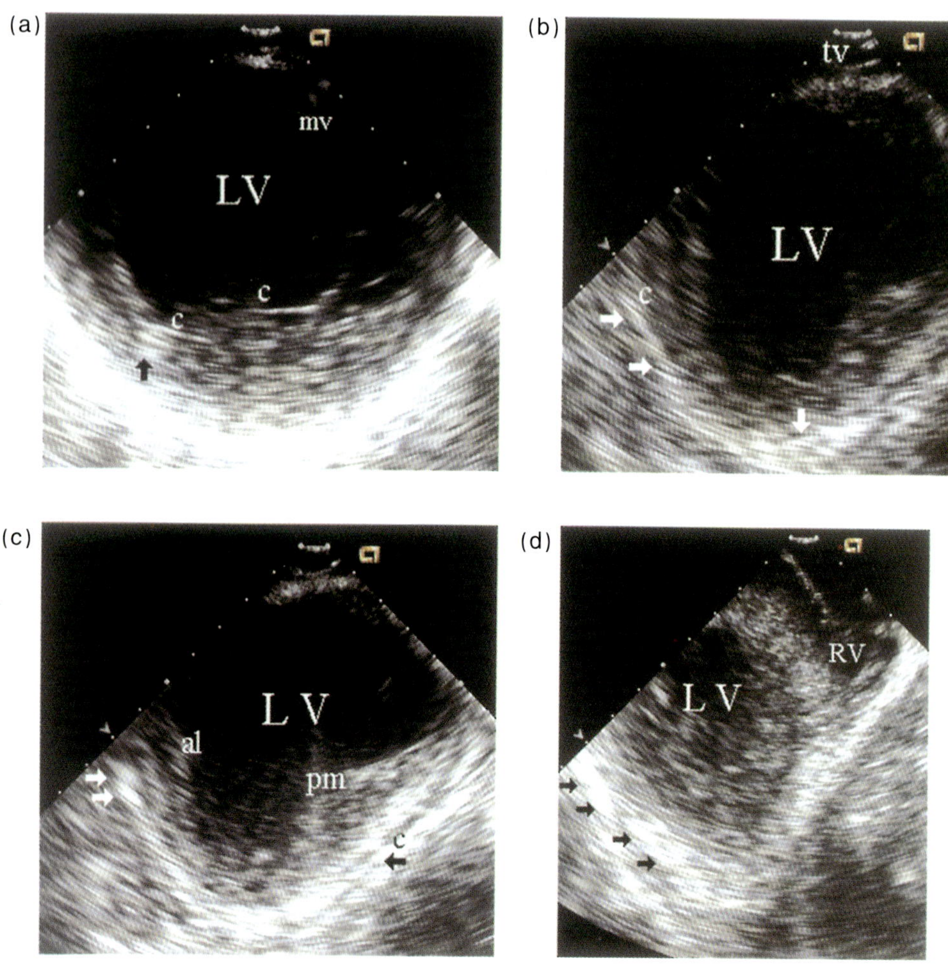

图9.25 ICE图像,探头置于右心室(RV)或房室交界区,显示:(a)在一例特发性非缺血性扩张性心肌病所致的室性心动过速患者中,前外侧乳头肌处的左心室(LV)心内膜损伤(箭头)。(b)在一次不成功的左心室心内膜消融术后,消融导管(c)尖部应用经皮肋下入路定位在心包腔内左心室前外侧壁的心外膜表面上。(c)在射频消融能量释放后心外膜形成消融损伤(向右箭头)。(d)在ICE探头放置在右心室(RV)的情况下,显示出左心室的偏离轴线观,可见沿左心室前外侧壁的心外膜损伤(箭头)。Al和pm:前外侧和后内侧乳头肌;tv:三尖瓣。

组织破坏伴潜在性血栓栓塞和血流动力学改变。监测到急性血栓形成后可以通过在ICE图像监测下回撤鞘管或导管并适当滴定抗凝治疗立即清除血栓。心包积液可在其最初阶段被发现而且肝素的作用也可在血流动力学全身性恶化之前被逆转(图9.27)。在室性心动过速消融过程中应用实时ICE监测,可以在发生严重的临床后果之前防止和(或)检测到,以便及时处理这些可能的并发症[47]。

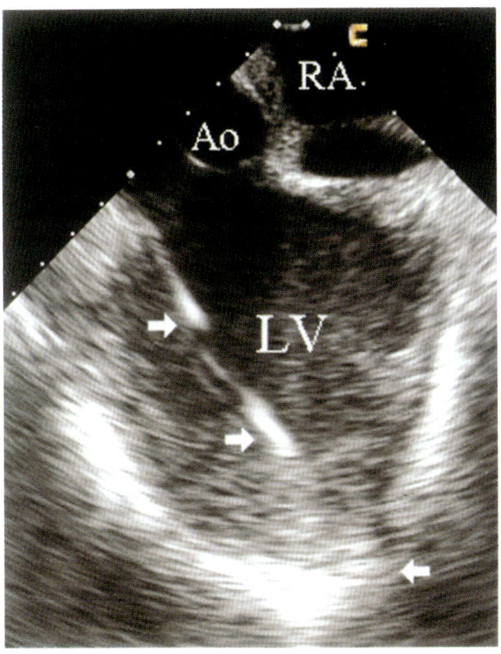

图9.26　在肋下心包穿刺针进入心包腔时的ICE图像，探头置于右心房（RA），在一例特发性非缺血性扩张性心肌病患者中，由于心包穿刺意外穿刺在左心室（LV）内而不是在心包腔内发现一根导丝（箭头）进入左心室顶壁（向左箭头）。这根导丝被安全地移除，并且在术中和术后直到患者出院均没有发现的心包腔内严重出血。重新穿刺心包腔后进行了标测和成功的消融。Ao：主动脉。

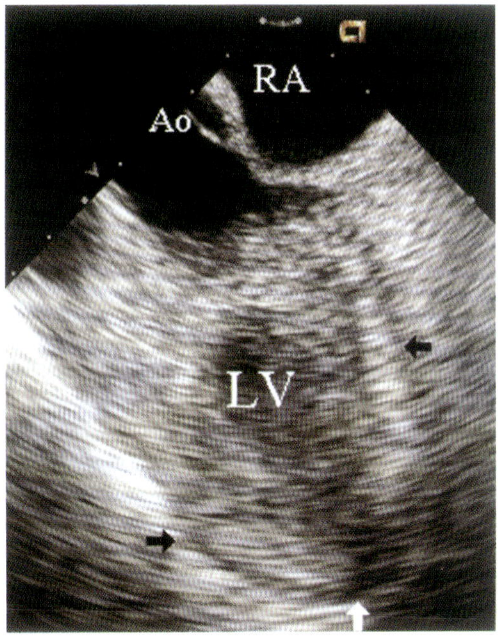

图9.27　ICE图像，探头置于右心房（RA），显示在收缩期左心室（LV）周围有一个小的无回声区（2~3mm），提示有早期急性形成的心包积液。Ao：主动脉。

参考文献

1 Rahilly GT, Prystowsky EN, Zipes DP, Naccarelli GV, Jackman WM, Heger JJ. Clinical and electrophysiologic findings in patients with repetitive monomorphic ventricular tachycardia and otherwise normal electrocardiogram. *Am J Cardiol* 1982; **50**: 459–468.

2 Morady F, Kadish AH, DiCarlo L, *et al.* Long-term results of catheter ablation of idiopathic right ventricular tachycardia. *Circulation* 1990; **82**: 2093-2099.

3 Delacey WA, Nath S, Haines DE, Barber MJ, DiMarco JP. Adenosine and verapamil-sensitive ventricular tachycardia originating from the left ventricle: radiofrequency catheter ablation. *Pacing Clin Electrophysiol* 1992; **15**: 2240–2244.

4 Jadonath RL, Schwartzman D, Preminger MW, Gottlieb CD, Marchlinski FE. The utility of the 12-lead electrocardiogram in localizing the site of origin of right ventricular outflow tract tachycardia. *Am Heart J* 1995; **130**: 1107–1113.

5 Coggins DL, Lee RJ, Sweeney J, *et al.* Radiofrequency catheter ablation as a cure for idiopathic tachycardia of both left and right ventricular origin. *J Am Coll Cardiol* 1994; **23**: 1333–1341.

6 Movsowitz C, Schwartzman D, Callans DJ, *et al.* Idiopathic right ventricular outflow tract tachycardia: narrowing the anatomic location for successful ablation. *Am Heart J* 1996; **131**: 930–936.

7 Callans DJ, Menz V, Schwartzman D, Gottlieb CD, Marchlinski FE. Repetitive monomorphic tachycardia from the left ventricular outflow tract: electrocardiographic patterns consistent with a left ventricular site of origin. *J Am Coll Cardiol* 1997; **29**: 1023–1027.

8 Marchlinski FE, Deely MP, Zado ES. Gender specific triggers for right ventricular outflow tract tachycardia. *Am Heart J* 2000; **139**: 1009–1013.

9 Dixit S, Marchlinski FE. Clinical characteristics and catheter ablation of left ventricular tract tachycardia. *Curr Cardiol Reports* 2001; **3**: 305–313.

10 Dixit S, Gerstenfeld EP, Callans DJ, Marchlinskli FE. Electrocardiographic patterns of superior right ventricular outflow tract tachycardias: distinguishing septal and free wall sites of origin. *J Cardiovasc Electrophysiol* 2003; **14**: 1–7.

11 Haines DE. Catheter ablation therapy for arrythmias. In: Topol EJ, ed. *Textbook of Cardiovascular Medicine*, 2nd edn. Lippincott Williams & Wilkins, Philadelphia, 2002: 1547–1548, 1559–1564.

12 Wilber DJ, Baerman J Olshansky B, Kall J, Kopp D. Adenosine-sensitive ventricular tachycardia: clinical characteristics and response to catheter ablation. *Circulation* 1993; **87**: 126–134.

13 Klein LS, Shih HT, Hackett FK, Zipes DP, Miles WM. Radiofrequency catheter ablation of ventricular tachycardia in patients without structural heart disease. *Circulation* 1992; **85**: 1666–1674.

14 Calkins H, Kalbfleisch SJ, El-Atassi R, Langberg JJ, Morady F. Relation between efficacy of radiofrequency catheter ablation and site of origin of idiopathic ventricular tachycardia. *Am J Cardiol* 1993; **71**: 827–833.

15 Nakagawa H, Beckman KJ, McClelland JH, *et al.* Radiofrequency catheter ablation of idiopathic left ventricular tachycardia guided by a Purkinje potential. *Circulation* 1993; **94**: 2607–2617.

16 Wen MS, Yeh SJ, Wang CC, Lin FC, Wu D. Successful radiofrequency ablation of idiopathic left ventricular tachycardia at a site away from the tachycardia exit. *J Am Coll Cardiol* 1997; **30**: 1024–1031.

17 Peeters HA, SippensGroenewegen A, Wever EF, *et al.* Clinical application of an integrated 3-phase mapping technique for localization of the site of origin of idiopathic ventricular tachycardia. *Circulation* 1999; **99**: 1300–1311.

18 Tsuchiya T, Okumura K, Honda T, Iwasa A, Yasue H, Tabuchi T. Significance of late diastolic potential preceding Purkinje potential in verapamil-sensitive idiopathic left ventricular tachycardia. *Circulation* 1999; **99**: 2408–2413.

19 Kim YH, Sosa-Suarez G, Trouton TG, *et al.* Treatment of ventricular tachycardia by transcatheter radiofrequency ablation in patients with ischemic heart disease. *Circulation* 1994; **89**: 1094–1102.

20 Callans DJ, Zado E, Sarter BH, Schwartzman D, Gottlieb CD, Marchlinski FE. Efficacy of radiofrequency catheter ablation for ventricular tachycardia in healed myocardial infarction. *Am J Cardiol* 1998; **82**: 429–432.

21 Downar E, Kimber S, Harris L, *et al.* Endocardial mapping of ventricular tachycardia in the intact human heart. II. evidence for multiuse reentry in a functional sheet of surviving myocardium. *J Am Coll Cardiol* 1992; **20**: 869–878.

22 de Bakker JMT, Coronel R, Tasseron S, *et al.* Ventricular tachycardia in the infarcted, Langendorff-perfused human heart: role of the arrangement of surviving cardiac fibers. *J Am Coll Cardiol* 1990; **15**: 1594–1607.

23 Wilber DJ, Kopp DE, Glascock DN, Kinder CA, Kall JG. Catheter ablation of the mitral isthmus for ventricular tachycardia associated with inferior infarction. *Circulation* 1995; **92**: 3481–3489.

24 de Bakker JM, van Capelle FJ, Janse MJ, *et al.* Fractionated electrograms in dilated cardiomyopathy: origin and relation to abnormal conduction. *J Am Coll Cardiol* 1996; **27**: 1071–1078.

25 Cohen TJ, Chien WW, Lurie KG, *et al.* Radiofrequency catheter ablation for treatment of bundle branch reentrant ventricular tachycardia: results and long-term follow-up. *J Am Coll Cardiol* 1991; **18**: 1767–1773.

26 Jongbloed MRM, Bax JJ, Kies P, *et al.* Utility of intracardiac echocardiography to guide radiofrequency catheter ablation of ventricular tachycardia of different etiologies. *J Am Coll Cardiol* 2004; **43**: 359A.

27 Callans DJ, Ren J-F. Ablation of ventricular tachycardia: can the current results be improved using intracardiac echocardiography? In: Raviele A, ed. *Cardiac Arrhythmias*. Springer-Verlag Italia, Milan, 2003: 451–462.

28 Thakur RK, Klein GJ, Sivaram CA, *et al.* Anatomic substrate for idiopathic left ventricular tachycardia. *Circulation* 1996; **93**: 497–501.

29 Josephson ME, Horowitz LN, Farshidi A, Spear JE, Kastor JA, Moore EN. Recurrent sustained ventricular tachycardia II. endocardial mapping. *Circulation* 1978; **57**: 440–447.

30 Fitzgerald DM, Friday KJ, Yeung-Lai-Wah JA, Lazzara R, Jackman WM. Electrogram patterns predicting successful catheter ablation of ventricular tachycardia. *Circulation* 1988; **77**: 806–814.

31 Morady F, kadish A, Rosenheck S, *et al.* Concealed entrainment as a guide for catheter ablation of ventricular tachycardia in patients with prior myocardial infarction. *J Am Coll Cardiol* 1991; **17**: 678–689.

32 Waxman HL, Josephson ME. Ventricular activation during ventricular endocardial pacing: I. electrocardial patterns related to the site of pacing. *Am J Cardiol* 1982; **50**: 1–10.

33 Josephson ME, Waxman HL, Cain ME, Gardner MJ, Bucton AE. Ventricular activation during ventricular endocardial pacing: II. role of pace-mapping to localize origin of ventricular tachycardia. *Am J Cardiol* 1982; **50**: 11–22.

34 Morady F, Harvey M, Kalbfleisch SJ, El-Atassi R, Calkins H, Langberg JJ. Radiofrequency catheter ablation of ventricular tachycardia in patients with coronary artery disease. *Circulation* 1993; **87**: 363–372.

35 Kanagaratnum L, Tomassoni G, Scweiker R, *et al.* Ventricular tachycardia arising from the aortic sinus of valsalva: an under-recognized variant of left ventricular outflow tract tachycardia. *J Am Coll Cardiol* 2001; **37**: 1408–1414.

36 Ouyang F, Fotuhi P, Hebe J, *et al.* Repetitive monomorphic ventricular tachycardia originating from the aortic sinus cusp: electrocardiographic characterization for guiding catheter ablation. *J Am Coll Cardiol* 2002; **39**: 500–508.

37 Marchlinski FE, Lin D, Dixit S, *et al.* Ventricular Tachycardia from the aortic cusps: localization and ablation. In: Raviele A, ed. *Cardiac Arrhythmias.* Springer-Verlag Italia, Milan, 2003: 357–370.

38 Friedman PL, Stevenson WG, Bittl JA, *et al.* Left main coronary artery occlusion during radiofrequency ablation of idiopathic outflow tract ventricular tachycardia (abstr). *PACE* 1997; **20**: 1185.

39 Lamberti F, Calo L, Pandozi C, *et al.* Radiofrequency catheter ablation of idiopathic left ventricular outflow tract tachycardia: utility of intracardiac echocardiography. *J Cardiovasc Electrophysiol* 2001; **12**: 529–535.

40 Josephson ME. Epicardial approach to the ablation of ventricular tachycardia in coronary artery disease: an alternative or ancillary approach? *J Am Coll Cardiol* 2000; **35**: 1450–1452.

41 Sosa E, Scanavacca M, D'Avila A, Pilleggi F. A new technique to perform epicardial mapping in the electrophysiology laboratory. *J Cardiovasc Electrophysiol* 1996; 7: 531–536.

42 Sosa E, Scanavacca M, D'Avila A, *et al.* Endocardial and epicardial ablation guided by nonsurgical transthoracic epicardial mapping to treat recurrent ventricular tachycardia. *J Cardiovasc Electrophysiol* 1998; **9**: 229–239.

43 Sosa E, Scanavacca M, D'Avila A, Bellotti G, Piccioni J, Pilleggi F. Radiofrequency catheter ablation of ventricular tachycardia guided by nonsurgical epicardial mapping in chronic Chagasic heart disease. *Pacing Clin Electrophysiol* 1999; **22**: 128–130.

44 Sosa E, Scanavacca M, D'Avila A, Oliveira F, Ramires JAF. Nonsurgical transthoracic epicardial catheter ablation to treat recurrent ventricular tachycardia occurring late after myocardial infarction. *J Am Coll Cardiol* 2000; **35**: 1442–1449.

45 Sosa E, Scanavacca M, D'Avila A, Antonio J, Ramires F. Nonsurgical transthoracic epicardial approach in patients with ventricular tachycardia and previous cardiac surgery. *J Interventional Cardiac Electrophysiol* 2004; **10**: 281–288.

46 Swarup V, Morton JB, Arruda M, Wilber DJ. Ablation of epicardial macroreentrant ventricular tachycardia associated with idiopathic nonischemic dilated cardiomyopathy by a percutaneous transthoracic approach. *J Cardiovasc Electrophysiol* 2002; **13**: 1164–1168.

47 Ren JF, Marchlinski FE, Callans DJ, Herrmann HC. Clinical use of AcuNav diagnostic ultrasound catheter imaging during left heart radiofrequency ablation and transcatheter closure procedures. *J Am Soc Echocardiogr* 2002; **15**: 1301–1308.

Jian-Fang Ren, MD, & Francis E, Marchlinski, MD

（钟优 译）

10 第十章

心内超声显像在Ebstein畸形患者射频导管消融术中的应用

显示Ebstein畸形的解剖特征

正常情况下，三尖瓣隔叶基底部的附着点比二尖瓣相应瓣叶的附着点稍靠近心尖部；在实际应用中，超声医师常将其作为确定右室位置的标志（图10.1）。Ebstein畸形的特征是三尖瓣隔叶和后叶均向心尖部过度移位[1,2]。三尖瓣各瓣叶的近端附着点与房室环的移位程度是可变的，因此可依据两个房室瓣附着点间的距离进行诊断。Ebstein畸形的诊断标准是该距离按体表面积计大于$8mm/m^2$[3]，或最大的移位距离超过20mm[4]。正如向心尖的移位程度可以有轻有重一样，该综合征的自然病史和临床病程也存在显著差异。超声心动图和心腔内超声心动图（ICE）是明确Ebstein畸形病理解剖特点的最佳手段[5]。在收缩期和舒张期，将ICE的探头放置在右心房，即可很好地显示三尖瓣隔叶的心尖移位和附着点下移（图10.2a和b）。在典型的病例中，这些瓣叶都有伸长且冗余并伴有腱索附着异常，瓣叶牵拉三尖瓣的程度可在多个观察位进行评估（图10.3和图10.4）。三尖瓣前叶通常较大、冗长且呈帆状，而且与心尖移位的受限隔叶和（或）后叶相比，其基底部附着点常常在房室环水平（图10.5a和b）。

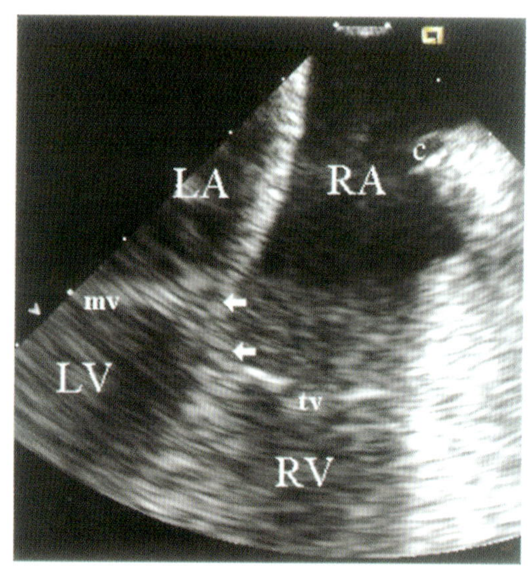

图10.1 ICE图像，探头置于右心房（RA），尖部稍偏向左侧，显示结构正常的心脏的四腔室图像。与二尖瓣（mv）前叶相比，三尖瓣（tv）隔叶的附着点向心尖部稍有移位（两箭头间的距离为7mm）。c：导管；LA和LV：左心房和左心室；RV：右心室。

由于三尖瓣隔叶和后叶向心尖部移位，右心被分割为真性右心房、功能性右心室和房化右心室三部分，后者在解剖上是心室而功能上是心房组织（图10.6）。其房化部分可能比正常心室薄[6]，在解剖学的三尖瓣环和向心尖移位的后叶之间常可导致扩张甚至动脉瘤形成[2]（图10.6）。右心室房化的程度可通过多种参数进行定量评价，例如功能性右心室面积和右心室总面积的比值。如果此比值低于35%，则综合预

(a)

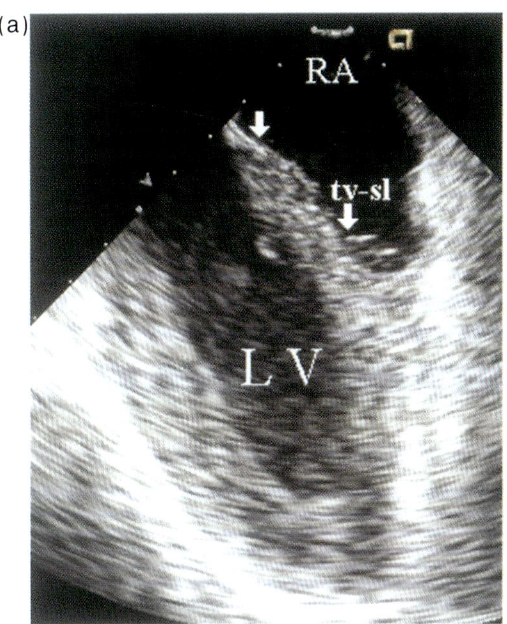

(b)

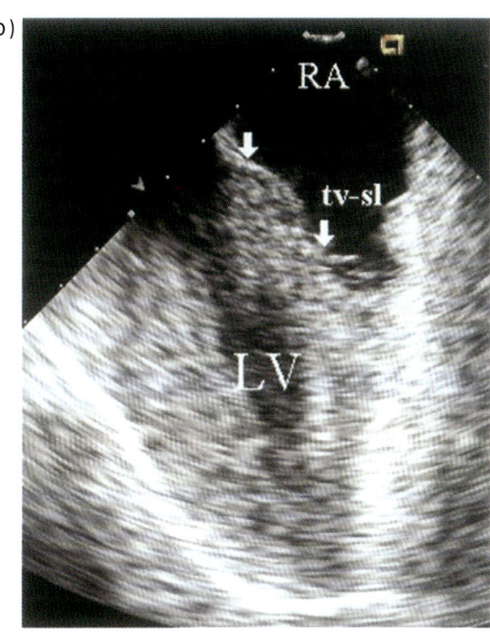

图10.2　ICE图像，探头置于右心房(RA)，显示与二尖瓣瓣环相比三尖瓣隔叶(tv-sl)向心尖部的移位(两箭头间的距离为27mm)：(a)舒张期；(b)收缩期。LV：左心室。

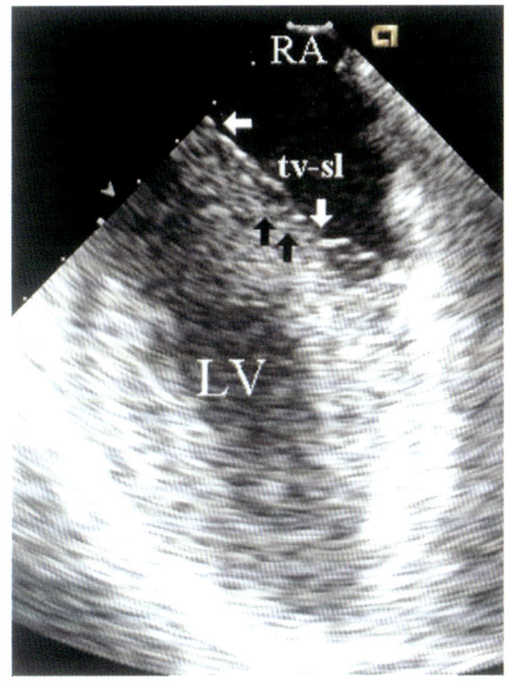

图10.3　ICE探头置于右心房(RA)，显示三尖瓣隔叶(tv-sl，两白箭头之间)被牵拉在室间隔壁上(黑色箭头)。LV：左心室。

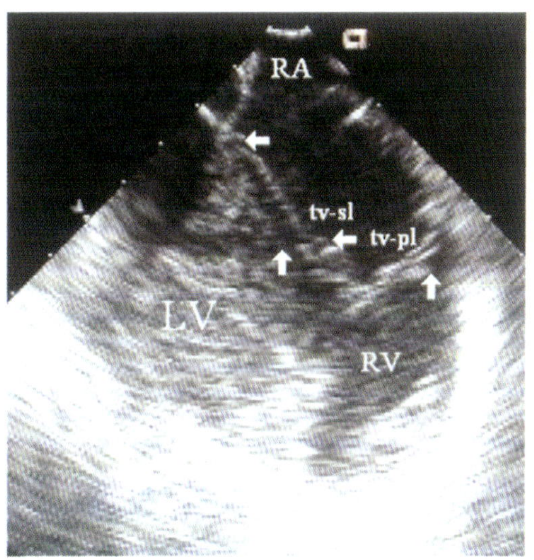

图10.4　ICE图像，探头置于右心房(RA)，尖部稍偏向左前方，显示三尖瓣隔叶(tv-sl，水平箭头之间)和后叶(tv-pl)分别被牵向室间隔和后外侧壁。LV和RV：左心室和右心室。

(a)

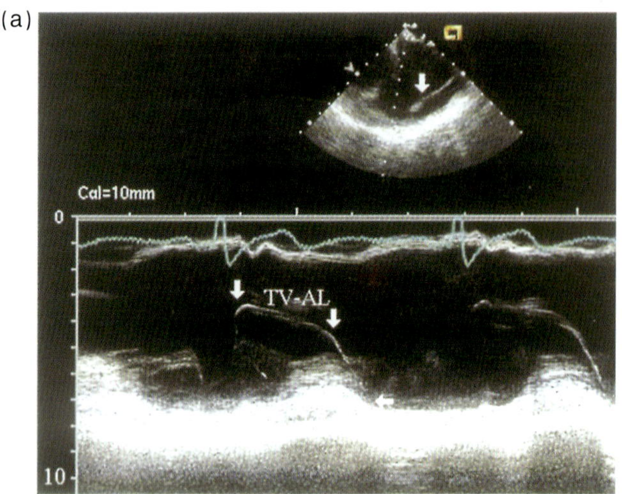

(b)

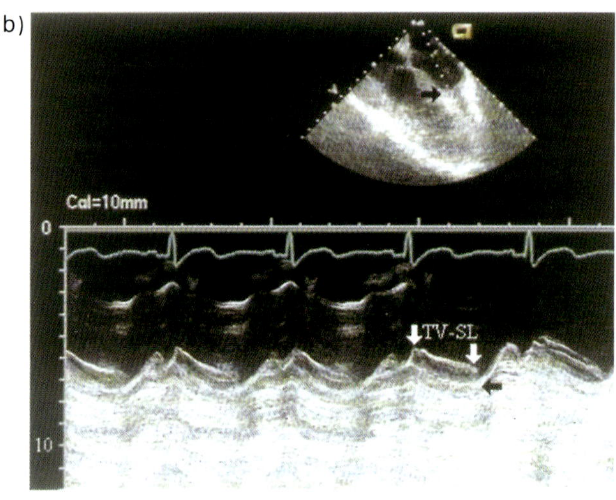

图10.5 ICE M型图像，显示：(a)大的三尖瓣前叶(TV-AL，箭头)呈帆样运动(箭头之间)；(b) 在心动周期中与三尖瓣隔叶(TV-SL，箭头)相比运动更为受限。

后较差[7,8]。在Ebstein畸形患者中，常可见三尖瓣反流，而且ICE彩色血流多普勒显像可以检测(图10.7a和b)。与儿童患者相比，孤立性Ebstein畸形伴WPW综合征的成年患者，其中的某些病理特点并不明显，原因是三尖瓣病变常伴有更严重的复杂型先天性心脏畸形(例如肺动脉闭锁、法乐四联征或先天性经矫正的大动脉转位)。

Ebstein畸形患者的WPW综合征

WPW综合征的解剖学基础是持续性房室通路，其全部或部分绕过房室结/希氏束复合体[9]。在Ebstein畸形中，出现单条和多条旁路的发生率较高，而且许多患者最初表现为心动过速。这些心动过速绝大多数起源于位于解剖异常的房室瓣附近的旁路，研究发现此类患者高达30%[10]。旁路是心房和心室之间形成通路，“绕过”正常的房室传导系统的异常传导组织。这些旁路大多数兼有前传和逆传功能，最终形成WPW综合征，表现为窦性节律中发生提前激动并伴有阵发性房室折返性心动过速。某些旁路仅具备逆传功能，而发生相同类型的心动过速但无窦性心律下的提前激动。瓣环纤维结构的连续性缺陷可能引起多条右侧旁路位于心内膜下，尤其是伴有房室环发育异常时，同时可以解释Ebstein畸形患者预激综合征的高发生率[9,11]。左室游离壁传导路径通常表现为胎儿发育过程中心肌退化障碍残留的心外膜下房室桥。在先天性经矫正的大动脉转位患者中，左侧(全身性)三尖瓣瓣膜的Ebstein畸形发生率会有增高[12-14]。此外，这种疾病中WPW综合征的发病率增高是由于本病常共存有Ebstein畸形[10]。在具有前传传导路径的病例中，窦性心律时的提前激动可能由于加快房化右室的延迟传导而出现心电图上QRS波形的假性正常化。伴有WPW综合征的患者较易出现前传和逆传房室交界性心动过速。在前传交界性房室心动过速期间，向心室的前向传导是通过房室结/希氏-蒲肯野系统(引起窄的QRS波)，而向心房的逆传则通过旁路。由于Ebstein畸形患者的多条旁路的发生率较高，出现提前激动的房室交界中心动过速时，前传的旁路用作前传(房室)支，而正常传导系统或其他的旁路用作逆传(室房)支。所产生的体表心电图表现为伴有最大预激成分的宽QRS波心动过速。房室折返性心动过速可诱发心房纤颤(但原因不明)，此时若联合有快速前传的旁路将会由于快速心室率和继发性室颤而导致患者死亡[10]。

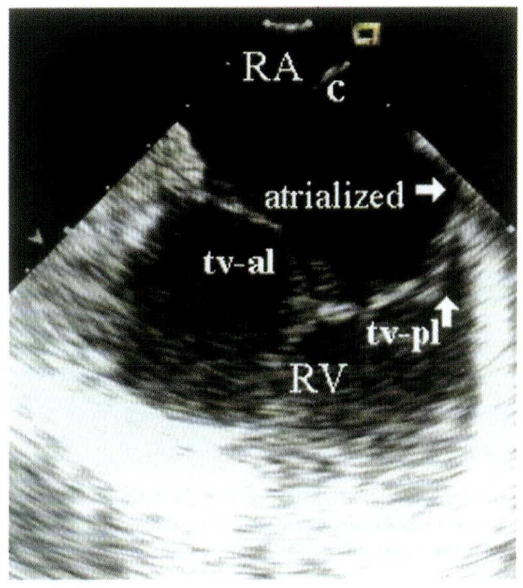

图10.6 ICE图像，探头置于右心房(RA)，显示三尖瓣口向心尖移位，包括伸长的三尖瓣前叶(tv-al)和后叶(tv-pl)被牵拉至后外侧壁(向上箭头)。解剖学三尖瓣环和向心尖移位的tv-pl之间可见房化右心室部分动脉瘤样扩张(向右的箭头)。c：导管。

逆传性心动过速也可见于存在Mahiam纤维(预激综合征的一个罕见亚

(a)

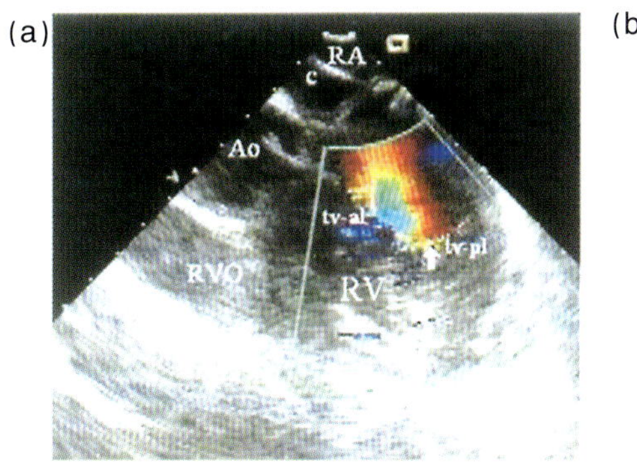

(b)

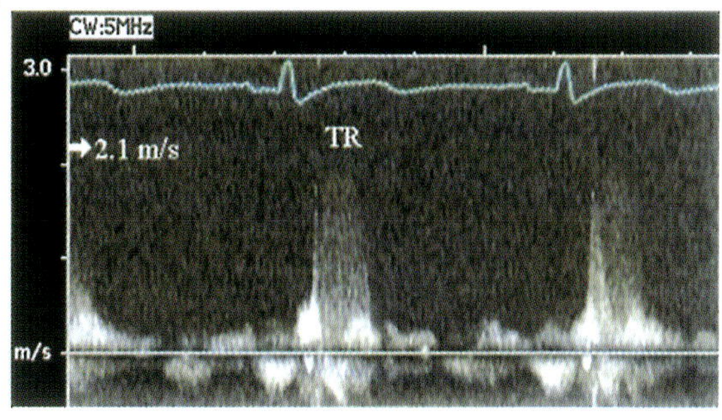

图10.7 ICE图像，探头置于右心房(RA)，显示：(a)三尖瓣反流(TR)的多普勒彩色血流图像(红色马赛克样，流向RA)；(b)轻度三尖瓣反流所记录的连续波多普勒速度频谱，在流速为2.1m/s下测得(估测的肺动脉收缩期压力阶差为28mmHg)。Ao：主动脉；c：导管；RV：右心室；RVO：右心室流出道；tv-al和tv-pl：三尖瓣前叶和隔叶。

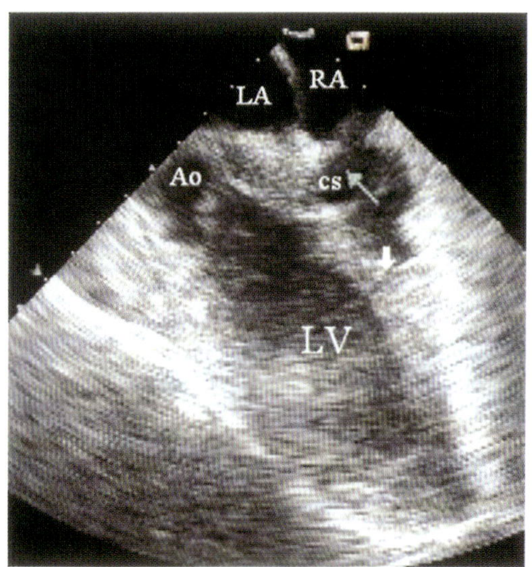

图10.8 ICE图像，探头置于右心房(RA)，显示冠状窦(cs)口(向左斜箭头)正好位于下腔静脉口的前内侧，同时可见三尖瓣隔叶向心尖部移位(向下箭头)。房化右室位于CS和移位的瓣叶之间。Ao：主动脉根；LA和LV：左心房和左心室。

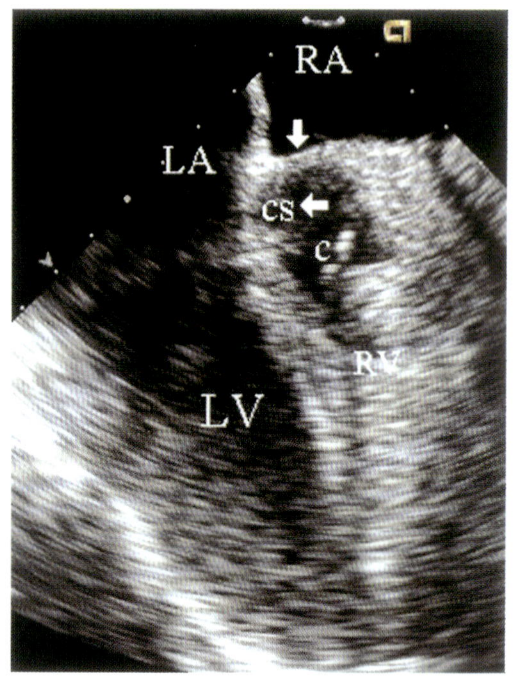

图10.9 ICE图像，探头置于右心房(RA)，显示冠状窦口(cs，左向箭头)，Chiari网状结构(向下箭头)扩展至下腔静脉(eustachian)瓣和冠状窦(thebesian)瓣之间。图中可见导管(c)顶端与功能右室(RV)相接触。LA和LV：左心房和左心室。

型)的患者，可占Ebstein畸形和预激患者的13%[11,15]。Mahiam纤维是一种仅递减性前传的旁路径，途经心房或房室结和心室或右束支。特征性的递减传导是由于中间介入有房室结样传导组织所致，这种传导组织具有房室结特有的（在结束路径或结室路径)或异位的房室结组织(房束路径或房室路径)，典型情况下分布于三尖瓣后部到侧部[16-18]。在Ebstein畸形患者中，Mahiam纤维的传导由于房化右室的前向延迟传导可能会掩盖常见QRS波形态。

由于病理性心肌变化(肥厚、纤维化和心腔扩大)和(或)外科术后残存的心肌瘢痕，与获得性心动过速相关的非旁路传导也可见于Ebstein畸形患者。通常情况下，这些获得性心动过速，包括房颤、典型性房扑和切口性房性心动过速。偶尔可发生室性期前收缩，但自发性持续性室性心动过速除手术后早期以外十分罕见。在对电敏感性房化右室内进行导管操作或在经静脉置入心室起搏导线时可诱发室颤[10,19-21]。

指导在房化右室内行冠状窦置管

冠状窦置管常规用于标测和消融术中。冠状窦位于三尖瓣环的后侧且稍靠尾部。在电生理检查中，冠状窦置管通常是在X线透视引导下通过右颈内静脉或股静脉进行的[22]，在右前斜位投照时导管顶端首先侧向右心房边缘。然后，逆时针旋转导管并稍向前送直至其刚好进入右心室。再次轻微逆时针旋转后将导管缓慢回撤到冠状窦口。此后，将导管再缓慢前送便可完成冠

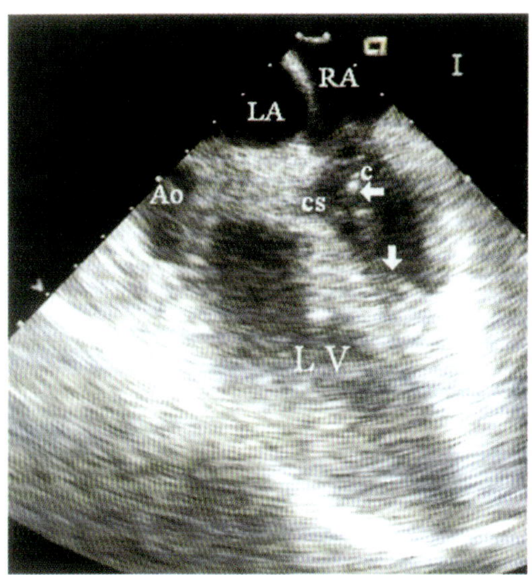

图10.10　ICE图像，探头置于右心房(RA)，显示在ICE的引导下导管顶端(c)已到达冠状窦(cs)水平(向左箭头)，从功能性右心室(在移位的三尖瓣隔叶下方，向下箭头)回撤后位于冠状窦口右前方1cm的位置。Ao：主动脉；LA和LV：左心房和左心室。

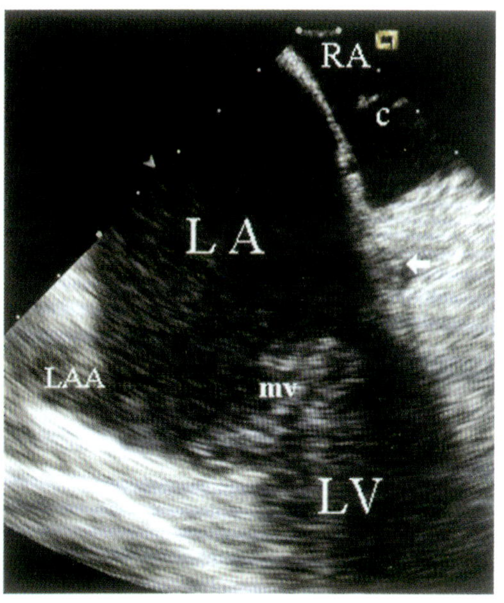

图10.12　ICE图像，探头置于右心房(RA)且顶端稍沿顺时针旋转，显示一小部分冠状窦远端管腔，导管(箭头)位于冠状窦内，远端伴有超声伪影。确认已成功进入冠状窦。c：导管；LA和LV：左心房和左心室；LAA：左心耳；mv：二尖瓣。

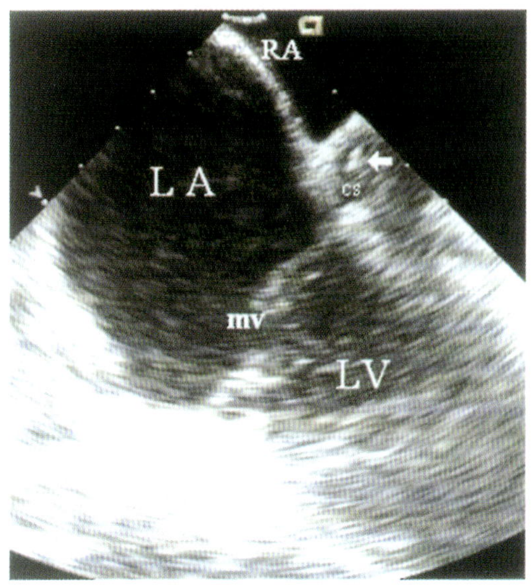

图10.11　ICE图像，探头置于右心房(RA)，显示在ICE引导下导管刚刚进入冠状窦(cs)口(箭头)而且其顶端朝向左下方。LA和LV：左心房和左心室；mv：二尖瓣。

状窦置管。可以通过左前斜位成像时导管的外侧位置以及记录下的房室尖锐电信号来确认冠状窦置入成功。

但是在Ebstein畸形患者中，因为存在者三尖瓣隔叶、后叶向心尖移位以及房化右心室，因此冠状窦口和三尖瓣环的解剖水平和方向与正常情况是不同的。这些形态学和病理学改变可能会妨碍在X线透视引导下进行成功的冠状窦置管，因为在这种情况下无法直接观察到冠状窦口及其解剖结构，因而导管完全是根据其在心脏轮廓中的位置进行操控的。ICE可以提供实时的解剖显像，而且可以通过显示冠状窦与移位的三尖瓣隔叶或后叶之间的位置关系(图10.8)以及导管顶端相对于冠状窦口的

(a)
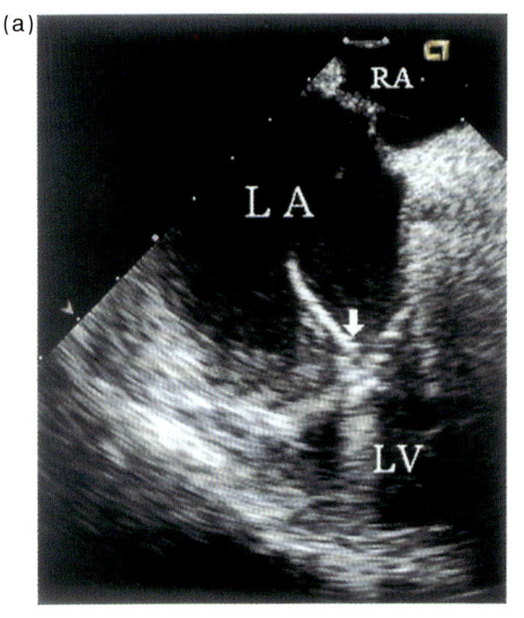

(b)
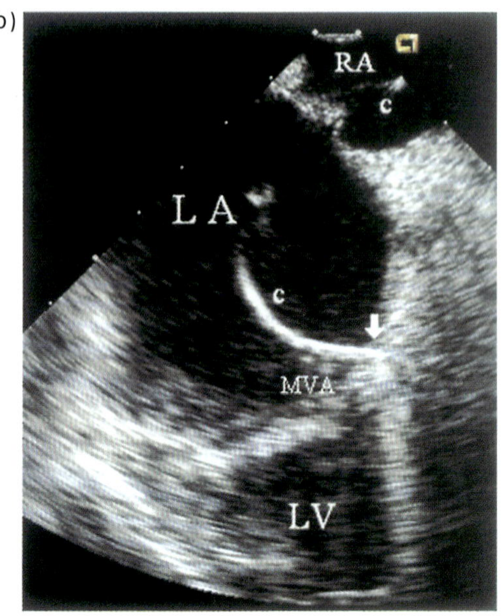

(c)
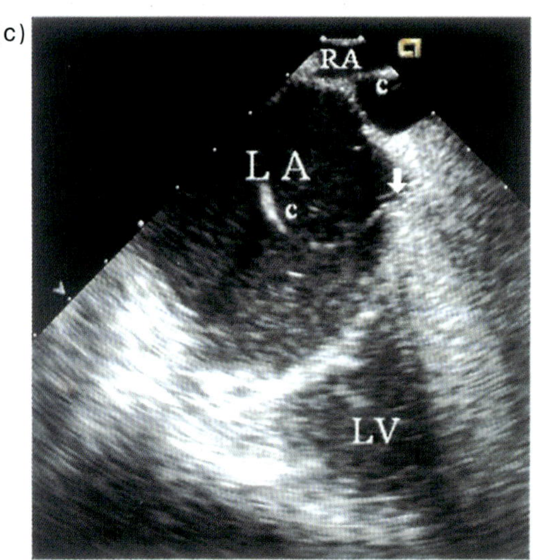

图10.13 ICE图像，探头置于右心房(RA)，图中显示左心房(LA)和左心室(LV)的冠状切面观，标测/消融导管(c)的顶端分别位于二尖瓣环的(a)外侧，(b)后外侧，和(c)内侧。

确切位置(图10.9)来引导冠状窦的置管操作。在ICE成像指导下，导管最初先放置在准确的冠状窦口的水平(图10.10)，而后调整其走向(通常向左后侧)，再前送最后进入冠状窦口(图10.11)。成功的冠状窦置管可通过将成像导管进行顺时针旋转以显示冠状窦远端管腔而容易得到确认（见图10.12)。

在ICE指导下对Ebstein畸形患者进行旁路消融

WPW综合征及其变异类型引发心律失常的原因在于旁路的存在。这些变异类

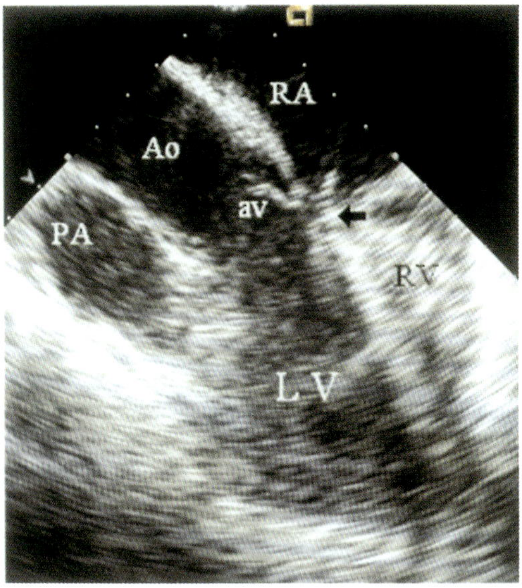

图10.14 ICE图像，探头置于右心房(RA)，显示导管顶端位于希氏束部位(箭头)，于冠状窦口的前方和三尖瓣隔叶附着点的正上方，远端出现明显的扇形伪影。Ao：主动脉；av：主动脉瓣；LV和RV：左心室和右心室；PA：肺动脉。

型包括隐匿性旁路(仅能逆传)、持续性交界区反复性心动过速（由于逆传旁路的缓慢传导所致)及Mahiam纤维[23]。在与旁路类型无关的有症状心动过速患者中，应用射频手术对旁路进行导管消融已成为首选的治疗手段。应用电生理研究来确定WPW综合征中旁路的位置需要对旁路附着部位进行精确评价。旁路射频消融的高成功率与准确的标测有关。在Ebstein畸形患者中，旁路的精确定位会受到某些因素的影响，包括存在有多条旁路，而且它们常常沿发育不良的三尖瓣环和房化右室走行，路径十分复杂，而这些部位正是以往报道的异常心内膜电图的起源部位[10,19]。对于Ebstein畸形患者，尤其是心脏扩大伴房室沟难以确定的老年患者，由于预测成功消融点的电生理信号特异性差，因此往往很难实现成功消融[24]。此外对于扩大的心脏，其游离壁旁路置入导管的稳定性也差[25]。

在明确解剖结构的特殊定位方面，ICE优于动脉造影和X线检查。ICE最初用于确定心腔内的解剖标记，先是以机械环形成像用于右心房[26-28]，而后以电子相控阵扇形成像用于左心和右心[29,30]。ICE可提供心房和心室标记的准确定位，例如定位Ebstein畸形患者的解剖学和功能性三尖瓣环(图10.6)，还可用于引导标测或消融导管在房室沟部位的精确定位，例如定位在三尖瓣环[31]和二尖瓣环周围(图10.13a-c)。尽管导管消融治疗由于其有效性高(95%）而风险性低[32,33]，已成为有症状WPW综合征患者的常规治疗手段，但是因为室间隔旁路与房室结或希氏束支位置邻近，所以对其进行射频消融会有导致完全性心脏阻滞的高危险性。ICE可以精确显示希氏束的解剖位置(图10.14)，并可引导能量滴定式射频输出[34]。房室传导系统周围的相关解剖结构是由三尖瓣环和Todaro韧带所形成的Koch三角来界定的。致密的房室结是位于右心房心内膜正下方的表浅结构，它在冠状窦口的前方，三尖瓣隔叶附着点的正上方[35]。依据电生理和解剖学标准，慢传导路径可以在三尖瓣环后室间隔面上于冠状窦口的上缘处进行消融。慢径的消融是治疗房室结折返的基本方法，可以在ICE的精确引导下进行[36](图10.15a和b)。对左侧旁路进行消融时，经间隔入路到达二尖瓣环的心房部位是非常安全且十分有效的[37]。二尖瓣环的心房面和左心房的后侧壁是比较平滑、无障碍的表面，有利于导管行进，因而可以快速和准确地进行旁路定位和消融。在消融过程中，ICE能够实时监测导管电极与组织的接触情况，以及损伤的形态改变(图10.16a和b)。在进行重复

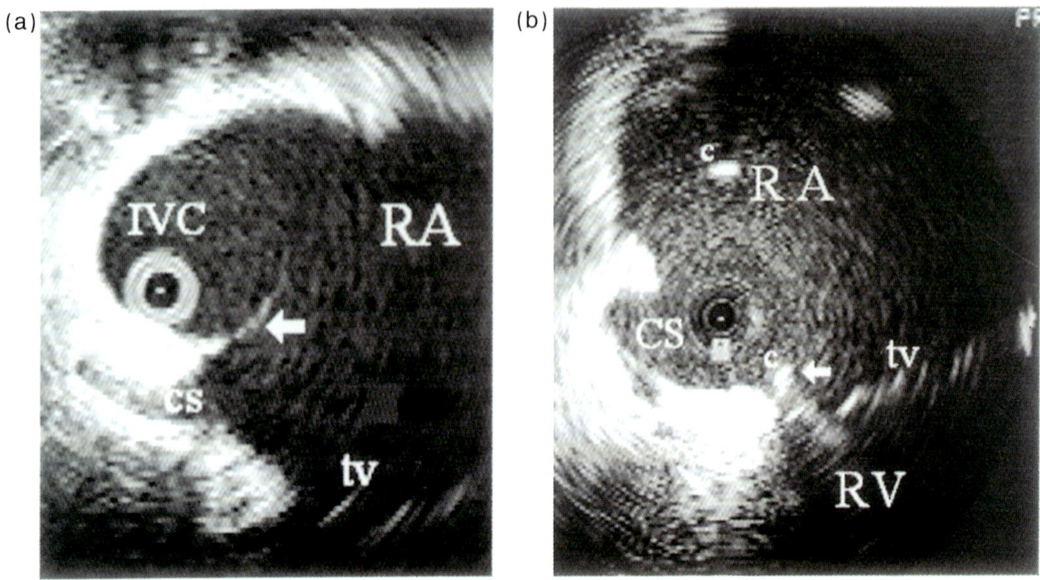

图10.15 机械环形ICE图像,探头置于右心房(RA)内的下腔静脉(IVC)口,图中可见eustachian瓣(箭头),显示:(a)冠状窦(cs)口和三尖瓣(tv)隔叶,三尖瓣环的后隔面位于tv和cs口之间;(b)消融导管(c)位于三尖瓣环(箭头)。在产生射频损伤部位可观察到超声产生的肿胀效应。图像半径=40mm。c:导管;RV:右心室。

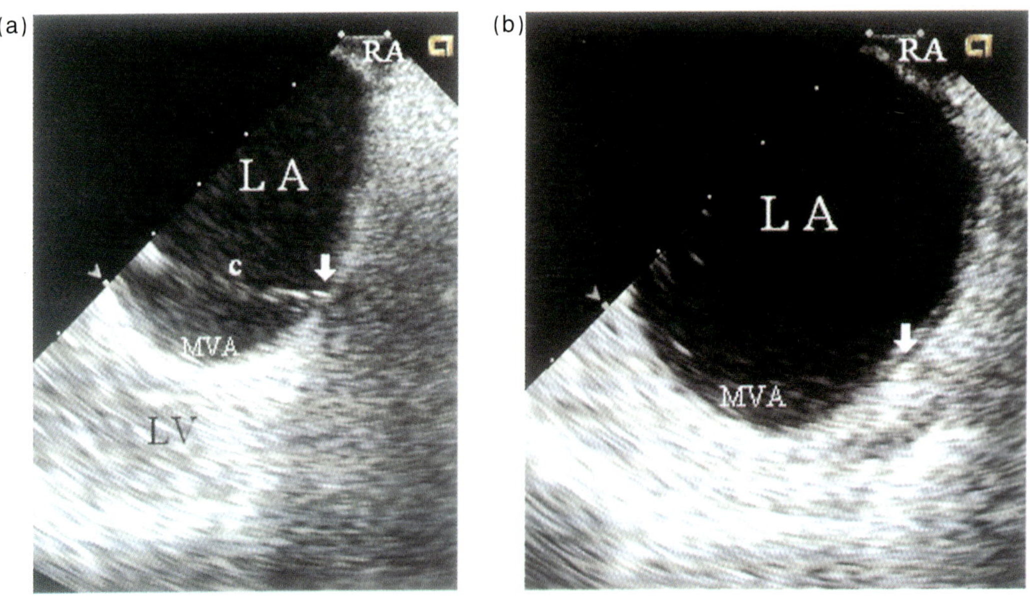

图10.16 ICE图像,探头顶端稍弯曲并置于右心房(RA)内房间隔后壁附近,显示:(a)左心房(LA)的消融导管(c)顶端(箭头)与组织有良好接触,消融前其位于二尖瓣环(MVA)后外侧;(b)消融后产生的超声源性损伤(箭头)。LV:左心室。

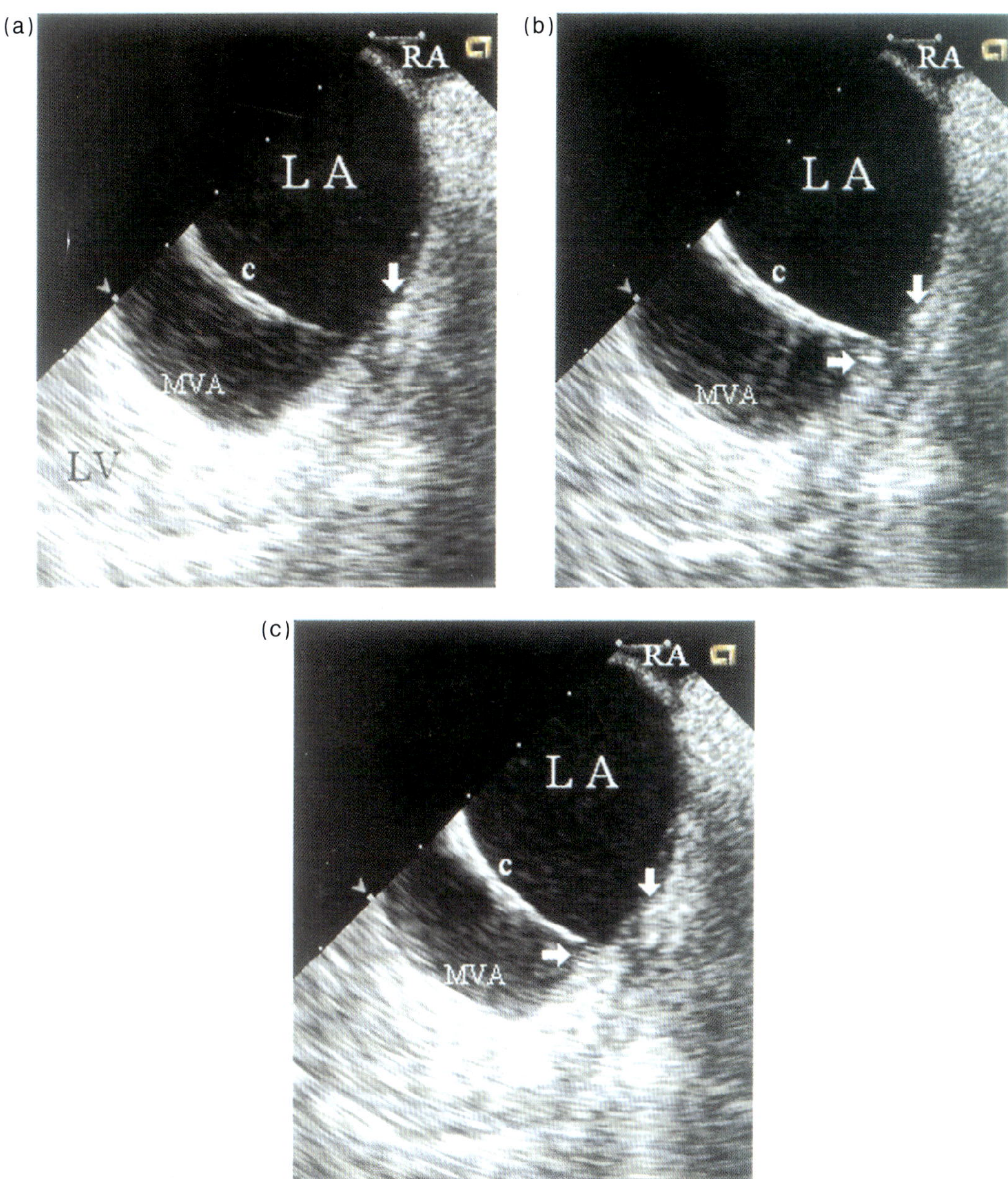

图10.17 ICE图像，探头置于右心房(RA)，显示：(a)反复在左心房(LA)二尖瓣环(MVA)后外侧部位消融后出现的超声源性消融损伤伴有凹坑(箭头)；(b和c)一系列损伤伴室壁肿胀(向右箭头)，消融导管"c"沿二尖瓣环走行。LV：左心室。

的射频消融时，伴有肿胀和凹陷形成的一系列损伤均可沿二尖瓣环–左房后壁进行显示和评价(图10.17a–c)。由心内膜入路进行射频导管消融的高成功率提示，绝大多数旁路位于心内膜表面附近。但是，左室游离壁旁路中有一小部分(1%~4%)只能通过经冠状窦和心外膜入路实现成功消融，而且可能是一些真正的心外膜旁路[38,39]。借助ICE图像进行经胸的心外膜导管消融(见第九章)对于消除应用常规心内膜和冠状静脉系统入路无效的少见心外膜旁路十分有效[40]。在消融的过程中，可以用ICE成像监测即刻识别操作所导致的并发症，例如心包积液、对心脏结构的不慎损伤以及血栓形成。快速诊断可以避免更为严重的后果，尤其在需要高强度抗凝的操作过程中出现心包积液时[30,41]。

参考文献

1 Aaron BL, Mills M, Lower RR. Congenital tricuspid insufficiency: definition and review. *Chest* 1976; **69**: 637–641.

2 Oechslin E, Buchholz S, Jenni R. Ebstein's anomaly in adults: Doppler-echocardiographic evaluation. *Thorac Cardiovasc Surg* 2000; **48**: 209–213.

3 Shiina A, Seward JB, Edwards WD, Hagler DJ, Tajik AJ. Two-dimensional echocardiographic spectrum of Ebstein's anomaly: detailed anatomic assessment. *J Am Coll Cardiol* 1984; **3**: 356–370.

4 Gussenhoven EJ, Stewart PA, Becker AE, Essed CE, Ligtovoet KM, DeVilleneuve VH. "Offsetting" of the septal tricuspid leaflet in normal hearts and in hearts with Ebstein's anomaly. *Am J Cardiol* 1984; **54**: 172–176.

5 Ren JF, Schwartzman D, Marchlinski FE, Brode SE, Lighty GW, Chaudhry FA. Intracardiac ultrasound catheter imaging in Ebstein's anomaly. *J Cardiovasc Diagnosis and Procedures* 1997; **14**: 173–176.

6 Anderson KR, Lie JT. The right ventricular myocardium in Ebstein's anomaly: a morphometric histologic study. *Mayo Clin Proc* 1979; **54**: 181–184.

7 Shiina A, Seward JB, Tajik AJ, Hagler DJ, Danielson GK. Two-dimensional echocardiographic-surgical correlation in Ebstein's anomaly: preoperative determination of patients requiring tricuspid valve plication versus replacement. *Circulation* 1983; **68**: 534–544.

8 Celermajer DS, Bull C, Till JA, *et al.* Ebstein's anomaly: presentation and outcome from fetus to adult. *J Am Coll Cardiol* 1994; **23**: 170–176.

9 Cain ME, Lindsay BD. Preexcitation syndromes: diagnostic and management strategies. In: Horowitz LN, ed. *Current Management of Arrhythmias.* B.C. Decker, Inc., Philadelphia, 1991: 91–92.

10 Hebe J. Ebstein's anomaly in adults. Arrhythmias: diagnosis and therapeutic approach. *Thorac Cardiov Surg* 2000; **48**: 214–219.

11 Smith WM, Gallagher JJ, Kerr CR, *et al.* The electrophysiologic basis and management of symptomatic recurrent tachycardia in patients with Ebstein's anomaly of the tricuspid valve. *Am J Cardiol* 1982; **49**: 1223–1234.

12 Becu LM, Swam JHJC, Du Shane JW, Edwards JE. Ebstein malformation of the left atrioventricular valve in corrected transposition of the great vessels with ventricular septal defect. *Mayo Clin Proc* 1975; **30**: 483–490.

13 Anderson KR, Danielson GK, McGoon DC, Lie JT. Ebstein's anomaly of the left-sided tricuspid valve: pathological anatomy of the valvular malformation. *Circulation* 1978; **58**(suppl. 1): 87–91.

14 Silverman NH, Gerlis LM, Horowitz ES, Ho SY, Neches WH, Anderson RH. Pathological elucidation of the echocardiographic features of Ebstein's malformation of the morphologically tricuspid valve in discordant atrioventricular connections. *Am J Cardiol* 1995; **76**: 1277–1283.

15 Ward DE, Camm J, Cory-Pearce R, Fuenmayor I, Rees GM, Spurrell RA. Ebstein's anomaly in association with anomalous nodoventricular conduction: preoperative and intraoperative electrophysiological studies. *J Electrocardiol* 1979; **12**: 227–233.

16 Anderson RH, Ho SY. Anatomy of the atrioventricular junctions with regard to ventricular preexcitation. *Pacing Clin Electrophysiol* 1997; **20**: 2072–2076.

17 Brugada J, Martinez SJ. Radiofrequency catheter ablation of atrioventricular accessory pathways guided by discrete electrical potentials recorded at the tricuspid annulus. *Pacing Clin Electrophysiol* 1995; **18**: 1388–1394.

18 Schoen WJ, Fujimura O. Variant preexcitation syndrome: a true nodoventricular Mahiam fiber or an accessory atrioventricular pathway with decremental properties? *J Cardiovasc Electrophysiol* 1995; **6**: 1117–1123.

19 Kastor JA, Goldreyer BN, Josephson ME, *et al.* Electrophysiologic characteristics of Ebstein's anomaly of the tricuspid valve. *Circulation* 1975; **52**: 987–995.

20 Oh JK, Holmers DR Jr, Porter CB, Danielson GK. Cardiac arrhythmias in patients with surgical repair of Ebstein's anomaly. *J Am Cardiol* 1985; **6**: 1351–1357.

21 Watson H. Natural history of Ebstein's anomaly of the tricuspid valve in childhood and adolescence: an international cooperative study of 505 cases. *Br Heart J* 1974; **36**: 417–427.

22 Chou TM, Zellner C, Kern MJ. Evaluation of myocardial blood flow and metabolism, chapter 18. In: Baim DS, Grossman W, eds. *Grossman's Cardiac Catheterization, Angiography, and Intervention*, 6th edn. Lippincott Williams & Wilkins, Philadelphia, 2000; 403–404.

23 Plumb VJ. Catheter ablation of the accessory pathways of the Wolff–Pakinson–White syndrome and its variants. *Progress in Cardiovasc Dis* 1995; **37**: 295–306.

24 Levine JC, Walsh EP, Saul JP. Radiofrequency ablation of accessory pathways associated with congenital heart disease including heterotaxy syndrome. *Am J Cardiol* 1993; **72**: 689–693.

25 Saul JP, Hulse JE, De W, Lock JE, Walsh EP. Catheter manipulation for ablation of accessory atrioventricular pathways in young patients: use of long vascular sheath, the transseptal approach and a retrograde left posterior parallel approach. *J Am Coll Cardiol* 1993; **21**: 571–583.

26 Schwartz SL, Gillam ID, Weintraub AR, *et al.* Intracardiac echocardiography in humans using a small-sized (6 F), low frequency (12.5 MHz) ultrasound catheter: methods, imaging planes, and clinical experience. *J Am Coll Cardiol* 1993; **21**: 189–198.

27 Chu E, Fitzpatrick AP, Chin MC, Sudhir K, Yock PG, Lesh MD. Radiofrequency catheter ablation guided by intracardiac echocardiography. *Circulation* 1994; **89**: 1301–1305.

28 Ren JF, Schwartzman D, Callans D, Marchlinski FE, Gottlieb CD, Chaudhry FA. Imaging technique and clinical utility for electrophysiologic procedures of lower frequency (9 MHz) intracardiac echocardiography. *Am J Cardiol* 1998; **82**: 1557–1560.

29 Packer DL, Stevens CL, Curley MG, *et al.* Intracardiac phased-array imaging: methods and initial clinical experience with high resolution, under blood visualization: initial experience with intracardiac phased-array ultrasound. *J Am Coll Cardiol* 2002; **39**: 509–516.

30 Ren JF, Marchlinski FE, Callans DJ, Herrmann HC. Clinical use of AcuNav diagnostic ultrasound catheter imaging during left heart radiofrequency ablation and transcatheter closure procedures. *J Am Soc Echocardiogr* 2002; **15**: 1301–1308.

31 Ren JF, Schwartzman D, Callans DJ, Marchlinski FE, Zhang LP, Chaudhry FA. Intracardiac echocardiographic imaging in guiding and monitoring radiofrequency catheter ablation at tricuspid annulus. *Echocardiography* 1998; **15**: 661–664.

32 Worley SJ. Use of a real-time three-dimensional magnetic navigation system for radiofrequency ablation of accessory pathways. *PACE* 1998; **21**: 1636–1645.

33 Ganz LI, Friedman PL. Medical progress: supraventricular tachycardia. *N Engl J Med* 1995; **332**: 162–173.

34 Lin JL, Huang SK, Lai LP, Cheng TF, Tseng YZ, Lien WP. Radiofrequency catheter ablation of septal accessory pathways within the triangle of Koch: importance of energy titration testing other than the local electrogram characteristics for identifying the successful target site. *PACE* 1998; **21**: 1909–1917.

35 Zipes DP. Genesis of cardiac arrhythmias: electrophysiological considerations. In: Braunwald E, ed. *Heart Disease – A Textbook of Cardiovascular Medicine*, 3rd edn. WB Saunders, Philadelphia, 1988: 582–583.

36 Ren JF, Marchlinski FE. Intracardiac ultrasound catheter imaging for electrophysiologic substrate of AV node reentrant tachycardia: anatomic versus electrophysiologic evidence. *J Cardiovasc Electrophysiol* 2004; **15**: 274–275.

37 Montenero AS, Crea F, Bendini MG, Bellocci F, Zecchi P. Catheter ablation of left accessory atrioventricular connections: the transseptal approach. *J Interventional Cardiol* 1995; **8**: 806–812.

38 Morady F, Strickberger A, Man KC, *et al.* Reasons for prolonged or failed attempts at radiofrequency catheter ablation of accessory pathways. *J Am Coll Cardiol* 1996; **27**: 683–689.

39 Haine DE. Catheter ablation therapy for arrhythmias. In: Topol EJ, ed. *Textbook of Cardiovascular Medicine*, 2nd edn. Lippincott Williams & Wilkins, Philadelphia, 2002; 1551–1553.

40 de Paola AA, Leite LR, Mesas CE. Nonsurgical transthoracic epicardial ablation for the treatment of a resistant posteroseptal accessory pathway. *PACE* 2004; **27**: 259–261.

41 Ren JF, Schwartzman D, Callans DJ, Brode SE, Gottlieb CD, Marchlinski FE. Intracardiac echocardiography (9 MHz) in humans: methods, imaging views, and clinical utility. *Ultrasound in Med & Biol* 1999; **25**: 1077–1086.

Jing-Fang Ren , MD , & David J.Callans , MD

（王欣 译）

11 第十一章

射频消融术并发症的监测和早期诊断

心腔内超声心动图(ICE)显像在介入性电生理操作中的一项重要作用就是对可能并发症进行识别和预防。虽然前面各章已对各种并发症作了描述,但就该主题设立专门章节并给读者提供更多的经验说明和图解例证作为参考仍是十分重要的。

心内结构的损伤

重要的是,ICE可以提供房间隔（图11.1a)及其周围组织完整的图像,从而可引导和便于进行安全的房间隔穿刺术。识别邻近间隔的组织犹如成功识别间隔一样,是至关重要的,在经间隔穿刺或标测/消融过程中，由于导管操作不慎所造成的碰撞可能会伤及邻近的非间隔组织，如主动脉、冠状动脉、左心耳、瓣膜、腱索和心房壁。当自右心房行经间隔穿刺把穿刺部位定在前上方部位时，或者错将主动脉根部的后壁误认为是房间隔时(图11.1b),可能造成主动脉壁的损伤或穿孔，彩色多普勒血流显像能够较容易地探测从主动脉射到右心房的分流(图11.2a和b)。经间隔穿刺针或导管操作不慎误入冠状窦或者直接在冠状窦内消融均可造成冠状窦穿孔，导致冠状窦与左心房贯通或心包积液。ICE可以通过局部彩色血流显像提供冠状窦管腔的纵向图像(图11.3a–d)。此外,还可以用于实时监控冠状窦内射频能量的滴定，以防止消融过程中壁内过热和气泡突然“破裂”。在左心耳扩大的患者中,由于存在解剖学上左心耳向后上方延伸，可能出现误将左心耳的孔口认为是左上肺静脉的现象(图11.4a和b)。如果在试图将导管通入周围肺静脉时出现导管的操控不慎，可能会造成左心耳的损伤或穿孔。在经间隔穿刺术和操控导管/鞘管通过二尖瓣或腱索进入左心室的过程中，当导管自左心室回撤以后仍存在ICE可探及的二尖瓣反流(该反流此前未发现)，则表明这些结构受到损伤。对以往存在二尖瓣反流的患者进行定量评估能够识别导管或鞘管不当操作进行二尖瓣后二尖瓣反流程度的增加（图11.5a–c)。穿刺后即刻出现的由于经间隔穿刺针或鞘管冲击左心房壁造成的左心房损伤可通过ICE图像发现，表现为心房壁局部厚度增加和回声改变(图11.6a–c)。释放在心房壁的射频能量会引起局部损伤并伴有形态学改变。然而,由于反复消融或过热，这些损伤可以导致局部甚至整个心房壁严重的组织学反应和形态学变化,包括肿胀、凹陷或凹坑形成(图11.7a–d)。通过ICE显像对能量释放过程中损伤形态学改变进行监测有助于能量滴定并可防止壁内过热或气泡突然“破裂”以及心房壁

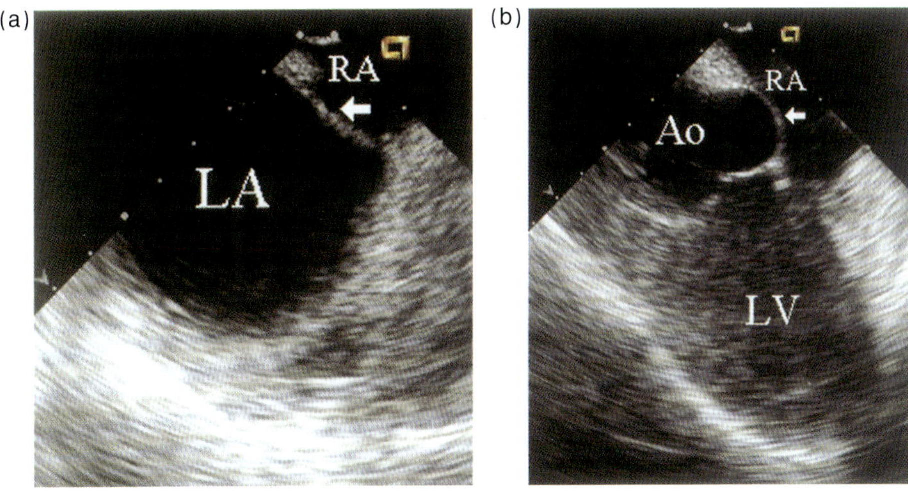

图11.1　探头置于高位右心房(RA)内的ICE图像,显示:(a)房间隔(箭头)和左心房(LA);(b)逆时针旋转探头后,可见突起的主动脉根部(Ao,直径=4.6cm)及其后壁(箭头),易被误认为房间隔。LA:左心室。

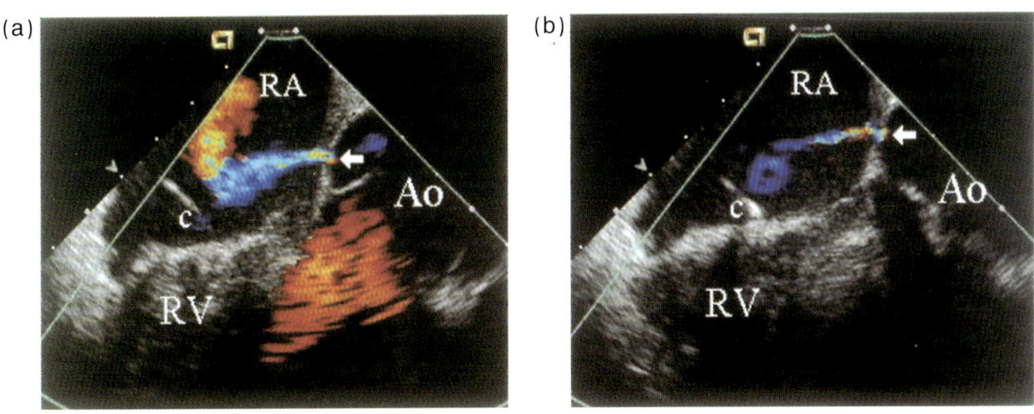

图11.2　探头置于右心房(RA)前中部邻近主动脉根部的ICE多普勒彩色血流图像,显示:(a)收缩早期自主动脉根部(Ao)射入RA的持续的细小血流(箭头);(b)舒张末期图像。c:导管;RV:右心室。(由AcuNav培训教程提供)

穿孔的危险。

卵圆孔未闭和房间隔缺损

在右心导管插入术或介入性电生理检查过程中，右心房内的导管操作（诸如“crista”导管,超声显像导管)特别是自右心房到上腔静脉的推进过程中，导管可能会不经意地造成穿孔并经过卵圆窝的前上缘进入左心房。这种现象在房间隔增厚或房间隔脂肪瘤样肥厚的患者中似乎更为常见(图11.8a和b)。若导管反复经过此缘,便可检测到卵圆孔未闭伴双向分流(图11.9a和b)。ICE能轻易地检测到这类不经意穿通并可以引导导管退回到右心房适当的位置以避免进一步损伤房间隔。

在撤除经间隔的导管后，可立刻发现房间隔的残余缺损(见第五章)。带有彩色

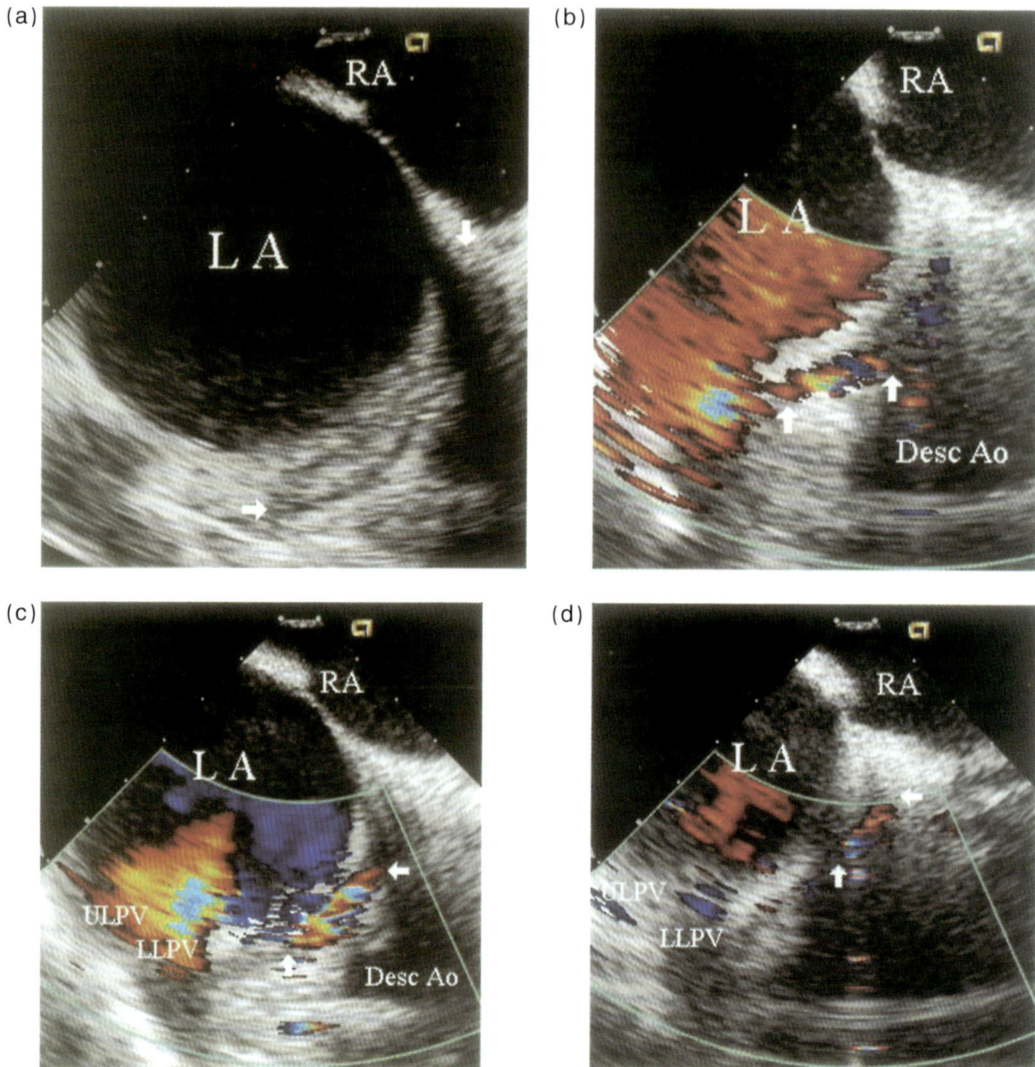

图11.3 探头置于右心房(RA)内的ICE图像,显示:(a)冠状窦管腔的纵向影像(两箭头之间);(b–d)自远段至近段(两箭头之间)的冠状窦多普勒彩色血流显像(红色,朝向RA)。DescAo:降主动脉;LA:左心房;ULPV和LLPV:左上和左下肺静脉。

多普勒血流显像的ICE可以用于确定房间隔残余缺损的大小(图11.10a–c)和分流的性质(图11.10d)。房间隔残余缺损的大小可发生动态改变,而且在撤除经间隔导管之后,缺损可在10分钟内立即缩小(图11.10b和c)[1,2]。当应用8Fr鞘管行经间隔穿刺时,通常98%的房间隔残余缺损小于4mm,显然无特殊临床意义。但是,在消融过程中由于左心房导管回撤入右心房的不经意操作而导致导管或鞘管反复穿过缺损部位则会使房间隔残余缺损显著增大(图11.11a和b)。重要的是,我们在一项对反复行左心房消融患者进行的随访研究中注意到,由单独穿刺和置入8Fr鞘管所造成的房

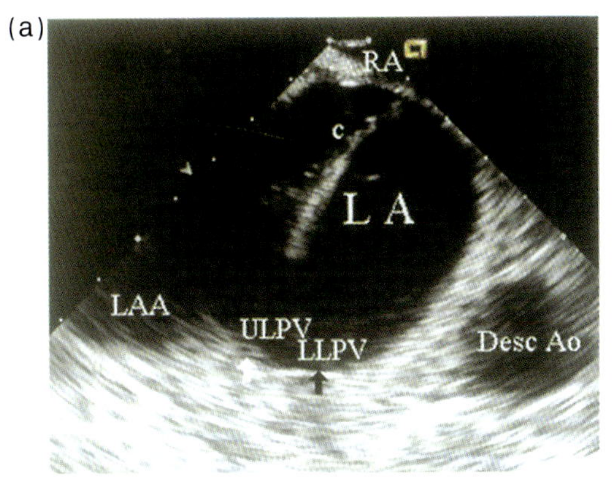

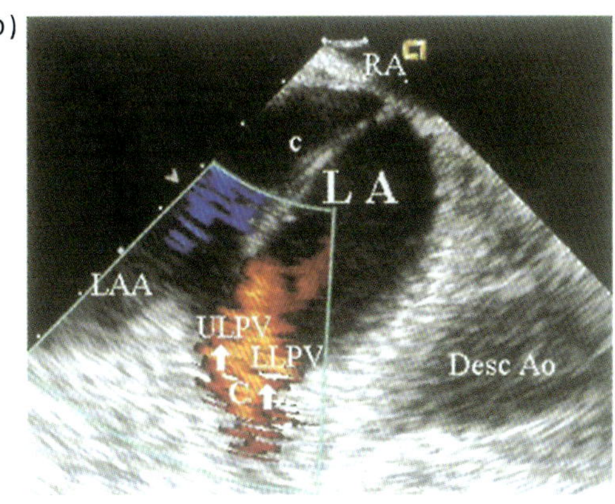

图11.4　ICE图像,探头置于右心房(RA)内,显示:(a)扩大的左心耳(LAA)及左上肺静脉(ULPV)和左下肺静脉(LLPV)的共同开口(箭头);(b)收缩期自左肺静脉流向LA(红色)的多普勒彩色血流,不同于流向LAA的血流(蓝色);在两幅图上Lasso导管(c)均位于LPV的共同开口。DescAo:降主动脉。

间隔残余缺损一般能够在6个月内完全消退[2]。大尺寸的导管和鞘管穿刺后可能留下永久性缺损。

右心房和左心房血栓形成

心房血栓形成被认为是对心动过速行导管消融术中的一种主要并发症。据报道,在右心房消融过程中应用长鞘管和抗凝不足时,通过连续的ICE显像监测所检测到的右心房血栓形成的发生率高达32%[3]。在左心房消融过程中,如果在双重经房间隔穿刺后持续进行抗凝治疗且目标定为活化凝血时间(ACT)大于200~300s,则左心房血栓形成的发生率可达10.3%[4]。这些血栓通常为单发、线性、可移动、体积较小,而且通常会牢固地附着于导管或鞘管上(图11.12)。有时也可发现血栓附着于经房间隔穿刺点的房间隔壁上或受损的心房壁上(见第六章)。附着在导管上的血栓也可见于右心耳(图11.14)和冠状窦(图11.15)。

对左心房血栓进行仔细的处理极为重要,因为它可能导致严重的系统性栓塞。当经验不足的术者行经间隔穿刺时,若左心房鞘管被回吸血流冲刷,左心房的管状血栓可能会发生(图11.16)。在消融过程中用ICE图像实时监测的患者中,大部分左心房血栓往往会紧密附着于导管或鞘管上。据报道,90%经实时监测发现左心房血栓的患者,通过将附着有血栓的导管/鞘管从左心房成功地回撤入右心房后均可防止发生任何一种严重的系统性栓塞(图11.17a–d)[4]。在试图回撤至右心房的过程中,可能会有极少数左心房血栓楔入到房间隔的穿刺点(图11.18)而没有完全撤入右心房。应避免再次通过房间隔将导管插入左心房,否则易导致楔入的血栓移位。我们曾观察到2例患者通过24~48小时的积极抗凝,使血栓逐渐缩小和(或)溶解而未造成临床栓塞征象[4]。重要的是,左心房扩大和自发性回声增强的存在显然是发生左心房血栓的重要危险因素。当经间隔穿刺和左心消融术之前心脏超声发现自发性回声增强时(图11.19),增强抗凝力度以维持ACT在325~350s以上可以降低左心房血栓形成的危险性[5]。

(a)

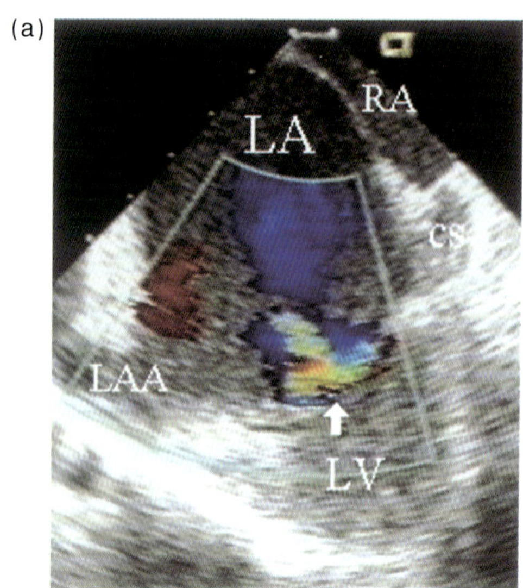

(b)

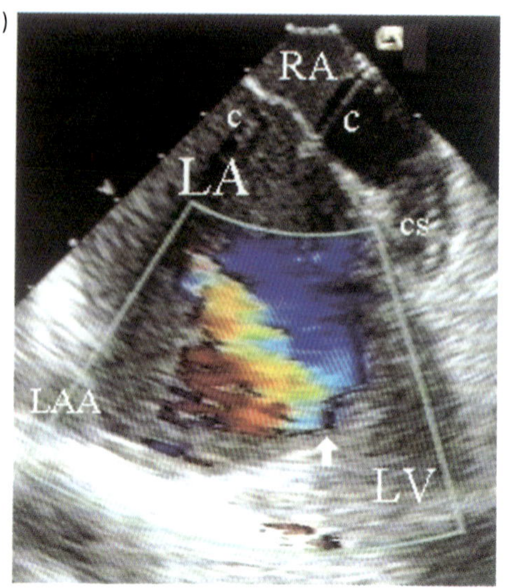

(c)

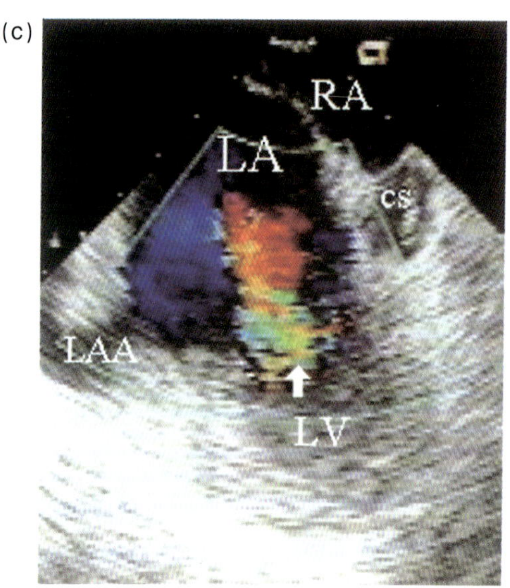

图11.5 ICE图像，探头置于右心房(右心房)内，显示消融中/消融后二尖瓣反流(箭头)严重程度的变化：(a)双向经间隔导管穿刺前的轻度反流；(b)由于对置入左心室(LV)内的导管进行操作即刻引起的中度反流；(c)消融术后存留的中度二尖瓣反流。c：导管；cs：冠状窦；LA：左心房；LAA：左心耳。

肺静脉口狭窄及其球囊血管成形术和支架置入术

肺静脉口狭窄

肺静脉口狭窄是一种与肺静脉口隔离/消融相关的严重并发症。在肺静脉口内或其内缘所造成的任何有效消融损伤均可导致其狭窄(伴有组织肿胀/坏死)，这种狭窄可通过经口部增加的峰值流速检测到(图11.20)[6]。

当在左上肺静脉口应用环形多极标测导管(Lasso导管)时，我们不得不承认Lasso

(a)

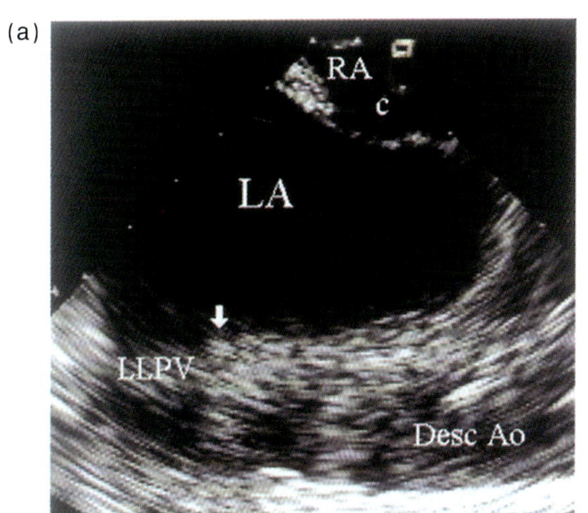

(b)

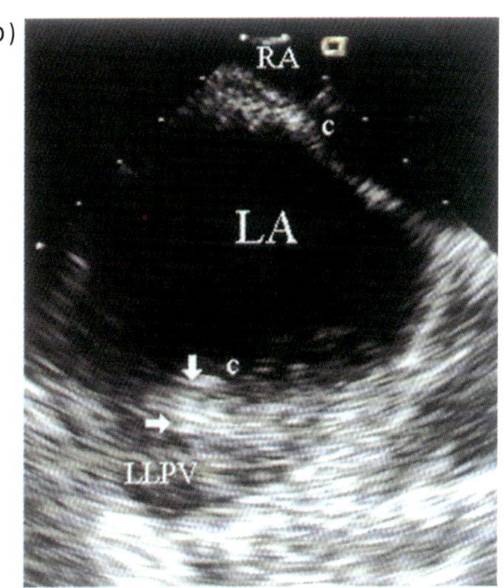

(c)

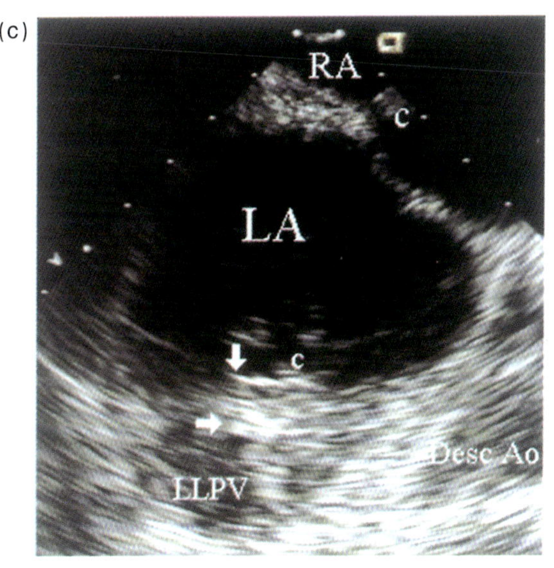

图11.6 ICE图像，探头置于高位右心房(RA)，显示：(a)操作之前位于左下肺静脉口(LLPV)下缘的左心房(LA)壁(箭头)；(b)被穿刺鞘管(c)抵到此壁后即刻出现的回声增强和心壁增厚(由8mm增至11mm)；(c)鞘管(c)移至旁边。

导管的上部始终楔入在肺静脉口，如ICE图像所显示(图11.21)。因此，必须由ICE图像确认消融导管的顶端正好位于肺静脉口以外，以保证消融损伤在Lasso导管电极的邻近部位。如果射频损伤远离Lasso导管电极，或者即便邻近这些电极但却在肺静脉内，均会使急性损伤造成的狭窄越发严重(图11.22)。

Marshall韧带区域经常需要反复行射频消融(见第七章)，特别是左肺静脉口与左心耳之间的嵴部(图11.23a–c)。该部位的射频损伤可以导致左上及左下肺静脉口某种程度的狭窄，并伴有明显的肿胀和形态学改变(图11.23c)。除了可以定量测定流速增加的程度，多普勒血流显像还可以提供狭窄的定性评估。严重狭窄时，均一的

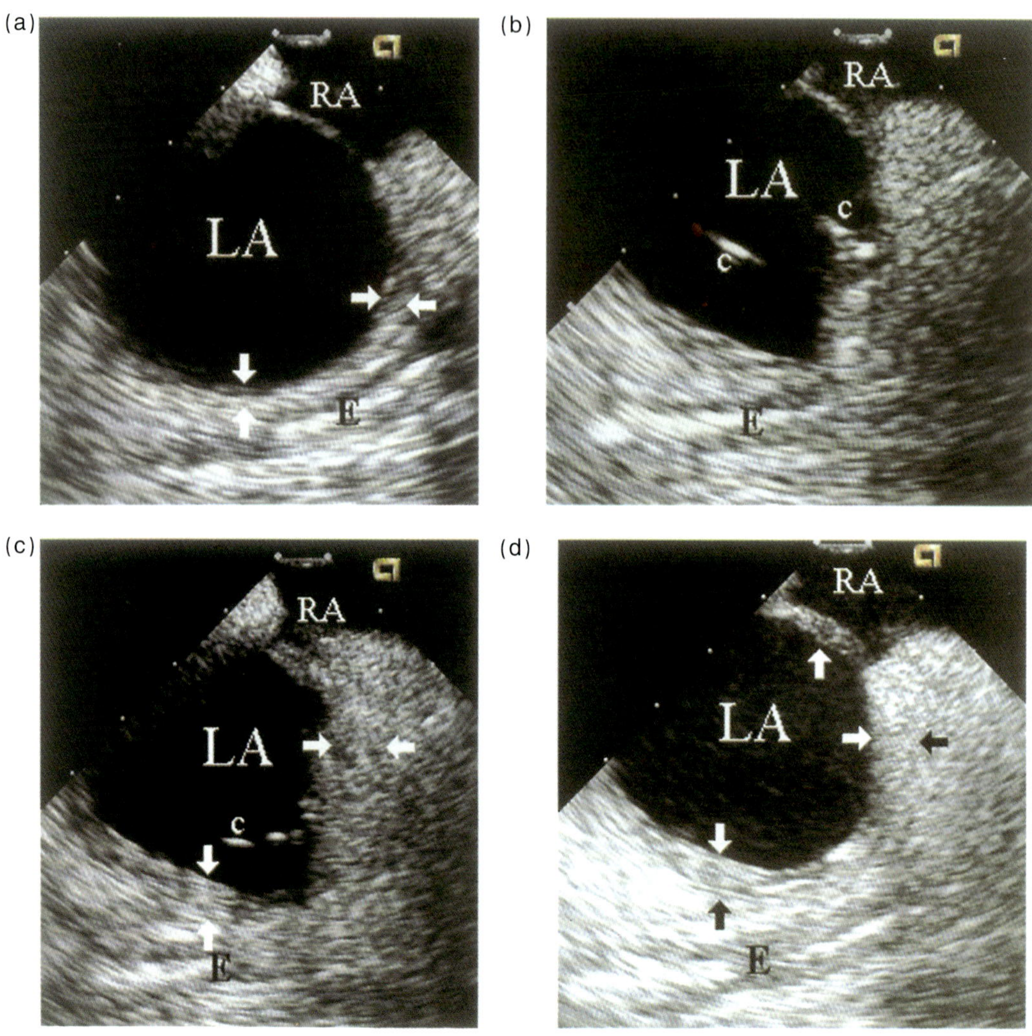

图11.7 ICE图像，探头置于右心房(RA)内，显示图像特征的形态学改变和左心房的厚度伴损伤形成(两箭头之间)：(a)消融前心房壁厚度为3mm；(b)术中将消融/标测导管(c)定位于心房壁；(c)心房壁明显肿胀(7~8mm)、伴凹陷和多个表面小凹坑；(d)房间隔肿胀(白色向上箭头)在射频消融造成右中和右下肺静脉口区域损伤后也能被识别。纵向横切面观显示食管(E)邻近心房后壁。

彩色血流会变为马赛克样样（图11.24a)。这些性质上的改变应伴随有用脉冲波或连续波多普勒速度波谱记录所能测定的峰值流速的增加(图11.24b)。

联合应用彩色血流显像和速度频谱记录对肺静脉口血流进行ICE实时监测，可提供一种有力的工具以防止经肺静脉口对房颤进行消融的患者发生肺静脉口狭窄。值得注意的是，当异丙肾上腺素作为一种激动剂在肺静脉标测过程中诱发心房颤动时，常会增加肺静脉口的峰值流速[7]。所以，如果发现异丙肾上腺素引起肺静脉口流速增加，就不应误将临床上显著增加的肺静脉血流速度等同于病理性狭窄。

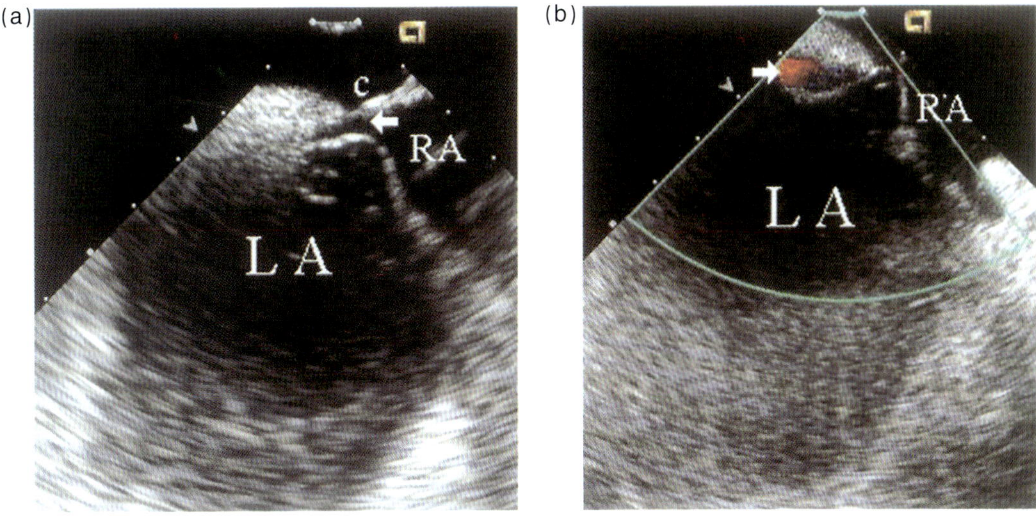

图11.8 ICE图像，探头置于高位右心房(RA)内，显示：(a)在动脉瘤性和轻度脂肪瘤性的房间隔肥厚的情况下，导管(c)插入卵圆窝的前上缘(箭头)。(b)导管撤回后，可发现一残存的"未闭"卵圆孔，该部位有红色血流(箭头)自左心房流向右心房。

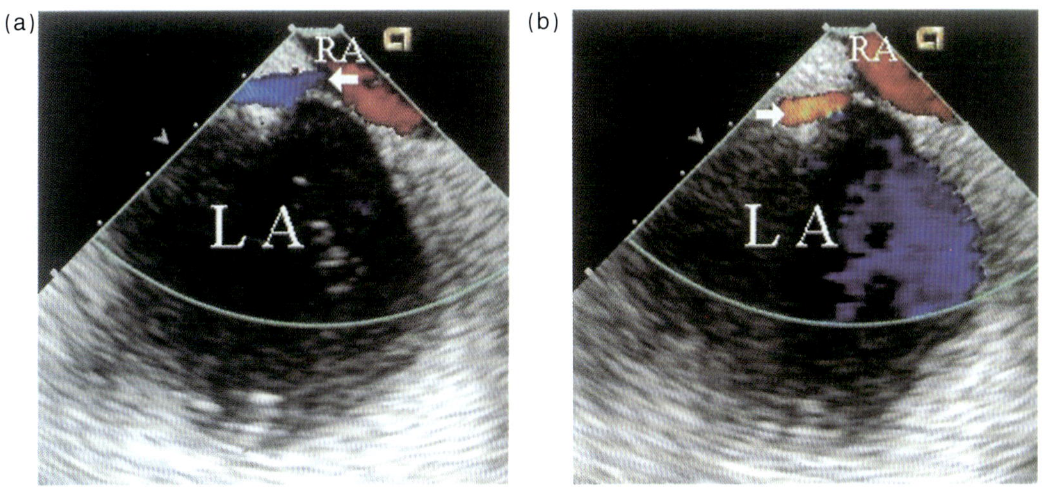

图11.9 ICE图像，探头置于高位右心房(RA)内，显示一位房间隔脂肪瘤性肥厚的患者残存的"开放的"卵圆孔，在一个心动周期中，可见通过该部位(位于左心房和右心房之间)的双向血流(箭头)：(a)蓝色代表血流(箭头)自右心房流向左心房；(b)红色代表血流(箭头)自左心房流向右心房。

我们始终坚持认为，应尽量确保在射频损伤形成后肺静脉血流速度要小于100cm/s。流速超过100cm/s时一定要重新评价损伤定位是否最佳，以避免流速进一步增加。在肺静脉隔离术中，当流速至128cm/s以上时，除非经ICE证实损伤部位邻近但不至于引起流速进一步增加，否则应停止任何进一步的尝试。

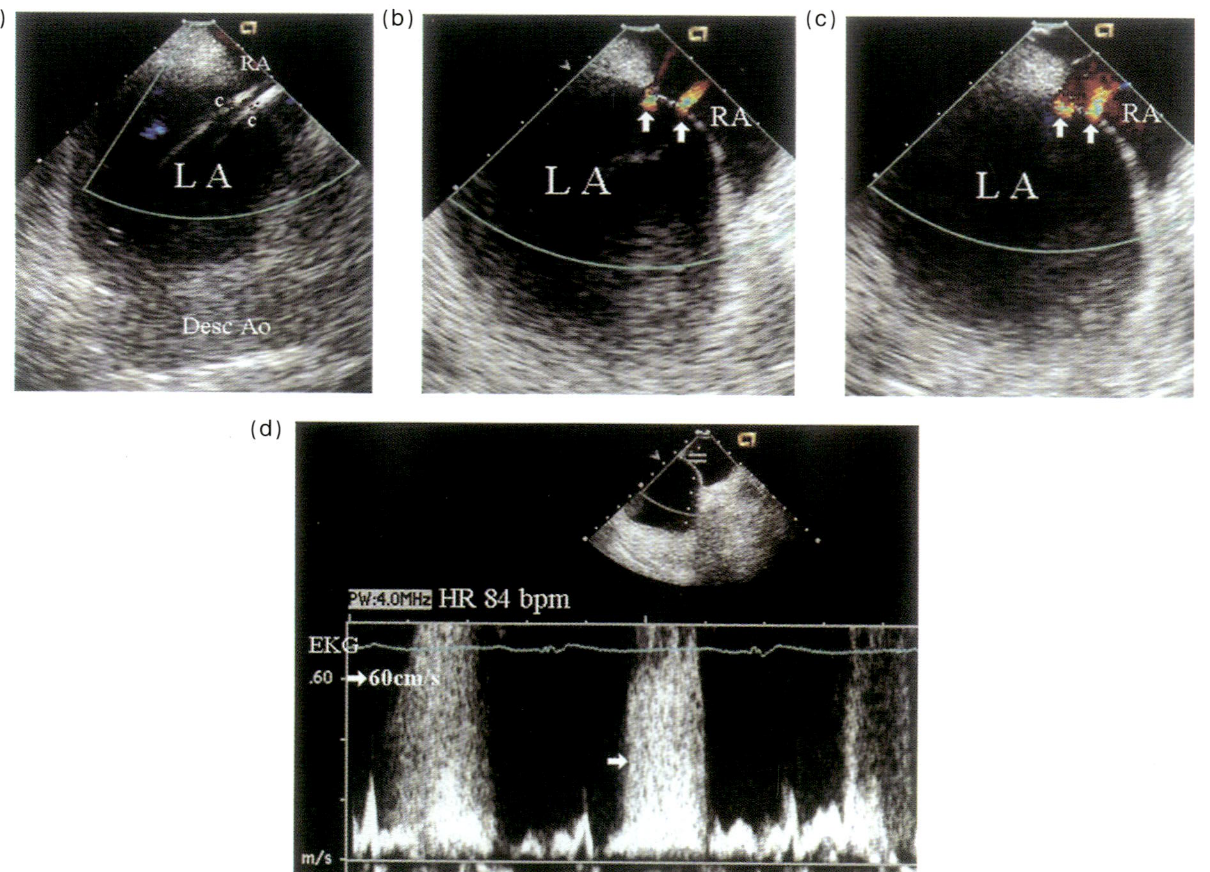

图11.10 ICE图像，探头置于高位右心房(RA)内，显示：(a)在一位房间隔脂肪瘤性肥厚的患者中应用两根8FrMullins鞘管(c)行房间隔双重穿刺术。(b)导管/鞘管回撤后即刻残存的房间隔缺损(箭头，红色马赛克样血流/左-右分流)，其直径分别为4.9mm和4.4mm。(c)回撤3min后，残余缺损的直径快速缩小至3.8mm和3.4mm。(d)脉冲波多普勒频谱记录显示轻微湍流的血流速度，特别是在收缩晚期和舒张早期(箭头)。bpm：每分钟心搏次数；Desc Ao：降主动脉；EKG：心电图；HR：心率；LA：左心房。

(a)

(b)

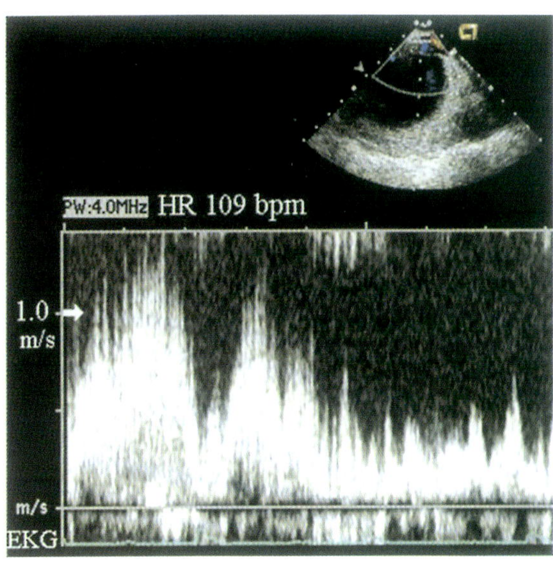

图11.11 多普勒彩色血流ICE图像，探头置于高位右心房(RA)，显示：(a)房间隔残余缺损(两箭头之间，直径=7.9mm)，可见该部位蓝色马赛克样彩色血流；(b)脉冲波多普勒频谱记录到双向分流的湍流，可见显著而持续的左-右分流(箭头)。DescAo：降主动脉；EKG：心电图；LA：左心房。

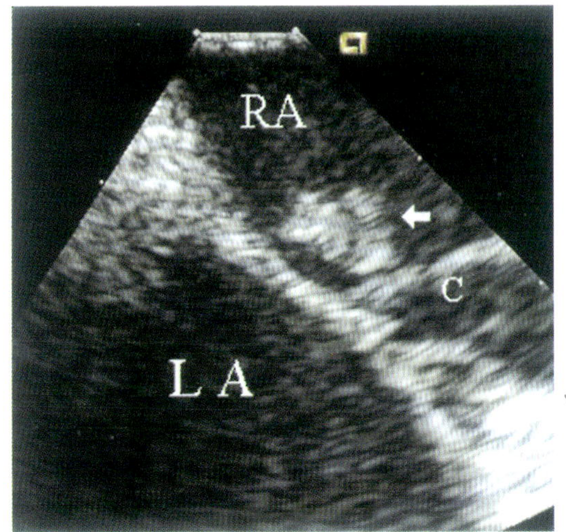

图11.12 ICE图像，探头置于右心房(RA)内，显示一扭曲的血栓(箭头)牢固地附着于位于右心房的导管管鞘(c)上。LA：左心房。

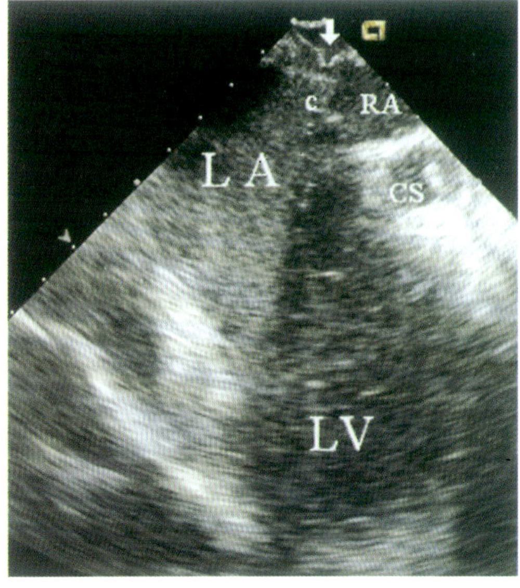

图11.13 ICE图像，探头置于右心房(RA)内，显示血栓附着于间隔导管(c)穿刺部位的房间隔(箭头)的右心房侧。LA和LV：左心房和左心室。

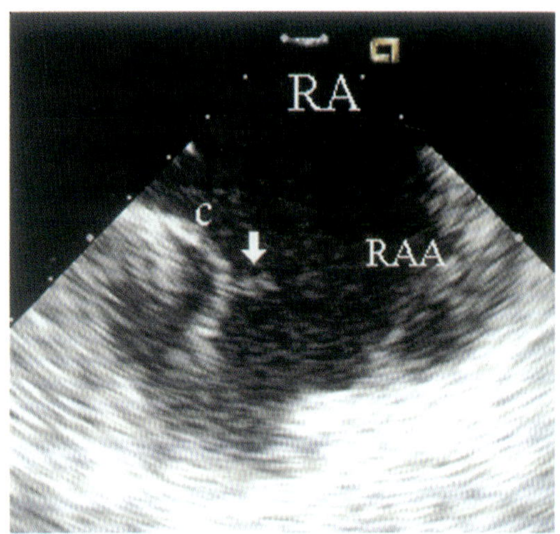

图11.14 ICE图像，探头置于右心房(RA)内，显示右心耳(RAA)和一个附着于导管(c)上的血栓(箭头)。

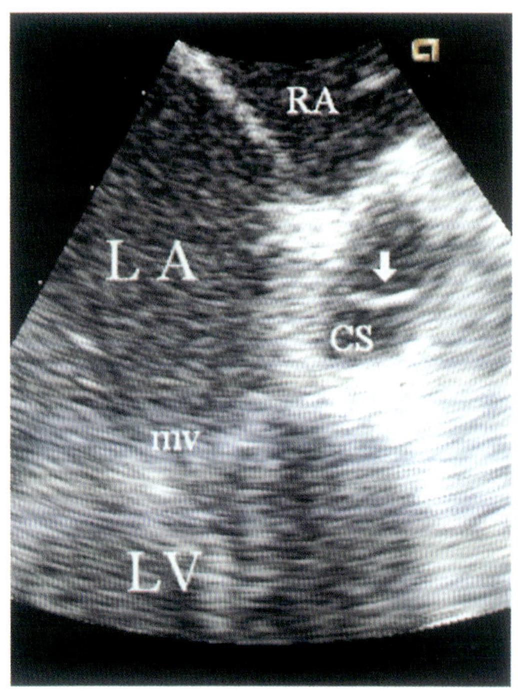

图11.15 放大的ICE图像，探头置于右心房(RA)内，显示左心室流入道血流影像和冠状窦(CS)内附着于导管上的血栓(箭头)。mv：二尖瓣；LA和LV：左心房和左心室

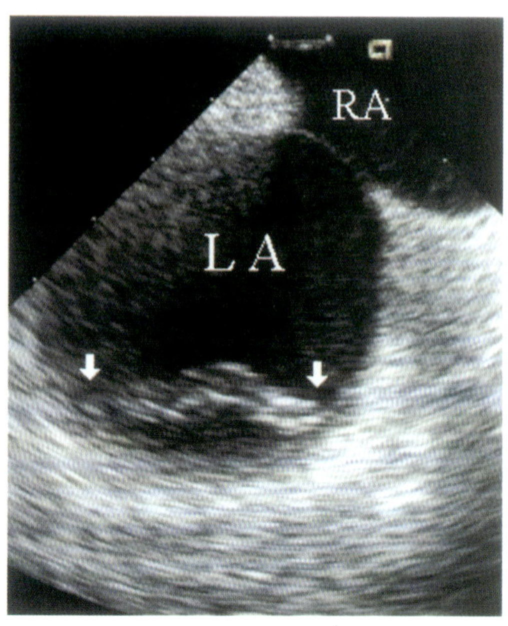

图11.16 ICE图像，探头置于右心房(RA)内，显示在经间隔穿刺过程中，抽吸血流冲刷左心房(LA)鞘管后即刻形成的管状血栓(两箭头之间)。

肺静脉球囊扩张术与支架植入术

经皮球囊扩张术与支架植入术在严重肺静脉狭窄的患者中已得到成功的应用[8-10]。带有多普勒彩色血流显像的ICE可以用于球囊扩张术(图11.25)或支架植入术(图11.26)前后肺静脉口血流速度的测定和压力梯度的估测。它可以用于测定口/管腔的直径(图11.25B，E，F和K)，并在扩张过程中引导球囊或支架（图11.26B）置于狭窄区域。当球囊逐渐膨胀，口部血流减少直至最终消失时，ICE多普勒彩色血流显像可以为置于狭窄区域的球囊提供可靠的信号（图11.25E和J）。

食管损伤

食管紧邻左心房后壁。据报道，在针对心房颤动所进行的左心房手术或经皮导管

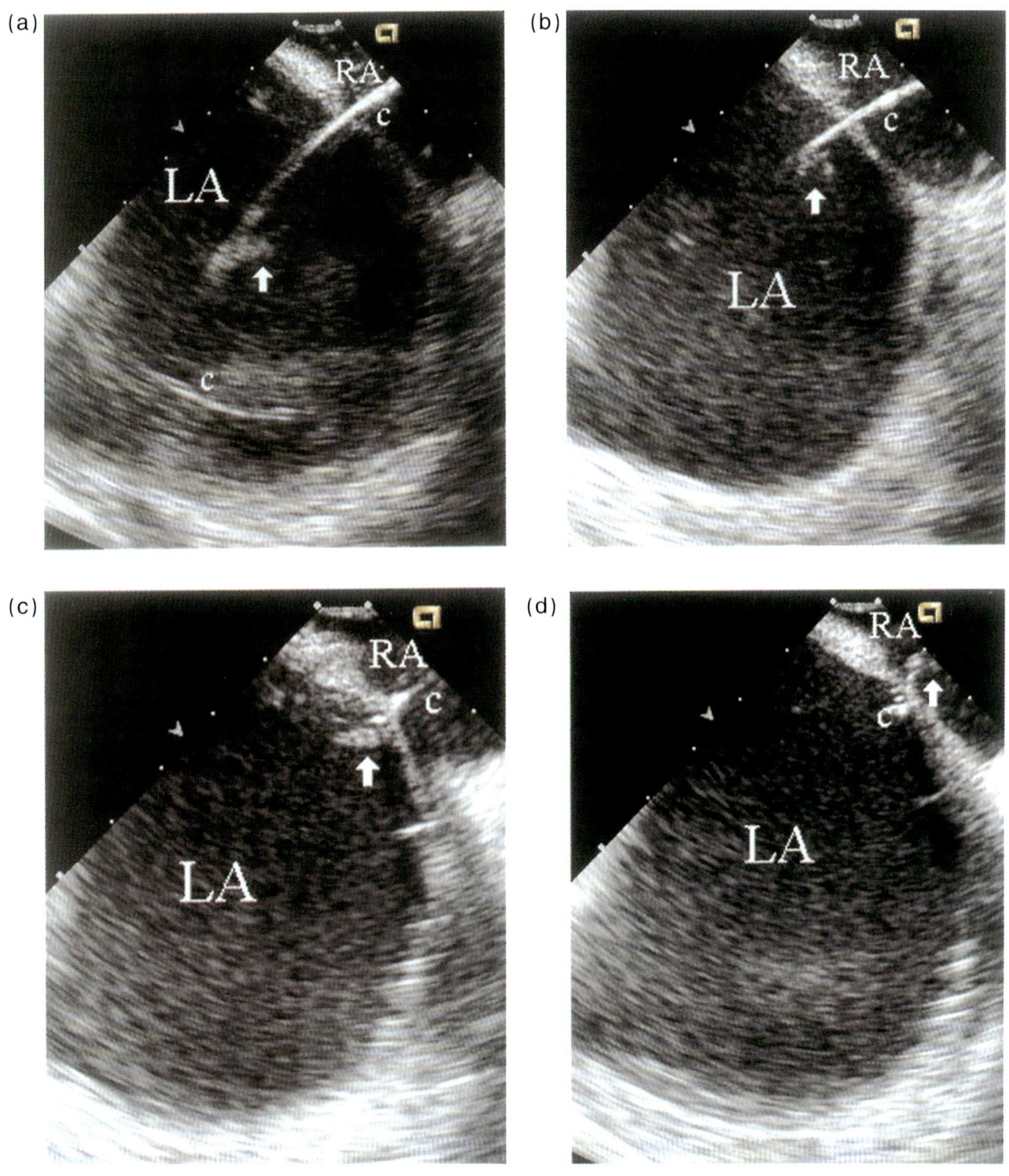

图11.17　ICE系列图像，探头置于右心房(RA)内，显示：(a)附着于Lasso导管电极柄远端的线性、可以活动的血栓(箭头，10.0×4.7mm²)；(b和c)附着有血栓的鞘管/Lasso电极回撤；(d)血栓自左心房(LA)退入右心房。

消融术中，若右心房后壁的消融损伤紧邻食管就会发生食管损伤并进展成心房-食管瘘[11-15]。极度消瘦或左心房较小的患者，这种危险性尤其大。虽然左心房消融术后出现心房-食管瘘的报道很少，发生率为0.05%~1.3%[12,15]，但其危险性可能被低估[12]。心房-食管瘘/穿孔最初可能引起与心内膜炎一致的临床症状，随后可引起空气性和(或)败血症性梗塞事件，包括脑性栓塞、心肌栓死和广泛的系统性栓塞。由于这

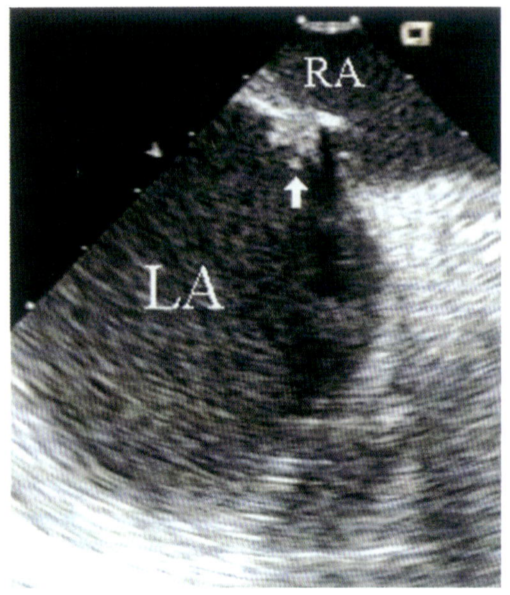

图11.18 ICE图像,探头置于右心房(RA)内,显示自左心房(LA)回撤过程中,血栓(箭头)楔入房间隔。

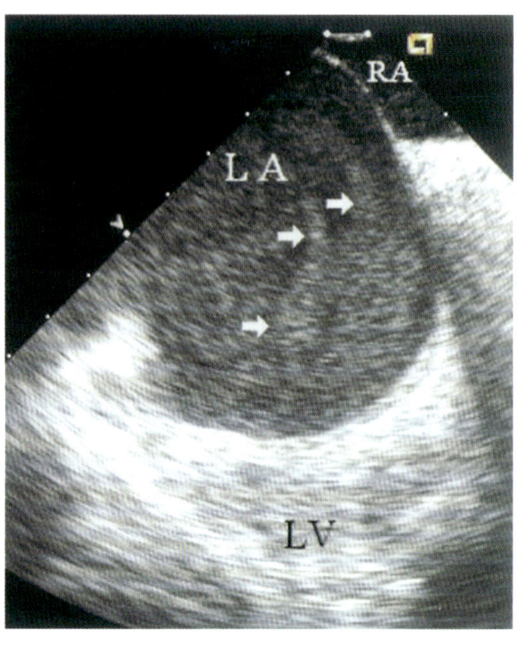

图11.19 ICE图像探头(超声频率7.5MHz)置于右心房(RA)内,显示左心房(LA)内自发形成的"烟雾"状超声回声(箭头)。LV:左心室。

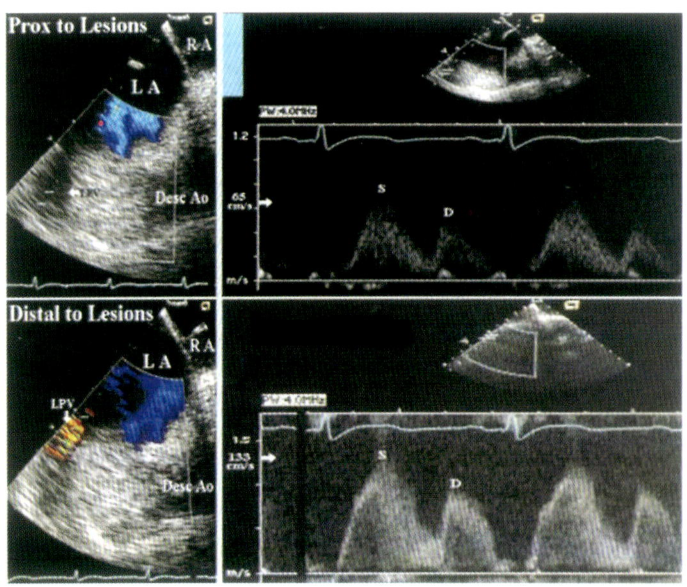

图11.20 ICE图像,探头置于右心房(RA)内且取样容积位于左肺静脉(LPV)腔内(近损伤处)(上图)和肺静脉口外侧(远离损伤处)(下图),示出峰值流速自65cm/s增至133cm/s,以及穿过损伤口部区域的湍流。D和S:舒张期和收缩期的峰值流速;LA:左心房;DescAo:降主动脉。

种食管损伤伴有的高死亡率,因此需要进一切努力保护食管以避免这种有害并发症的发生。为避免可能的食管损伤,在左心房进行消融手术过程中,ICE能够提供食管的实时图像并能够对损伤的定位和发展进行监控。

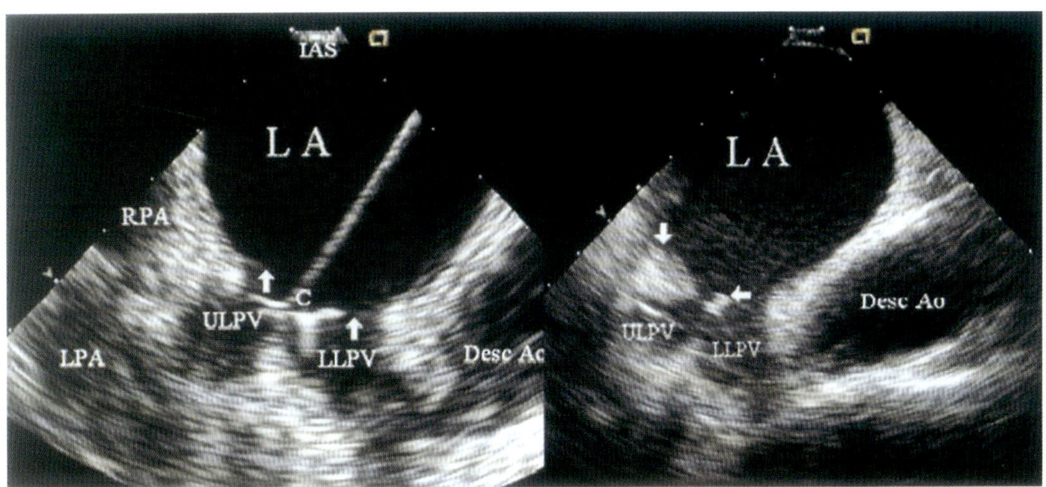

图11.21　ICE图像，探头置于右心房(RA)内，显示Lasso导管(c)定位于左上肺静脉(ULPV)和左下肺静脉(LLPV)的共同开口处(箭头)(左图)；当导管定位于左上肺静脉口(左向箭头)时，由于靠近Lasso导管的损伤进展引起局部组织水肿(向下箭头)造成Lasso导管的上段楔入该肺静脉口(右图)。DescAo：降主动脉；IAS：房间隔；LA：左心房；LPA和RPA：左肺动脉和右肺动脉。

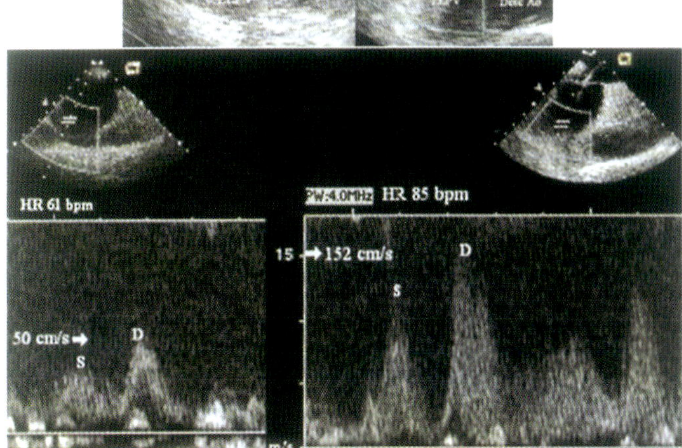

图11.22　ICE图像，探头置于右心房(RA)内且取样容积位于左上肺静脉口(ULPV)，显示出肺静脉口内靠近Lasso导管上部电极损伤形成之前(左上图及左下图)和之后(右上图及右下图)脉冲波多普勒频谱记录到的左上肺静脉口的血流速度，可见峰值流速自50cm/s(基线水平)显著增加至152cm/s，并伴有湍流。bpm：每分钟心搏次数；D和S：收缩期及舒张期的峰值流速；DescAo：降主动脉；HR：心率；LA：左心房。

心房–食管解剖部位的影像学特征

当ICE的探头置于右心房且在右下和左下肺静脉口之间进行扫描时，就可以获得食管和心房–食管区的纵向影像（图11.27）。食管的超声表现依赖于食管是塌陷或膨胀。在左心房消融过程中，ICE实时影像监控显示的食管各种影像学特征，包

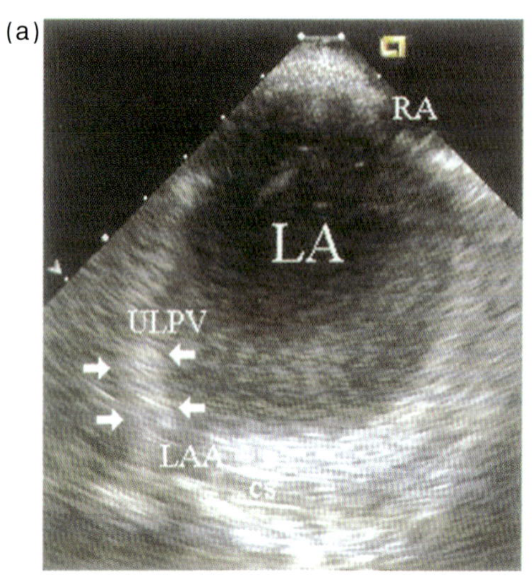

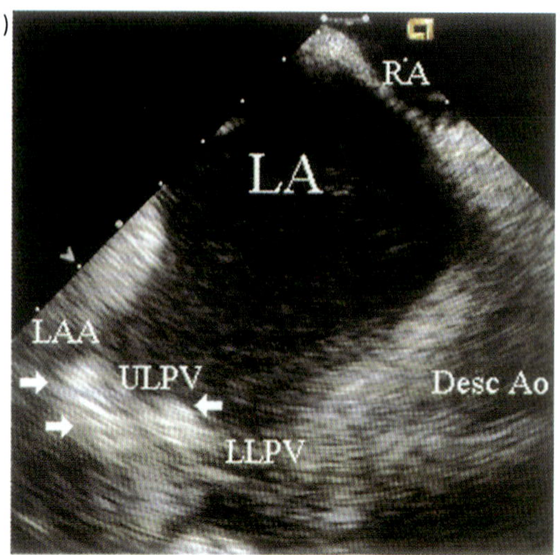

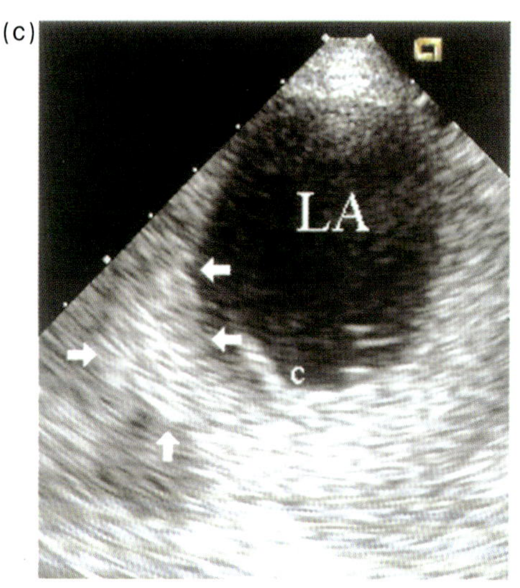

图11.23 ICE图像,探头置于右心房(RA)内,显示:(a)在冠状窦(cs)远端的上方,位于左上肺静脉(ULPV)与左心耳(LAA)之间的Marshall韧带组织(箭头);(b)位于左上肺静脉、左下肺静脉(LLPV)(左向箭头)和左心耳(右向箭头)之间的隆凸;(c)损伤形成后,Marshall韧带显著增粗(箭头之间)。c:Lasso导管;DescAo:降主动脉;LA:左心房。

括:是否充有气体(图11.28a和b)、液体(图11.29)或两者均有(图11.30),食管各节段的运动,管腔可变性塌陷(图11.31),即可对食管进行识别。食管各节段的唾液分泌或主动吞咽动作均能够增强食管的显像。紧邻左心房后壁的食管前壁通常会被显示。然而,食管内的气体会使超声束发生严重的散射,以致暂时或部分遮盖深部的结构,包括食管后壁。通过沿降主动脉显示出食管后部边缘可以确定食管的直径(图11.32)。在42例接受左心房消融的心房纤颤患者中(年龄56±12岁,男性33例),利用ICE(图11.33)对左房-食管的相邻长度、食管直径和前壁,以及邻近左心房后壁厚度,进行了

(a)

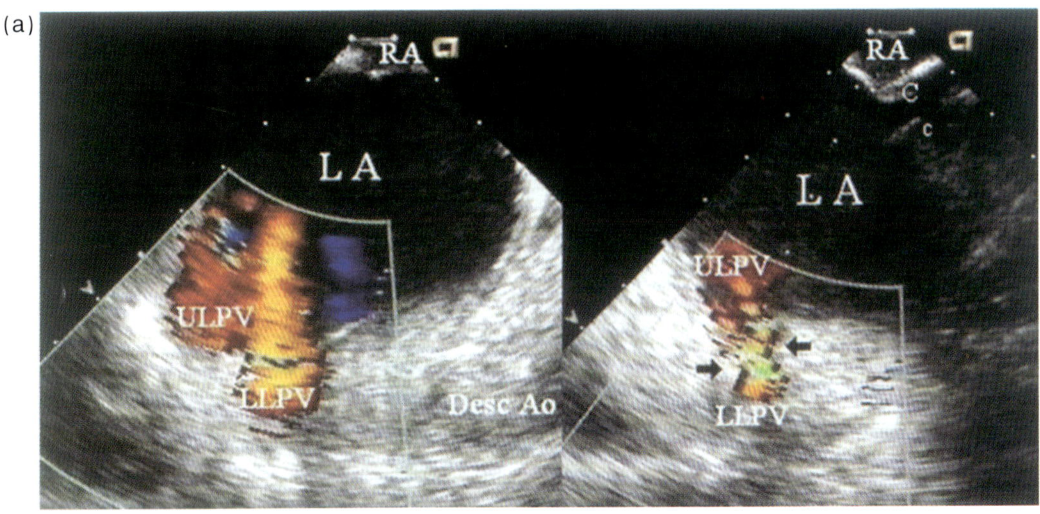

(b)

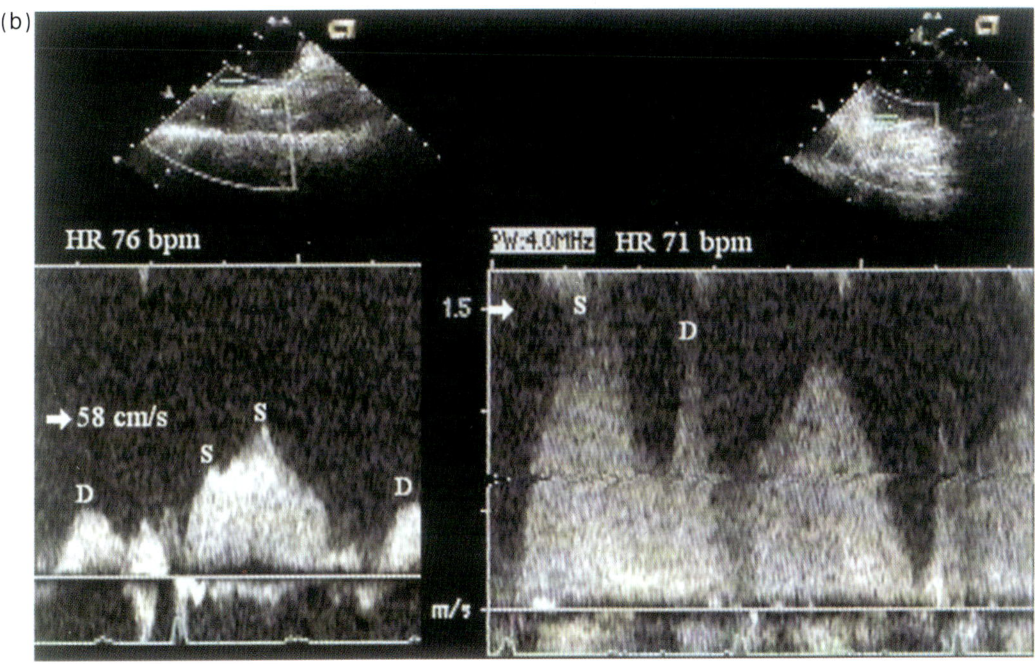

图11.24 (a)左上肺静脉（ULPV）口和左下肺静脉（LLPV）口多普勒彩色血流显像，显示均一的红色血流自肺静脉口流向左心房（LA），在肺静脉口形成消融损伤之前，测得左下肺静脉口直径为15mm（左图），左下肺静脉口消融损伤形成之后，可见马赛克样绿色血流通过这一狭窄区域（直径=7.5mm）（箭头）；（b）左下肺静脉口的脉冲波多普勒速度频谱记录显示消融损伤形成前测得的峰值流速为58cm/s（左图），损伤形成后测得峰值流速为150cm/s（估测压力阶差=9mmHg）（右图），提示血液通过缩窄50%的肺静脉口时血流加速。c:导管；DescAo：降主动脉；RA：右心房；bpm:每分钟心搏次数；D和S：舒张期和收缩期的峰值流速；HR：心率。

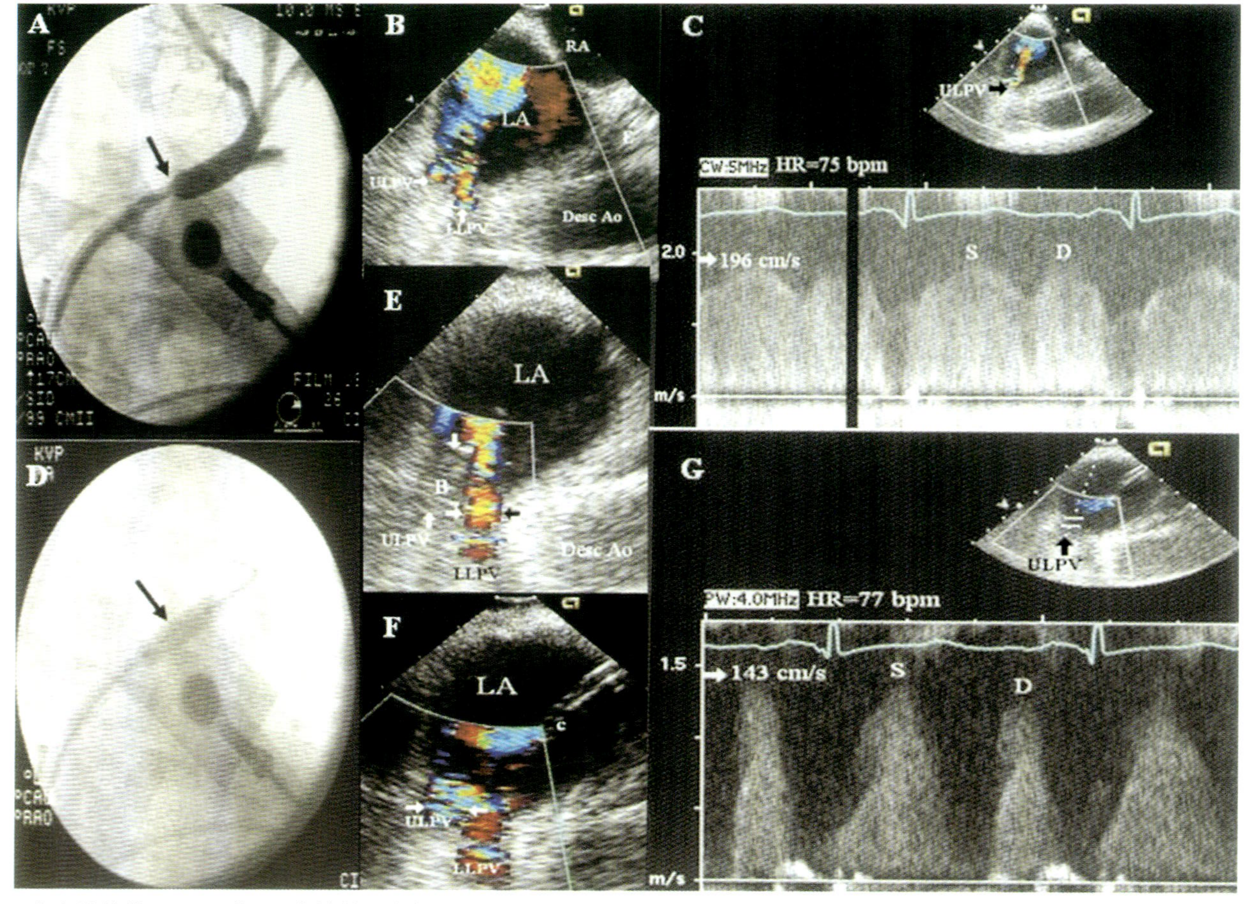

图11.25(A–G) 左上肺静脉(OLPV)的ICE多普勒和彩色血流显像及其血管造影显像(图A–G),示出左上肺静脉口狭窄(箭头,图A),在球囊血管成形术前肺静脉口直径为3.5mm(马赛克样彩色血流,图B),血流速度为196cm/s(估测压力阶差为15.4mmHg,图C)。在球囊扩张过程中,肺静脉口狭窄区域的球囊充气(箭头,图D),中断了来自左上肺静脉的彩色血流(图E)。血管成形术后,肺静脉口直径增至7.5mm(箭头,图F),血流速度降至143cm/s(压力阶差为6.8mmHg,图G)。B:球囊,bpm:每分钟心搏次数;c:导管;HR:心率;LA:左心房;LLPV:左下肺静脉。

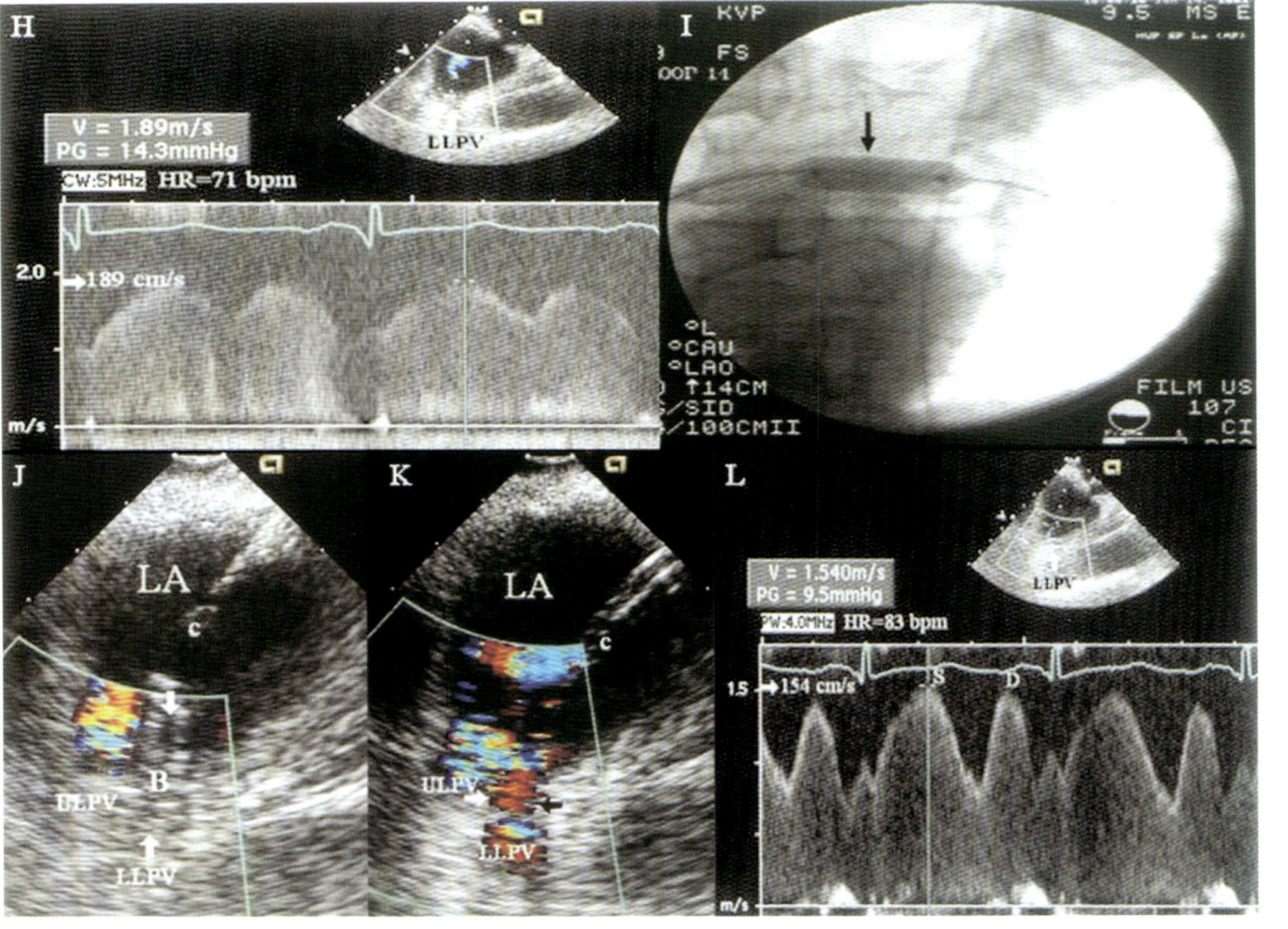

图11.25(H–L) 左下肺静脉(LLPV)的ICE多普勒和彩色血流显像及其血管造影图像,显示左下肺静脉口狭窄,在球囊成形术前肺静脉口直径为3.6mm(见图B),血流速度为189cm/s(压力阶差为14.3mmHg,图H)。在球囊扩张过程中,肺静脉口狭窄区域的球囊充气,中断了来自左下肺静脉的血流(图J)。血管成形术后,肺静脉口直径增至7mm(箭头,图K),血流速度降至154cm/s(压力阶差为9.5mmHg,图L)。B:球囊;bpm:每分钟心搏次数;c:导管;HR:心率;LA:左心房。

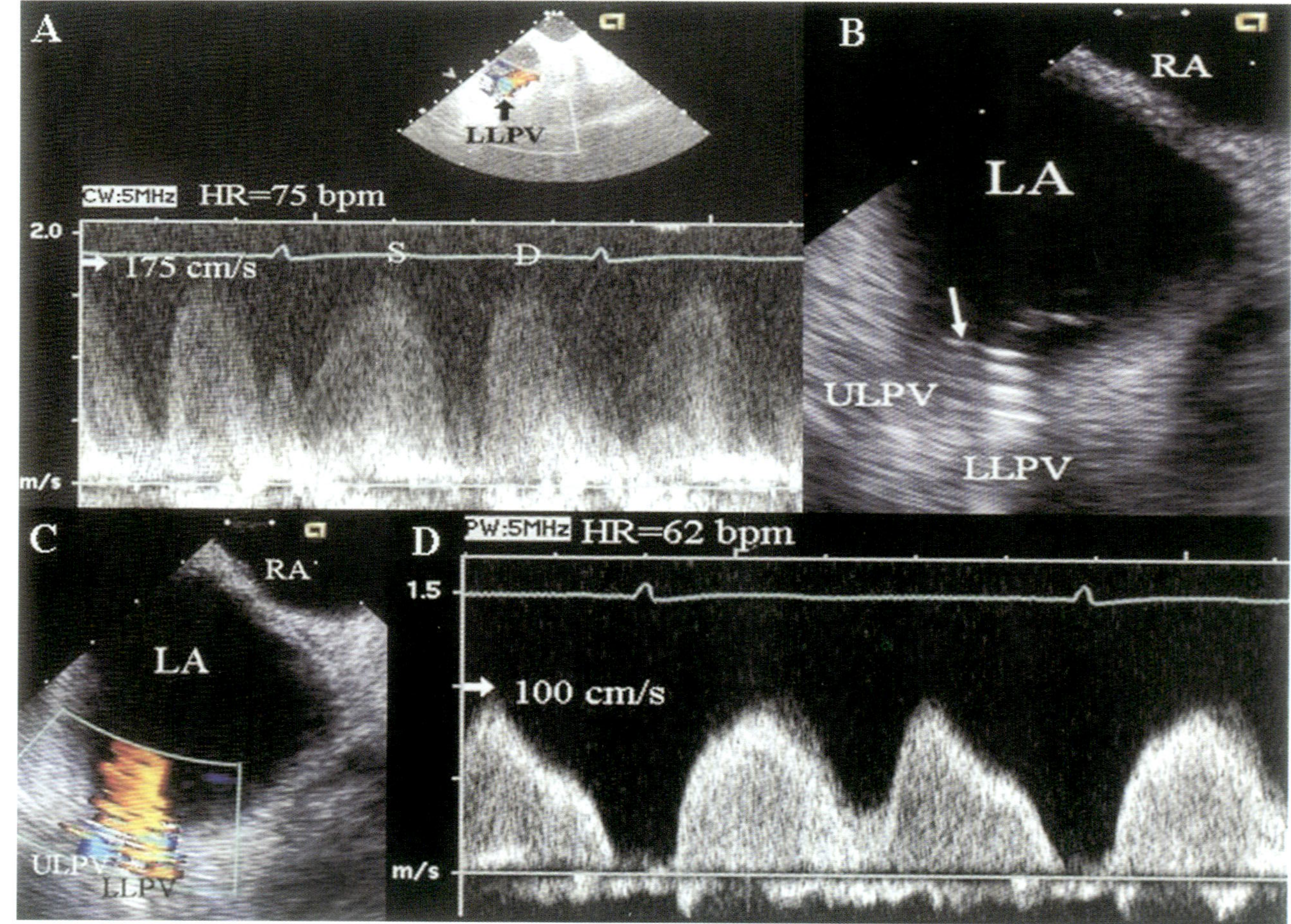

图11.26 支架置入术的ICE多普勒和彩色血流显像，显示支架置入术前自左下肺静脉(LLPV)口记录的连续波多普勒频谱，峰值流速为175cm/s(压力阶差为12.2mmHg)(图A)。可见一枚支架正好放置于左下肺静脉(LLPV)口狭窄处，以及其产生的超声回波伪影(图B)。支架植入后可见肺静脉口处有流向左心房(LA)的彩色(红色)血流(图C)，口部峰值流速降至100cm/s(压力阶差为4mmHg)(图D)。bpm:每分钟心搏次数;HR:心率;RA:右心房;ULPV:左上肺静脉。

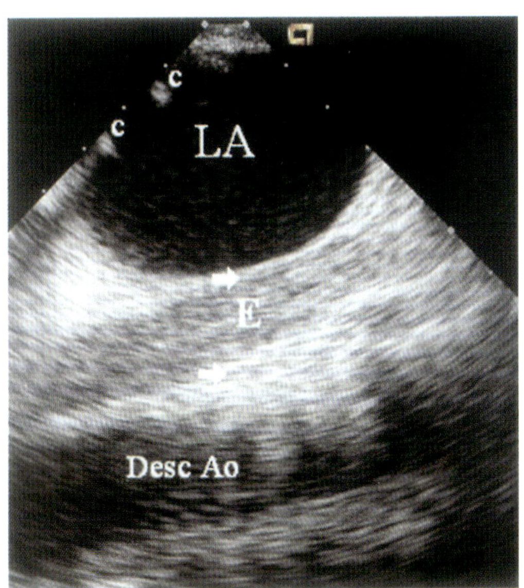

图11.27 探头置于高位右心房内，在左下和右下肺静脉口之间进行扫描的ICE图像，显示出位于左心房(LA)后壁和降主动脉(DescAo)之间(两箭头之间)的食管(E)的纵向图像。吸入额外的分泌液和唾液后，充满了消化液的食管被显示出来。c：导管。

测量(表11.1)[16]。左心房扩大患者的心房-食管相邻长度比左房正常的人长，这是因为其连续性长度与左房直径成正比(r=0.78, p<0.01)。

射频消融手术能量滴定时监测损伤的形态学改变

正如以前的ICE图像所描述，消融造成的心房壁损伤的形态学改变可依据其引起的房壁肿胀、浅凹、凹坑形成或回声增强来鉴别(见第六和第七章)。据报道，应用8mm电极(70W，温度可达50~52℃，60s)或Chilli导管(温度可达40℃，60s)行左心房肺静脉射频隔离术的房颤患者中，利用ICE图像监测在常规情况 (n=44) 和能量滴定过程中(n=29) 心房-食管邻接区造成的损伤都有形态学改变(图11.34)[17]。在对右中/下肺静脉口和左下肺静脉口周围的左心房后壁进行射频消融中，在心房-食管相邻接的这个区域所造成的损伤每个患者有4.3±3.2处。在射频损伤前后对左心房-食管壁厚度以

(a)

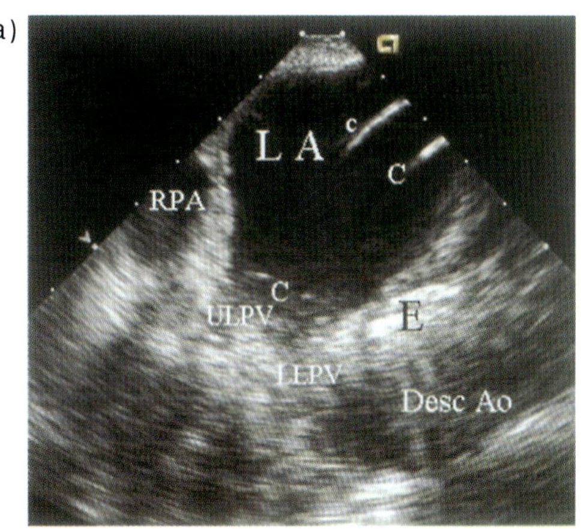

(b)

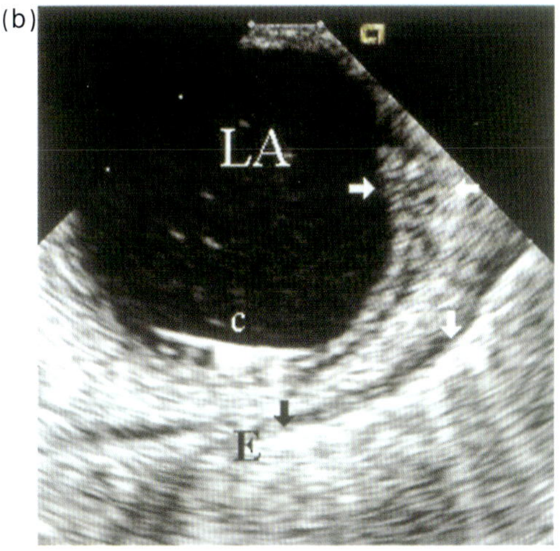

图11.28 (a)ICE图像，探头置于高位右心房内，显示了充满可产生回声气体的食管(E)的横断面图像(远方带有散射性超声伪影)，它位于左心房(LA)后壁和降主动脉(DescAo)之间的左下肺静脉(LLPV)口附近。C：导管；ULPV：左上肺静脉；RPA：右肺动脉。(b)探头置于右心房中部的ICE图像，显示左心房(LA)后壁与充满气体的食管(E)(向下箭头)紧密相邻，远端出现散射性超声伪影，遮盖了深部结构的影像。射频消融在右下肺静脉口周围形成损伤后，左心房下后壁明显增厚(7.5mm，两水平箭头之间)。c：导管。

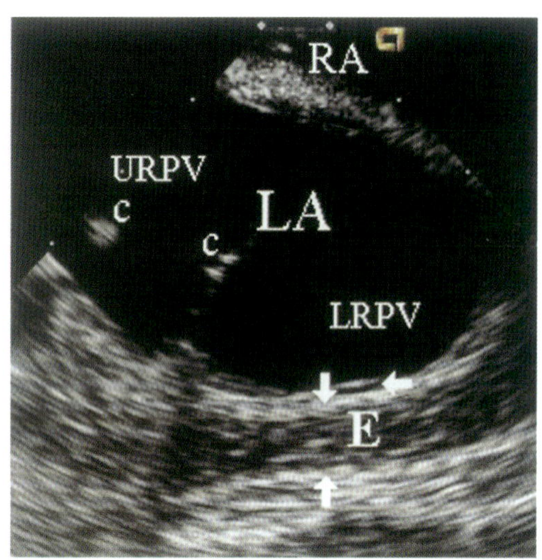

图11.29 ICE图像，探头置于高位右心房(RA)内，显示左心房(LA)后壁(左向箭头)紧邻充满消化液的食管(E，两箭头之间)。c：导管；LRPV和URPV：右下和右上肺静脉。

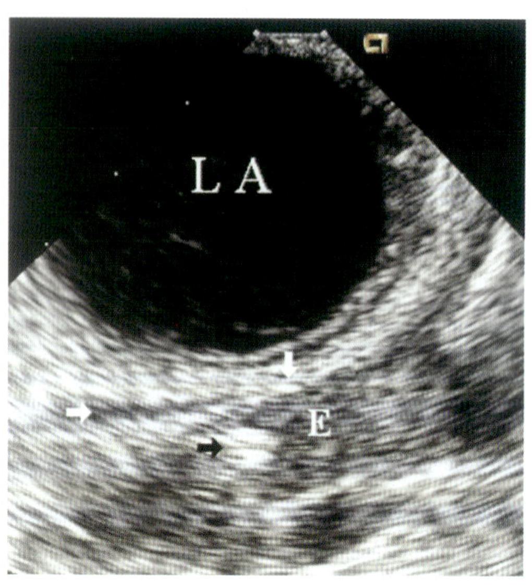

图11.30 ICE图像，探头置于右心房中部，显示左心房(LA)后壁(向下箭头)紧邻充满消化液的食管(E)，食管内可见漂浮的气性“团块”(黑色右向箭头)。倾斜的窦道(白色右向箭头)在左心房后壁和食管之间部分开放。

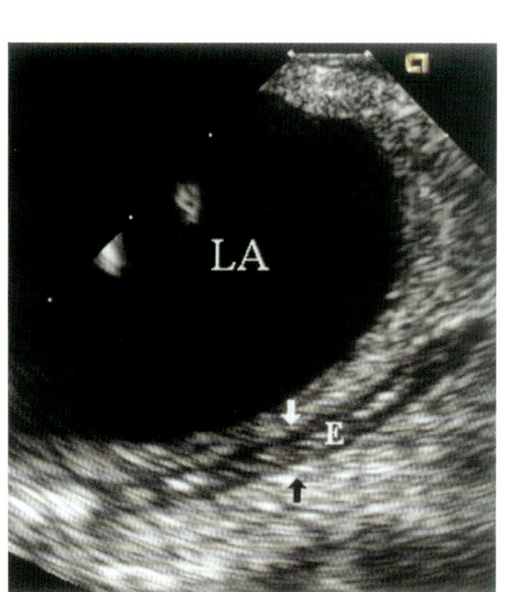

图11.31 ICE图像，探头置于右心房(RA)下部，显示位于左心房(LA)后部的扁平“塌陷”的食管(E，箭头之间，直径=5.2mm)的纵向影像。食管中央线性的高回声结构是黏液和截留的空气。中央线性结构两侧可见无回声结构，主要是心肌壁。

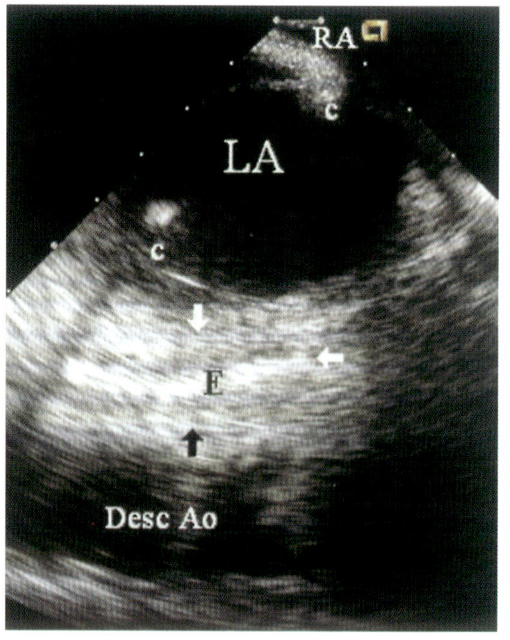

图11.32 ICE图像，探头置于右心房(RA)中部，显示左心房(LA)后部的食管(E，两箭头之间)的纵向影像，食管中央的线性高回声区(左向箭头)是黏液和截留的空气，远方带有散射伪影。食管后壁(黑色向上箭头)的识别基于它毗邻降主动脉(DescAo)。c：导管。

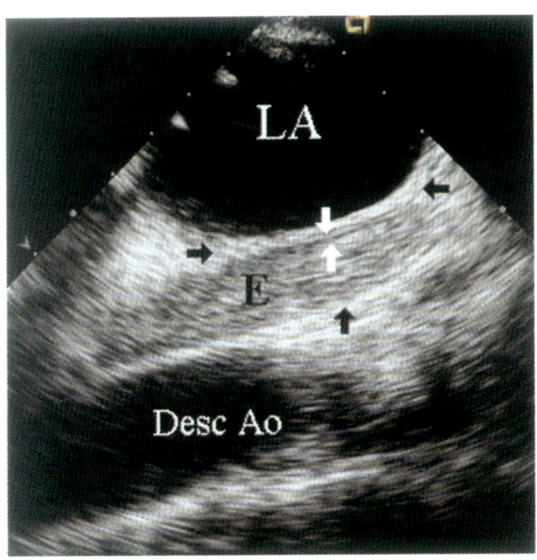

图11.33 探头置于高位右心房，对左下和右下肺静脉间的左心房(LA)后壁进行扫描的ICE图像，显示出食管(E)的部分纵向影像。心房与食管相邻这一区域的测量长度为32mm(两黑色水平箭头之间)。食管直径为14mm(白色向下箭头与黑色向上箭头之间)，食管前壁厚度3mm(两白色箭头之间)，左心房后壁厚度2.5mm。DescAo:降主动脉。

表11.1 左心房和食管邻接区的长度及壁厚的解剖学测量

	左房后壁-食管长度(mm)	食管直径(mm)	食管前壁(mm)	左心房后壁(mm)	左心房直径(mm)
平均值±标准差	26.5±6.5	16.6±3.2	3.4±0.5	2.7±0.5	48±5
范围	15.0~47.0	9.0~22.0	2.5~45	2.0~4.0	38~63

LA:左心房;PW:后壁。

及产生回波的损伤厚度变化进行了测量(表11.2)。结果表明，8mm电极或Chilli导管对左心房-食管邻接区的房壁造成的射频损伤可引起产生回波的损伤形态学改变，包括凹坑形成(图11.35a-c)，并可累及食管前壁(图11.36)。产生回波的损伤形态学改变可以通过ICE监测下的能量滴定加以控制并使其局限于左心房后壁(图11.37)[17]。

以上结果表明，ICE图像能够为心房-食

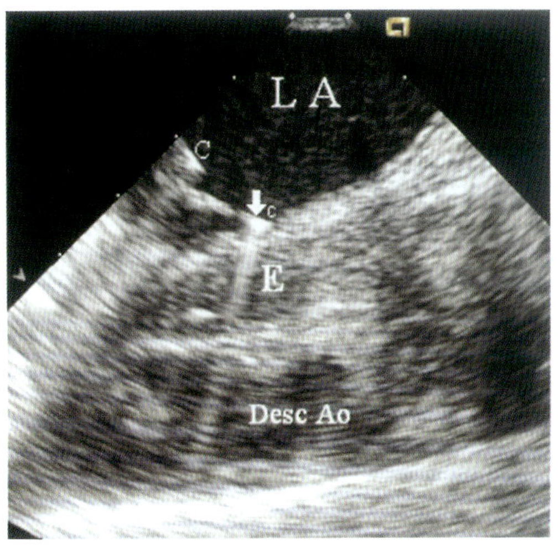

图11.34 ICE图像，显示消融导管(c)的尖端(箭头，远方有扇形声影)位于紧邻食管(E)前壁的左心房(LA)后壁，识别该位置可供左心房消融过程和能量滴定过程中损伤的监测。DeacAo:降主动脉。

表11.2 常规射频消融与能量滴定射频消融后左心房后壁和食管壁回声相邻区厚度的变化

	左房后壁-食管壁(mm)	产生回波的壁	
		常规射频消融术后(mm)	能量滴定射频消融术后(mm)
平均值±标准差	6.1±0.9	10.8±2.2	4.8±1.5*
范围	5.0~8.5	7.0~15.0	3.0~8.3

*p<0.01，与常规射频消融术后对比。

管壁部位损伤的形态学改变提供实时的影像监测，而且在左心房消融过程中，通过射频能量滴定及对损伤形成的仔细监测，可以有效地限制甚至完全避免发生食管损伤。

心包积液

在经间隔穿刺术和介入性电生理操作过程中，心包积液是一种与导管/针穿刺相关的常见而严重的并发症。在经间隔穿刺术(见第五章)或为标测和消融(见第七章)

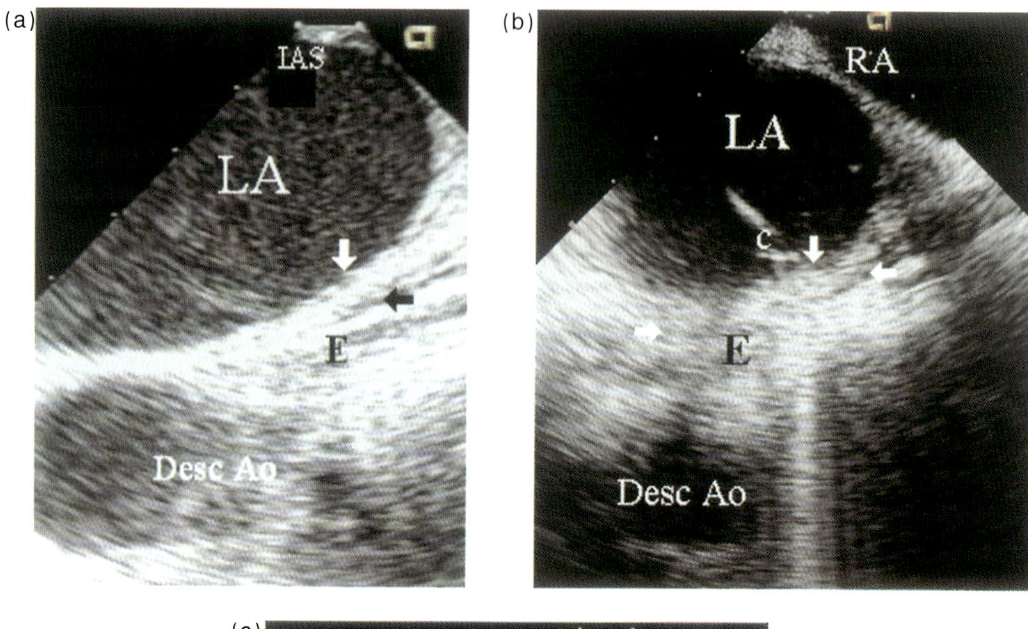

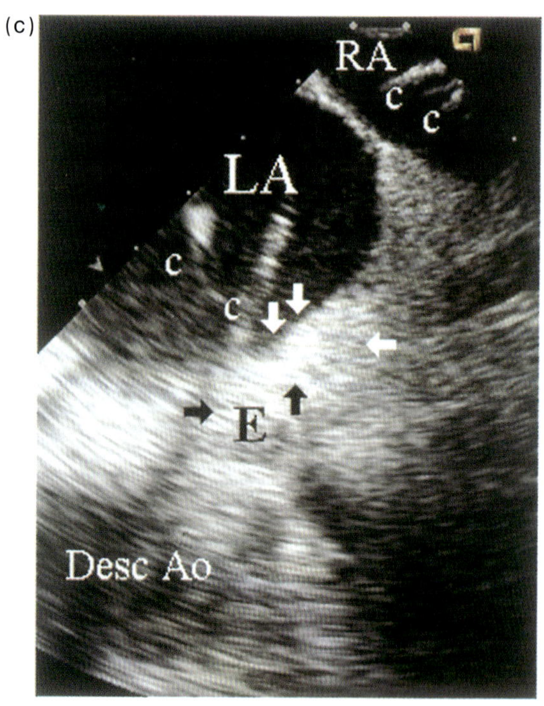

图11.35 ICE图像,探头置于高位右心房(RA)内,显示出左心房(LA)和紧邻食管(E)前壁(水平箭头,线性无回声/低回声结构,厚度=2.5mm)的左心房后壁(向下箭头,厚度=3.0mm):(a)消融前;(b)消融过程中,消融导管(c)尖端位于左心房后壁(向下箭头,厚度=3.0mm)伴远方扇形伪影;(c)射频消融后导管即刻移至旁边,可见凹坑/损伤形成(向下箭头和向上箭头),食管壁厚度增加至8.5mm,损伤延展至食管前壁。c:导管;DescAo:降主动脉。

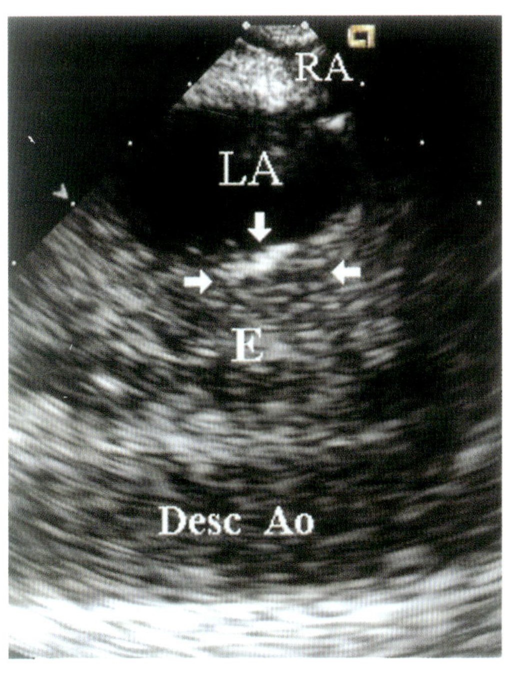

图11.36　ICE图像，探头置于高位右心房(RA)内，显示左心房后壁射频导致的回声损伤（向下箭头），部分延展至食管（E）前壁（水平箭头）。DescAo：降主动脉。

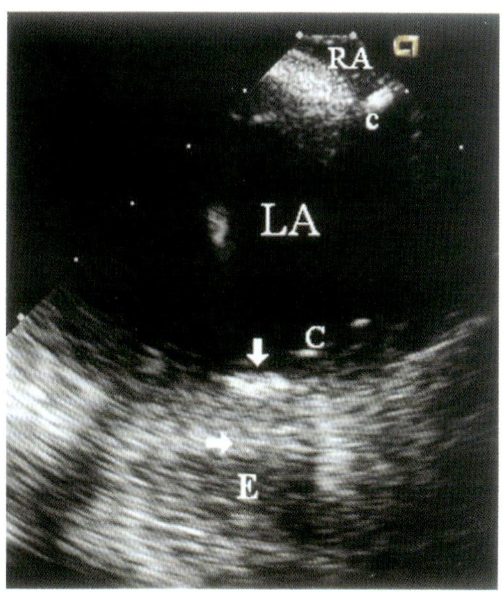

图11.37　ICE图像，探头置于右心房(RA)中部，示出射频损伤造成的水肿及紧邻食管(E)的左心房(LA)后壁的增厚(8mm)等形态学改变。在ICE监测下射频能量滴定过程中，在损伤深入食管前壁(右向箭头)之前，将回声损伤深度控制在5mm内。c：导管。

而进行的导管操作过程中，由导管造成心脏结构(如冠状窦、心耳、心壁等)穿孔后，心包积液可立即发生。在经间隔穿刺术和导管消融术过程中，ICE图像监测能够在动脉血压和血流动力学改变之前对心包积液进行早期识别并明确诊断。积液量的多少取决于心包的扩展性以及穿孔/损伤的部位。后陷凹和侧壁的可扩展性较强。这些部位很少阻碍心包的扩展，因此积液最初也就聚集于此部位(图11.38a)。此后心包积液在后部增多(图11.38b)。中大量积液时，无回声积液主要聚集在后部，前面心尖部只有少量积液(图11.38c)。在大量积液的患者中，液体会完全包围心脏(图11.38d)，心脏看上去像是向后方下垂，此时心包内的液体则主要积聚在前方（图11.38e）[18]。增至中大量的心包积液可在右心室前外侧探测到(图11.39a和b)。但是，ICE对心包积液的诊断通常强调的是在左心室后方探测到心包积液，因为前方的心包积液可因量少而忽略不计，而且前方相对无回声的区域可能是心包脂肪(图11.40)，易被误认为心包积液。心包积液不一定总是均匀地聚集在心脏周围，可能会聚集于相对靠前或靠后的位置，甚至聚集在右心耳周围的心底后部(图11.41)。过去做过心脏手术的患者，由于心包某些部位的粘连可能会出现分隔状心包积液。根据我们应用ICE显像进行的临床观察，可以按照心脏周围无回声区最大宽度的大小对心包积液量进行半定量估测：少中量（<8mm），中大量（8~12mm），大量(>12mm)。少量的积液仅能在

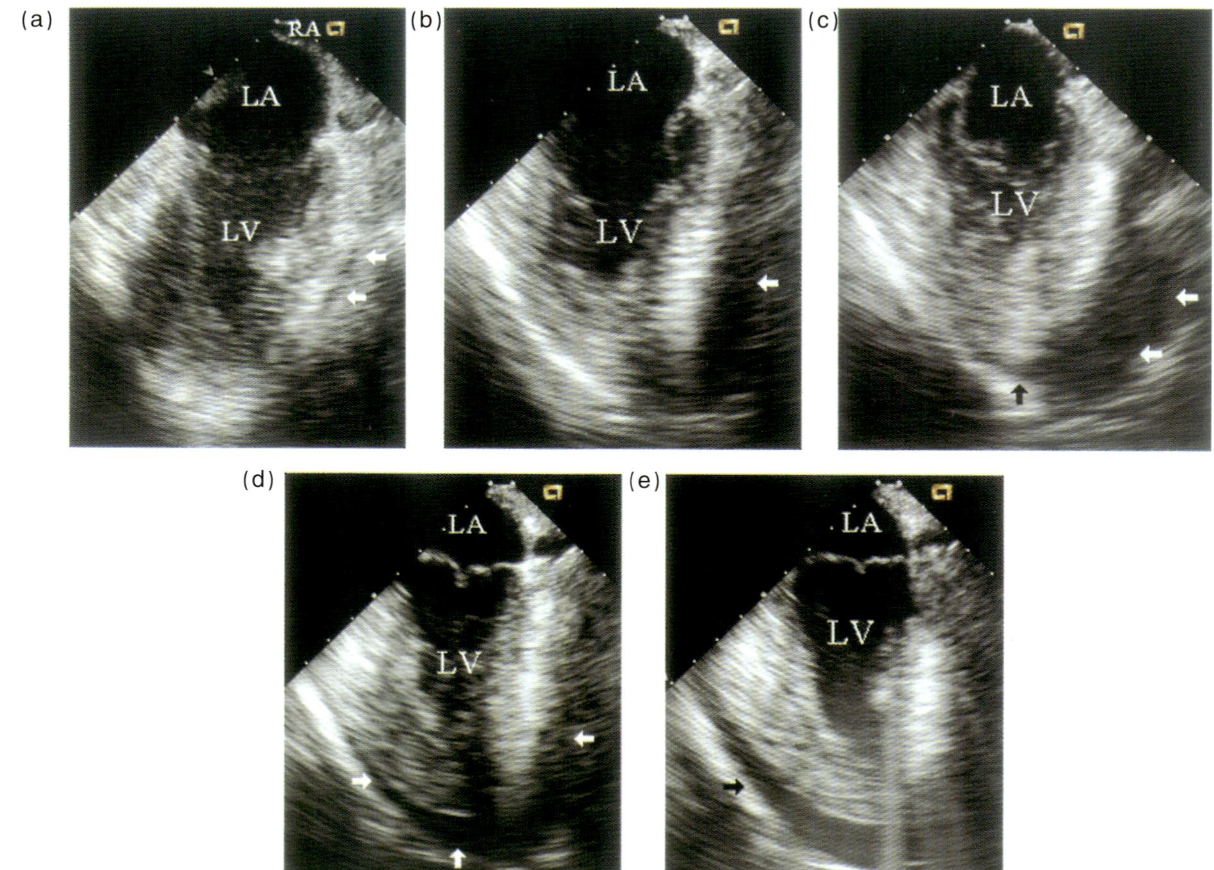

图11.38 左心室(LV)流入道的ICE系列图像,显示出促进心包积液形成的解剖分布变化(箭头):(a)最初聚集在心包后部的少量积液(无回声区=2.5mm);(b)心包后部的积液量增多(无回声区=12mm)但并未向心包前部和心尖部扩展;(c)心包后部的积液量进一步增长至中到大量(无回声区=23mm)并扩展至心尖部(黑色向上箭头);(d)心尖部和心包前部的积液进一步增多;(e)在大量心包积液的情况下,心脏搏动更加向后。LA:左心房;RA:右心房。

(a)

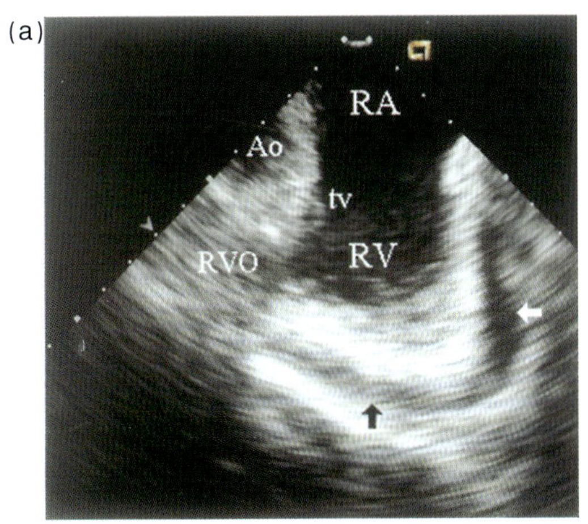

(b)

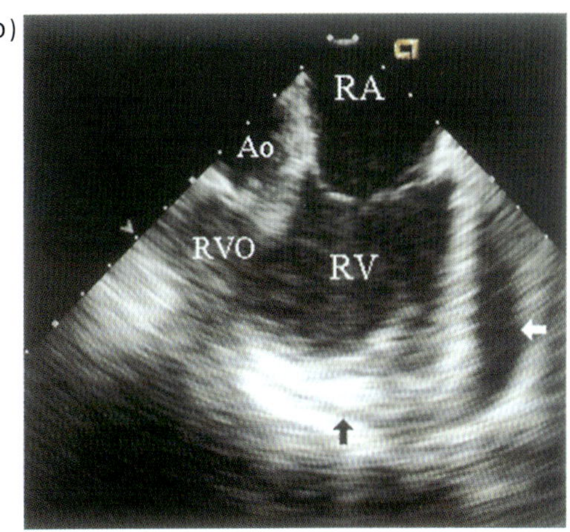

图11.39 右心室(RA)流入道的ICE图像,显示出中大量的心包积液(箭头,无回声区):(a)舒张期;(b)收缩期。Ao:主动脉;RA:右心房;RVO:右心室流出道;tv:三尖瓣。

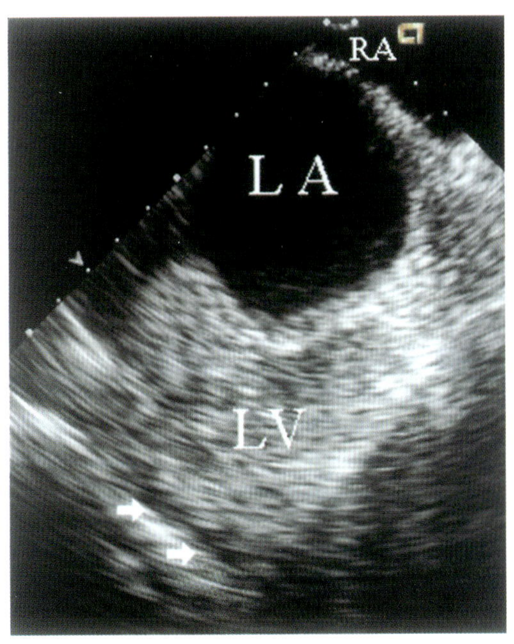

图11.40 左心室(LV)流入道的ICE图像,显示无回声区(箭头)仅位于心包前部而非心包后部。该区域为肥胖或体重为137kg的患者的心包脂肪。LA:左心房;RA:右心房。

后部探测到。

在心包填塞患者中,最常见和最可靠的超声心动征象是舒张期心腔的塌陷,特

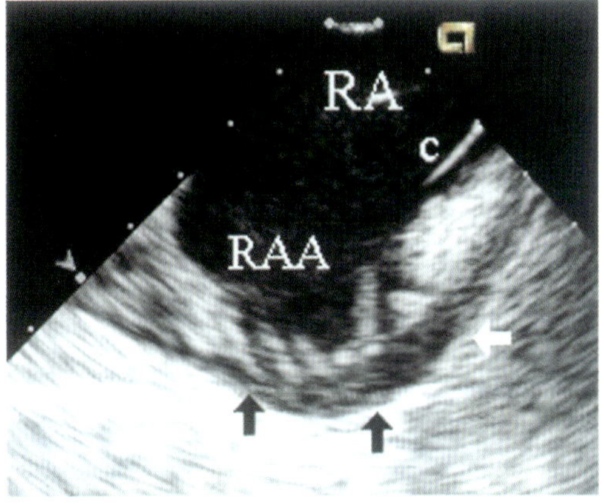

图11.41 ICE图像,探头置于高位右心房(RA),对右心房后外侧进行扫描。显示心包内的无回声液体(箭头)包围着右心耳(RAA),右心耳内可见梳状肌。c:导管。

别是心脏舒张期中右心室和(或)右心房壁的舒张性内陷[19-23]。右心房及其心耳(图11.42)和右心室(图11.43)的室壁动态运动可以由ICE图像进行评估,当发生心包填塞时上述结构在舒张期发生的内陷很容易被探测到。用M型超声记录观察塌陷的时相比较明显,或者将塌陷与三尖瓣开放相联系也能确定其时相(图11.43)。

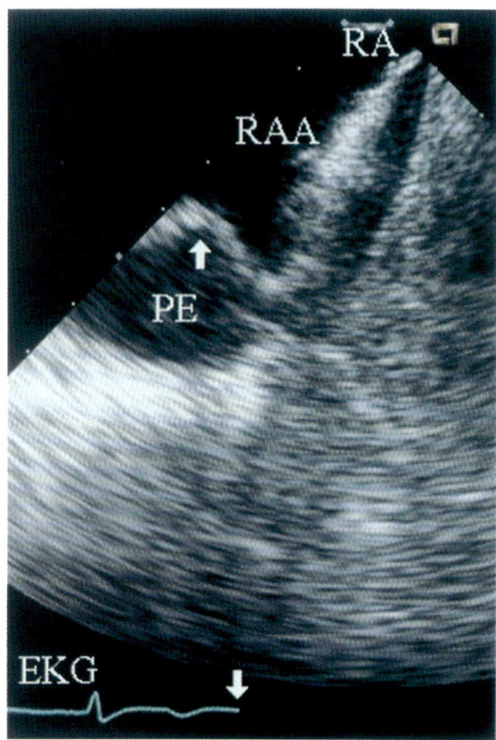

图11.42 一位心包填塞患者大量心包积液(PE)的ICE图像,可见积液包围右心耳(RAA),伴舒张期(EKG记录上的箭头)右心耳内陷(箭头)。

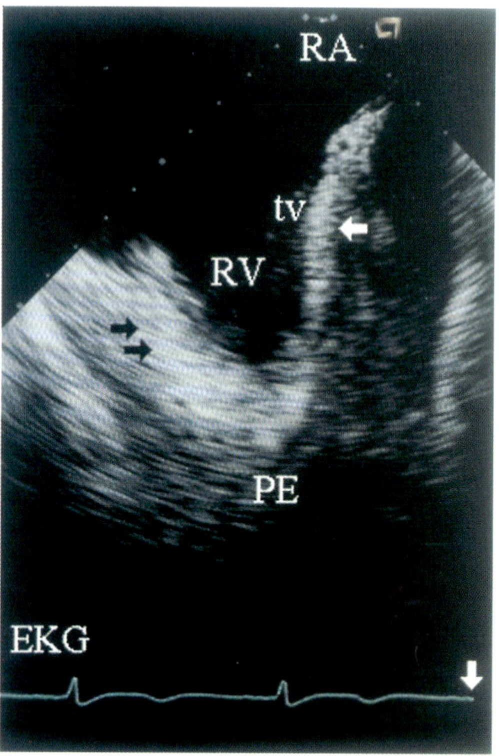

图11.43 一位心包填塞患者大量心包积液(PE)的ICE图像,可见积液包围右心室(RA)壁,伴三尖瓣(tv)完全开放的舒张末期(EKG记录上的箭头)右心室壁内陷(箭头)。RA:右心房。

参考文献

1 Ren JF, Marchlinski FE, Callans DJ. Quantitative evaluation of atrial septal defect resulting from dual transseptal catheterization for ablation of atrial fibrillation: a Doppler color flow imaging study (abstr). *PACE* 2002; **24**: 559.

2 Ren JF, Marchlinski FE, Callans DJ. Residual atrial septal defect following dual transseptal catheterization: a Doppler color flow imaging follow-up (abstr). *J Am Coll Cardiol* 2003; **41**: 95A.

3 Ren JF, Callans DJ, Schwartzman D, Marchlinski FE. Significant incidence of right atrial thrombus associated with long catheter sheath during ablation procedures (abstr). *PACE* 2001; **24**: 603.

4 Ren JF, Marchlinski FE, Callans DJ. Left atrial thrombus associated with ablation for atrial fibrillation: identification with intracardiac echocardiography. *J Am Coll Cardiol* 2004; **43**: 1861–1867.

5 Ren JF, Marchlinski FE, Callans DJ, *et al.* Increased intensity of anticoagulation may reduce risk of thrombus during atrial fibrillation ablation procedure in patients with spontaneous echo contrast. *J Cardiovasc Electrophysiol* 2005; **16**: 474–477.

6 Ren JF, Marchlinski FE, Callans DJ, Zado ES. Intracardiac Doppler echocardiographic quantification of pulmonary vein flow velocity: an effective technique for monitoring pulmonary vein ostia narrowing during focal atrial fibrillation ablation. *J Cardiovasc Electrophysiol* 2002; **13**: 1076–1081.

7 Ren JF, Marchlinski FE, Callans DJ. Effect of heart rate and isoproterenol on pulmonary vein flow velocity following radiofrequency ablation: a Doppler color flow imaging study. *J Interventional Cardiac Electrophysiol* 2004; **10**: 265–269.

8 Coulson JD, Bullaboy CA. Concentric placement of stents to relieve an obstructed anomalous pulmonary venous connection. *Catheterization & Cardiovasc Diagnosis* 1997; **42**: 201–204.

10 Ussia GP, Marasini M, Rimini A, Pongiglione G. Atresia of right pulmonary veins with intact atrial septum and major aorto-pulmonary collateral treated with percutaneous stent implantation and embolization. *J Interventional Cardiol* 2004; **17**: 183–187.

11 Gillinov AM, Pettersson G, Rice TW. Esophageal injury during radiofrequency ablation for atrial fibrillation. *J Thorac Cardiovasc Surg* 2001; **122**: 1239–1240.

12 Mohr FW, Fabicius AM, Falk V, *et al.* Curative treatment of atrial fibrillation with intraoperative radiofrequency ablation: short-term and mid-term results. *J Thorac Cardiovasc Surg* 2002; **123**: 919–927.

13 Kottkamp H, Hindricks G, Autschbach R, *et al.* Specific linear left atrial lesions in atrial fibrillation: intraoperative radiofrequency ablation using minimally invasive surgical techniques. *J Am Coll Cardiol* 2002; **40**: 475–480.

14 Sonmez B, Demirsoy E, Yagan N, *et al.* Fatal complication due to radiofrequency ablation for atrial fibrillation: atrio-esophageal fistula. *Ann Thorac Surg* 2003; **76**: 281–283.

15 Pappone C, Oral H, Santinelli V, *et al.* Atrio-esophageal fistula as a complication of percutaneous transcatheter ablation of atrial fibrillation. *Circulation* 2004; **109**: 2724–2726.

16 Ren JF, Marchlinski FE, Callans DJ. Esophageal imaging characteristics and structural measurement during left atrial ablation for atrial fibrillation: an intracardiac echocardiographic study (abstr). *J Am Coll Cardiol* 2005; **45**: 114A.

17 Ren JF, Callans DJ, Marchlinski FE, Nayak H, Lin D, Gerstenfeld EP. Avoiding esophageal injury with power titrating during left atrial ablation for atrial fibrillation: an intracardiac echocardiographic imaging study (abstr). *J Am Coll Cardiol* 2005; **45**: 114A.

18 Feigenbaum H. *Echocardiography.* Lea & Febiger, Philadelphia, 1994: 556–557.

19 Armstrong WF, Schilt BF, Helper DJ, Dillon JC, Feigenbaum H. Diastolic collapse of the right ventricle with tamponade: an echocardiographic study. *Circulation* 1982; **65**: 1491–1496.

20 Gillam LD, Guyer DE, Gibson TC, King ME, Marshall JE, Weyman AE. Hydrodynamic compression of the right atrium: a new echocardiographic sign of cardiac tamponade. *Circulation* 1983; **68**: 294–301.

21 Kronzon I, Cohen ML, Winer HE. Diastolic atrial compression: a sensitive echocardiographic sign of cardiac tamponade. *J Am Coll Cardiol* 1983; **2**: 770–775.

22 Singh S, Wann LS, Schuchard GH, *et al.* Right ventricular and right atrial collapse in patients with cardiac tamponade – a combined echocardiographic and hemodynamic study. *Circulation* 1984; **70**: 966–971.

23 Singh S, Wann LS, Klopfenstein HS, Hartz A, Brooks HL. Usefulness of right ventricular diastolic collapse in diagnosing cardiac tamponade and comparison to pulsus paradoxus. *Am J Cardiol* 1986; **57**: 652–656.

Jian-Fang Ren, MD, & Francis E, Marchlinski, MD

(李晶 译)

12 第十二章

在动物实验性电生理检查中的应用

概 述

由于人类和猪的心血管系统具有诸多相似性，猪已经逐渐成为心血管实验研究的首选动物模型。体重在50~114kg的大型猪实验模型可以同成年人一样完成经食道超声心动图检查（表12.1和表12.2）[1]。但是由于猪胸廓的影响，经胸入路很难获取高质量的超声心动图像。即使采用多平面经食道超声心动图，由于猪的心尖位置在横断面上更靠前而且受气管和肺脏中气体的干扰，要想获取完整的左心室和右心室结构的短轴图像通常要比人更为困难[1]。最初，心腔内超声心动图（ICE）是通过静脉途径将一个较低频率（5或7MHz）的探头放置在实验动物（狗或猪）的右心房和（或）上腔静脉和右心室来进行的，与经胸和经食道超声心动图方法相比，它能提供更为优越的图像[2-6]。近期，具有机械性（9Fr，9MHz）超声成像[7,8]、电子相控阵超声（10Fr，5.5~10MHz）以及多普勒速度显像和彩色血流显像功能的导管ICE已经用于临床心血管疾病的诊断和功能评价[9,10]。后者的显像导管还为实验研究提供了一种获取高分辨力心脏结构的新的显像方法[1]。本章将详述这些导管ICE技术、显像切面和在大型猪模型进行实验性导管消融术的一些应用。

表12.1 通过经食道超声心动图（TEE）测定的猪的心腔尺寸和大血管直径的正常值（平均值±标准差）

	猪	成年人	
		TEE	TTE
LV 内径(d)	48±3	47±5	48±6
LV 内径(s)	33±4	33±4	31±5
IVS 厚度(d)	7±2	–	–
IVS 厚度(s)	12±2	–	–
LVPW 厚度(d)	7±1	–	–
LVPW 厚度(s)	12±2	–	–
RV 内径(d)	23±4	28±5	28±4
RV 内径(s)	16±3	19±3	–
RV 壁厚(d)	4±2	–	4±1
RV 壁厚(s)	8±2	–	–
LA 尺寸(s)	48±6	44±6	36±4
Ao 直径(s)	26±3	–	29±3
降主动脉直径	16±2	–	–
PA 直径(s)	26±3	20±2	22±4
右上 PV 直径	12±2	–	–

–：无报道或未提供；Ao：主动脉；d：舒张末期；IVS：室间隔；LA：左心房；LV：左心室；PA：肺动脉；PV：肺静脉；PW：后壁；RV：右心室；s：收缩末期；TTE：经胸二维超声心动图。经允许复制[1]。

有关图像的定位和探头的具体操作已在前面章节中详细描述（见第三章）。对于机械环形成像导管，图像的定位可以根据采用下或上腔静脉入路而有所变化（见第三章）。此外，猪的心尖部更偏前、偏横位，而且与左心室相比，右心室尖相对朝向头

表12.2　经食道超声心动图(TEE,n=24)和心腔内超声心动图(ICE,n=10)测定的左心室容积及功能

		EDV(ml)	ESV(ml)	EF(%)	SV(ml)	HR(bpm)	CI[ml/(min·kg)]
猪	TEE	156±48	57±22	64±6	98±29	93±19	111±22
	多普勒	–	–	–	86±14	100±20	107±20
	ICE	100±28	36±14	64±7	–	–	–
人类	TTE	96±19	39±10	60±6	–	–	–

–:无报道或未提供;CI:心脏指数;EDV和ESV:左心室的舒张末期和收缩末期容积;EF:射血分数;HR:心率(每分钟心搏次数);SV:心搏量;TTE:经食道二维超声心动图。经允许复制[1]。

部，因此与人类相比，图像切面可稍有不同。猪的上述解剖特点使其肺动脉及其分支的显像更加容易，但是对于右肺静脉口的探查更为困难。而且在猪模型中,经间隔导管操作更为困难。

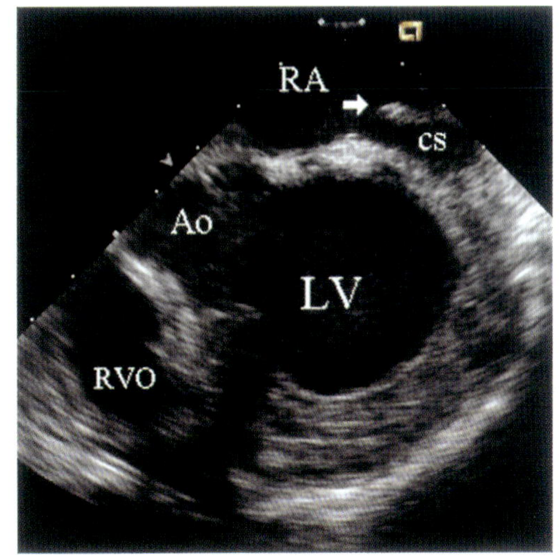

图12.1　ICE图像,探头置于猪的右心房(RA)位于下腔静脉口正上方时,显示出欧氏瓣(箭头)、冠状窦(cs)口、主动脉根部(Ao)、右心室流出道(RVO)和部分左心室(LV)。

猪的ICE显像技术和正常心脏切面

AcuNav相控阵超声导管显像

从右心房显像

将探头放置在下腔静脉口正上方的右心房部位,可显示欧氏瓣、冠状窦口、主动脉根部、左心室和右心室流出道（图12.1)。将探头旋转在冠状窦口附近并逆时针旋转使其后面朝向室间隔和三尖瓣隔叶,可在横断面观上显示包括“后侧”(或下侧)和间隔(上部)峡部在内的峡下部区域(常用于房扑的消融)(图12.2)。如果将探头进一步顺时针旋转且前移,即可清晰显示左心室流出道和主动脉根部（见图12.3)。将探头继续向前送入并使其顶端稍向前屈曲，便可显示肺动脉和肺动脉瓣(图12.4)。再将探头顺时针旋转后,可显示左心房及左心耳(图12.5)。这是引导经间隔穿刺时显示房间隔(卵圆窝)的最佳切面。将探头稍向前推并继续旋转,可对肺动脉及其分支进行成像(图12.6)。当在左肺动脉远端进行扫描时,可显示左上肺静脉。微调探头水平并沿顺时针或逆时针方向稍作旋转，可显示左上和左下肺静脉(图12.7a)。当将探头适当进行顺时针旋转

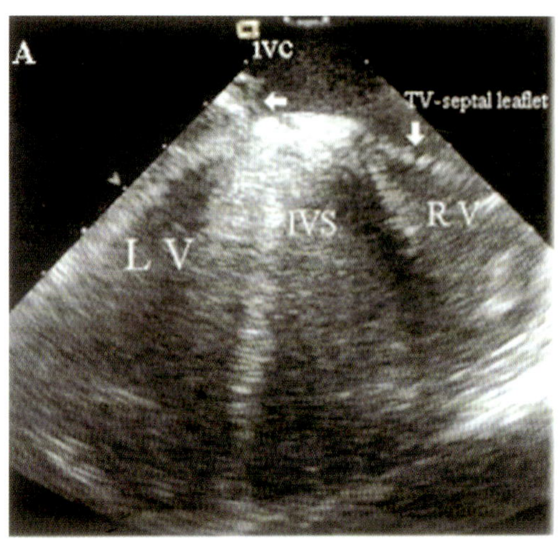

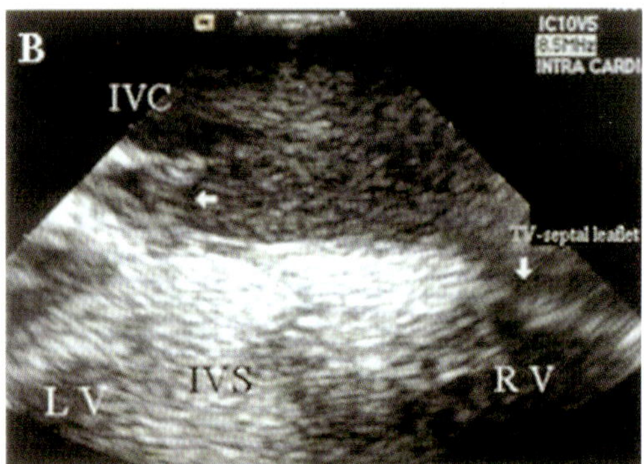

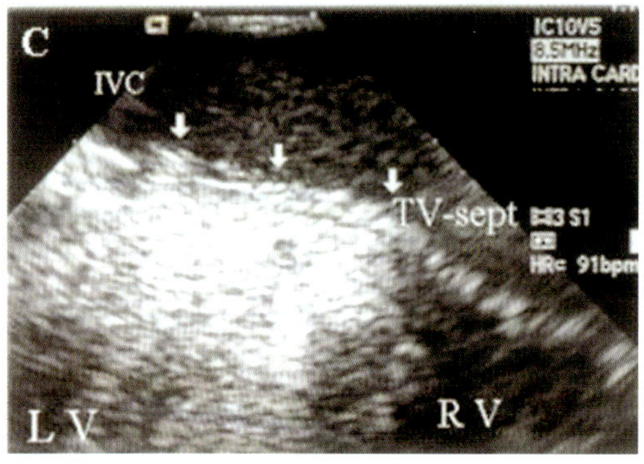

图12.2 猪的ICE图像，探头置于下腔静脉(IVC)口的正上方，显示出IVC-三尖瓣(TV)峡部区域。室间隔峡部(A)及其放大的图像(B)显示出冠状窦边缘(水平箭头)和三尖瓣隔叶(向下箭头)之间的区域。"中心"(下方)峡部图像(C)，探头稍偏后方，显示出后方欧氏瓣(嵴状隆起)和前方三尖瓣绞合部之间的区域。前面邻近三尖瓣隔叶的绞合部，包括形成心房壁全层厚度的心肌，如这些图像中强回声影所示。IVS：室间隔；LV和RV：左心室和右心室。

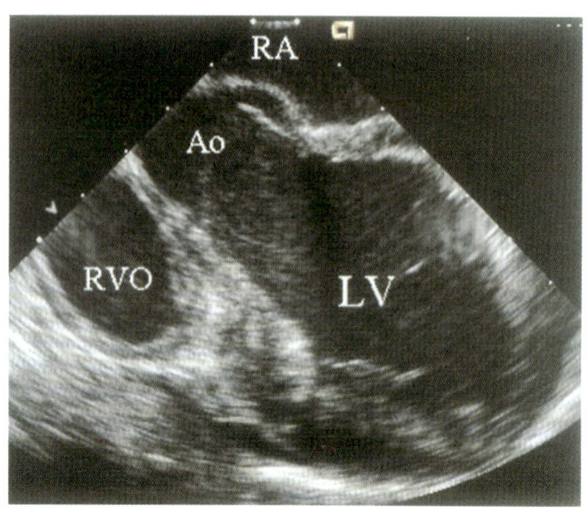

图 12.3 猪的 ICE 图像，探头置于右心房(RA)内并将其前移和稍作顺时针旋转，显示出左心室(LV)流出道和主动脉根部(Ao)。RVO：右心室流出道。

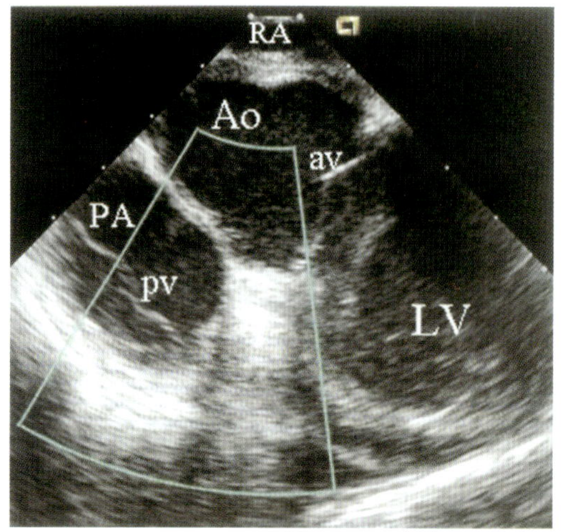

图12.4 猪的ICE图像，探头在右心房(RA)内前送并稍向前屈曲，显示出肺动脉(PA)、肺动脉瓣(pv)、主动脉根部、主动脉瓣(av)和部分左心室(LV)。

或稍向前送之后，如果能够避免与右肺动脉图像重叠，则可显示右上和右下肺静脉口(图12.8a)。用脉冲/连续波多普勒频谱和彩色血流显像可以测定肺静脉口的血流速度(图12.7b和图12.8b，c)。将探头前移并向前屈曲，可显示主动脉根部和主动脉瓣的短轴图像(图12.9)。将探头前移并做逆时针

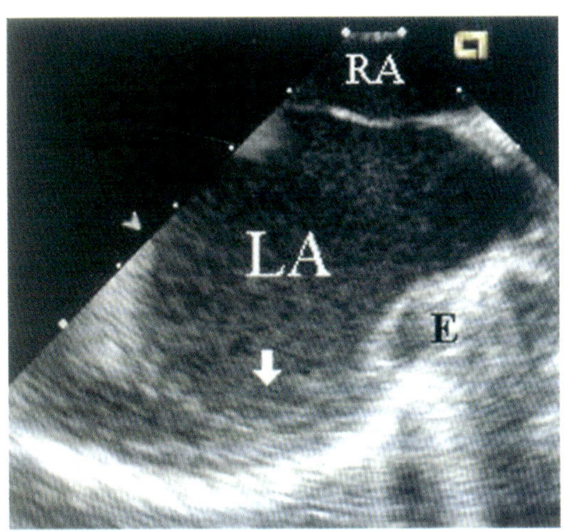

图12.5　猪的ICE图像，探头置于右心房（RA）中部，显示出左心房（LA）、室间隔和含有梳状肌的左心耳（箭头）。在邻近左心房后壁的短轴图像中，由于气体引起的超声束远端散射只有食道（E）显像。

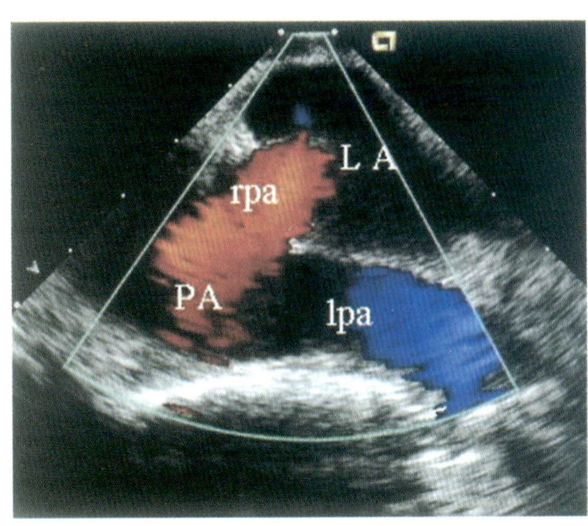

图12.6　猪的ICE多普勒彩色血流显像，显示出左心房（LA）、肺动脉（PA）及其分支—右肺动脉（rpa）和左肺动脉（lpa）。

(a)

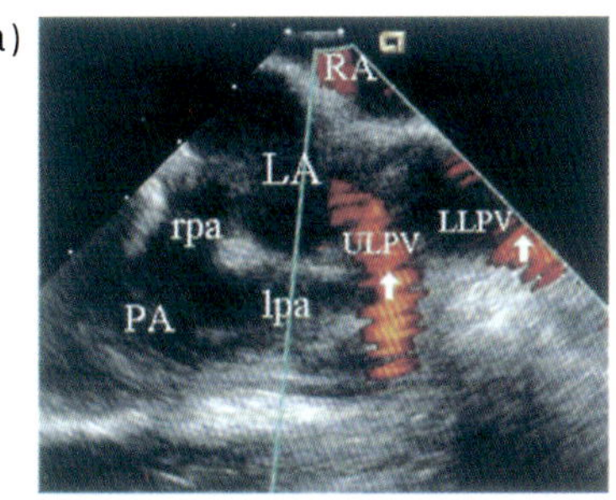

(b)

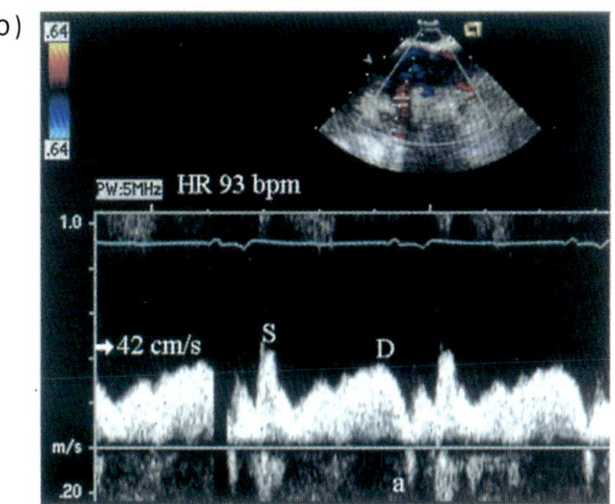

图12.7　猪的ICE多普勒彩色血流显像，探头置于右心房（RA），显示：(a)左心房（LA）、左上肺静脉（ULPV）和左下肺静脉（LLPV）（箭头），红色血流流向左心房；(b) 取样容积放置于ULPV口记录到的多普勒速度频谱。a：由于心房收缩产生的晚期逆向波。bpm：每分钟心搏数；D和S：舒张期和收缩期的峰值血流速度；HR：心率；lpa和rpa：左肺动脉和右肺动脉（PA）。

旋转，可显示右心室流入道部分（图12.10）。将探头送入到上腔静脉和右心房的交界处，可显示右心耳和上外侧界嵴（图12.11）。

从三尖瓣环和右心室显像

当探头前移刚刚通过主动脉根部时，可显示右心室及其流出道（图12.12）。探头置于三尖瓣口附近时，可显示右心室的节制束（图12.13）。在ICE显像引导下，导管可以直接通过三尖瓣进入右心室。这有助于在长轴（图12.14）和短轴水平（图12.15a和b）对左心室进行显像。

机械环形超声导管显像

从右心房显像

导管放置于低位右心房内下腔静脉口

(a)

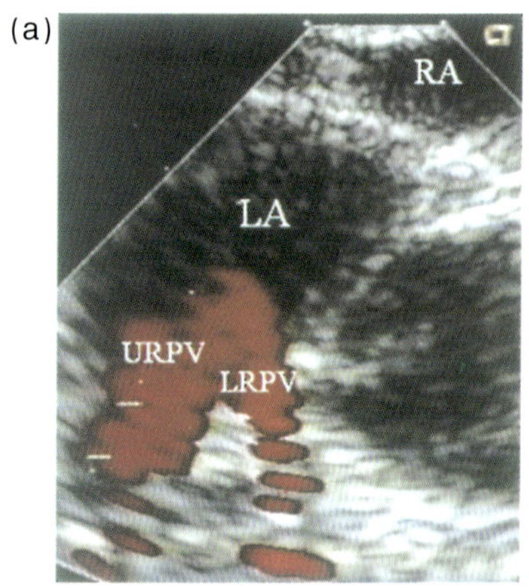

(b)

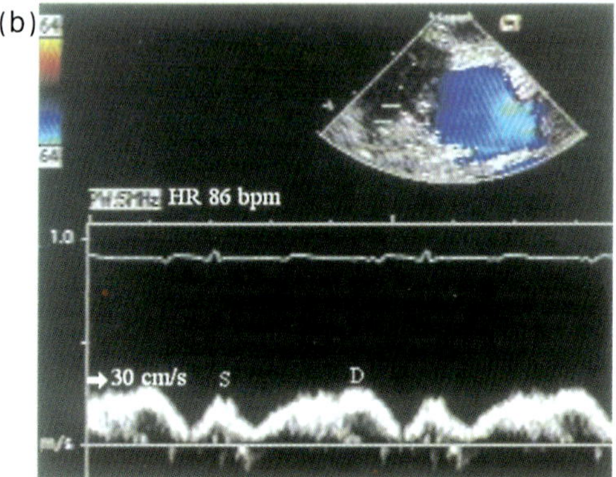

(c)

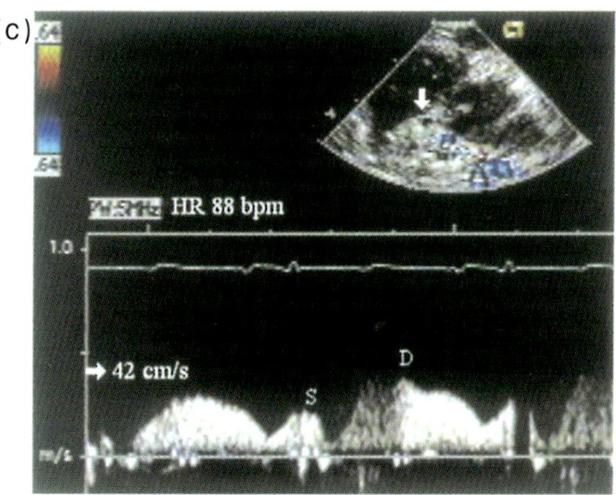

图12.8 猪的ICE多普勒彩色血流显像，探头置于右心房(RA)和上腔静脉连接处，显示：(a)右上肺静脉(URPV)和右下肺静脉(LRPV)，红色血液流向左心房(LA)；取样容积放置于URPV(b)和LRPV(c)口记录到的多普勒速度频谱。bpm：每分钟心搏数；D和S：舒张期和收缩期峰值的血流速度；HR：心率。

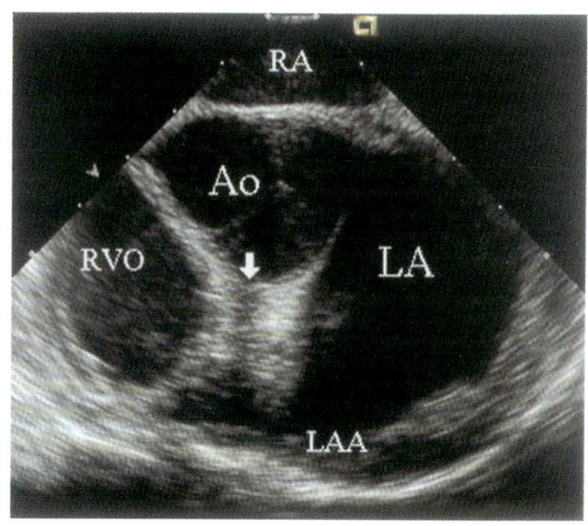

图12.9 猪的ICE图像，探头置于右心房(RA)前方，显示出舒张期主动脉根部(Ao)和主动脉瓣的短轴图像。左冠状动脉主干及其开口显示在主动脉左Valsalva窦内(箭头)。LA和LAA：左心房和左心耳；RVO：右心室流出道。

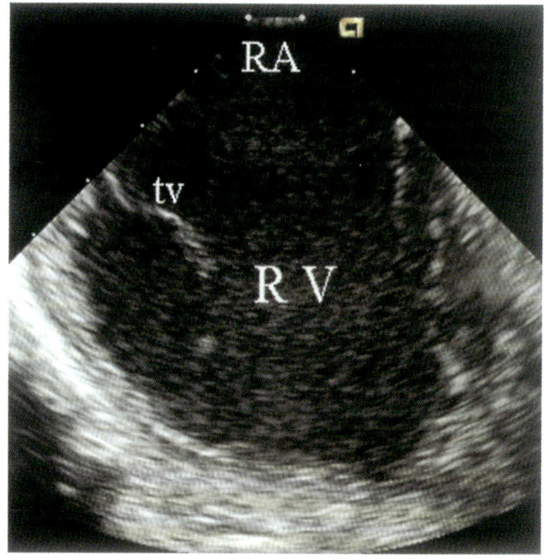

图12.10 猪的ICE图像，探头置于右心房(RA)前方获取的图像，示出右心室(RV)流入道和三尖瓣(tv)。

的正上方，可以显示欧氏瓣、冠状窦口、右心房、左心房、右肺静脉和动脉，以及左右心室(图12.16a–c)。导管放置在卵圆窝水平，可以显示左上和右上肺静脉口(图12.17)。探头进入右心房中部时，可以显示后外侧界嵴的

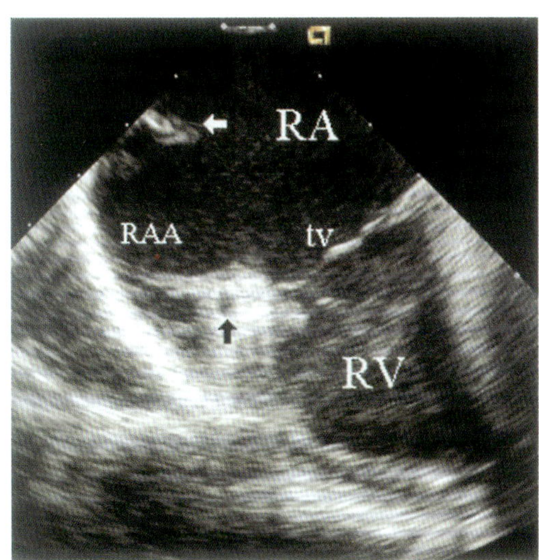

图12.11 猪的ICE图像，探头置于右心房(RA)和上腔静脉交界处，显示出上外侧界嵴(箭头)，它是上腔静脉口和右心耳(RAA)之间最重要的嵴，同时显示右心室(RV)流入道。图中清晰可见右冠状动脉从三尖瓣环前外侧的后部通过（黑色向上箭头)。tv：三尖瓣。

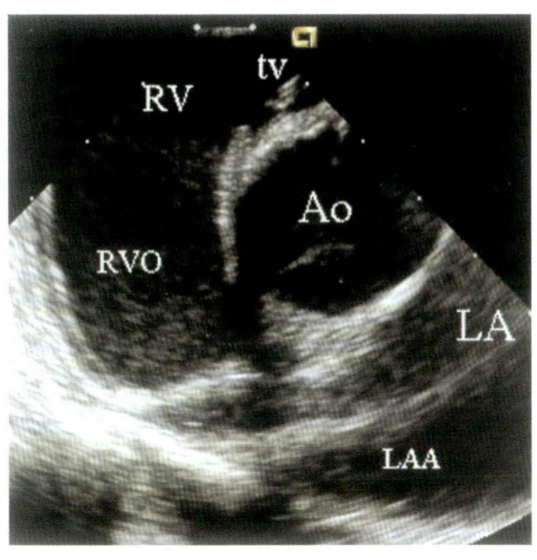

图12.12 猪的ICE图像，探头置于三尖瓣(tv)环附近，显示出右心室(RV)及其流出道(RVO)、主动脉根部(Ao)和部分左心房(LA)。LAA：左心耳。

中部、主动脉根部、左心房和右心室（图12.18)。通过旋转预成型鞘管(例如顶端成

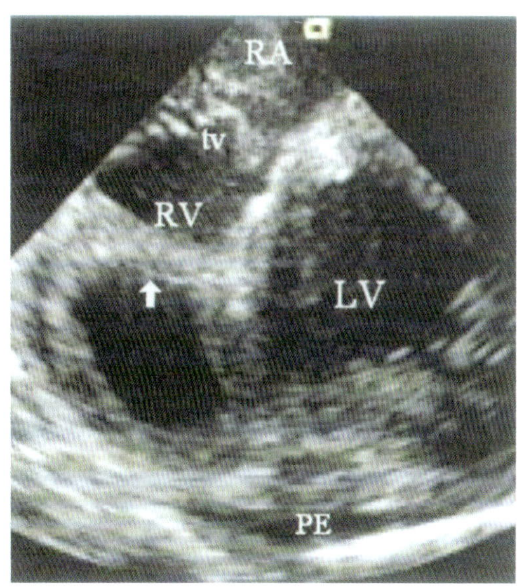

图12.13 猪的ICE图像，探头置于三尖瓣口附近，显示出右心室(RV)内节制束(箭头)，左心室(LV)和少量心包积液(PE)。tv：三尖瓣。

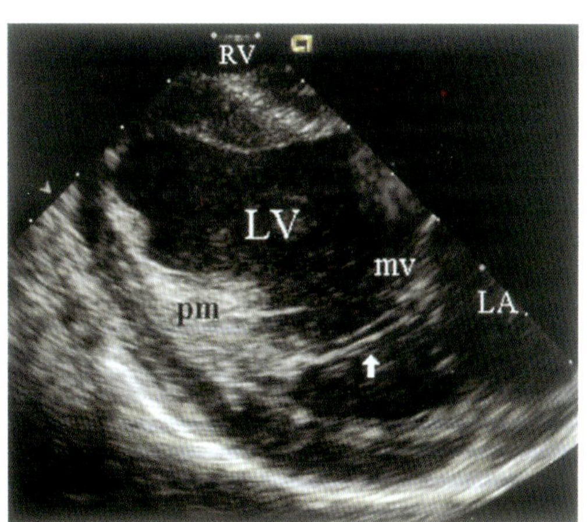

图12.14 猪的ICE图像，探头置于右心室(RV)内，显示出左心室长轴切面，以及前外侧乳头肌(pm)、二尖瓣(mv)和腱索(箭头)。LA：左心房。

角15°或30°）使探头顶端轻度屈曲（第三章)，可以显示主动脉瓣水平的主动脉根部的短轴图像(图12.19)。探头进入高位右心房时，可显示升主动脉及右心房和上腔静脉在后外侧上方界嵴的连接处(图12.20)。

(a)

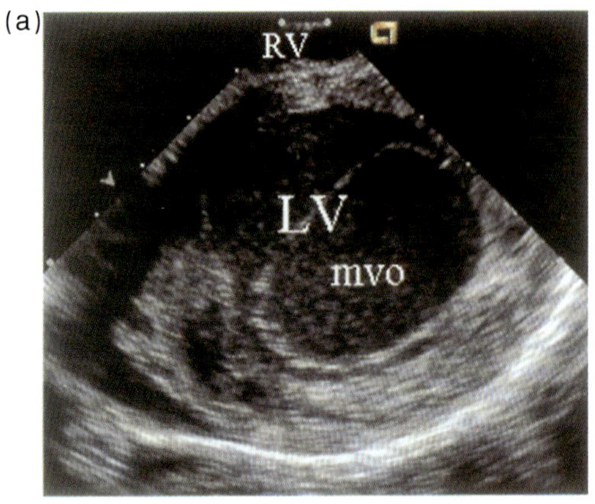

(b)

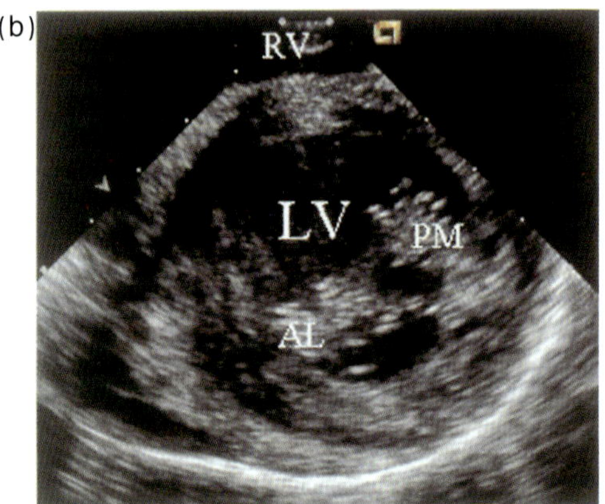

图12.15 猪的ICE图像，探头置于右心室内，显示：(a)舒张期和(b)收缩期二尖瓣开放(MVO)时的左心室(LV)短轴切面。AL和PM：前外侧和后内侧乳头肌。

从上腔静脉显像

当探头位于上腔静脉口正上方时，可以显示右心耳及其周围的升主动脉（图12.21a），而且在心动周期内可见上方的后外侧界嵴(图12.21b)。肺动脉显示在升主动脉的远端(图12.22)。探头进一步移向头侧时，可显示奇静脉口(图12.23)。

从三尖瓣环和右心室成像

探头置于房室交界处时可显示包括左右心室流入道的四腔心切面(图12.24)。探头置于右心室不同水平时，可显示左心室

(a)

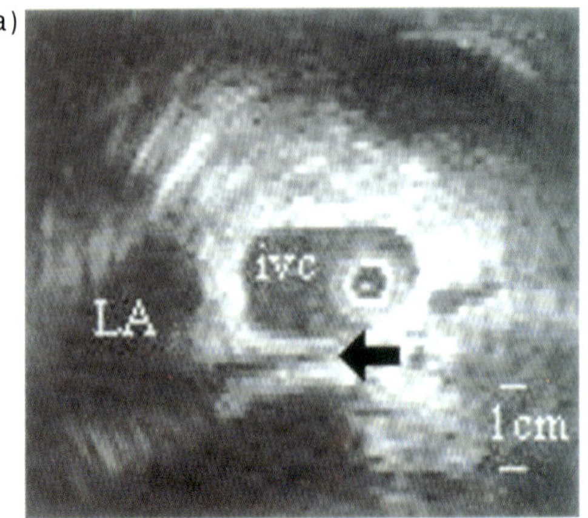

(b)

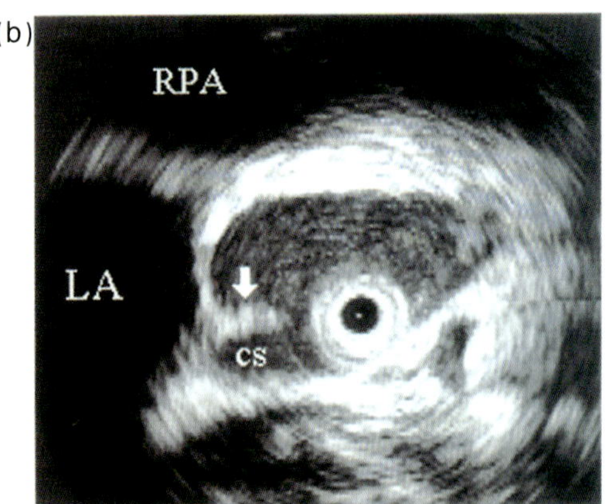

(c)

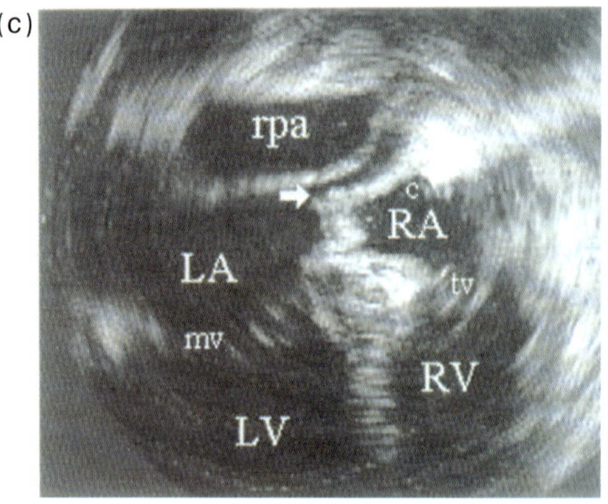

图12.16 猪的环形ICE图像，探头置于低位右心房(RA)，显示：(a)下腔静脉口(ivc)、冠状窦(箭头)和ivc正上方及其周围的左心房(LA)；(b)探头稍抬高后可见欧氏瓣(箭头)、冠状窦口(cs)，LA和右肺动脉(RPA)(图像半径=3cm)；(c)探头接近房间隔时可显示左心室(LV)和右心室(RV)流入道、右肺静脉（箭头）和右肺动脉（rpa)(图像半径=6cm)。

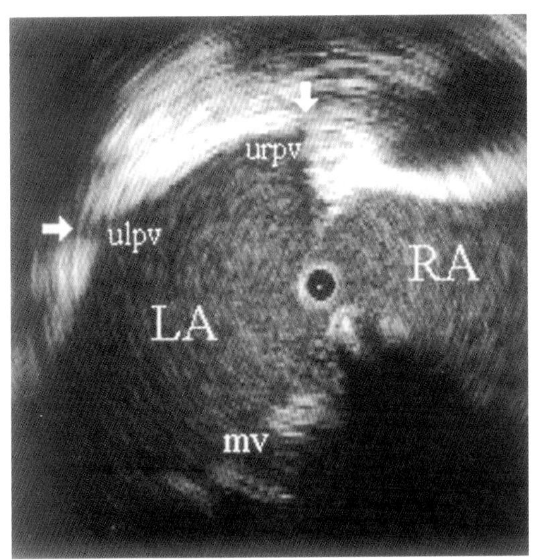

图12.17　猪的机械环形ICE图像，探头置于右心房(RA)内卵圆窝，显示出左心房(LA)以及左上肺静脉(ulpv)和右上肺静脉(urpv)口(图像半径=4cm)。mv：二尖瓣。

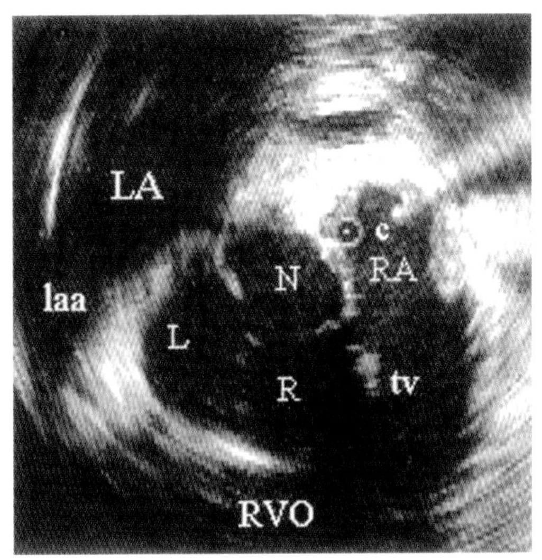

图12.19　猪的机械环形ICE图像，主动脉根部的短轴切面，显示出舒张期的主动脉瓣(图像半径=6cm)。c：导管；L：主动脉左冠瓣；LA：左心房；laa：左心耳；N：主动脉无冠瓣；R：主动脉右冠瓣；RA：右心房；RVO：右心室流出道；tv：三尖瓣。

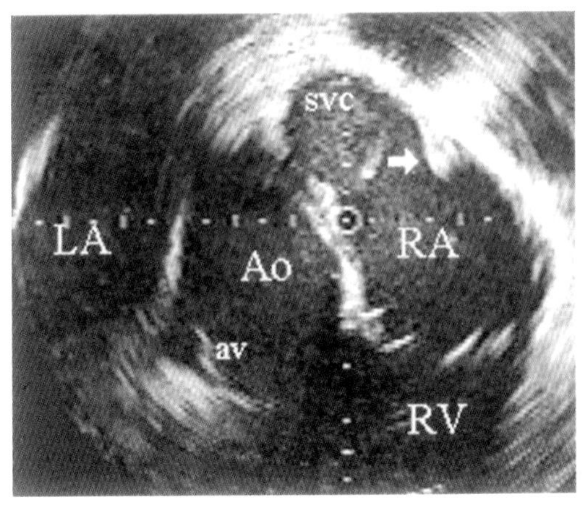

图12.18　猪的机械环形ICE图像，探头置于右心房(RA)中部前方，显示出后外侧界嵴(箭头)、主动脉根部(Ao)、左心房(LA)和上腔静脉(svc)后壁(图像半径=6cm)。av：主动脉瓣；RV：右心室。

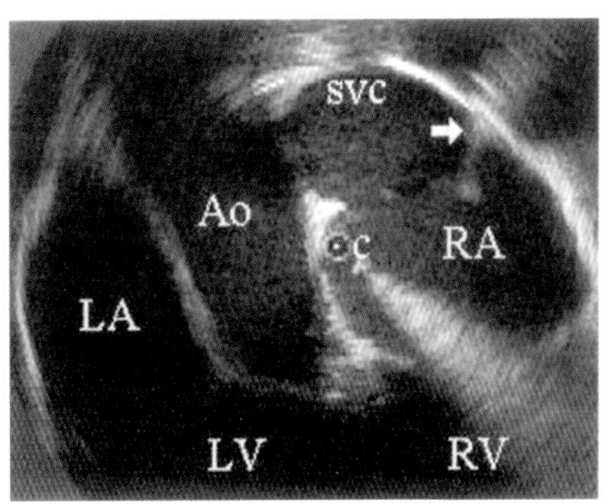

图12.20　猪的机械环形ICE图像，探头置于高位右心房(RA)中段，显示出在右心房(RA)与上腔静脉(svc)口交界部的升主动脉(Ao)和后外侧界嵴上部(图像半径=6cm)(箭头)。c：导管；LA和LV：左心房和左心室；RV：右心室。

的短轴切面，而且通过描记它在收缩期和舒张期的径线、面积或容量的变化，可以评价左心室节段性室壁运动和整体收缩功能评价(图12.25a和b)。

从主动脉根部和左心室显像

通过逆行股动脉入路或经间隔置管技术，可以获得左心结构的近视野图像。探头

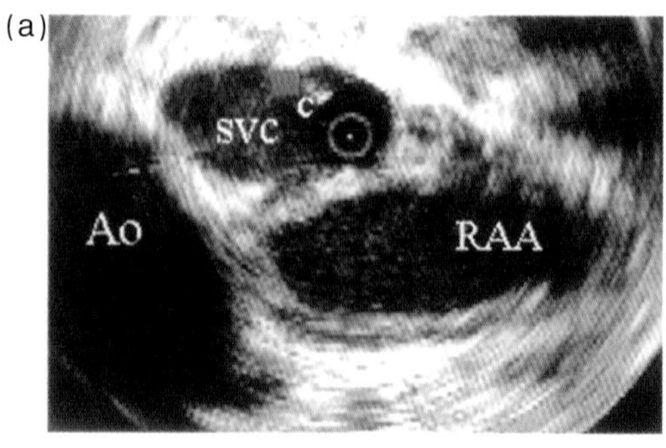

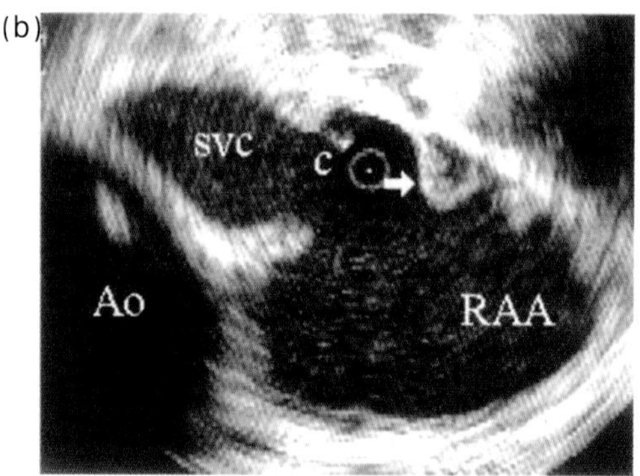

图12.21 猪的机械环形ICE图像，探头置于上腔静脉(svc)内，显示：(a)右心耳(RAA)和升主动脉(Ao)；(b)心动周期中后外侧界嵴上部(箭头)(图像半径=4cm)。

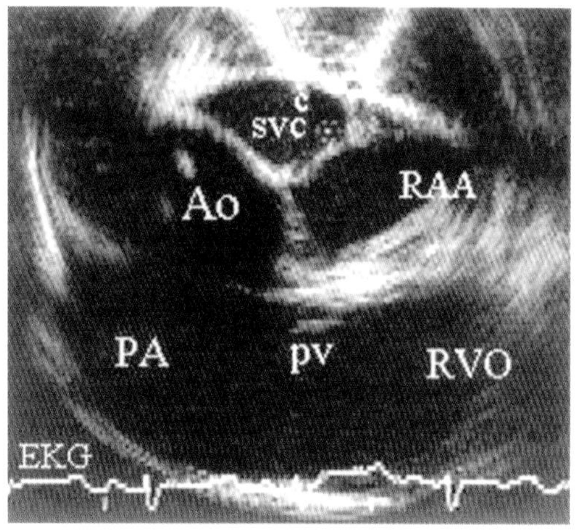

图12.22 猪的机械环形ICE图像，探头置于上腔静脉(svc)内，显示出位于升主动脉(Ao)远端的肺动脉(PA)长轴切面(图像半径=8cm)。c：导管；EKG：心电图；pv：肺动脉瓣；RAA：右心耳；RVO：右心室流出道。

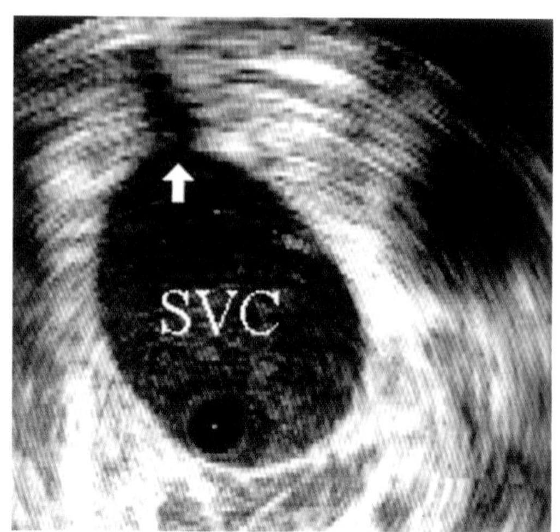

图12.23 猪的机械环形ICE图像，探头通过右侧颈静脉，放置在上腔静脉(svc)内，显示出奇静脉及其开口(箭头所示)(图像半径=3cm)。

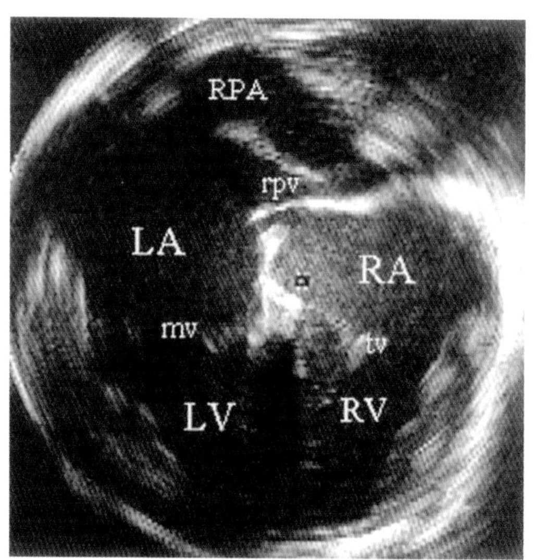

图12.24 猪的机械环形ICE图像，探头放置在房室十字交叉的右侧，显示出左心房和右心房(LA和RA)以及左心室和右心室(LV和RV)的四腔心切面(图像半径=8cm)。mv：二尖瓣；RPA和rpv：右侧肺动脉和肺静脉；tv：三尖瓣。

回撤到主动脉根部，可显示左侧冠状动脉主干开口及其近心段，以及主动脉根部周围的解剖结构(图12.26)。将探头定位在左

(a)

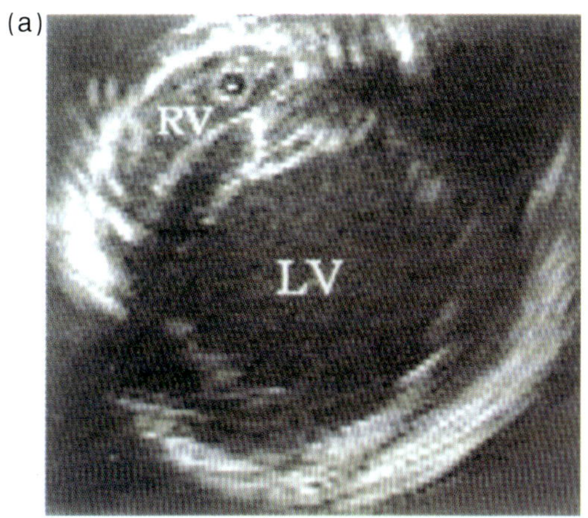

(b)

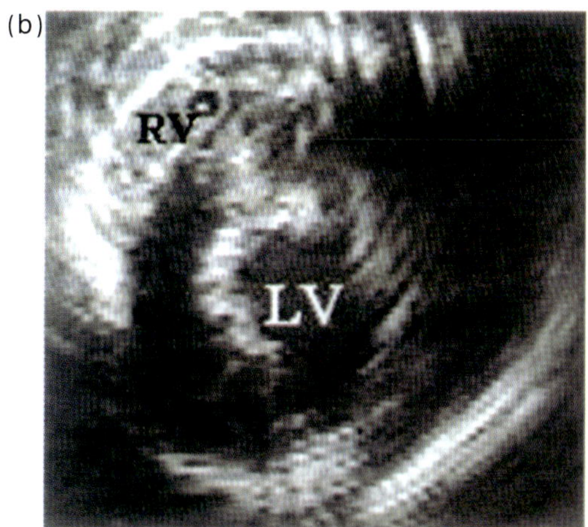

图12.25　猪的机械环形ICE图像，探头置于右心室(RV)内，显示：(a)舒张末期和(b)收缩末期左心室(LV)的短轴切面(图像半径=6cm)。

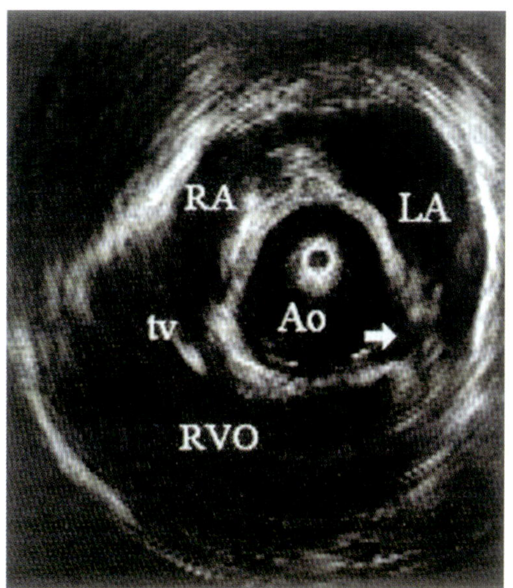

图12.26　猪的机械环形ICE图像，探头逆向放置在主动脉根部(Ao)，显示出冠状动脉左主干及其近端分支(箭头)，以及左心房(LA)、右心房(RA)和主动脉根部周围的右心室流出道(RVO)(图像半径=8cm)。

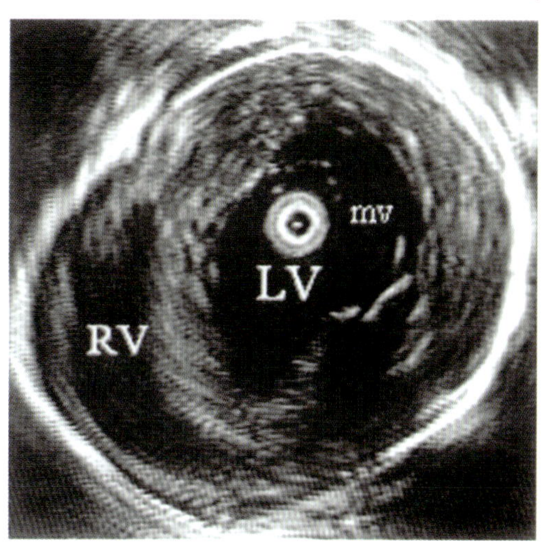

图12.27　猪的机械环形ICE图像，探头逆向置于左心室(LV)内，显示左心室(LV)和右心室(RV)的短轴切面。可对心室壁的厚度、心腔大小和面积进行评估(图像半径=6cm)。mv：二尖瓣。

心室时可获得成像导管的各个水平的短轴切面，从而可对左心室各节段壁厚、运动，心腔直径、面积和容积进行评价(图12.27)。

ICE引导下的经间隔穿刺术

ICE显像有助于引导经间隔穿刺术，并可改善经间隔操作的有效性和安全性。ICE提供的实时图像可以协助和引导穿刺针相对于房间隔及其邻近心脏结构的定位。猪模型的经间隔穿刺术在操作技术上比对人

(a)

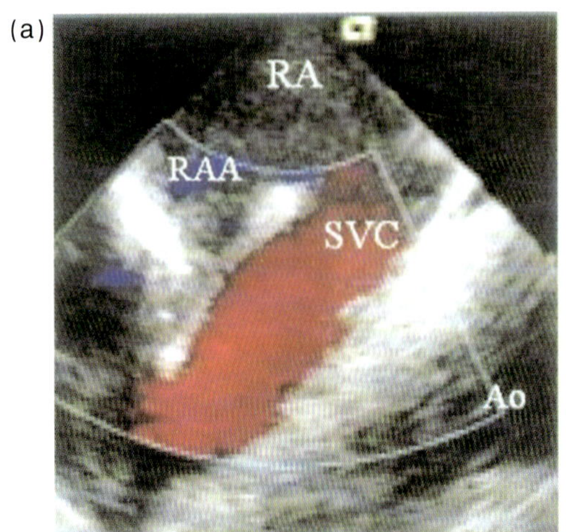

(b)

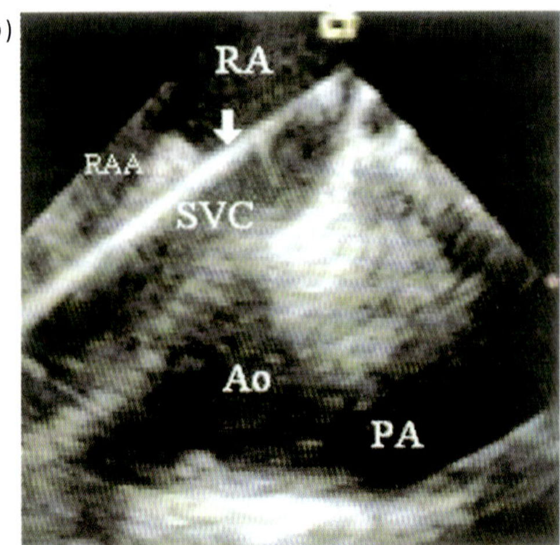

(c)

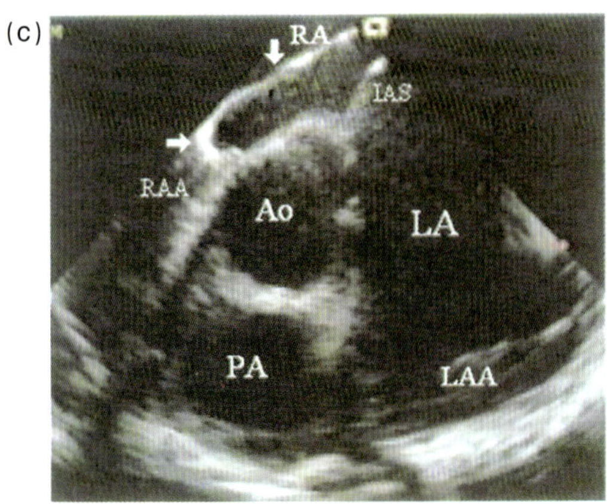

图12.28 猪的ICE图像,探头置于高位右心房(RA),显示:(a)上腔静脉(SVC,朝向右心房的红色血流)邻近右心耳(RAA);(b)导丝(箭头)位于上腔静脉内;或(c)在经间隔穿刺术过程中定位在RAA口处。Ao:升主动脉;IAS:房间隔;LA和LAA:左心房和左心耳;PA:肺动脉。

操作困难;单纯借助X线透视引导常出现操作失败和明显的并发症,包括肺动脉、冠状窦和左心室的损伤,以及心包积液。上述并发症可能是由于在对猪采用经下腔静脉送入导管时,经间隔导管与房间隔相互平行所致。应用实时X线透视显示时,完全依靠导管在心脏轮廓中所处位置来引导并不能明确这些解剖结构的位置关系。经间隔穿刺术应该从下腔静脉入路联合应用Mullins鞘/扩张器和Brockenbrough穿刺针来完成(见第五章)。活体内试验显示,不借助X线透视而应用AcuNav ICE显像来引导经间隔穿刺术是可行而且安全的,因为其可以清晰显示经间隔导管顶端与其相邻结构之间的关系[11]。不借助X线透视而应用ICE显像来引导经间隔穿刺术,可对下述每步操作进行充分的显示:(1)将导丝定位在下腔静脉内(图12.28a和b)或右心耳口的附近(图12.28c);(2)将Brockenbrough针定位在卵圆窝并穿过房间隔的(图12.29a和b);(3)确认穿刺后位于左心房的理想“靶位”(图12.29c)。

即使机械环形ICE应用了相对较高频

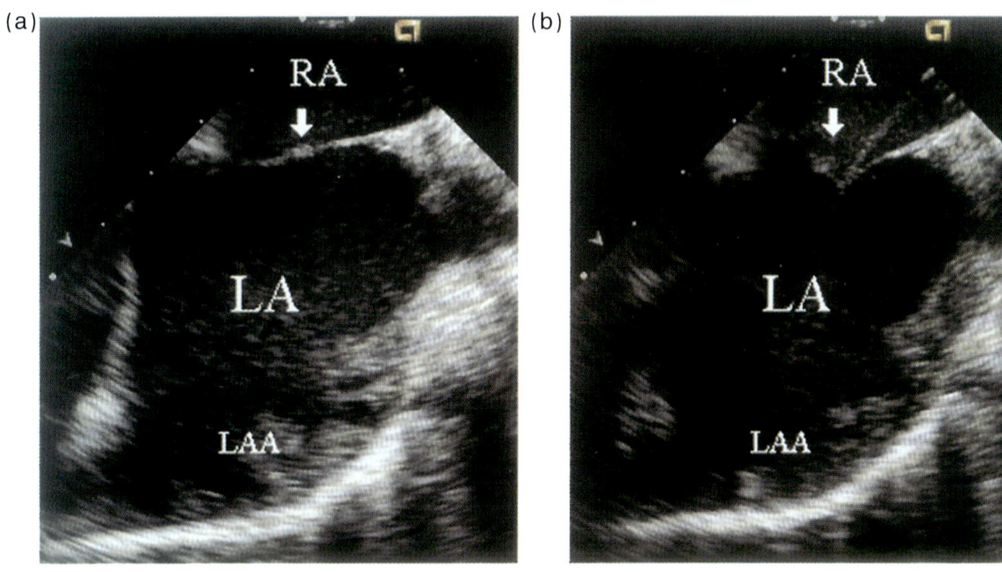

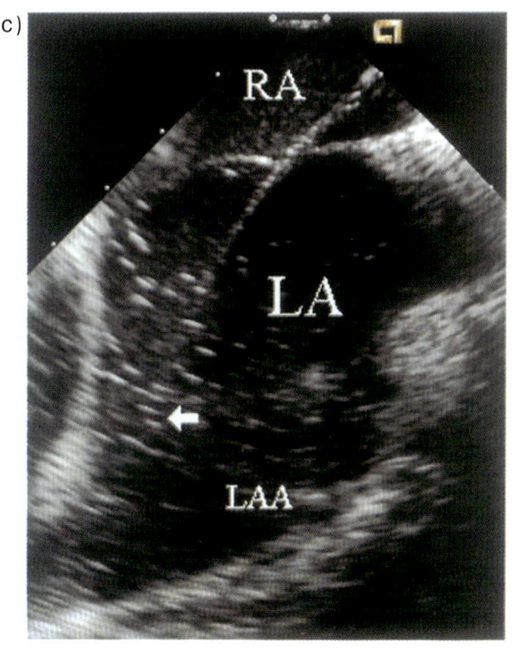

图12.29 猪的ICE图像,探头置于右心房(RA)中部,显示:(a)穿刺前的卵圆窝(箭头);(b)穿刺过程中穿刺针的穿过(箭头);(c)穿刺后理想的"靶位"(箭头)。用盐水冲洗导管使左心房(LA)内出现特征性的气泡,从而可确定鞘管在左心房的位置。LAA:左心耳

率(9MHz)的超声探头并且对左心结构的显像深度有限,也可以在经间隔穿刺术过程中,用来正确引导穿刺针的定位,将其置于卵圆窝上并从理想的方向进入左心房(图12.30a和b)。

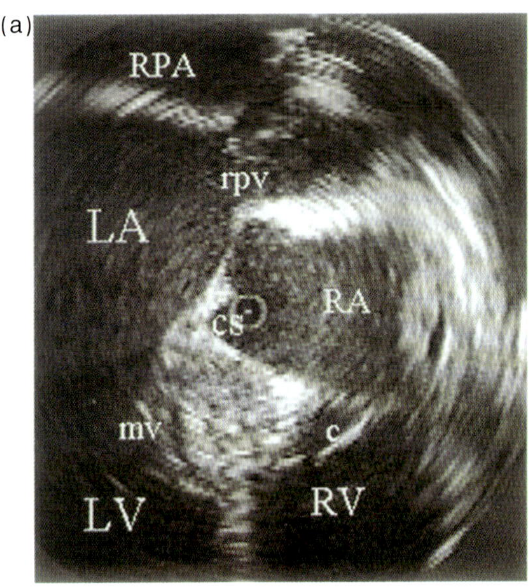

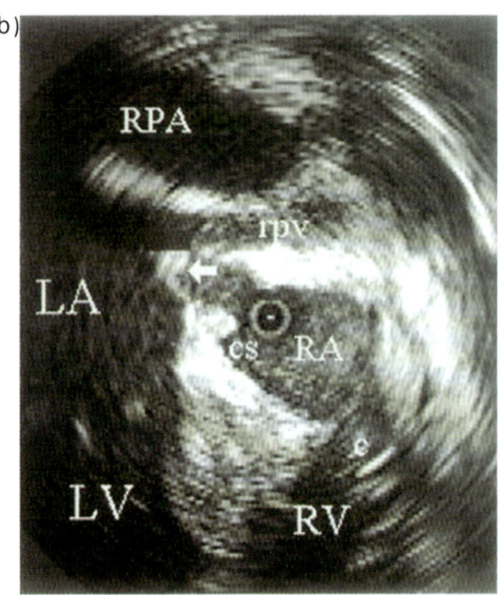

图12.30 猪的机械环形ICE图像，探头置于右心房（RA）内房间隔的卵圆窝附近，显示：(a)穿刺前位于冠状窦（cs）口正上方的卵圆窝；(b)在经间隔操作过程中穿刺针以理想方向（箭头）进入左心房（LA）（图像半径=4cm）。c：导管；LV和RV：左心室和右心室；mv：二尖瓣；RPA和rpv：右侧肺动脉和肺静脉。

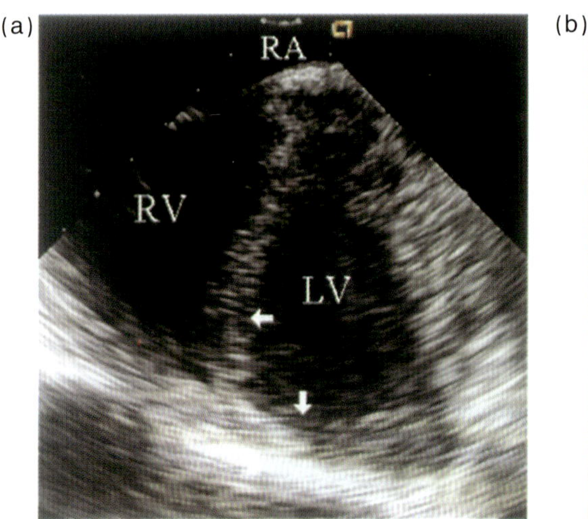

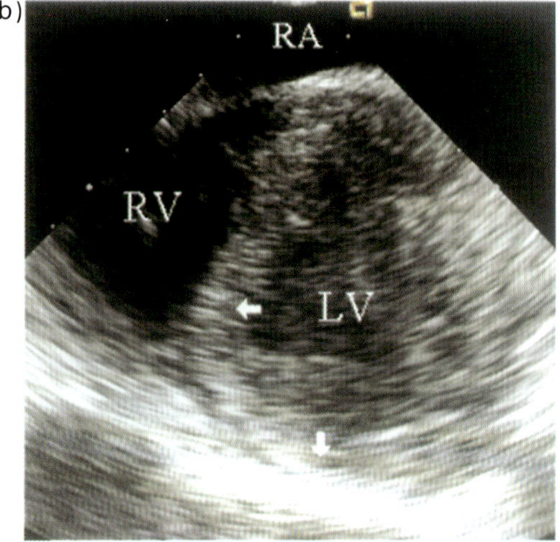

图12.31 心肌梗死愈合后猪模型的ICE图像，探头放置在右心房（RA）内房室交界处附近，显示出在前间隔部位左心室节段性室壁变薄、超声回声增强（瘢痕）和运动消失（两箭头之间）：(a)舒张期；(b)收缩期。

左右心房和左心室的射频消融术

正常和前壁心肌梗死后的猪模型

正常猪模型

重量为35~130kg的家养健康猪在操作前应至少空腹12小时，可随意饮水。在麻醉前20分钟应给猪肌肉注射氟哌利多

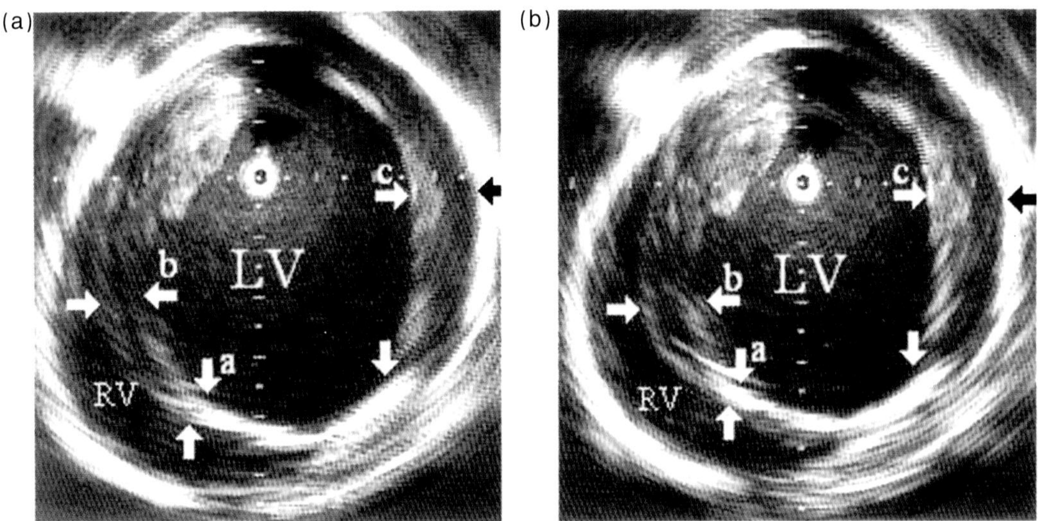

图12.32　心肌梗死愈合后猪模型的机械环形ICE图像，探头通过经主动脉逆行放置在左心室(LV)内，显示出左心室短轴水平左心室各节段壁厚的改变：心肌梗死45天后的(a)舒张末期和(b)收缩末期图像。两个向下箭头之间的前室间隔区域内可见左心室室壁变薄(3mm)、运动消失和超声回声增强(瘢痕)。左室室壁厚度尚可，但在室间隔其他部位(b，厚度7.5~10mm)和后外侧壁(c，10~13mm)有所降低(标尺每一格=5mm)。

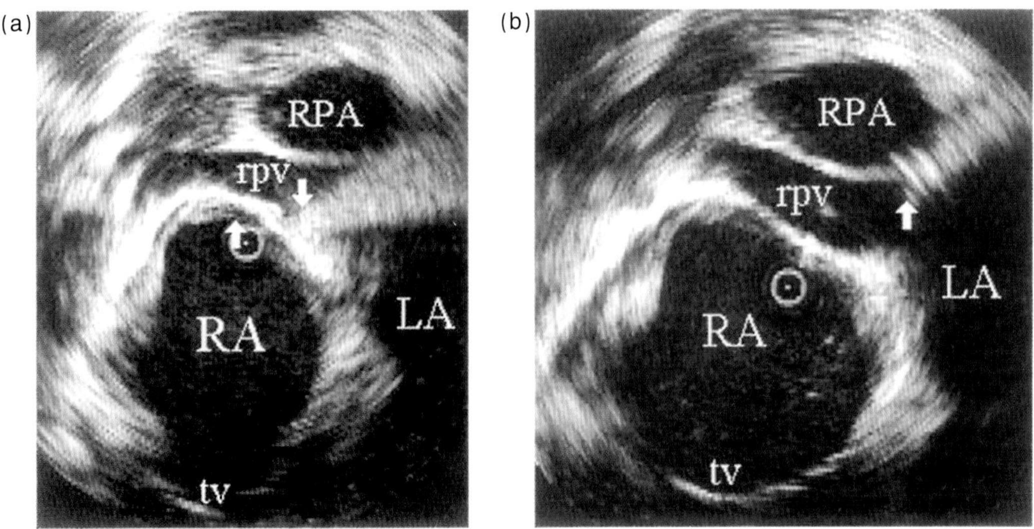

图12.33　猪的机械环形ICE图像，探头置于右心房(RA)内，显示：(a)右心房光滑的后壁区(向上箭头)，消融导管位于下缘(向下箭头)；(b)右肺静脉(rpv)口上缘及左心房(LA)远端的扇形伪影(图像半径=4cm)。RPA：右肺动脉；tv：三尖瓣。

(0.1mg/kg)和盐酸哌替啶(2mg/kg)，并进行心电图监测。而且须经静脉置管(耳缘静脉)，以便输注液体(0.9%生理盐水，10mg/h)或药物。术前用药是经静脉硫喷妥钠(10~12mg/kg)。在低氧状态和应用含异氟烷(2%~4%)的氧气(Ohio，30/70比例调节

(a)
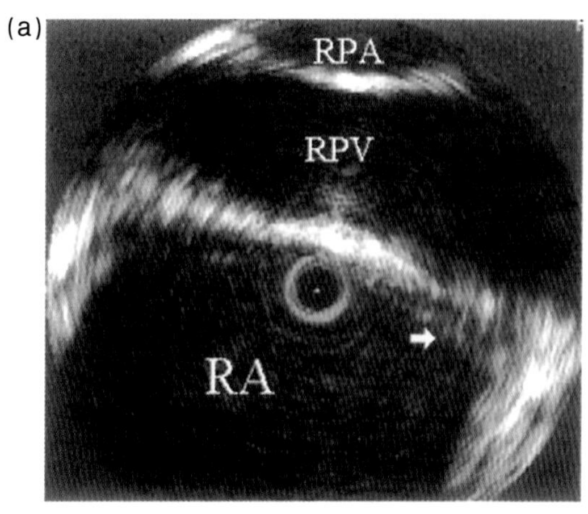

(b)
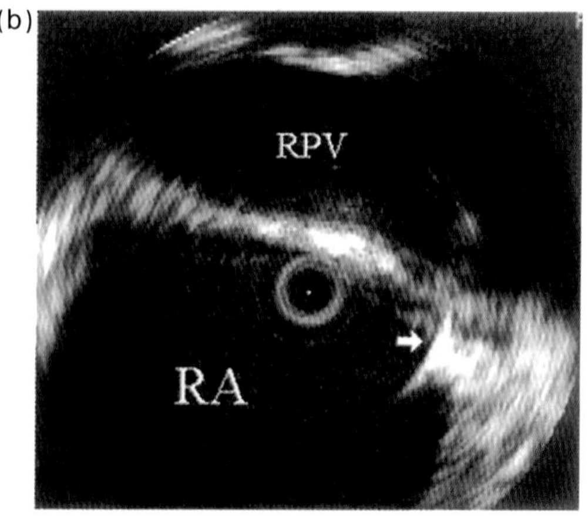

(c)
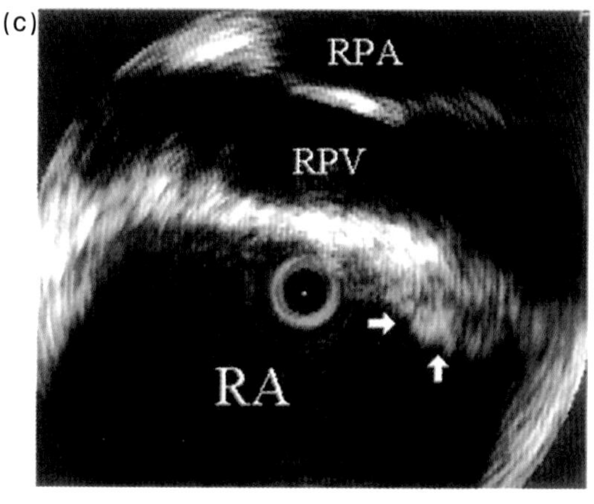

图12.34 猪的机械环形ICE图像，探头置于右心房(RA)内，显示：(a)基线处的后壁厚度(箭头，厚度=2.2mm)；(b)在消融过程中消融导管电极的位置；(c)射频消融后即刻室壁厚度增加(5.5mm)以及伴有凹陷和凹坑形成的超声回声增强(箭头)(图像半径=2cm)。RPA和RPV：右肺动脉和右肺静脉。

式麻醉机）维持麻醉之后行气管内插管[1,12]。而后对猪进行心房和心室心内膜的标测和消融。

前壁心肌梗死的猪模型

应采用水循环加热垫保证猪的体温。猪的闭胸心肌梗死手术[13,14]应按如下步骤完成：一整夜空腹并使用氯胺酮22mg/kg、乙酰丙嗪1.1mg/kg和阿托品0.05mg/kg肌肉注射进行术前给药后，进行气管内插管并吸入含异氟烷（60%）和N_2O（40%）的氧气实施全身麻醉。在整个过程中应监测动脉血气分析（视临床需要而定）并进行静脉输液。将一支9F鞘管应用Seldinger技术经皮放置于左侧股动脉内，以进行动脉血压监测并保持动脉通路。将一支8F AL1或2导管放置在冠状动脉左前降支（LAD）口处，并将一个2~2.5mm的动脉球囊送入LAD远端二级分支的位置。球囊充气30秒钟后（6 atm），将300μL琼脂糖凝胶珠(直径75~150μm；Bio -Rad实验室）稀释入1.5ml生理盐水后从球囊导管注入。将球囊放气，并撤出导管。通过心电图和血流动力学监测，评价前壁心肌梗死的进展情

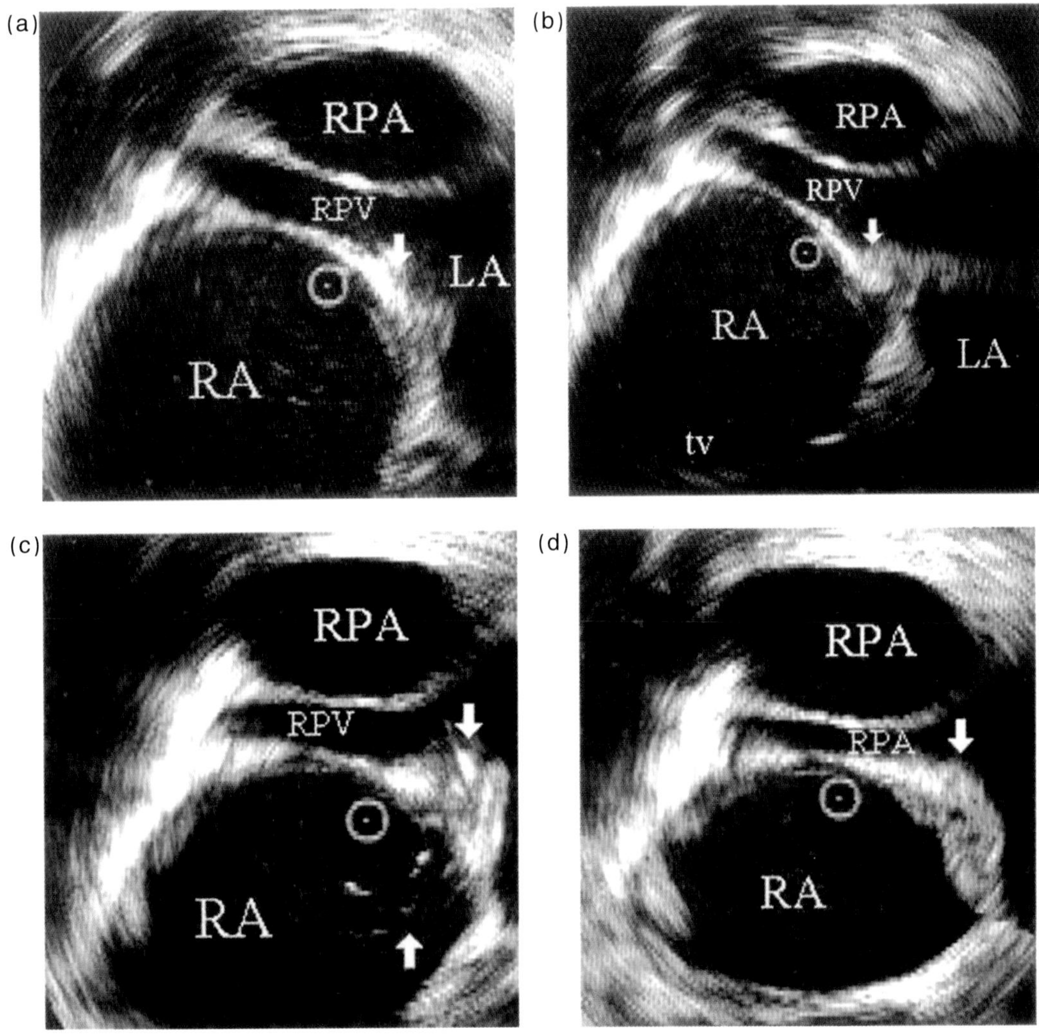

图12.35 猪的机械环形ICE图像,显示出右心房(RA)和左心房(LA)内的右肺静脉(RPV)图像。(a)消融前右肺静脉口的下缘(箭头,壁厚=4mm);(b)左心房内的消融导管电极(箭头);(c)在消融过程中,在右心房对侧出现室壁肿胀(向下箭头)及气泡(向上箭头);(d)消融后室壁厚度增加(箭头,6mm)(图像半径=4cm)。RPA:右肺动脉;tv:三尖瓣。

况。猪应保持在全身麻醉状态,直到梗死形成后30分钟再去除动脉鞘管,然后肌肉注射丁丙诺啡0.3mg以缓解猪在苏醒后的不适。拔除气管插管后,继续对猪进行观察直到其能够自主行走。梗死愈合6~10周后,对猪实施心内膜标测和消融。应用AcuNav(图12.31a和b)或机械环形ICE显像(图12.32a和b),可以发现累及左心室前间隔区的心肌梗死通常会愈合,但伴有室壁变薄、回声增强(瘢痕)和运动消失或运动障碍。

消融步骤

在全身麻醉下通过颈动脉和股静脉维

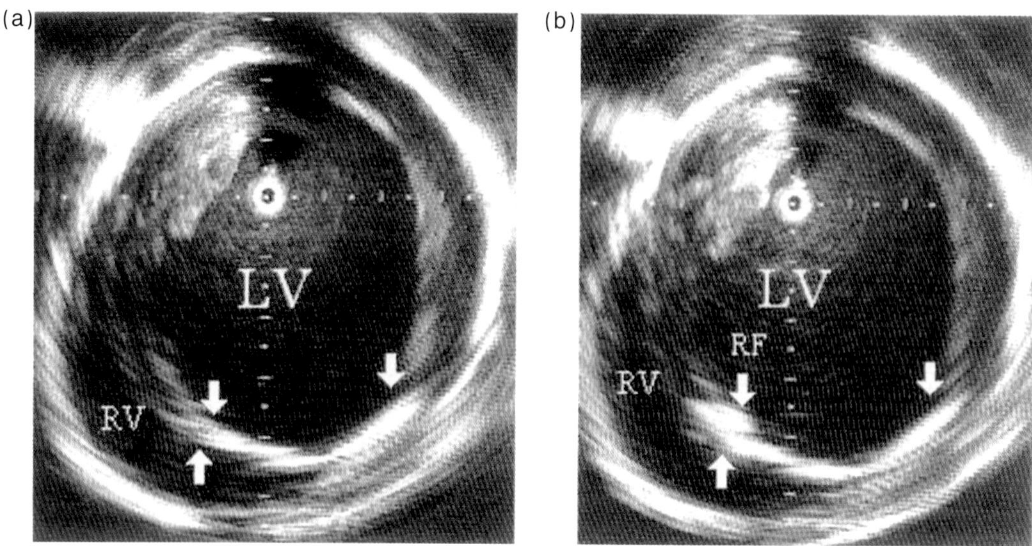

图12.37 猪模型左心室(LV)短轴水平的机械环形ICE图像，探头经逆行主动脉入路移到左心室，显示：(a)消融前梗死的前室间隔厚度变薄（两个向下箭头之间的厚度=3mm）伴无运动和回声增强；(b)病灶消融(RF)后伴梗死缘（两个相对箭头之间）处的壁厚增加(5~9mm)且回声增强。

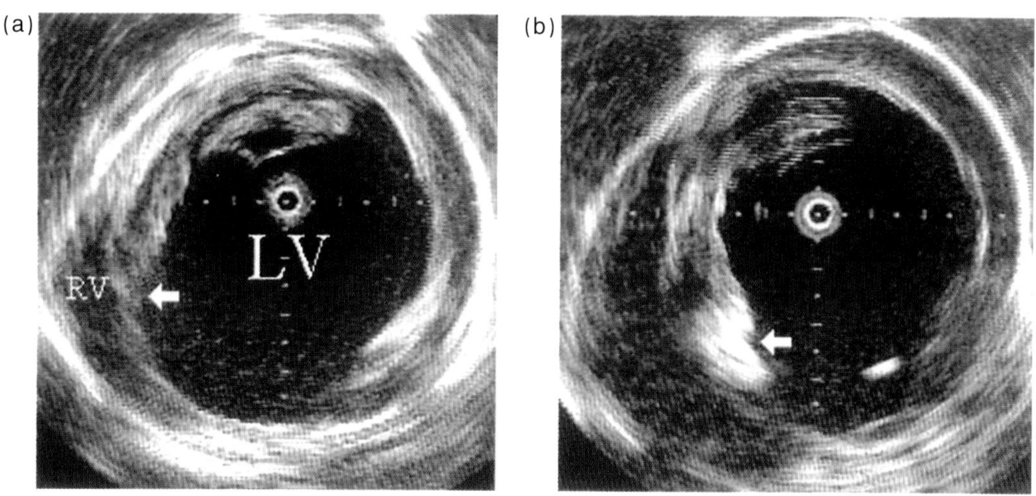

图12.37 前间隔心肌梗死猪模型左心室(LV)短轴水平的机械环形ICE图像，显示：(a)消融前梗死区边缘的前室间隔厚度(5mm，箭头)；(b)病灶消融后室间隔增厚(9mm)，且回声增强伴凹坑形成（箭头）。标尺每一格=5mm。RV：右心室。

持动、静脉通路。最初情况下，静脉给予肝素10 000单位，每90分钟重复给予一次。在ICE成像的指导下应用标准的4.5mm长的消融电极(Navistar，CARTO系统，Biosense Ltd，Israel)进行经间隔穿刺术时，在右心房平滑的后壁（图12.33a）和左心房邻近右上肺静脉口的后壁中部（图12.33a和b）造成一些离散性和（或）线性的射频病灶[12,15]。将一

(a)
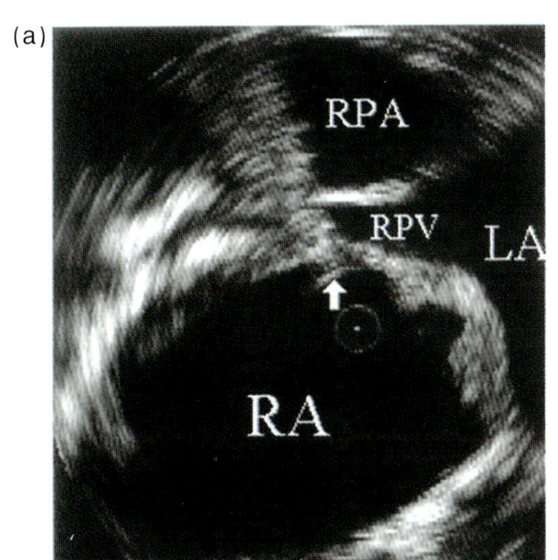

(b)
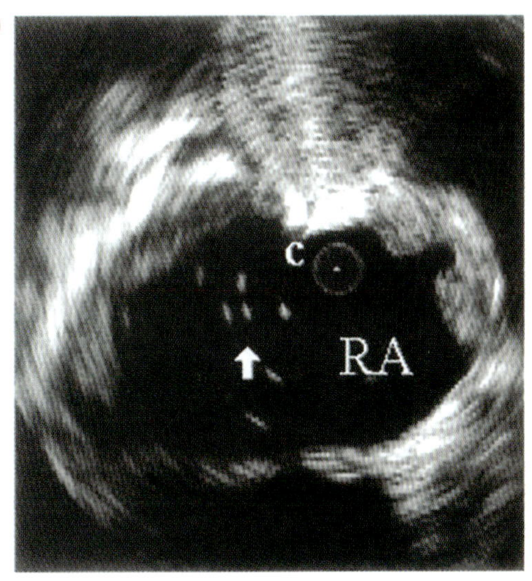

(c)
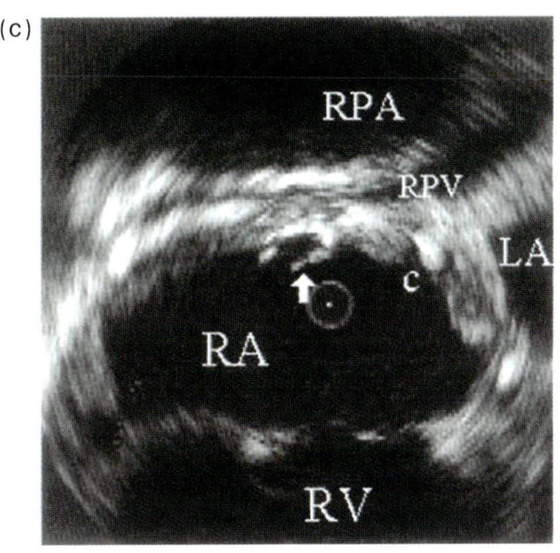

图12.38　猪模型右心房(RA)的机械环形ICE，显示：(a)消融前，消融导管(箭头)位于右心房后壁(厚度=2.5mm)；(b)消融过程中，右心房内出现气泡(箭头)；(c)病灶消融后房壁增厚(4mm)且出现声波增强的凹坑形成和血栓附着(箭头)(图像半径=3cm)。c：导管；LA：左心房；RPA和RPV：右肺动脉和右肺静脉。

种原型3.5mm，7Fr顶端经过灌注的热电偶导管(应用Rolerflex泵以30~40ml/min的速度给予室温生理盐水）或标准射频消融导管通过逆行经主动脉入路穿过股动脉和(或)颈动脉引入左心室。应用ICE引导的射频消融(30~50W，长达120s)可在梗死区边缘或正常左心室后/侧壁形成离散性和(或)线性的病灶[15-17]。应用ICE显像连续评价和监测导管与心房和左心室心内膜的接触情况及其稳定性，而且仅在用ICE监测电极与组织之间充分接触的情况下才释放射频消融能量。在消融过程中，有时需要应用X线透视进行导管的定位作为参照和比较。

心房和心室组织的损伤形态学改变

在活体内对损伤形成进行评价的功

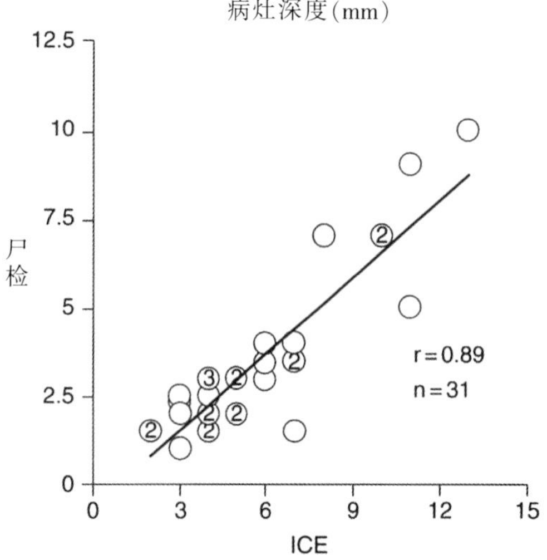

图12.39 猪模型的心腔内超声心动图(ICE)显示的射频消融后心房和左心室局部壁厚度与病理性病灶深度之间的相关性($p<0.01$)。经允许复制[15]。

表12.3 射频消融前后ICE显示的病灶部位壁厚及病理性病灶大小

	ICE 显示的壁厚(mm)			病理性病灶深度(mm)
	消融前	消融后	变化	
心房(n=24)	2.3±1.0	4.5±1.5	2.2±1.2	2.4±0.8
LV(n=7)	6.8±2.2	9.8±2.3	3.0±1.4	7.0±2.1

*$p<0.01$:消融前后相比。ICE:心腔回超声心动图;LV:左心室;RF:射频。经允许复制[15]。

表12.4 猪模型在射频消融后ICE测定的心房和上腔静脉的壁厚(n=7,80~120kg)

	高位RA	中位RA	低位RA	SVC	LA
基线(mm)	3.0±1.2	2.8±1.0	1.8±0.8	2.9±1.3	3.2±1.5
1分钟后(mm)	5.0±1.5	5.2±1.4	3.9±1.3	4.4±1.6	5.8±2.0
30分钟后(mm)	6.4±2.3	7.0±1.4	5.0±1.1	7.2±2.3	6.7±1.5
150分钟后(mm)	6.8±1.9	10.1±3.1	–	8.5±3.5	11.0±5.6

$p<0.01$:消融后与基线相比。ICE:心内起声心动图;LA:左心房壁厚;RA:右心室壁厚;SVC:上腔静脉壁厚。

能,在消融治疗的临床和实验应用中具有非常重要的价值[12,18,19]。目前,当射频手术并未终止心律失常时,很难鉴别到底是射频手术无效还是标测不够精确。ICE显像可以实时判定射频消融的损伤是否确实引起了下方组织的一系列形态学改变。在ICE引导下对12只大型猪(117~127kg)进行了右心房射频消融术(25~50W,或70℃,长达120s),形成了423个心腔内线性损伤和47个特殊分离损伤。研究显示,在一系列射频消融能量应用时,局部右心房壁的形态改变分为三级[18]:(1)Ⅰ级,与基线值相比,房壁增厚达120%,回声增强或混有正常回声,伴有房壁的肿胀和水肿;(2)Ⅱ级,出现凹隔,与基线值相比,房壁增厚达150%,回声增强或回声不均匀,伴有房壁水肿和抵抗加热引发的局部缺血;(3)Ⅲ级,凹坑形成,房壁增厚、无变化或变薄(与Ⅱ级相比),心内膜变粗糙偶尔可有血栓形成,中心减低而病灶表面/周围回声显著增强,还可伴有凝固性坏死、水肿等病理学改变。现已明确,治疗性射频消融可导致右心房(图12.34a–c)、左心房(图12.35a–c)和心室(图12.36a和b)出现损伤,包括心壁肿胀、压痕、凹坑形成(图12.37a和b),以及ICE显像可探查到的回声改变或者偶见血栓形成(图12.38a–c)[8,12,15–20]。ICE显像所观察到射频消融引起的心肌壁厚度的改变与心房($r=0.85, p<0.01$)和左心室($r=0.85, p<0.005$)尸检测定的病理性病灶深度有关(表12.3和图12.39)[15]。有文献对ICE测定的射频消融后在不同的心房部位的心房壁厚度进行了研究,包括高位、中位和低位右心房,以及上腔静脉和左心房(表12.4)[19]。心房壁对消融治疗反应的主要特征包括:与基线值相比心肌壁相对增厚,在消融后1分钟内电极与心内膜接触点部位出现心内膜

轮廓变形,此改变向四周逐渐减轻。消融后30min和150min时,心肌壁增厚程度加重且更为弥漫[19]。类似的形态学改变也可见于应用灌注顶端的导管和标准导管对前壁心肌梗死愈合后的猪模型进行射频消融引起的左心室壁肿胀[16,17]。此外,正如ICE显像所证实,与标准射频消融方法相比,灌注导管射频消融手术所导致的心肌壁厚度和组织回声的改变更大(表12.5)[16]。由于可以用ICE显像技定量测定的组织参数变化直接

表12.5 射频消融前后用灌注导管和标准导管在损伤部位测量的左心室壁厚

壁厚(mm)	灌注导管		标准导管	
	间隔/前方	梗死区 *	间隔/前方	梗死区
消融前	8.5±1.4	5.9±1.8	8.6±2.8	5.0±1.0
消融后 1 分钟	10.3±1.8	8.3±2.3	9.9±2.7	5.6±1.1
差值	1.8±1.4	2.4±1.6	1.3±0.7	0.6±0.2
△%(与消融前相比)	21.2	40.7	15.1	12.0

*$p<0.0007$:与用标准导管的梗死区相比。经允许复制[16]。

(a)
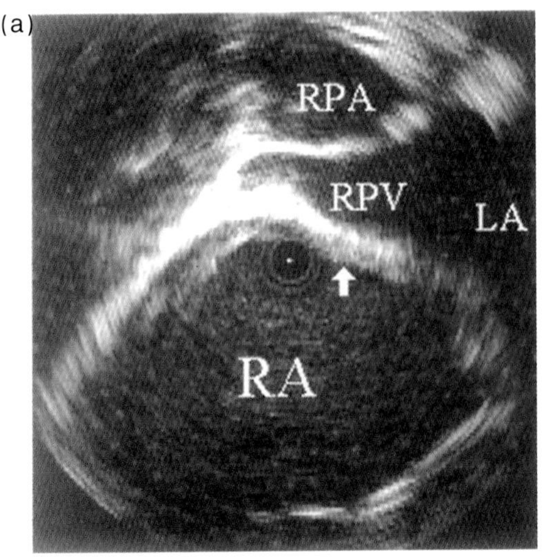

(b)
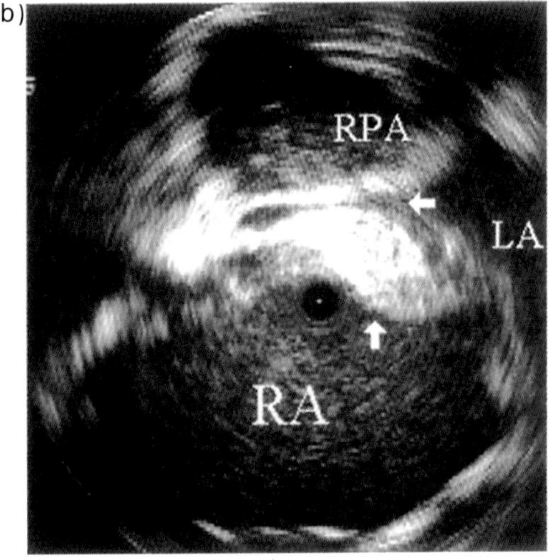

图12.40 猪模型右心房(RA)和邻近右上肺静脉(RPV)的机械环形ICE图像,显示:(a)消融前的右心房后壁(箭头,厚度=3mm);(b)射频消融损伤后,房壁增厚(11mm,向上箭头)以及回声增强伴邻近RPV管腔狭窄(向左箭头)(图像半径=3cm)。LA:左心房;RPA:右肺动脉。

表12.6 12只猪中右心房线性射频消融后右心室壁厚和邻近右肺静脉腔径的进展

(mm)	消融前	消融后	1 周	1 个月	2 个月	3 个月
壁厚	1.8±0.6	6.1±1.1*	4.2±0.5*	1.8±0.2	2.5±0.7	2.7±0.6
腔径	7.5±1.7	5.0±1.5*	4.5±0.7	6.3±1.0	5.8±2.5	8.1±3.6

*$p<0.05$:与消融前相比。

(a)
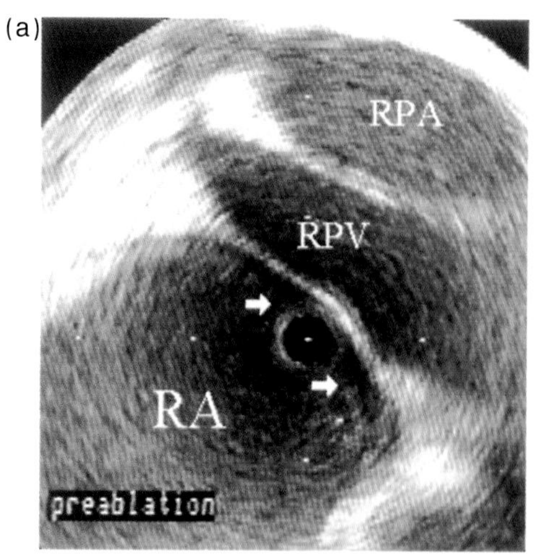

(b)
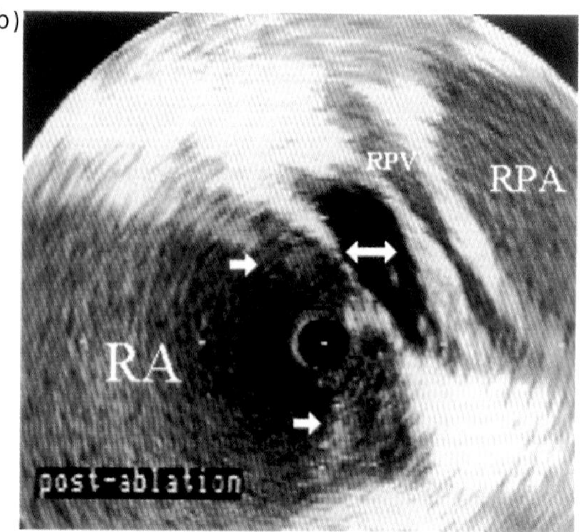

(c)
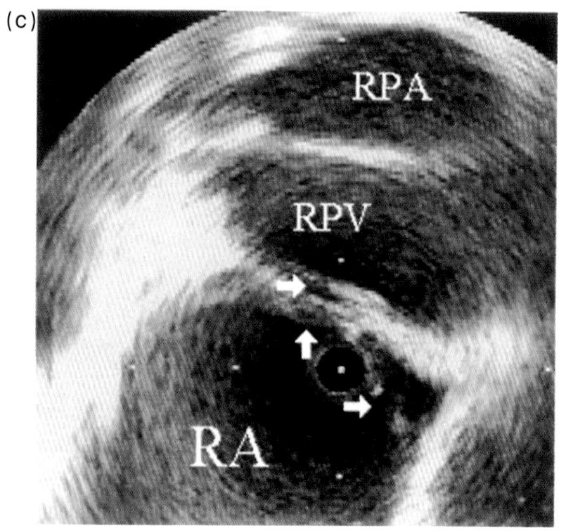

图12.41 健康猪模型右心房(RA)和邻近右上肺静脉(RPV)的机械环形ICE图像,显示:(a)基础状态下右心房后壁的厚度(2.2mm和2.6mm,箭头)以及RPV管腔内径(6.2~9.0mm);(b)消融后即刻,房壁增厚(4.8mm和6.9mm),RPV腔径变小(1.8~1.7mm)及无回声间质区的形成(5mm,双向箭头);(c)消融1周后,右心房后壁变薄(3.2mm和7.0mm),但仍明显大于基线值,RPV管腔内径恢复到基线值(8.0~9.0mm),而且二者之间仅存在极小的间质区(上方的右向箭头)。标尺每一格=8mm。RPA:右肺动脉。

表12.7 在猪的心肌梗死模型(n=87)中射频消融伴发的左心室壁厚改变和节段性缩短分数(85处病灶)

	室间隔		前例		外侧/后侧	
	THK(mm)	FS(%)	THK(mm)	FS(%)	THK(mm)	FS(%)
消融前	9.2±3.0	32±25	6.8±1.9	40±24	10.7±2.0	49±29
消融后 1 分钟	11.6±3.8	14±12	8.5±2.2	29±26	11.9±2.4	25±20
*p 与消融前相比	<0.003	=0.06	<0.001	<0.003	<0.0001	<0.02

THK:厚度;FS:缩短分数。

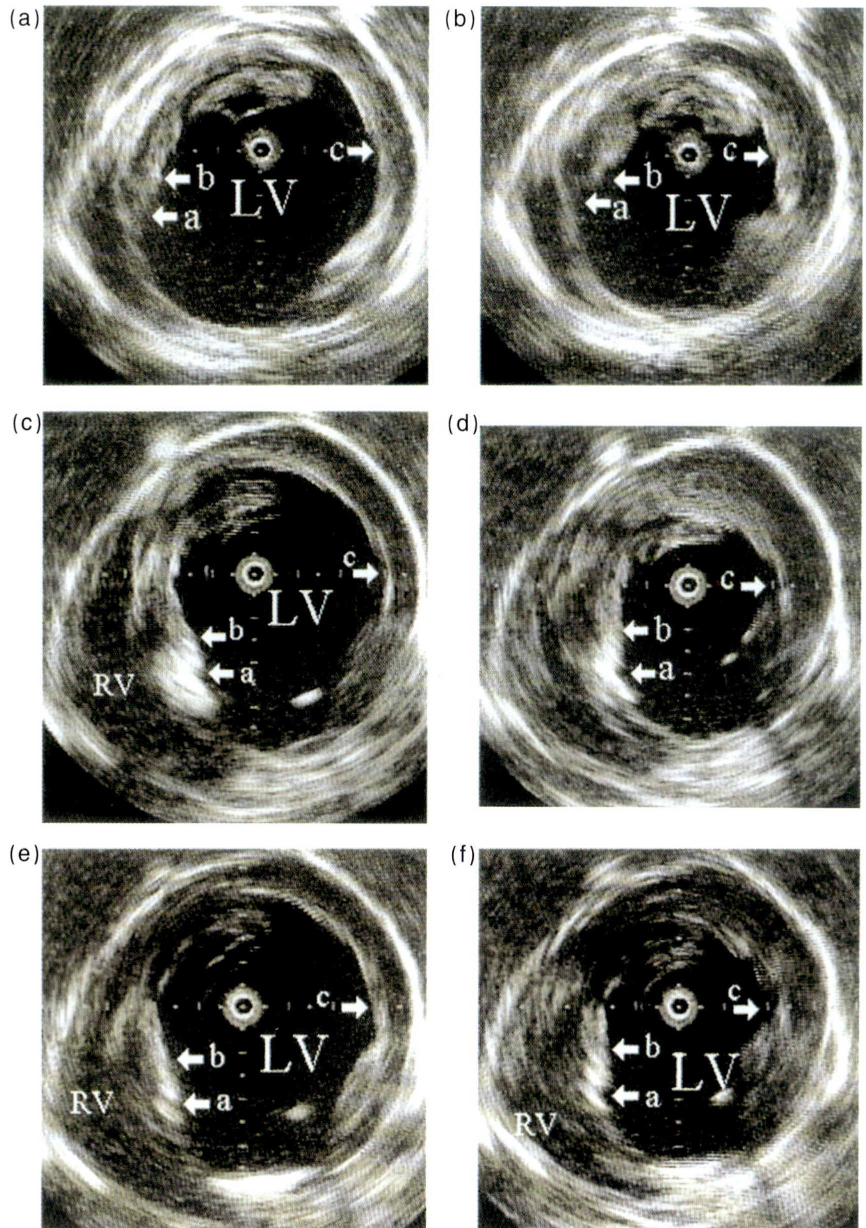

图12.42 前间隔心肌梗死猪模型左心室(LV)的短轴切面和机械环形ICE图像,显示出梗死边缘区消融部位的壁厚(a,箭头)、邻近消融部位1cm处的壁厚(b,箭头)和相对部位的正常室壁(c,箭头):(a)舒张末期("a"处壁厚=5mm;"b"处壁厚=11mm;"c"处壁厚=10mm);(b)消融前的收缩末期("a"=5mm;"b"=12.5mm;"c"=17mm);(c)消融伴发的壁厚变化——在舒张末期壁厚增加及回声增强,以及在"a"处有凹坑形成;(d)收缩末期("a"=9mm;"b"=15mm;"c"=14mm);消融后即刻;(e)消融后30分钟舒张末期("a"=9mm;"b"=14.5mm;"c"=7.5mm)。("a"=9mm;"b"=14mm;"c"=9mm);和(f)收缩末期("a"=9mm,"b"=17.5mm,"c"=15mm)。消融病灶形成即刻消融位"a"远端的正常室壁伴有形态改变且缩短分数从70%增至86.7%,而邻近室壁"b"处的节段性室壁缩短分数从13.6%降至3.4%,在30分钟后恢复到消融前水平("b"点为25%,而"c"点为66.6%)。

表12.8 在心肌梗死的猪模型中射频消融引起的左心室壁厚及室壁节段性运动功能的改变

	消融前	射频消融损伤后			
		1min	30min	60min	90min
壁厚(mm)	7.7±1.8	9.6±2.0*	11.0±2.0*	12.2±2.0*	12.3±2.1
缩短分数(%)	29±13	16±10*	27±11	27±12	27±12

*$p<0.05$:与消融前的值相比。经允许复制[5]。

(a)

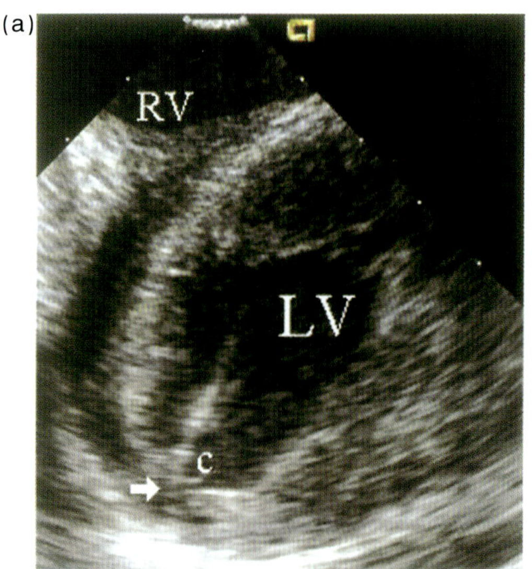

(b)

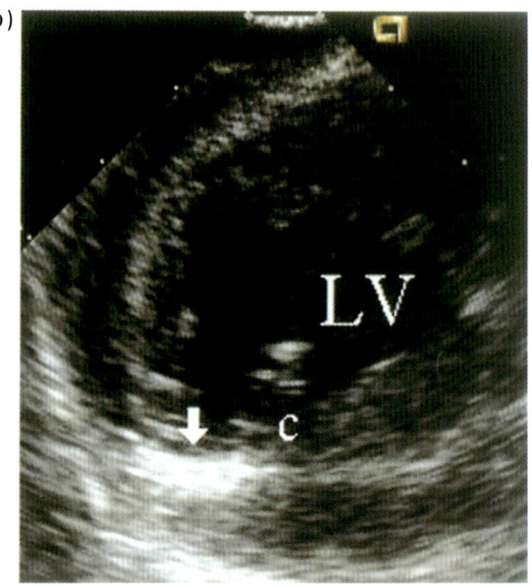

图12.43 猪的左心室(LV)短轴切面的ICE图像,探头置于右心室(RV),显示:(a)消融前位于心内膜下的导管(c)穿刺针(箭头);(b)酒精注射和导管(c)撤出后即刻出现伴有回声增强和心肌壁增厚的壁内消融损伤(箭头)。

表12.9 猪的左心室心肌乙醇损伤的形态特征

穿刺针类型	病灶容积(mm^3)	病灶深度(mm)	距心内膜深度(mm)
单孔型	1910±1066*	8.9±3.3*	1.8±1.2*
多孔型	825±753	4.9±2.5	0.3±0.7

*$p<0.05$ 和 **$p<0.01$:与多孔型相比。经允许复制[32]。

反映病灶的大小,因此ICE显像有助于在使用灌注导管射频手术时对释放的能量进行"计量"。

右心房壁肿胀对邻近肺静脉管腔狭窄及其消退的影响

在大型猪和人类实验中均发现,右心房线性射频消融可造成持续性房壁肿胀以及邻近肺静脉和主动脉壁的水肿[21]。ICE对12只健康猪显像研究发现,右心房后壁的线性射频消融即刻产生邻近右上肺静脉壁肿胀,导致肺静脉管腔内径缩小(图12.40a和b)[22]。在术前、消融后即刻及随后的1周、1个月、2个月和3个月时分别测量出右心房

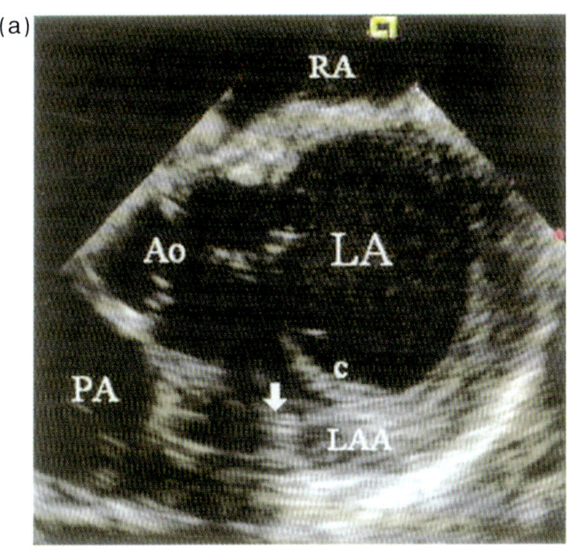

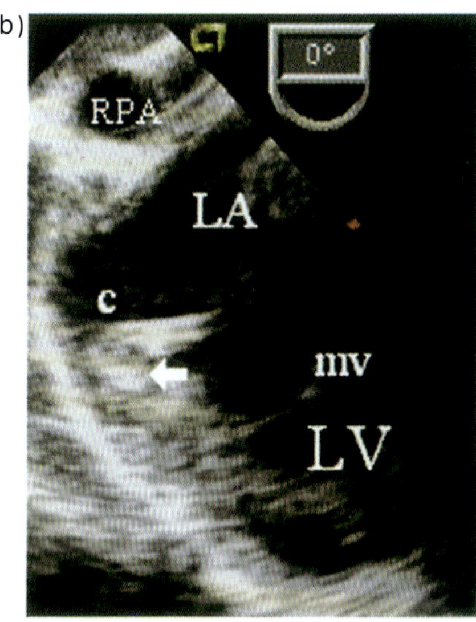

图12.44　猪左心房(LA)的ICE图像,显示:(a)经回撤导管(c)注射凝血酶后在左心耳(LAA)内形成的血栓(箭头);(b)经食道超声心动图在左心耳内也显示出血栓(箭头)和导管(c)。Ao:主动脉根部;LV:左心室;mv:二尖瓣;PA:肺动脉;RA:右心房;RPA:右肺动脉。

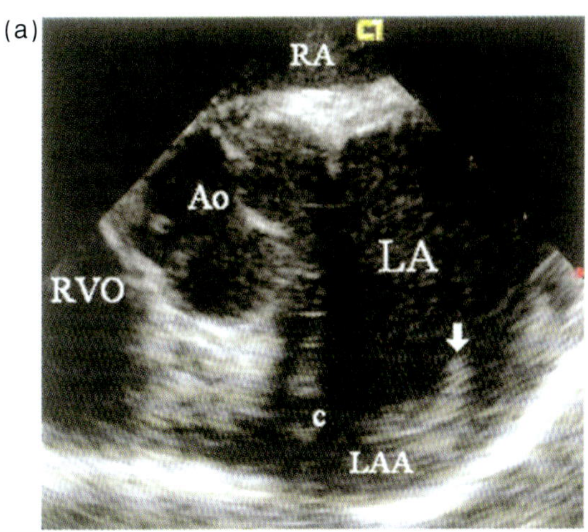

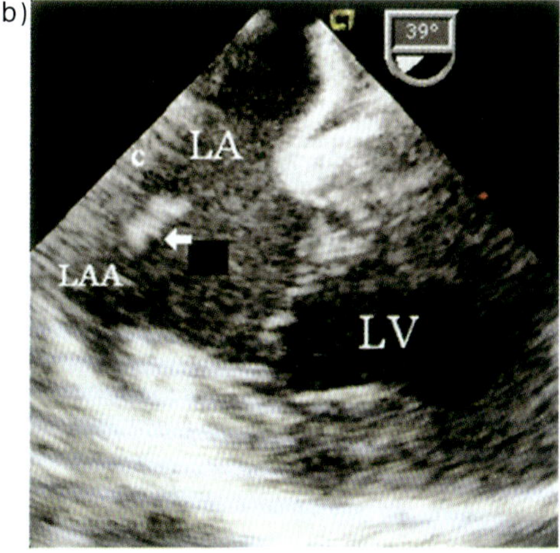

图12.45　未行抗凝治疗的猪的左心房(LA)ICE图像,显示:(a)在左心耳(LAA)置入导管/鞘管(c)后形成的血栓(箭头);(b)经食道超声心动图也可对血栓(箭头)进行显像。Ao:主动脉根部;LV:左心室;RA:右心房;RVO:右心室流出道。

后壁厚度和邻近右肺静脉管腔内径(表12.6)。这些结果表明,右心房壁增厚以及其邻近的右肺静脉管腔缩小的程度在早期最大,而且更为重要的是,这些病灶的形态学改变在1个月后是可逆转的(见图12.41a–c)[22]。

病灶形态学改变伴发的左心室节段性室壁运动

ICE显像可以通过缩短分数(%)(收缩末期和舒张末期的壁厚差/舒张末期壁厚)

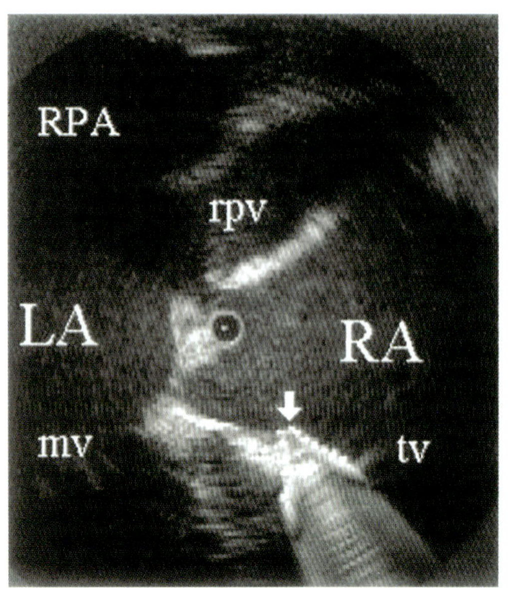

图12.46 猪右心房(RA)的机械环形ICE图像,显示超声心动图转发器尖头(箭头)示出消融电极定位在三尖瓣环(图像半径=4cm)。LA:左心房;mv:二尖瓣;RPA和rpv:右肺动脉和右肺静脉;tv:三尖瓣。

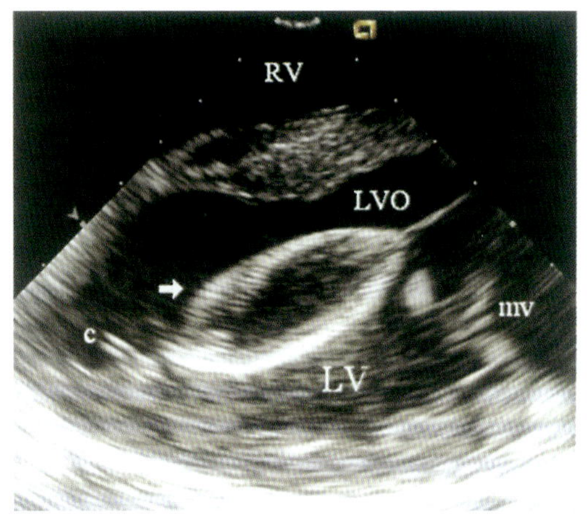

图12.47 猪左心室(LV)的长轴位ICE图像,探头放置在右心室(RV),显示标测电极定位于左心室内流出道(LVO)附近。c:导管;mv:二尖瓣。

对节段性室壁运动功能进行评价。在前间隔心肌梗死的猪模型中,ICE显像引导下的左心室线性射频消融病灶可引起室壁增厚

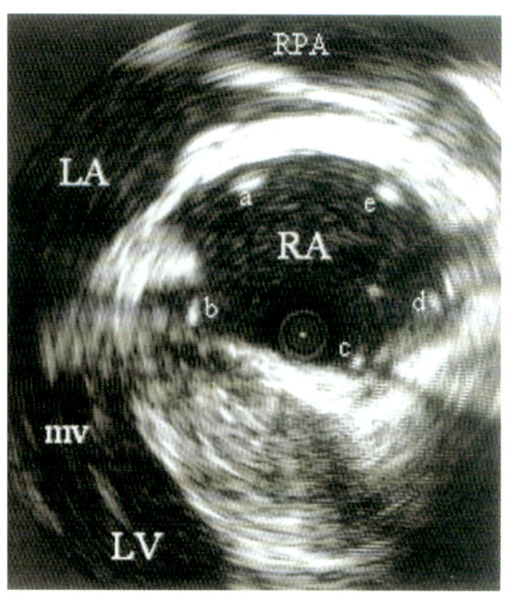

图12.48 猪的右心房(RA)机械环行ICE显像,示出位于右心房内心室标测篮状导管 (50极,CordisWebster,Baldwin Park,CA)的5个极(标记为"a,b,c,d,e"),电极"b"位于冠状窦口,电极"e"位于界嵴(图像半径=3cm)。mv:二尖瓣;LA:左心房;LV:左心室;RPA:右肺动脉。

(表12.7)[23],以及消融部位和邻近(1cm)消融部位正常心肌的节段性室壁缩短分数立即降低,如ICE显像所见(图12.42a–d)。功能恢复所需时间较短, 在30分钟内缩短分数即可恢复到消融前水平 (图12.42e和f)(表12.8)[17]。对侧或远端室壁节段的缩短分数可有功能代偿性增加。

左心室酒精消融术

损伤大小和特定损伤深度的限制往往会降低应用射频能量进行导管消融的有效性。现已证实,无水乙醇可用于非手术性心肌组织消融,用以治疗心律失常[24–28]和肥厚性梗阻性心肌病[29–31]。对9只猪 (36~40kg)在实时ICE引导下采用一种新的注射

导管直接把乙醇(0.5ml)经壁内注入左心室心肌进行了心肌消融治疗安全性和有效性的评价，此种导管包括一个配备27号可延伸/回缩的穿刺针 (MyoStar™,Biosense-Webster,Diamond Bar,CA)的8Fr可转向导管[32]。ICE显像可用于引导导管的定位,可在穿刺之前和之后确保导管的理想接触,并可评价壁内消融损伤的形态和测量其大小。酒精注射可诱发心肌"靶位"壁内消融损伤(n=86),损伤全部在穿刺针附近,其特征有回声增强、室壁变薄(图12.43a和b)。在穿刺针穿刺或损伤形成时未见损伤部位血栓形成、心肌穿孔或室性心律失常,但是在穿刺针进针时曾见单个的室性期前收缩,因此可据此明确在心肌内的满意定位。与具有一系列4个激光打孔的多孔针相比,单孔针所致的病灶更大且更深(见表12.9)[32]。猪模型的研究结果表明,乙醇注射确实有助于进行选择性的导管消融手术，因为损伤越深可能的成功率就会越高。

左心耳血栓猪模型

为了评价ICE诊断左心耳内血栓的能力而建立了猪的血栓模型。在ICE显像指导下经间隔穿刺术通过8Fr导管鞘将标准的冠状动脉导管(AL1)送入左心耳。在4只应用肝素抗凝治疗的猪中,将凝血酶(250~500IU)注入左心耳以便形成血栓,在2只未行抗凝治疗的猪中,左心耳内导管鞘顶端自发形成两个血栓(图12.45a和b)。ICE显像检测的左心耳血栓大小为0.7±0.9cm^2(0.2~2.6cm^2),经食道超声心动图探查的大小为0.8±1.2cm^2(0.2~3.2cm^2)[11]。在这项猪模型实验中,ICE探查左心耳内血栓的能力可与经食道超声心动图相比。ICE还被认为可用于探查不能完成经食道超声心动图检查或准备行心房纤颤消融手术的窦性节律患者的左心耳血栓。

导管相应装置的应用

超声心动图的转发器

在健康猪(n=15)和前间隔心肌梗死猪模型(n=5)进行射频消融的过程中对配有超声心动图转发器的商用消融导管进行的研究表明,它提高电极的定位[33]。ICE图像的信号以箭头形式表示(图12.46),箭头的顶端代表消融电极的中心。结果表明,超声心动图由转发器引导的导管消融可行且准确,尤其适用于正常心内膜的定位。

篮状导管

ICE已经用于检验和引导各种篮状导管在不同心腔中心内膜靶点的定位 (图12.47)。实时ICE显像是确认极/电极与心内膜组织相接触和每个篮状电极具体位置的重要工具(图12.48)。

参考文献

1 Ren JF, Schwartzman D, Lighty GW, *et al.* Multiplane transesophageal and intracardiac echocardiography in large swine: imaging technique, normal values, and research applications. *Echocardiography* 1997; **14**: 135–147.

2 Seward JB, Khandheria BK, McGregor CGA, Locke TJ, Tajik AJ. Transvascular and intracardiac two-dimensional echocardiography. *Echocardiography* 1990; **7**: 457–464.

3 Valdes-Cruz LM, Sideris E, Sahn DJ, *et al.* Transvascular intracardiac applications of a miniaturized phased-array ultrasonic endoscope: initial experience with intracardiac imaging in piglets. *Circulation* 1991; **83**: 1023–1027.

4 Schwartz SL, Pandian NG, Kumar R, *et al.* Intracardiac echocardiography during simulated aortic and mitral balloon valvuloplasty: *in vivo* experimental studies. *Am Heart J* 1992; **123**: 665–674.

5 Seward JB, Packer DL, Chan RC, Curley M, Tajik AJ. Ultrasound cardioscopy: embarking on a new journey. *Mayo Clin Proc* 1996; **71**: 629–635.

6 Ren JF, Schwarttzman D, Michele JJ, *et al.* Lower fre-

quency (5 MHz) intracardiac echocardiography in a large swine model: imaging views and research applications. *Ultrasound in Med & Biol* 1997; **23**: 871–877.

7 Chu E, Kalman JM, Kwasman MA, *et al.* Intracardiac echocardiography during radiofrequency catheter ablation of cardiac arrhythmias in humans. *J Am Coll Cardiol* 1994; **24**: 1351–1357.

8 Ren JF, Schwartzman D, Callans D, Marchlinski FE, Gottlieb CD, Chaudhry FA. Imaging technique and clinical utility for electrophysiologic procedures of lower frequency (9 MHz) intracardiac echocardiography. *Am J Cardiol* 1998; **82**: 1557–1560.

9 Packer DL, Stevens CL, Curley MG, *et al.* Intracardiac phased-array imaging: methods and initial clinical experience with high resolution, under blood visualization–initial experience with intracardiac phased-array ultrasound. *J Am Coll Cardiol* 2002; **39**: 509–516.

10 Ren JF, Marchlinski FE, Callans DJ, Herrmann HC. Clinical use of AcuNav diagnostic ultrasound catheter imaging during left heart radiofrequency ablation and transcatheter closure procedures. *J Am Soc Echocardiogr* 2002; **15**: 1301–1308.

11 Jacobson JT, Ren JF, Michele JJ, Lazar S, Callans DJ. Intracardiac echocardiography for detection of left atrial appendage thrombus.(abstr) *Heart Rhythm* 2005; 2: 5312.

12 Schwartzman D, Ren JF, Devine WA, Callans DJ. Cardiac swelling associated with linear radiofrequency ablation in the atrium. *J Interventional Cardiac Electrophysiol* 2001; **5**: 159–166.

13 Eldar M, Ohad D, Bor A, Varda-Bloom N, Swanson DK, Battler A. A closed-chest pig model of sustained ventricular tachycardia. *Pacing Clin Electrophysiol* 1994; **17**: 1603–1609.

14 Callans DJ, Ren JF, Michele J, Marchlinski FE, Dillon SM. Electroanatomic left ventricular mapping in the porcine model of healed anterior myocardial infarction: correlation with intracardiac echocardiography and pathological analysis. *Circulation* 1999; **100**: 1744–2750.

15 Ren JF, Callans DJ, Schwartzman D, Michele JJ, Marchlinski FE. Changes in local wall thickness correlate with pathologic lesion size following radiofrequency catheter ablation: an intracardiac echocardiographic imaging study. *Echocardiography* 2001; **18**: 503–507.

16 Ren JF, Callans DJ, Michele JJ, Dillon SM, Marchlinski FE. Intracardiac echocardiographic evaluation of ventricular mural swelling from radiofrequency ablation in chronic myocardial infarction: irrigated-tip versus standard catheter. *J Interventional Cardiac Electrophysiol* 2001; **5**: 27–32.

17 Callans DJ, Ren JF, Narula N, Michele J, Marchlinski FE, Dillon SM. Effects of linear, irrigated-tip radiofrequency ablation in porcine healed anterior infarction. *J Cardiovasc Electrophysiol* 2001; **12**: 1037–1042.

18 Ren JF, Schwartzman D, Brode SE, *et al.* Intracardiac echocardiographic monitoring for morphologic changes in radiofrequency ablation atrial lesions: *in vivo* validation and initial clinical observations. *Circulation* 1997; **96**: 1–22.

19 Ren JF, Schwartzman D, Michele JJ, *et al.* Intracardiac echocardiographic quantification of atrial wall thickness changes associated with radiofrequency ablation. *J Am Coll Cardiol* 1998; **31**: 259A.

20 Schwartzman D, Michele JJ, Trankiem CT, Ren JF. Electrogram-guided radiofrequency catheter ablation of atrial tissue: comparison with thermometry-guide ablation. *J Interventional Cardiac Electrophysiol* 2001; **5**: 253–266.

21 Ren JF, Schwartzman D, Brode SE, Callans DJ, Chaudhry FA, Marchlinski FE. Right atrial mural swelling and its effect on adjacent great vessels from linear radiofrequency ablation for atrial fibrillation (abstr). *J Am Coll Cardiol* 1999; **33**: 137A.

22 Ren JF, Schwartzman D, Brode SE. Evolution of right pulmonary vein lumen narrowing after right atrial linear radiofrequency ablation (abstr). *J Am Coll Cardiol* 1999: **33**: 137A–138A.

23 Ren JF, Callans DJ, Michele J, Marchlinski FE. Intracardiac echocardiographic quantification of changes in wall thickness and ventricular function associated with radiofrequency ablation in chronic myocardial infarction (abstr). *J Am Coll Cardiol* 1999; **33**: 140A.

24 Inoue H, Waller BF, Zipes DP. Intracoronary ethylalcohol or phenol injection ablates acontine-induced ventricular tachycardia in dogs. *J Am Coll Cardiol* 1987; **10**: 1342–1349.

25 Brugada P, deSwart H, Smeets JL, Wellens HJ. Transcoronary chemical ablation of ventricular tachycardia. *Circulation* 1989; **79**: 475–482.

26 Kay GN, Bubien RS, Dailey SM, Epstein AE, Plumb VJ. A prospective evaluation of intracoronary ethanol ablation of the atrioventricular conduction system. *J Am Coll Cardiol* 1991; **17**: 1634–1640.

27 Sneddon JF, Ward DE, Simpson IA, Linker NJ, Wainwright RJ, Camm AJ. Alcohol ablation of atrioventricular conduction. *Br Heart J* 1991; **65**: 143–147.

28 Qi XQ, Sun RL, Tang CJ, *et al.* Transcoronary ethanol ablation of experimental ventricular tachycardia after epicardial ice mapping and localizing. *Chinese Med J* 1991; **104**: 639–644.

29 Knight C, Kurbaan AS, Seggewiss H„ *et al.* Nonsurgical septal reduction therapy for hypertrophic obstructive cardiomyopathy: outcome in the first series of patients. *Circulation* 1997; **95**: 2075–2081.

30 Seggewiss H, Gleichmann U, Faber L, Fassbender D, Schmidt HK, Strick S. Percutaneous transluminal septal myocardial ablation in hypertrophic obstructive cardiomyopathy: acute results and 3 month follow-up in 25 patients. *J Am Coll Cardiol* 1998; **31**: 252–258.

31 Lakkis NM, Nagueh SF, Kleiman NS, *et al.* Echocardiography-guided ethanol septal reduction for hypertrophic obstructive cardiomyopathy. *Circulation* 1998; **98**: 1750–1755.

32 Callans DJ, Ren JF, Narula N, *et al.* Left ventricular catheter ablation using direct, intramural ethanol injection in swine. *J Interventional Cardiac Electrophysiol* 2002; **6**: 225–231.

33 Menz V, Vilkomerson D, Ren JF, Michele JJ, Schwartzman D. Echocardiographic transponder-guided catheter ablation feasibility and accuracy. *J Interventional Cardiac Electrophysiol* 2001; **5**: 203–209.

Jian-Fang Ren, MD, David J.Callans, MD, & David Schwartzman, MD

(王欣 译)